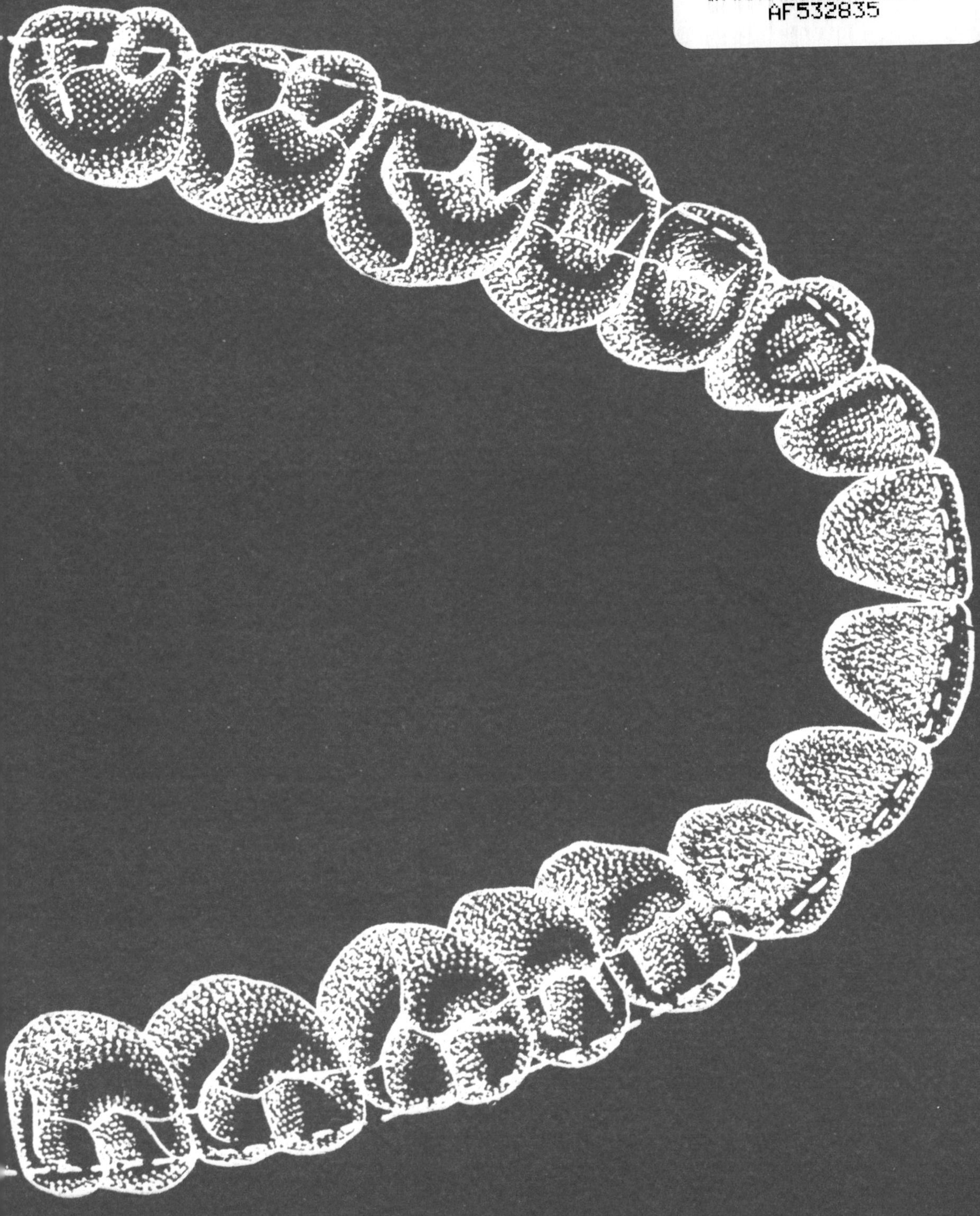

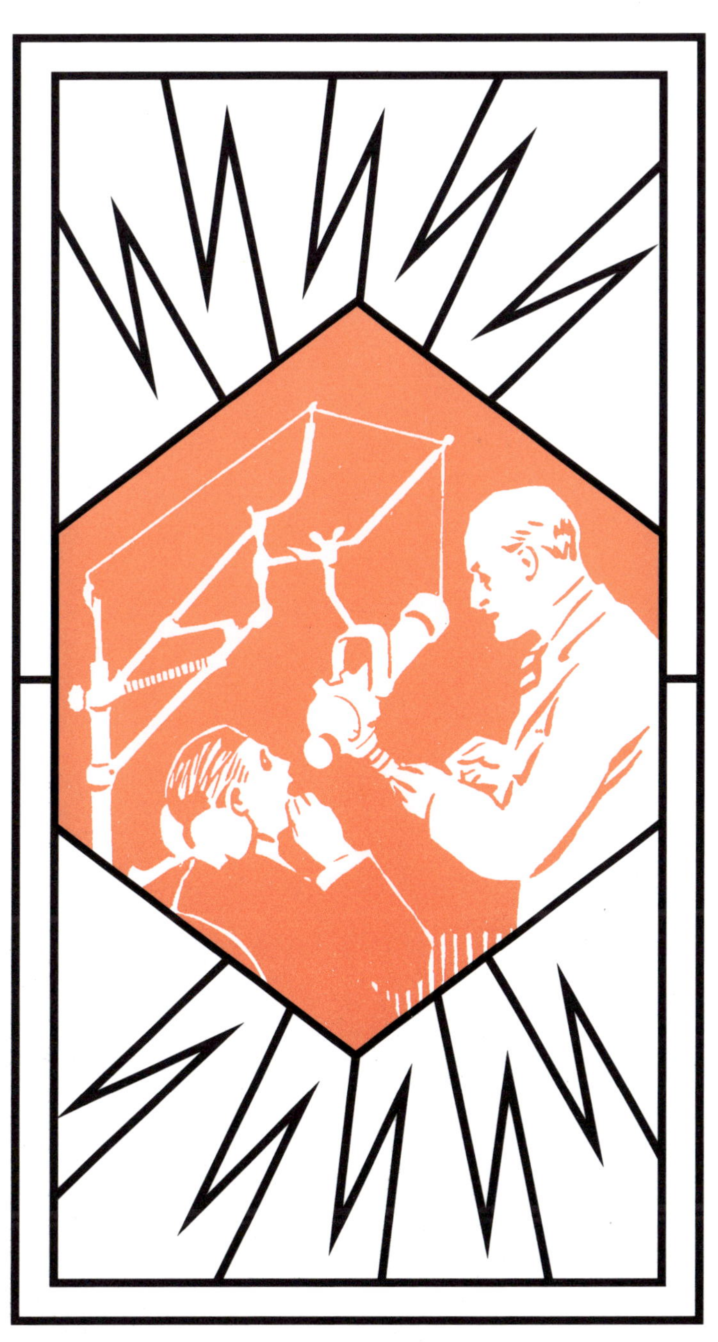

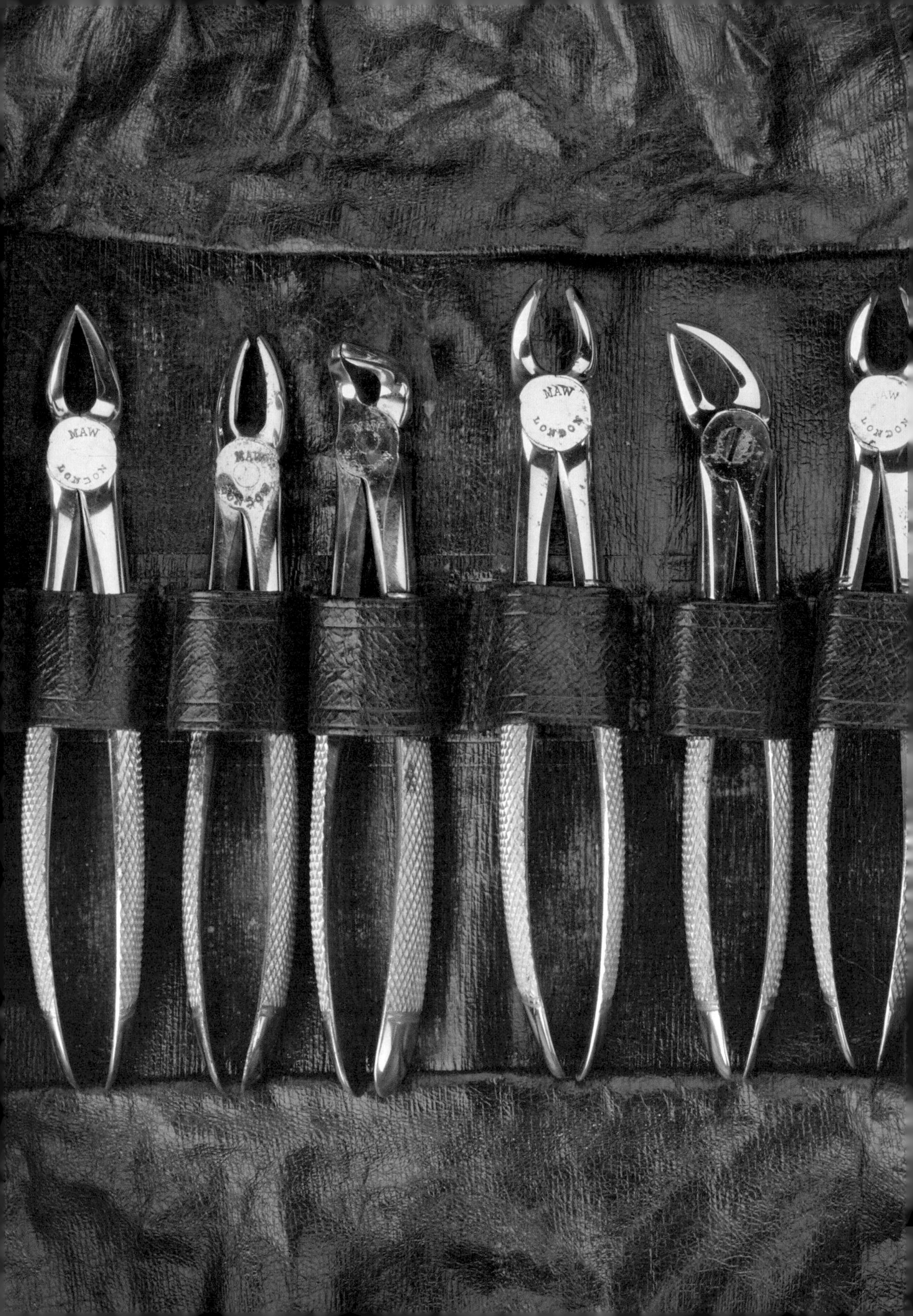
MAW
LONDON
MAW
LONDON
MAW
LONDON

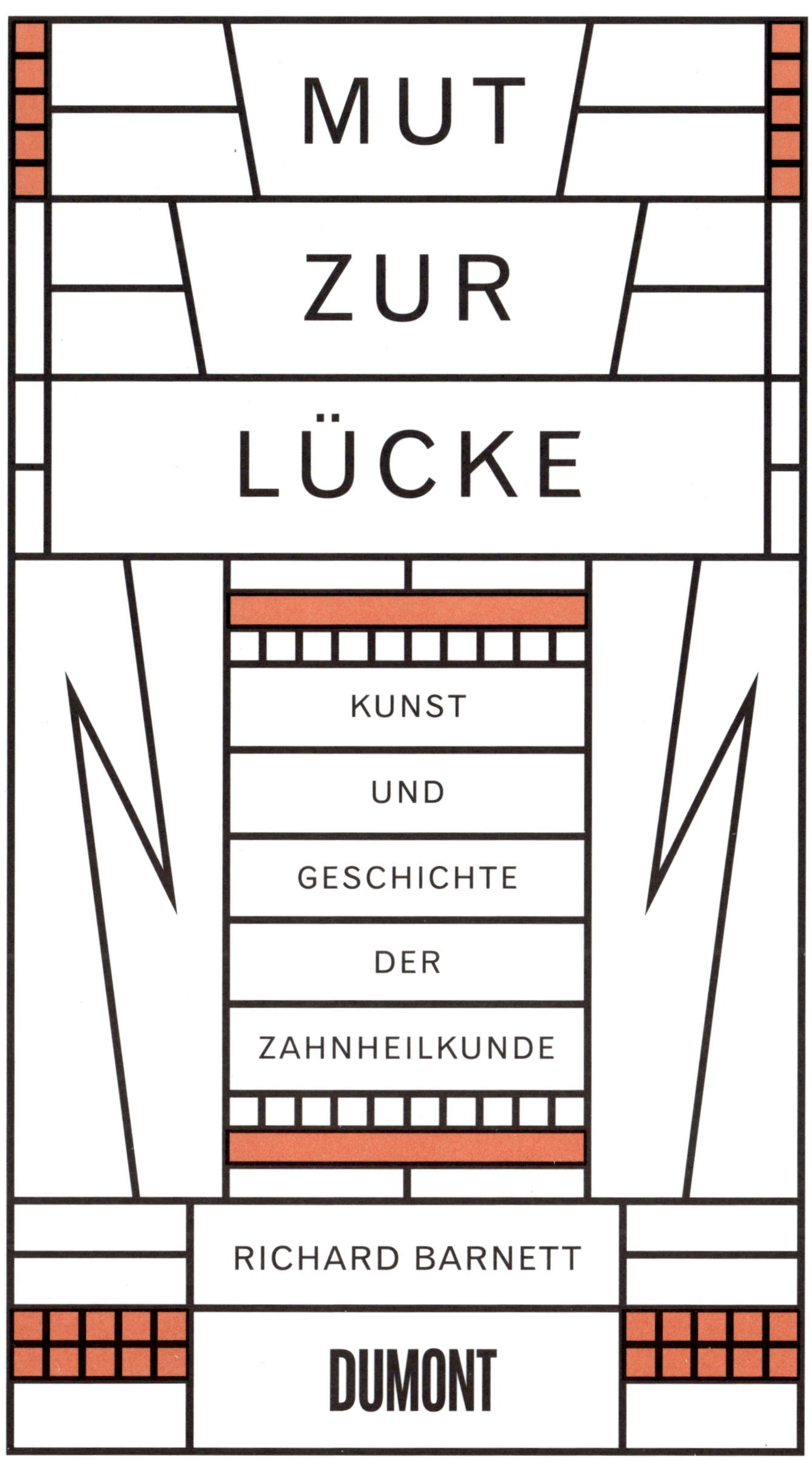

MUT ZUR LÜCKE

KUNST UND GESCHICHTE DER ZAHNHEILKUNDE

RICHARD BARNETT

DUMONT

UMSCHLAGVORDERSEITE | Die handkolorierte Illustration nach H. Jacob zeigt die Extraktion eines Zahnes mit einer Dentalzange. Aus der gekürzten italienischen Ausgabe von Jean-Baptiste Marc Bourgerys *Traité complet de l'anatomie de l'homme comprenant la médecine opératoire,* Band 1, Tafel 25.
UMSCHLAGRÜCKSEITE | Titelbild des Verkaufskatalogs der Firma Rathbone von 1933 mit einer Behandlungseinheit.

Die englische Originalausgabe erschien 2017 unter dem Titel *The Smile Stealers* bei Thames & Hudson Ltd, London.

Design: Daniel Streat/Visual Fields

Dieses Buch erscheint in Zusammenarbeit mit der Wellcome Collection und der Wellcome Library, Bestandteil des Wellcome Trust, 215 Euston Road, London NW1 2BE.

www.wellcomecollection.org

wellcome collection

Die Wellcome Collection in London ist ein Museum und eine Bibliothek mit freiem Eintritt für unstillbar Neugierige. Sie erkundet die Verbindungen zwischen Medizin, Leben und Kunst in der Vergangenheit, Gegenwart und Zukunft und ist Bestandteil einer globalen karitativen Stiftung, die große Ideen fördert, um die Gesundheit aller zu verbessern. Wellcome ist eine in England und Wales eingetragene Wohltätigkeitsorganisation (Nr. 210183).

Alle Abbildungen in diesem Buch werden mit freundlicher Genehmigung der Wellcome Collection wiedergegeben. Ausnahmen werden auf Seite 251 aufgeführt.

Erste Auflage 2018

Verlagskoordination: Marisa Botz
Übersetzung: Ronit Jariv
Lektorat: Nazire Ergün
Satz: Aicha Becker
Umschlagadaption: Birgit Haermeyer

Printed in China

ISBN 978-3-8321-9937-1
www.dumont-buchverlag.de

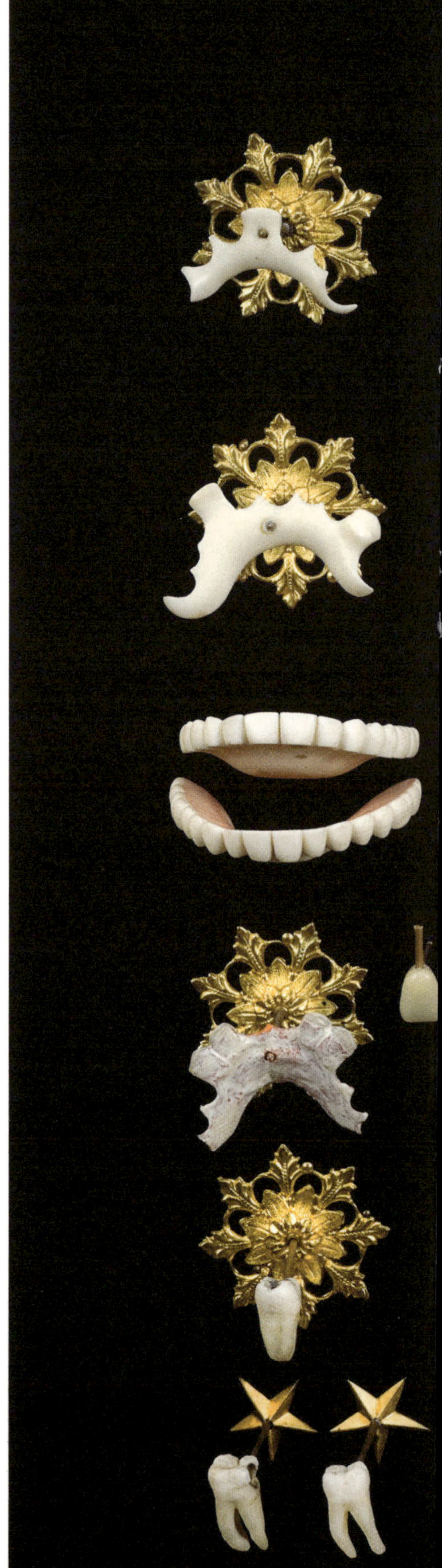

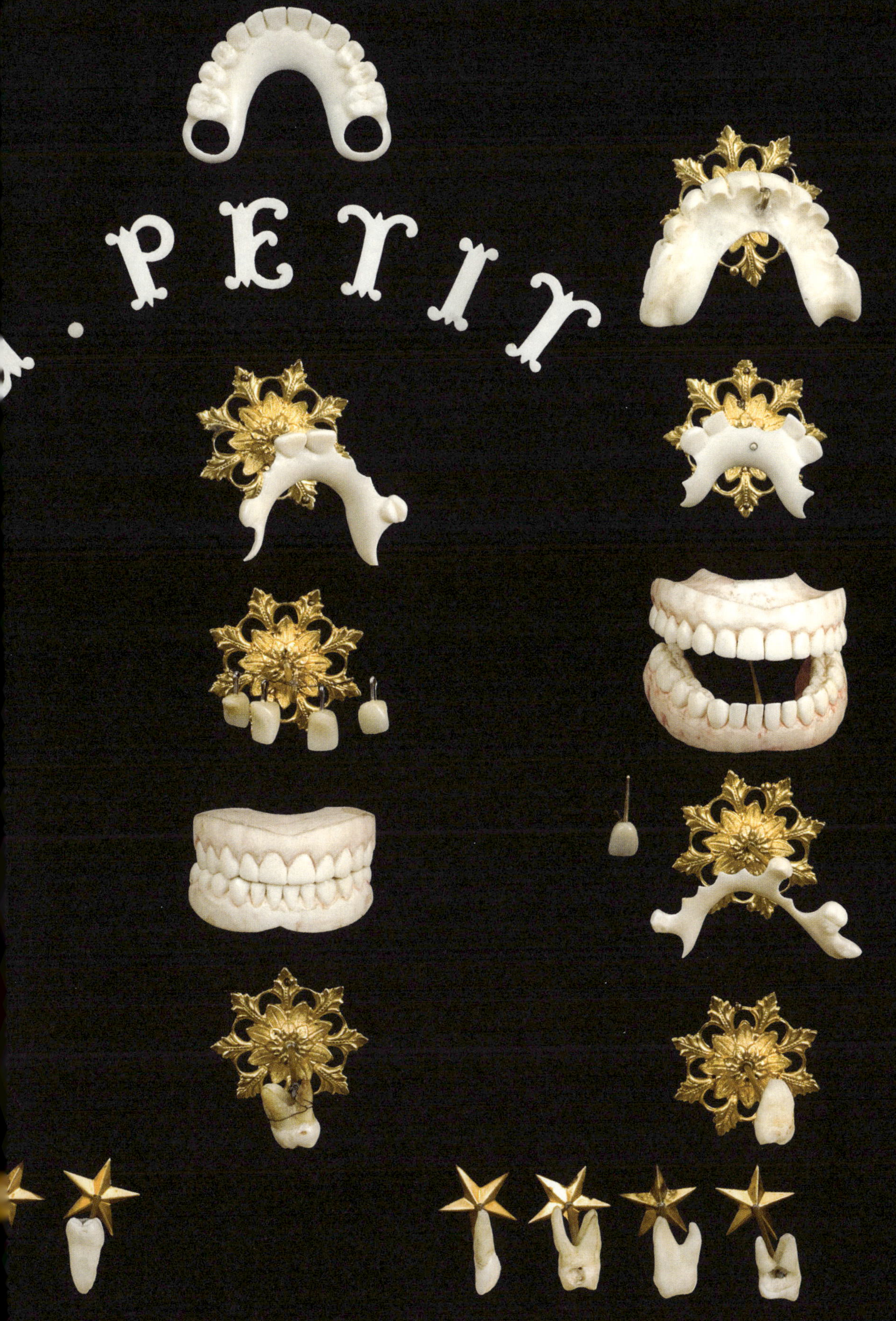
PETIT

SEITE 1 | Katalog (um 1924) der Firma Watson and Sons (Electro-Medical) Ltd. Der Einsatz von Röntgengeräten in der Zahnmedizin: eine vereinfachte Zusammenfassung der Röntgentheorie und des Röntgeneinsatzes für Zahnpraktiker.
SEITE 2 | Dentalzangen in einer schwarzen Lederrolltasche von S. Maw, Son & Thompson, einem britischen Hersteller medizinischer Instrumente (1870–1901). Die verschiedenen Zangentypen wurden für unterschiedliche Zahngrößen und -formen eingesetzt.
SEITE 4–5 | Werbetafel für die Auslage eines Schaufensters in einer Zahnarztpraxis; gezeigt werden Prothesen aus Elfenbein und extrahierte Zähne. Produziert für J. Petit, Paris (um 1880).
SEITE 6–7 | *Bildnis der heiligen Apollonia*, Schutzheilige der Zahnheilkunde. Ölgemälde nach Francisco de Zurbarán.
SEITE 8–9 | Diverse Modelle verstellbarer Behandlungsstühle, darunter ein schmiedeeiserner Hydraulikstuhl mit Mahagonibeschlägen für Kinder von der Dental Manufacturing Co., England (1919–1930, unten links), sowie der „Diamond 2" der S. S. White Dental Manufacturing Company aus Philadelphia (1925–1935, unten rechts).
SEITE 10–11 | *Ein Operateur zieht einen Zahn*. Ölgemälde aus dem 17. Jahrhundert nach Adriaen Brouwer.
SEITE 12–13 | Illustration diverser Dentalinstrumente, darunter Lanzetten, Zahnschlüssel, Instrumente, um Zahnwurzeln zu entfernen, und Utensilien, um Zähne zu reinigen und Zahnstein zu entfernen. Aus *Il Dentista Istruito* (1834) von J. C. F. Maury.
SEITE 14 | Dieses Gemälde (um 1912) des britischen Künstlers Ernest Board illustriert den ersten Einsatz von Äther als Anästhetikum im Jahre 1846 durch den Zahnchirurgen William Thomas Green Morton.
SEITE 15 | In dem Gemälde aus dem 19. Jahrhundert von Luciano Nezzo hält ein Chirurg einen Zahnschlüssel hinter seinem Rücken vor der Patientin versteckt. Eines der Themen des Bildes ist der Kontrast zwischen den zwei Figuren: Sie lässt sich vertrauensvoll untersuchen, während er ihr das Behandlungsinstrument verheimlicht.
SEITE 16–17 | Historische Prothesen, aufbewahrt im Blythe House in London.
SEITE 18–19 | Die verfaulten Zähne von zwei jungen Patienten werden im Londoner Friern Hospital untersucht. Aus einer Sammlung klinisch-pathologischer Fotografien (um 1890–1910).
SEITE 20 | Eine Auswahl an Abbildungen aus *Methods of Filling Teeth* (1899) von Rodrigues Ottolengui.
SEITE 22 | Diese Tri-Dent-Behandlungseinheit aus Metall, Glas und Keramik wurde um 1920 von der Ritter Dental Manufacturing Company Inc. auf den Markt gebracht. Zum ersten Mal werden hier Behandlungsstuhl, dentale Instrumente und Gerätschaften, wie Elektrobohrer, Lampe und Wasserspender mit Spuckbecken, zu einer Einheit zusammengefasst.

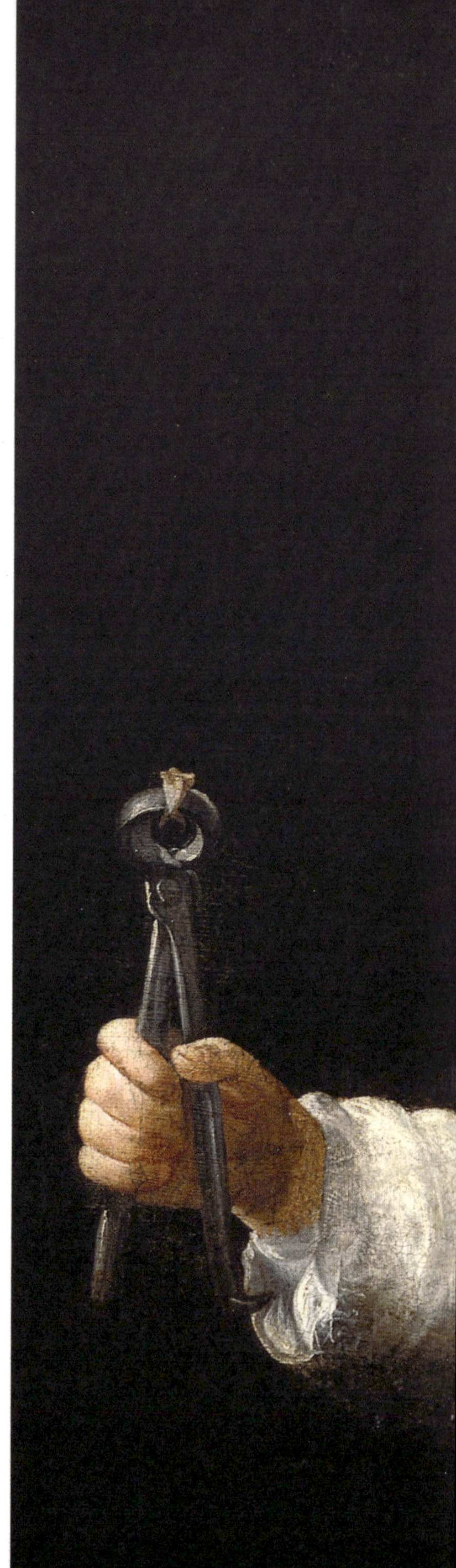

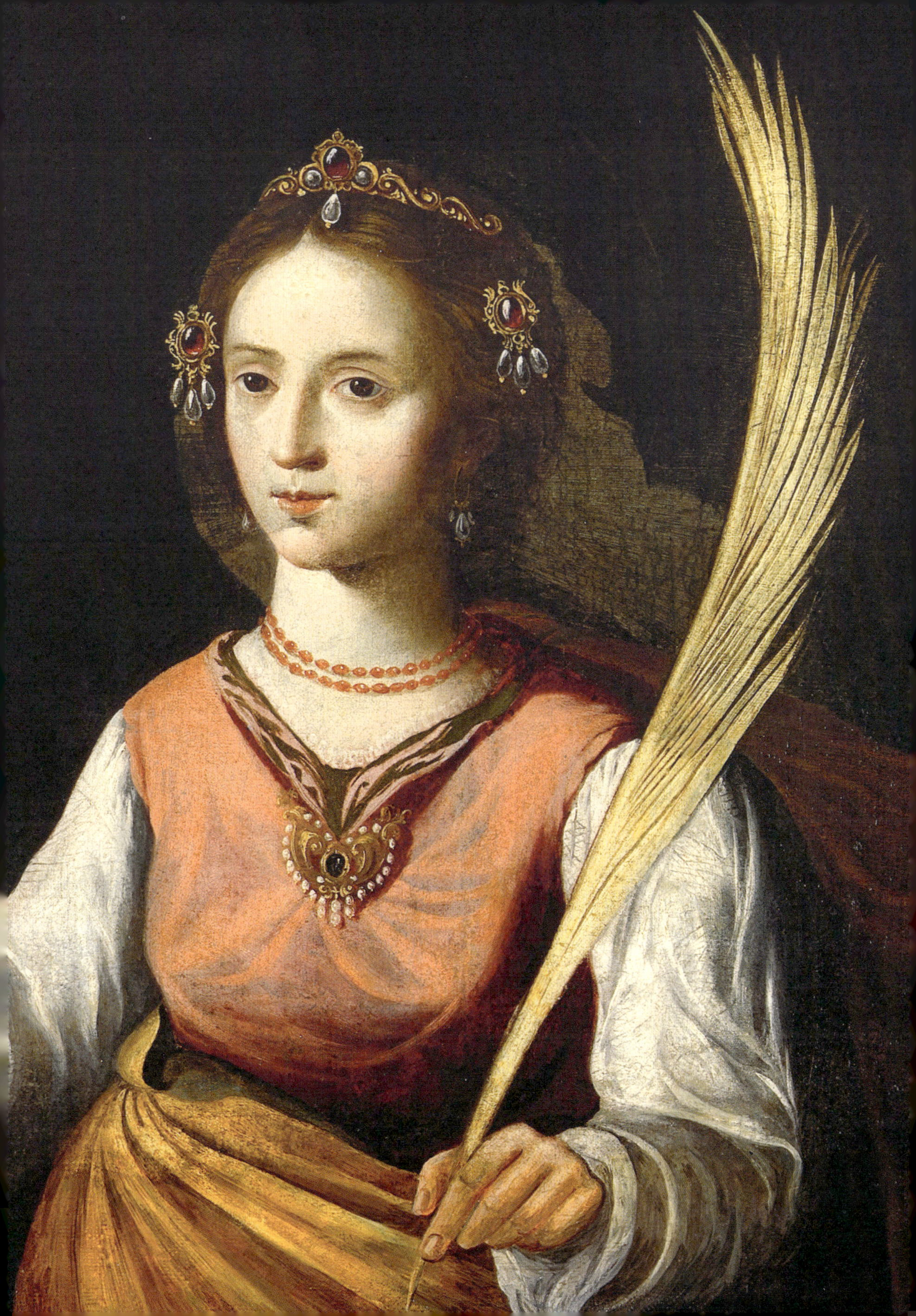

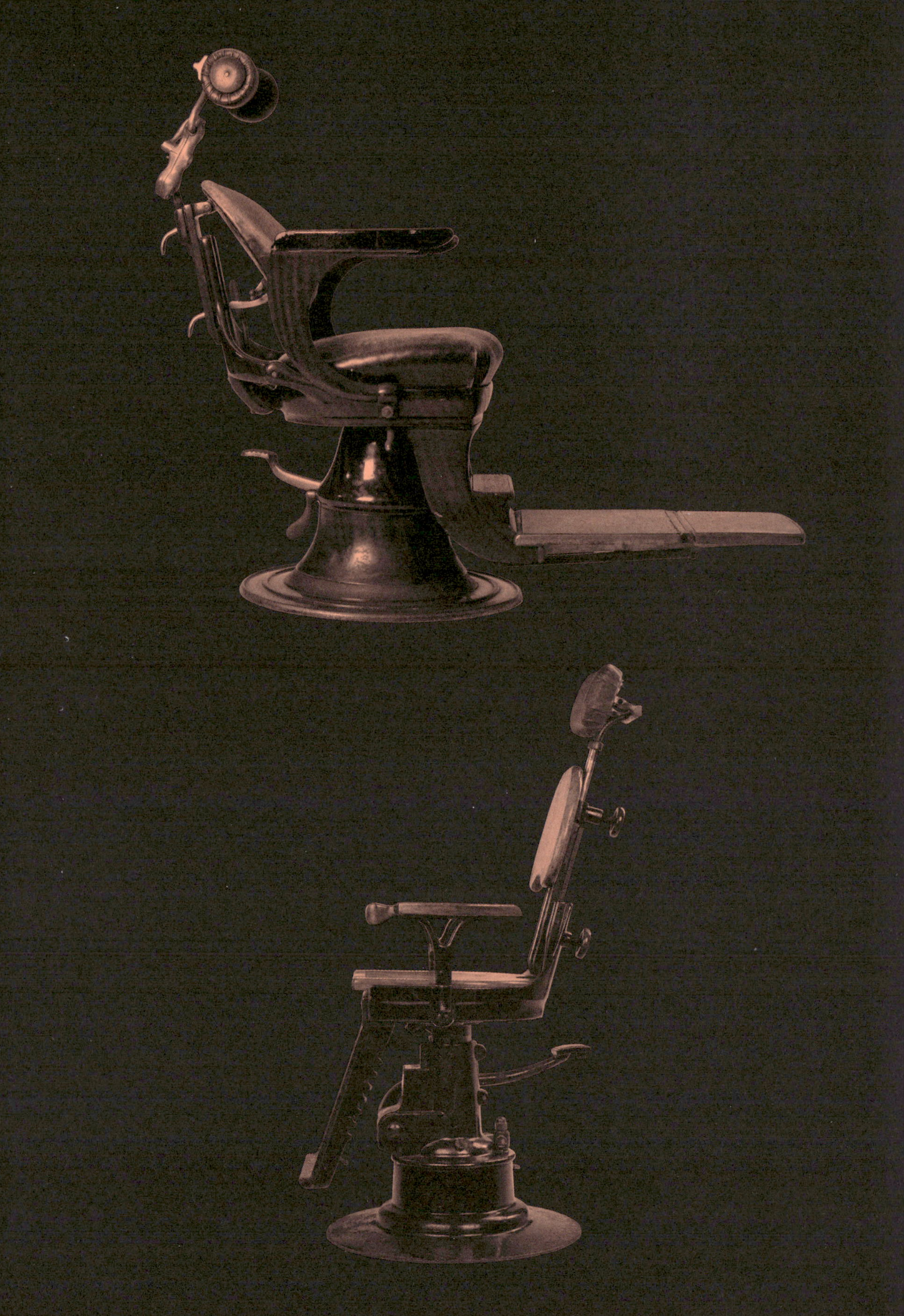

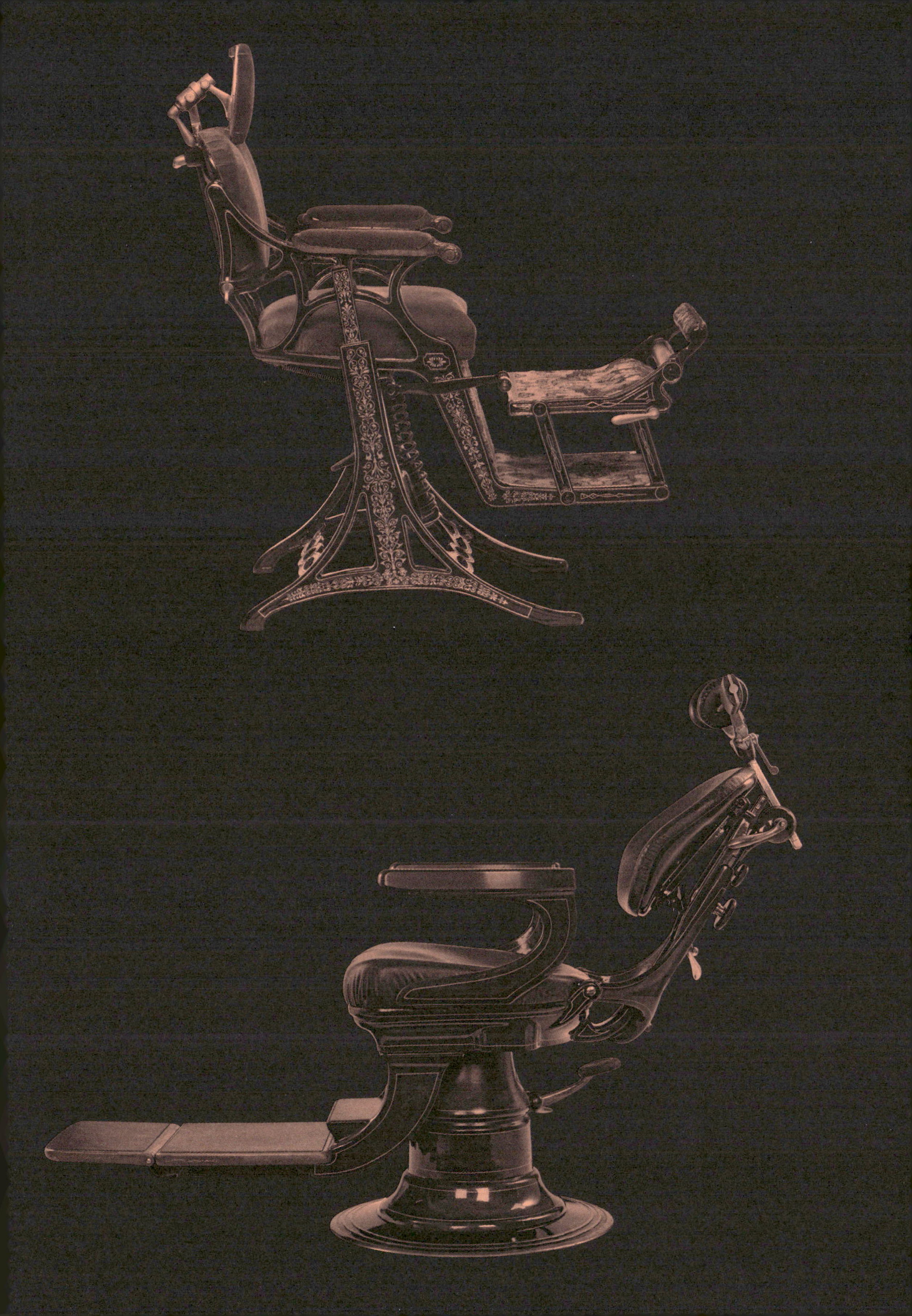

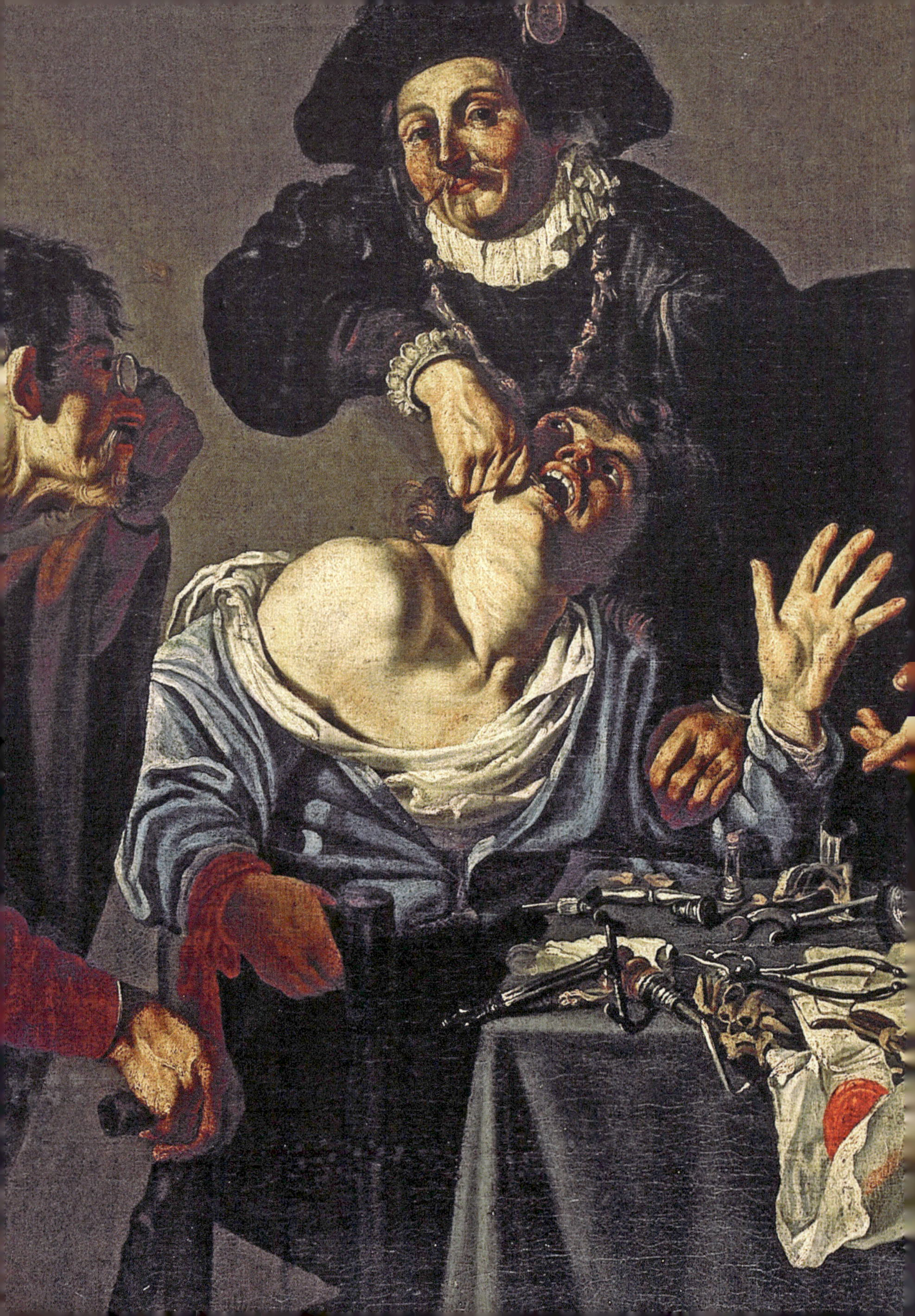

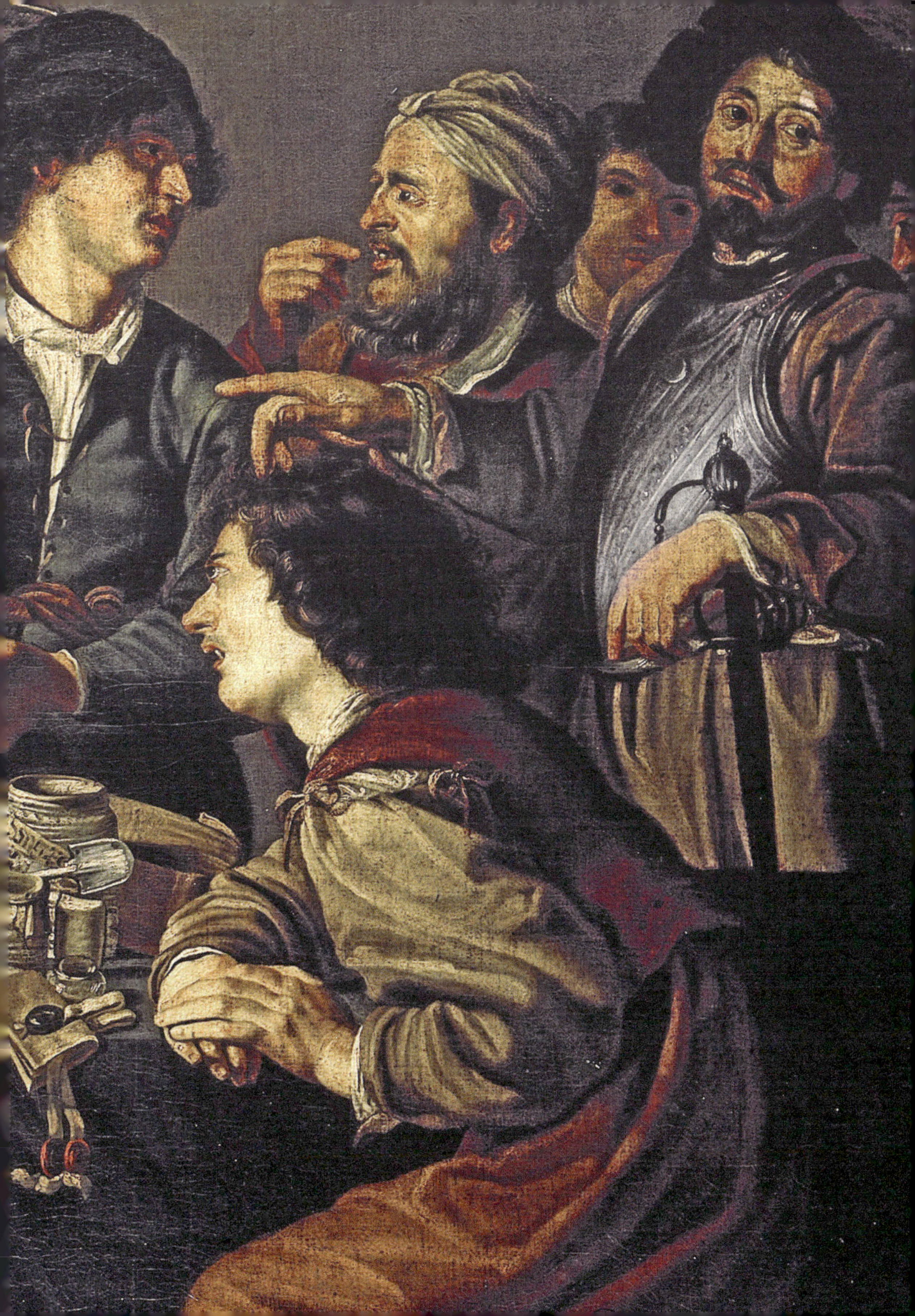

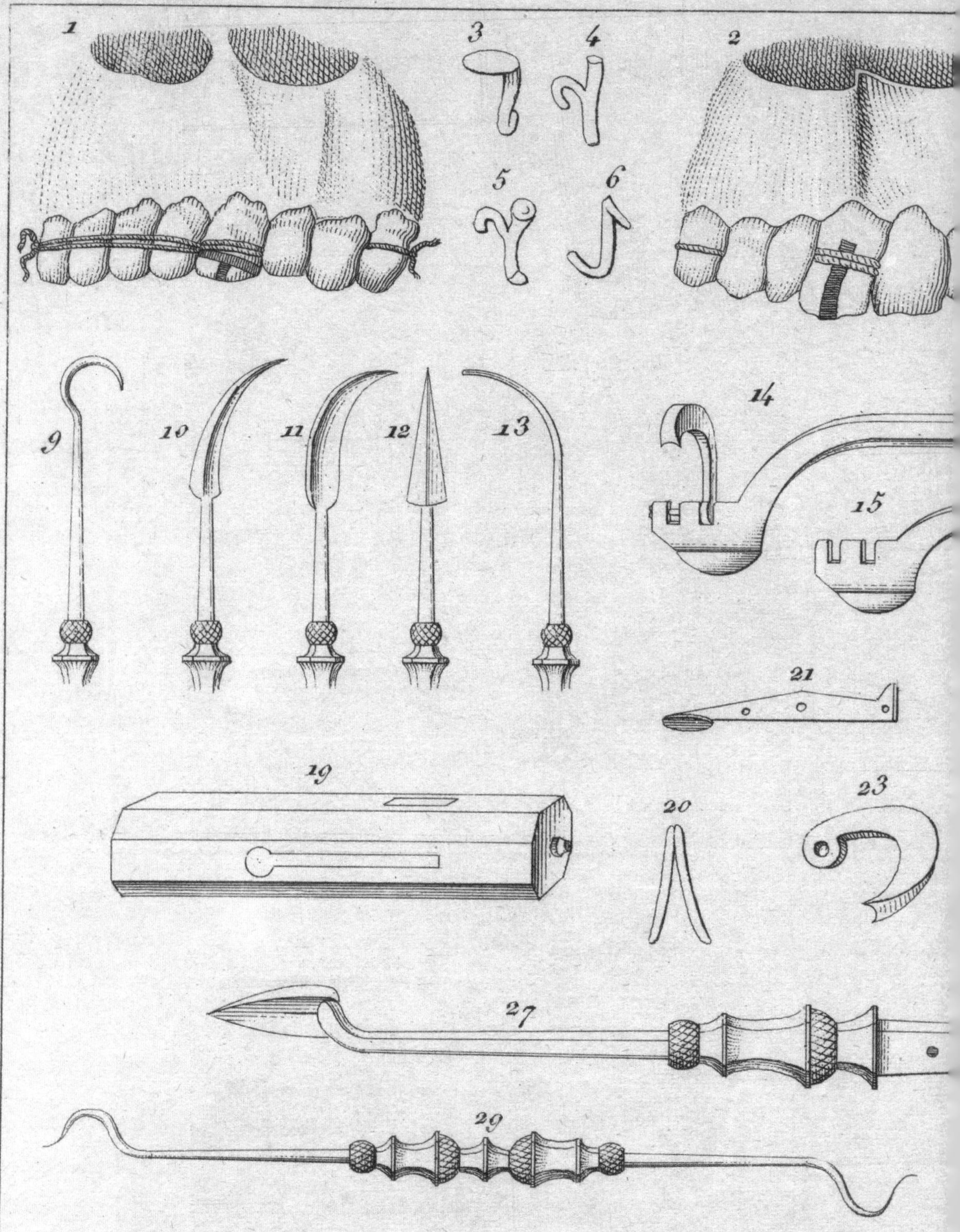
1
3
4
2
5
6
9
10
11
12
13
14
15
21
19
20
23
27
29

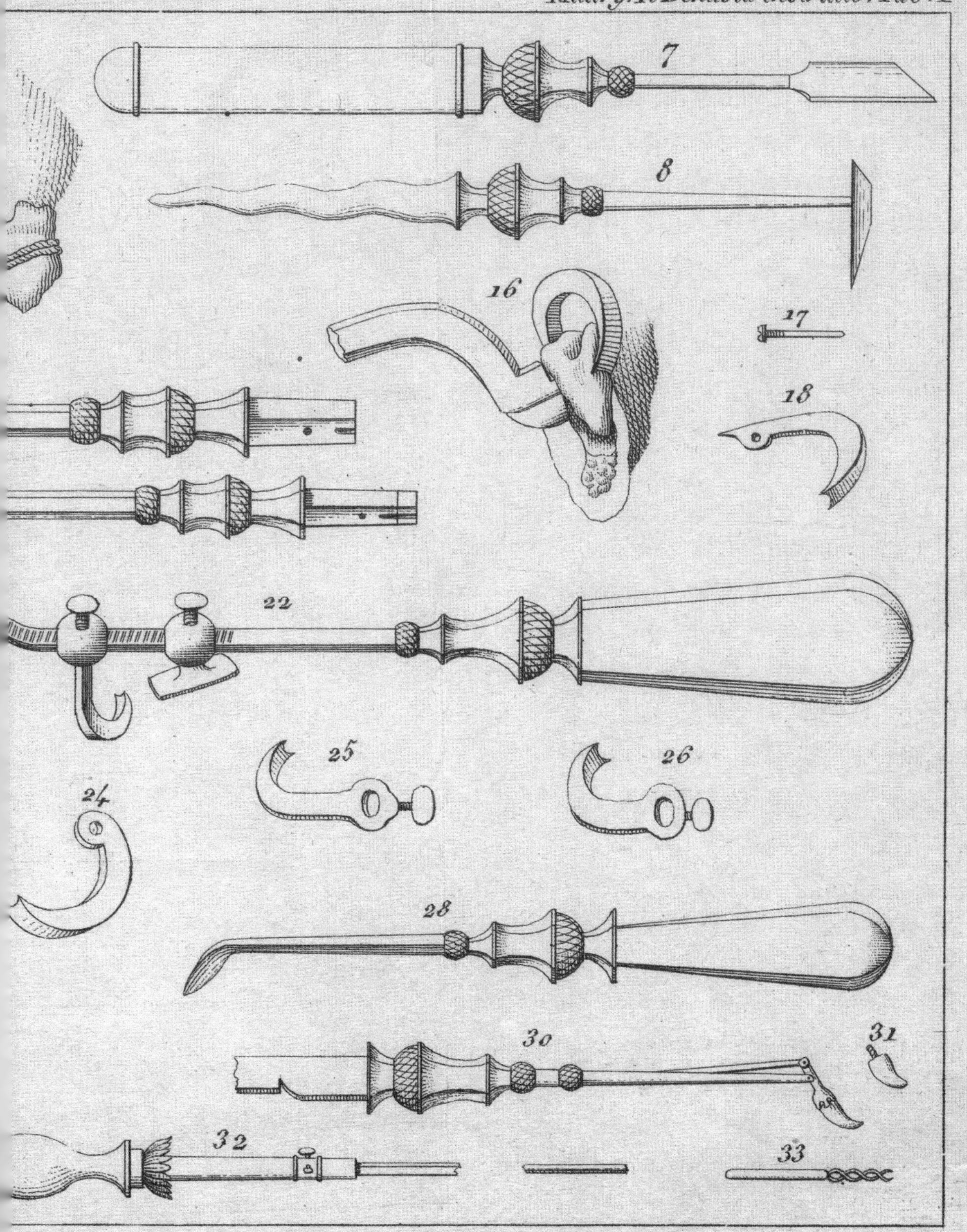
7
8
16
17
18
22
24
25
26
28
30
31
32
33

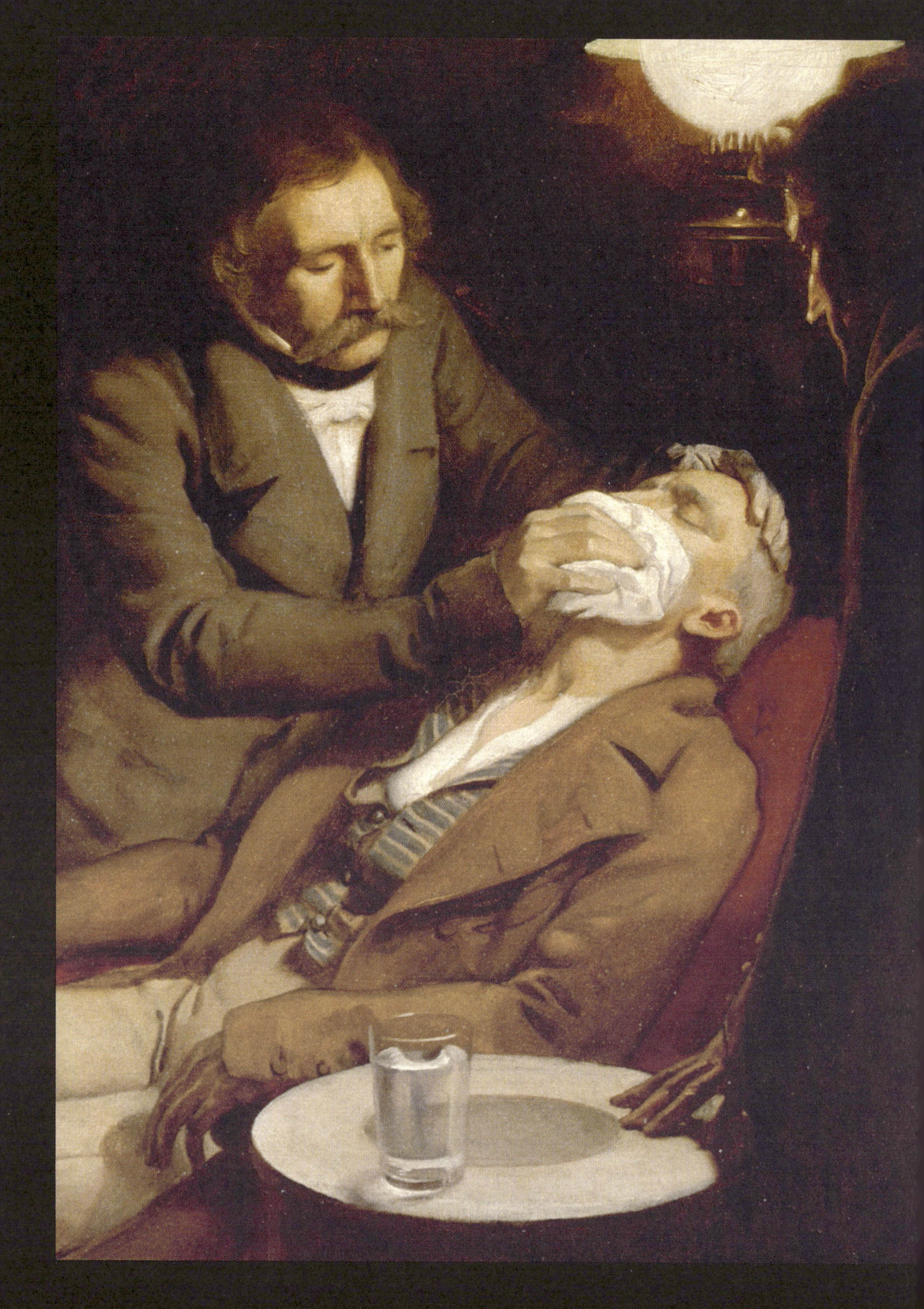

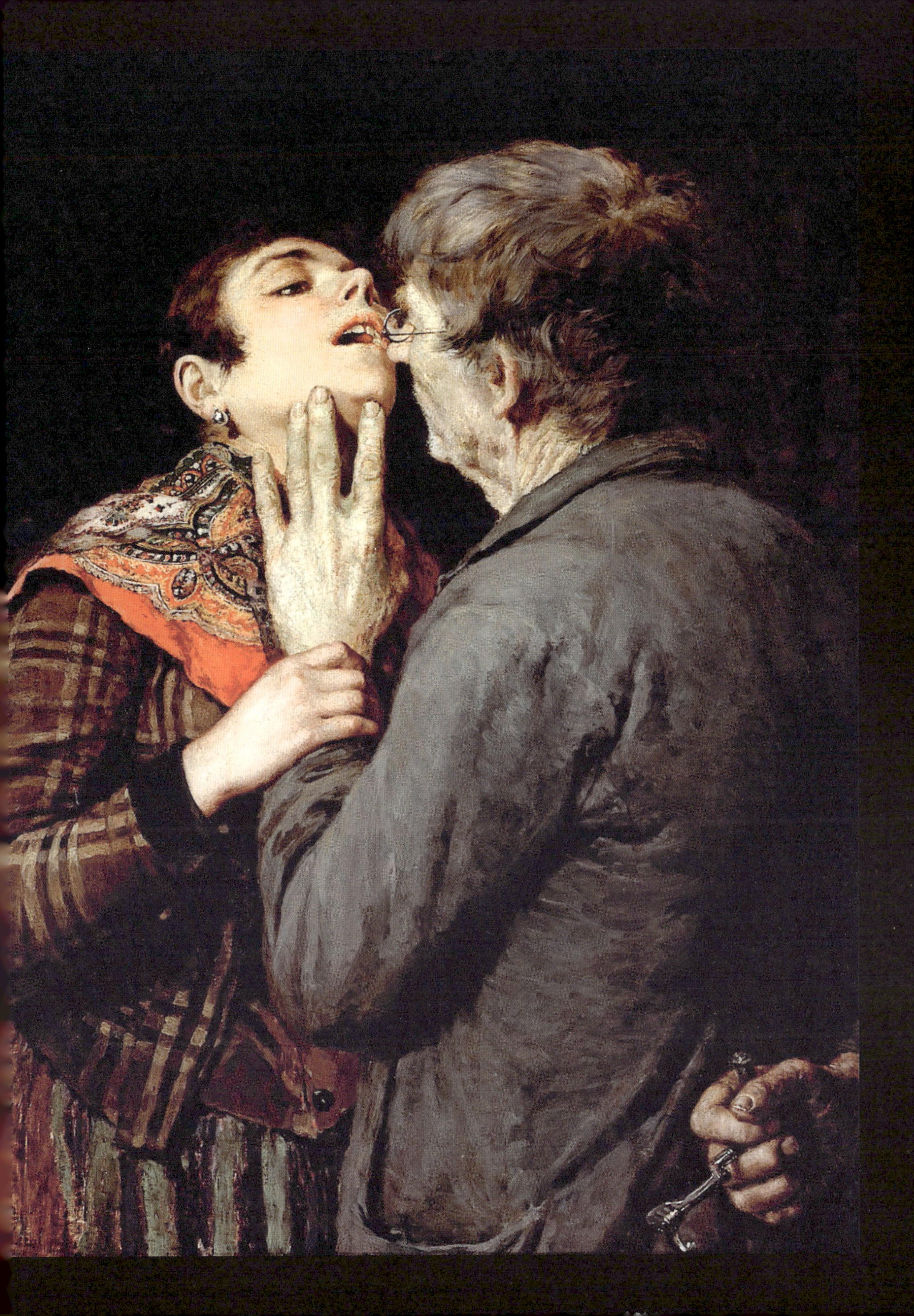

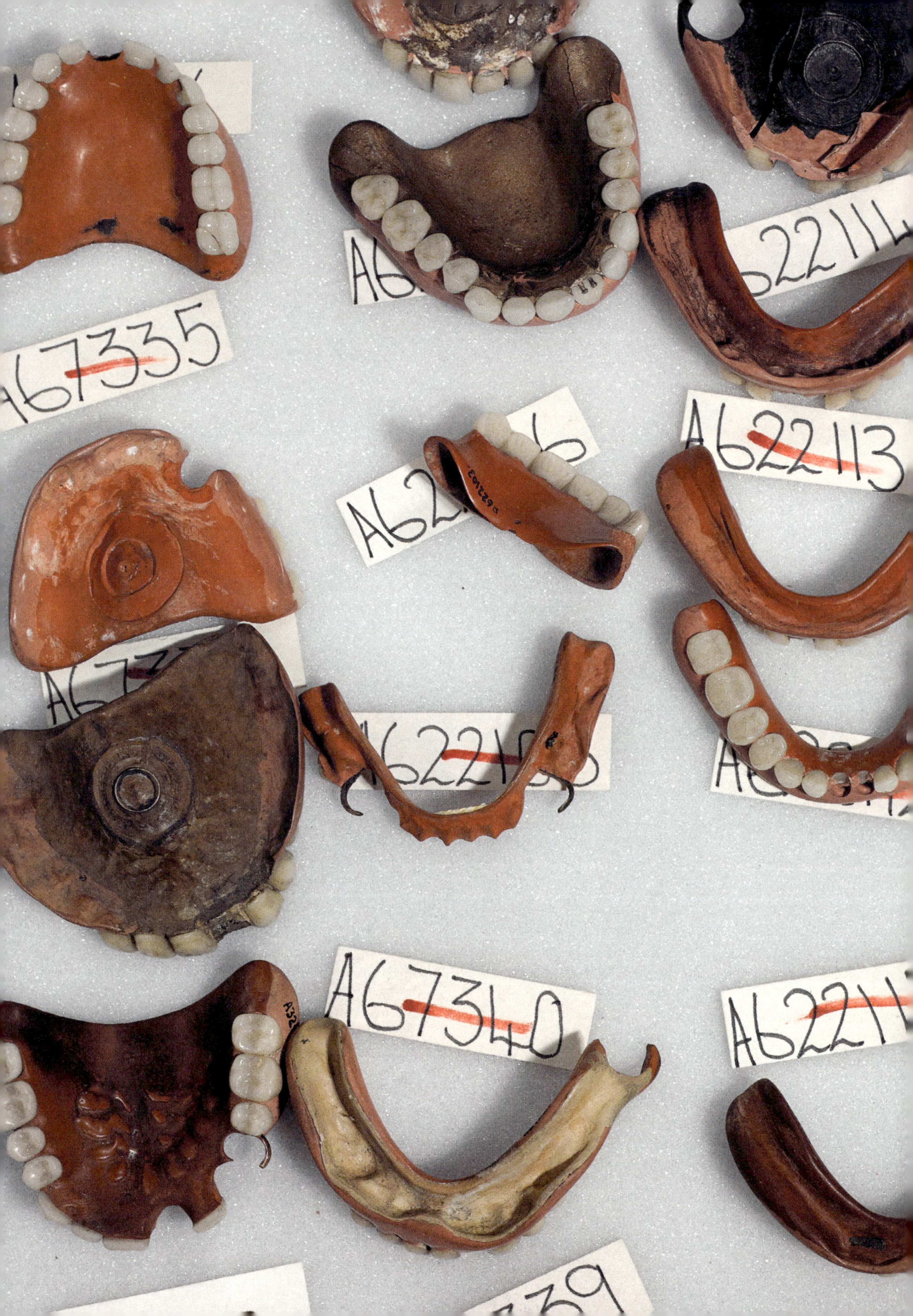
A622113
A67340

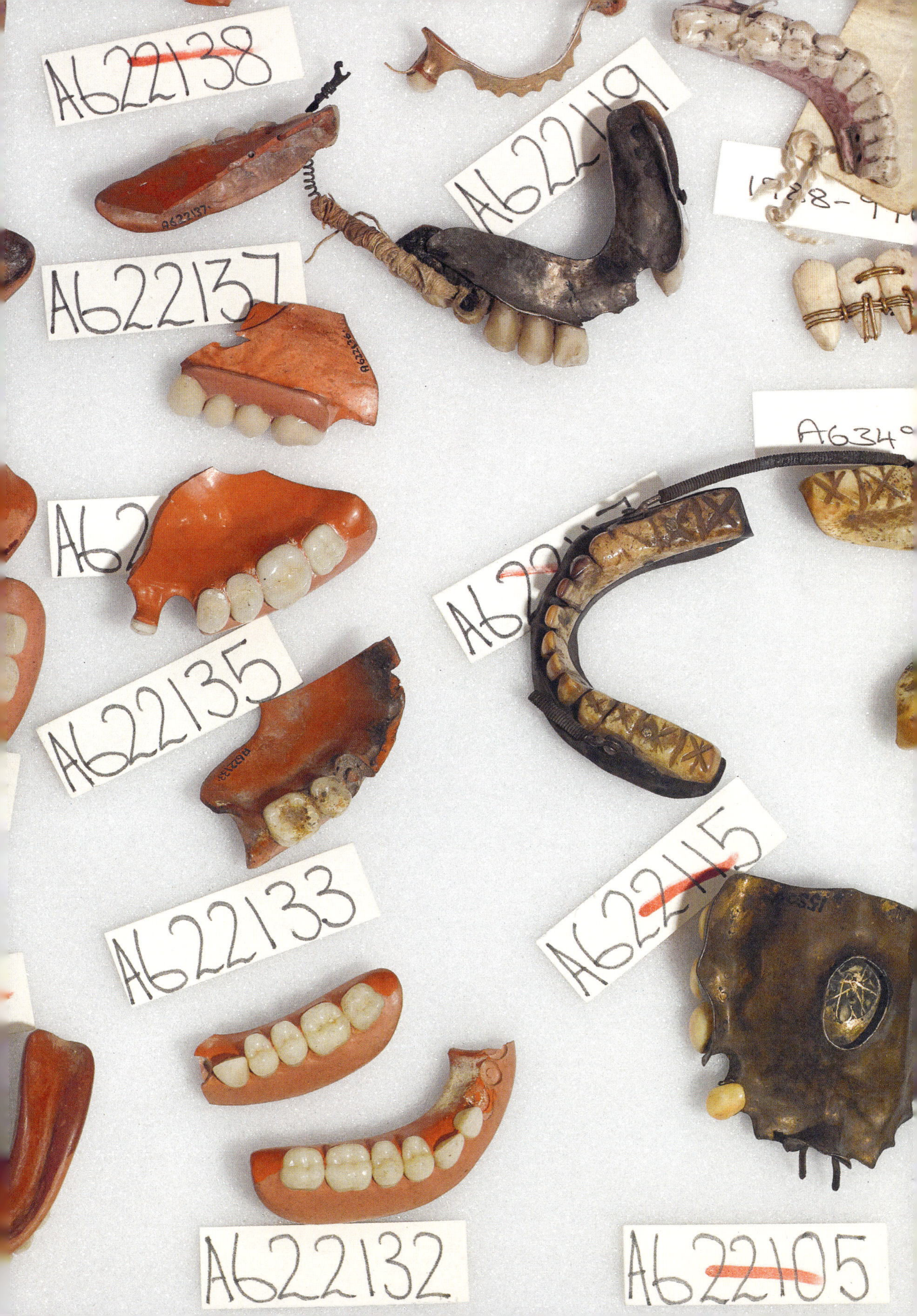
A622138
A622119
A622137
A622135
A622133
A622115
A622132
A622105

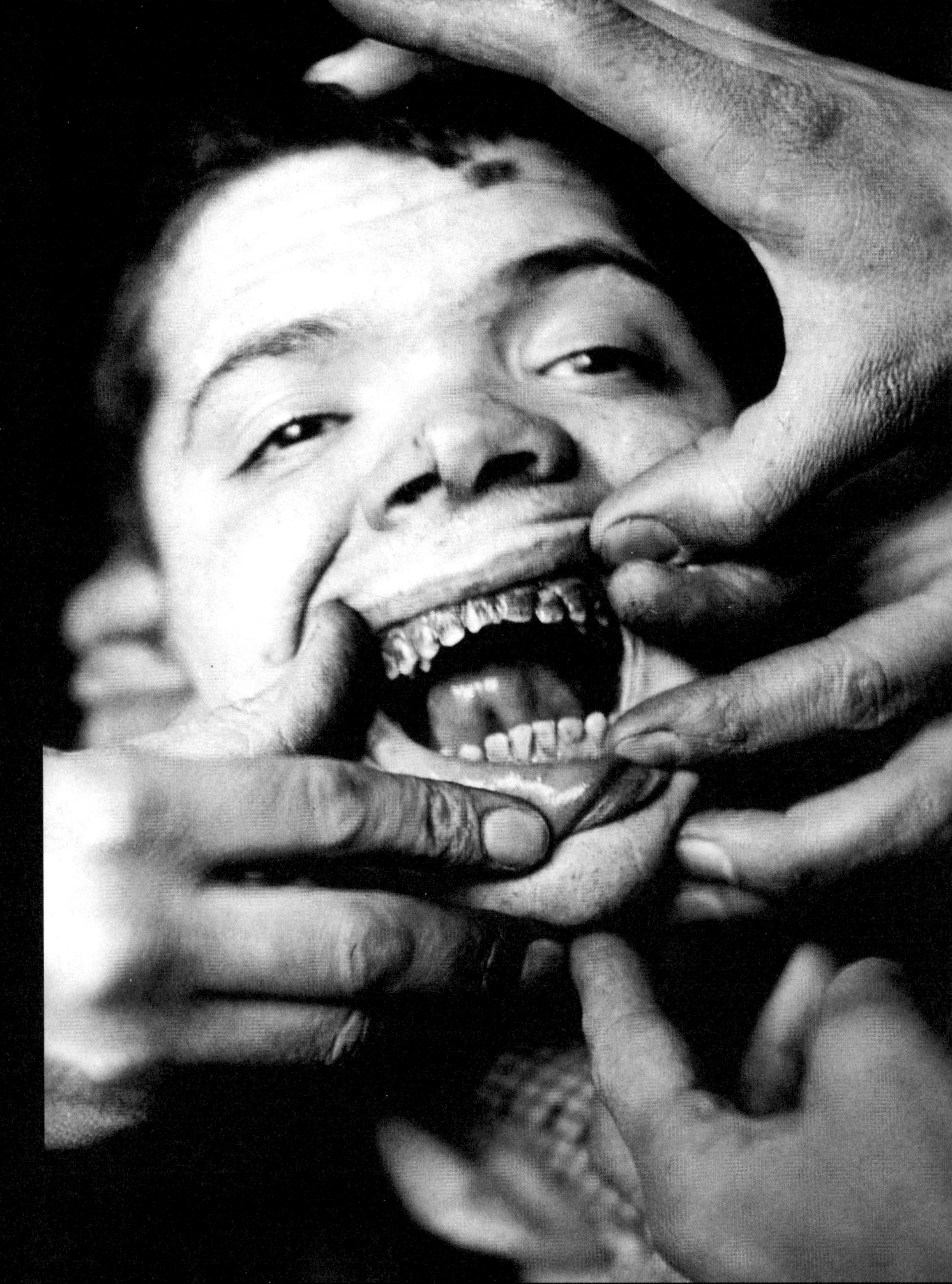

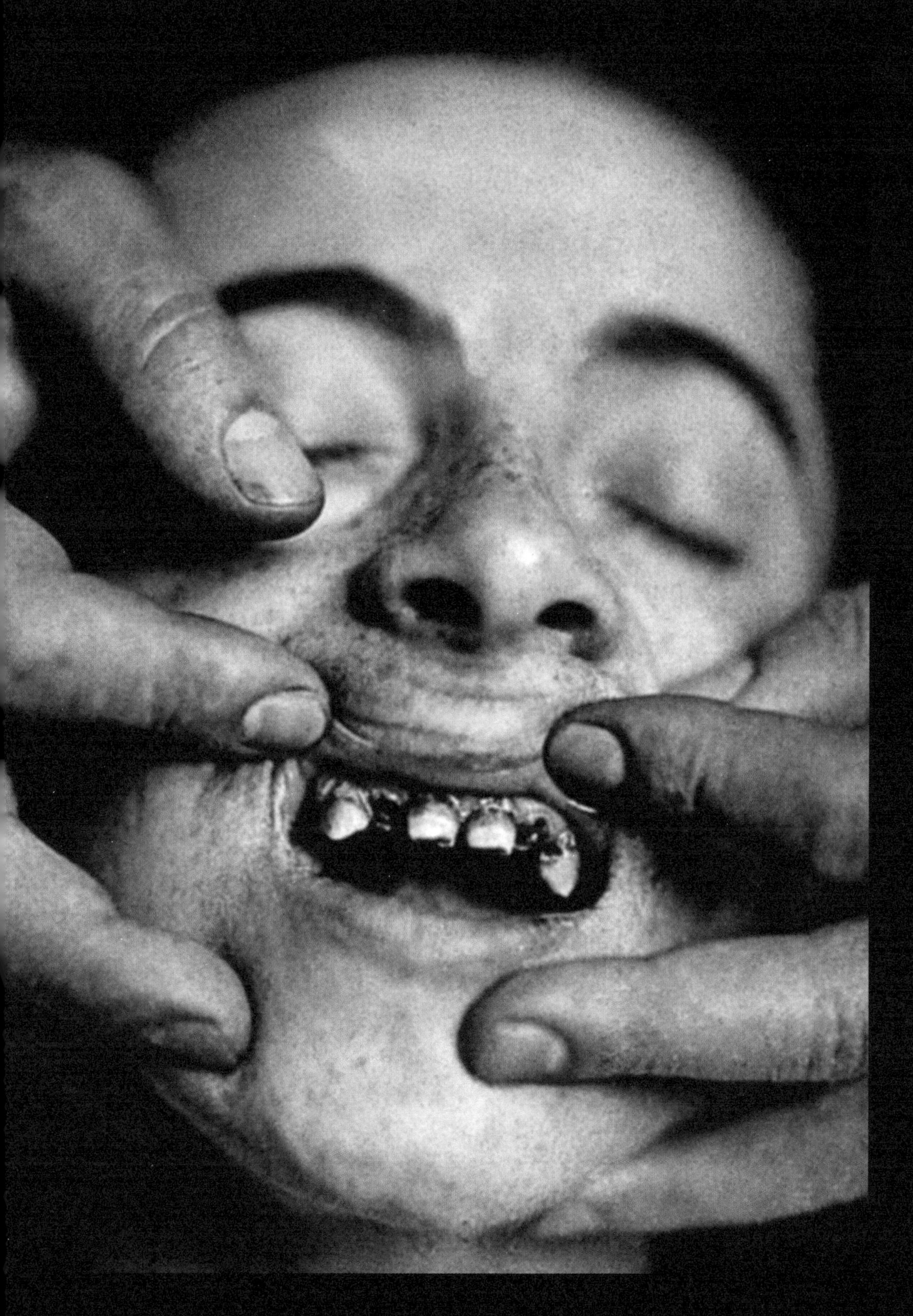

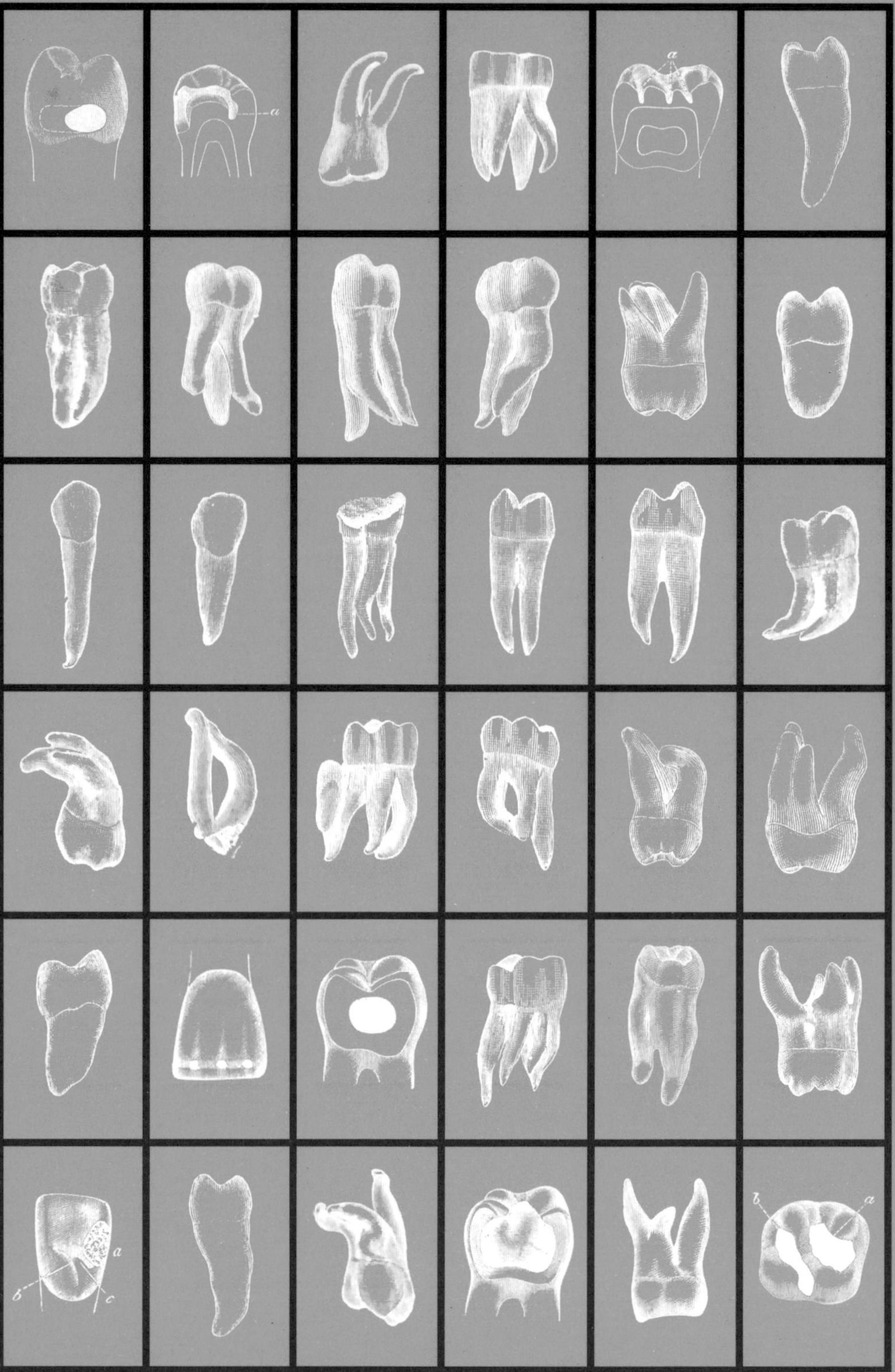
a
a
a
b
c
b
a

INHALT

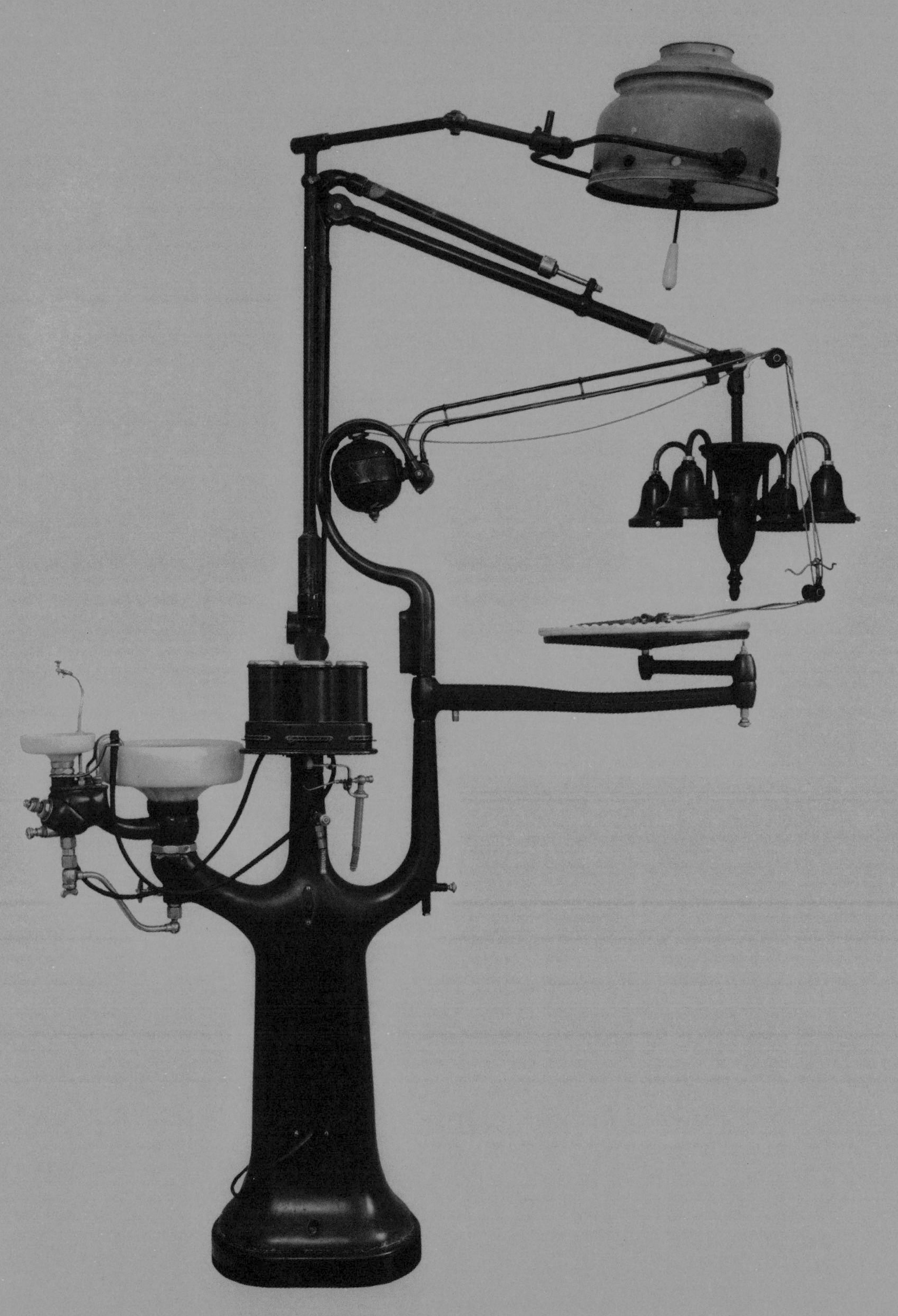

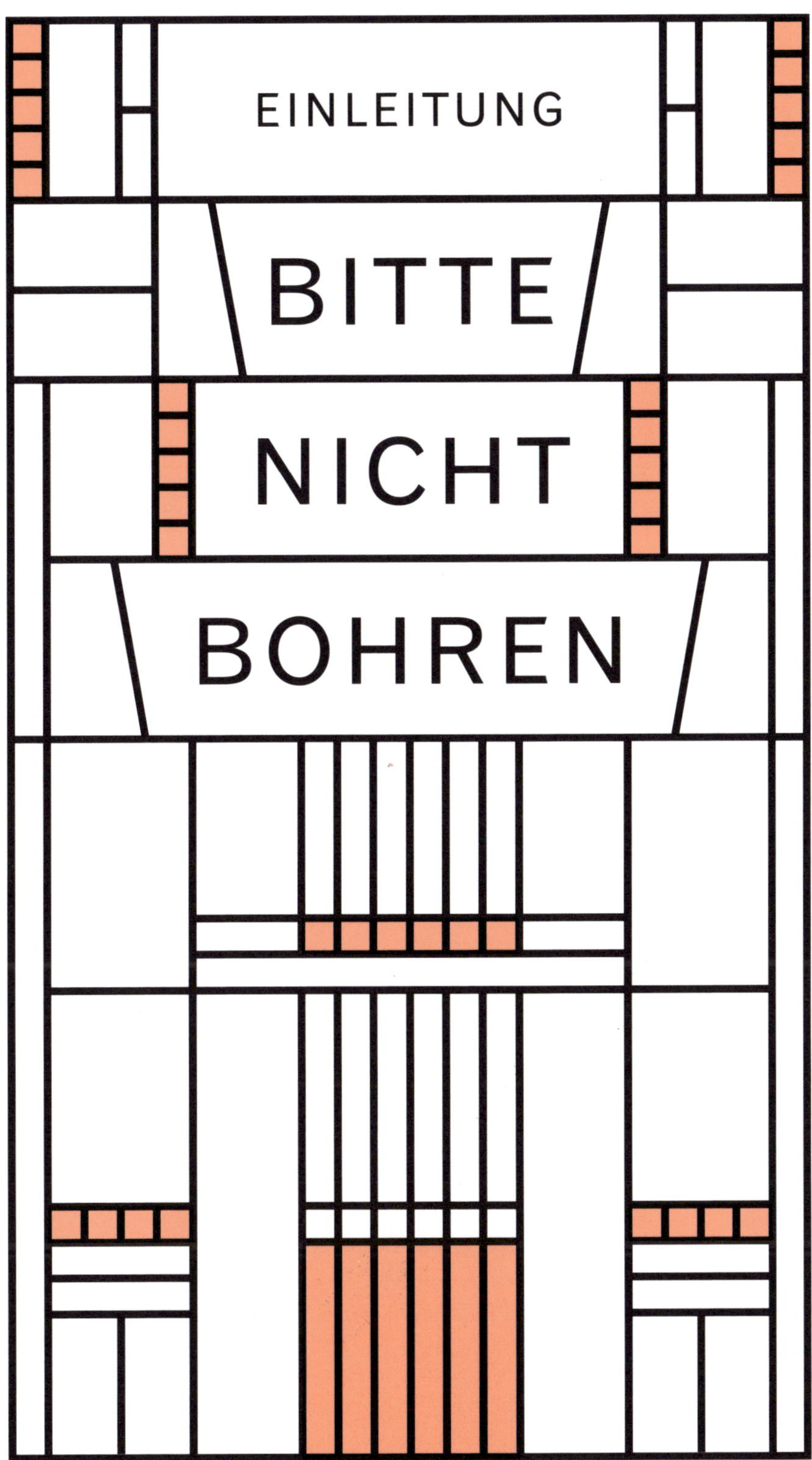
EINLEITUNG
BITTE
NICHT
BOHREN

Hätte man Marcel Duchamp gebeten, ein Readymade zu kreieren, das einen Baum darstellt, hätte er vielleicht von der Tri-Dent-Behandlungseinheit (siehe S. 22) der Firma Ritter Gebrauch gemacht. Das verzweigte Gestell aus Chrom mit Glas- und Porzellanapplikationen, das in den frühen 1920er-Jahren hergestellt wurde, steht im Lesesaal der Wellcome Collection in London. Aus einem klobigen Stamm wachsen die Gliedmaßen wie die Äste bei einer gekappten Eiche, der Anstrich wirkt wie poliertes Holz. Am Ende eines Arms ist eine Auflage für Geräte und Material befestigt, am anderen ein Spuckbecken, und ein dritter hält einen verstellbaren Lichtstrahler und eine vierflammige Lampe. Doch der Blick der meisten Besucher wird zunächst vom Bohrer angezogen. Diese frei bewegliche Konstruktion aus schmalen Stahlrohren hängt an Seilen, die mit dem Elektromotor im Fuß des Geräts verbunden sind; es könnte auch der Prototyp einer Architektenlampe oder eine Steampunk-Prothese sein.

Während ich dieses erstaunliche Objekt von allen Seiten betrachte, ruft es in mir ganz unterschiedliche Gefühle hervor. Als Historiker sehe

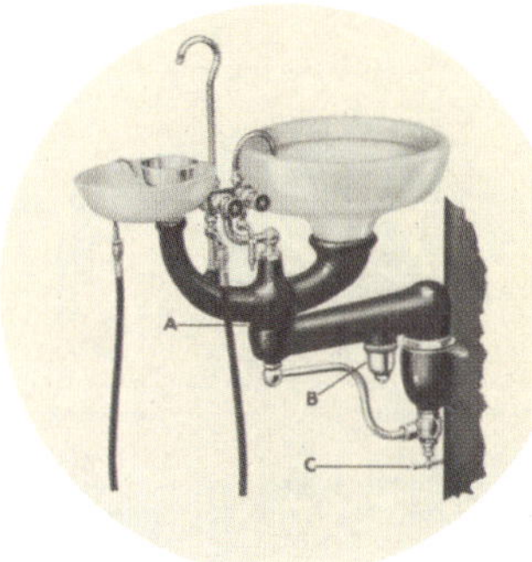

A

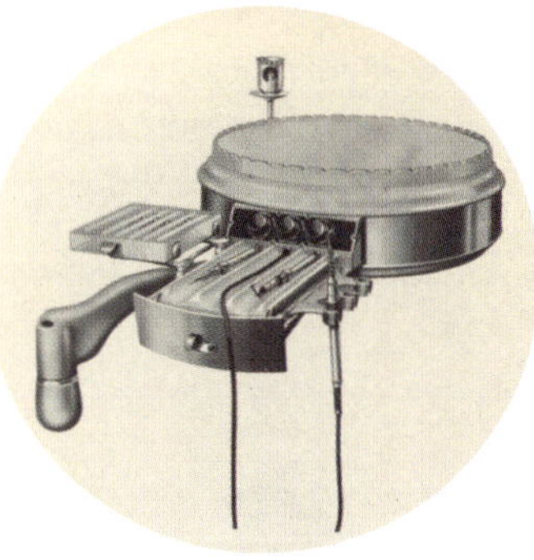

B

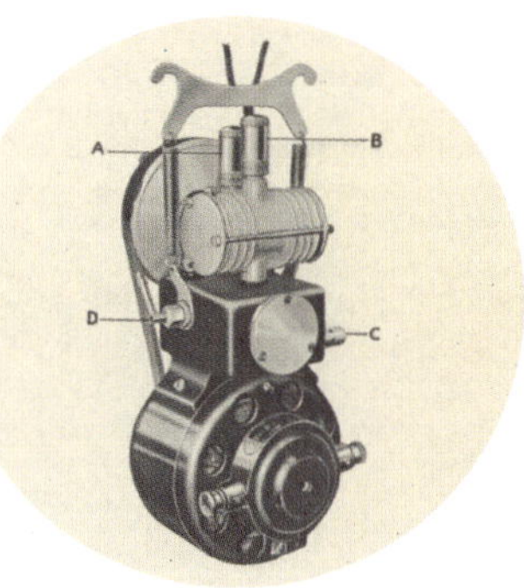

C

ich in dem Tri-Dent eine bestimmte Ära der Medizingeschichte. Mit diesem Gerät wurden neue Ideen zur ergonomischen Effizienz umgesetzt, und wie die eine Generation zuvor erfundenen Fabrikfließbänder machte auch das Tri-Dent seine menschlichen Betreiber zu Bestandteilen einer größeren Maschinerie. Der elektrische Bohrer und die elektrischen Lichter speisten sich damals noch aus den staatlichen Energieversorgungsnetzen. An dem weißen, abwaschbaren Spuckbecken und dem Instrumententablett lassen sich der Einfluss der Bakterienforschung und der aseptischen Chirurgie ablesen, während der Hahn für das Narkosegas auf die große Errungenschaft des 19. Jahrhunderts verweist, mit der nun Zahnbehandlungen endlich weniger schmerzhaft (wenn auch nicht immer schmerzfrei) waren. Zahnarzt, Patient und Dentalstation verschmolzen zu einer Art Cyborg, einer Maschine, die in der Ära des Hollywoodlächelns und der Zahnpasta mit Fluor gesunde Gebisse in Massen hervorbrachte.

Als Patient sehe ich in dem Tri-Dent jedoch etwas anderes. Es ruft in mir Gefühle der Unruhe, Angst und einen tief sitzenden körperlichen

Schrecken hervor. Ich erinnere mich an die gummibehandschuhten Finger, die Backen und Zahnfleisch abtasten, die plötzliche Hitze der Polierbürste auf meinen Backenzähnen, das Kratzen und Schaben einer Dentalkürette am Zahnstein und vor allem an das schrille Wimmern eines Hochleistungsbohrers. Es heißt über solche Geräusche, dass sie durch Mark und Bein gehen – ein angemessenes Bild für das, was wir bereits im Wartezimmer eines Zahnarztes erleiden. In diesem Sinne symbolisiert das Tri-Dent unsere widersprüchliche Haltung gegenüber der Zahnmedizin, die auch den Kern dieses Buchs ausmacht: Bittet man jemanden, Meilensteine des medizinischen Fortschritts aufzuzählen, so wird die moderne Zahnheilkunde höchstwahrscheinlich relativ weit oben auf der Liste stehen. Fragt man dieselbe Person jedoch nach den schockierendsten Filmszenen aller Zeiten, so stehen die Chancen nicht schlecht, dass unter anderem die berüchtigte Szene aus *Der Marathon-Mann* (1976) genannt wird, in der Laurence Olivier Dustin Hoffman an einen Zahnarztstuhl fesselt und versucht, diesem mit Kürette und Bohrer ein Geständnis zu entlocken.

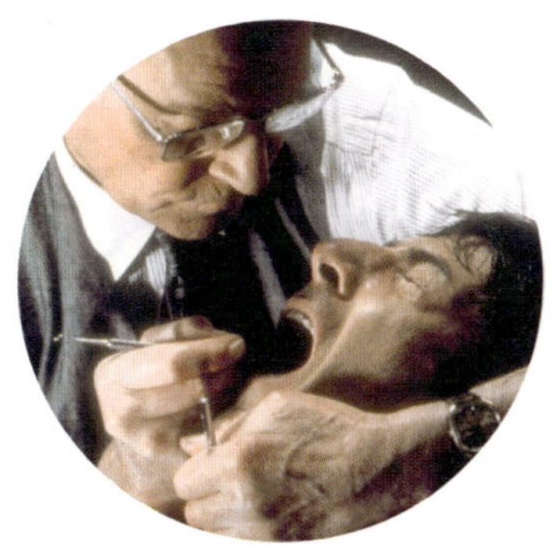

D

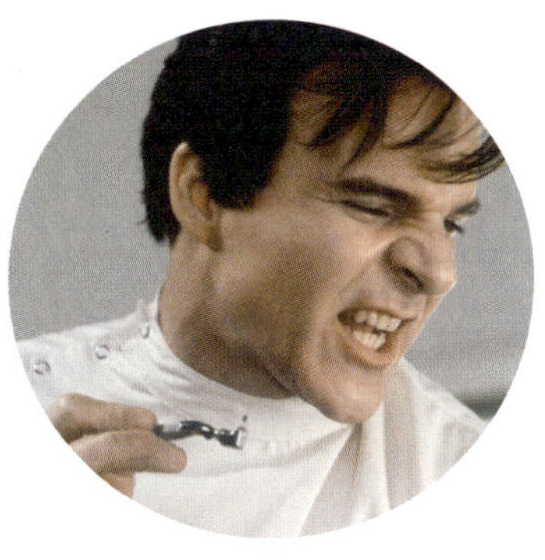

E

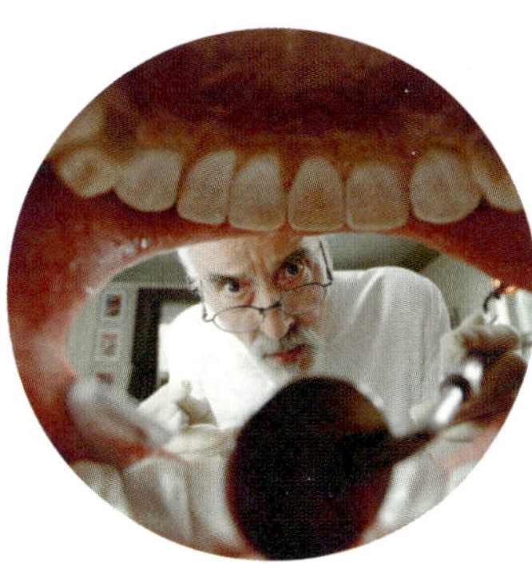

F

In den meisten Gesellschaften gibt es seit jeher Spezialisten, die Zähne pflegen, reparieren, ziehen und ersetzen. Doch erst die *dentistes*, die Ende des 17. Jahrhunderts in Paris auf die Bühne traten, schmiedeten aus dieser gegensätzlichen Mischung von Hoffnung und Furcht eine neue berufliche Identität. Männer wie Pierre Fauchard sahen sich als radikale Modernisierer: Nicht nur, dass sie mithilfe der allerneuesten Instrumente und Techniken *la bouche orneé* (den verschönerten Mund) kreierten, sondern sie nahmen auch die Leiden ihrer betuchten Patienten ernst – und wiesen ihre Vorgänger damit als brutale, ungebildete Quacksalber aus. Der Unterschied zwischen Fauchard, der manchmal als der erste Zahnarzt bezeichnet wird, und seinem Gegenpol Le Grand Thomas, dem letzten der großen Pariser Scharlatane, ist allerdings bei Weitem nicht so deutlich, wie zumindest Ersterer es sich vielleicht gewünscht hätte. Und im Gegensatz zu Chirurgen war Zahnmedizinern kein kometenhafter Aufstieg beschieden. Europäische und amerikanische Zahnärzte mussten auch noch während des 19. und 20. Jahrhunderts um Anerkennung kämpfen.

In seinem zwischen 1775 und 1778 veröffentlichten Werk *Physiognomische Fragmente zur Beförderung der Menschenkenntniß und Menschenliebe* bestand der Schweizer Physiognomie-Forscher Johann Kaspar Lavater darauf, dass schöne weiße, gerade Zähne Zeichen eines reinen Herzens seien, während verfaulte, krumme Zähne entweder für Krankheit oder für moralische Verwerflichkeit stünden. Seine Theorie, dass sich der Charakter eines Menschen an seiner Physiognomie zeige, wird heute abgelehnt, doch verdeutlicht sie, dass es bei der Zahnheilkunde nie allein um Zähne ging. Ein funktionstüchtiger, schmerzfreier Mund ist eine praktische Notwendigkeit – wir alle müssen atmen, essen und sprechen –, darüber hinaus ist er jedoch auch ein zentraler Bestandteil unseres Selbstwertgefühls. Kopfschmerzen kommen unserem Wesenskern oft unerträglich nah, während Mundgeruch oder schwarze Zähne uns auf persönlicher und gesellschaftlicher Ebene stigmatisieren. Die Behandlung von Zähnen war daher schon immer auch kosmetischer Natur, eine Frage der Ästhetik ebenso wie der Funktion. Doch Lavaters moralischer Blickwinkel hat

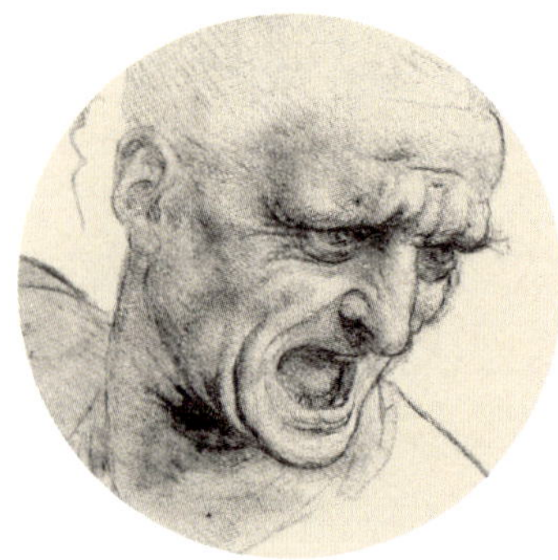

G

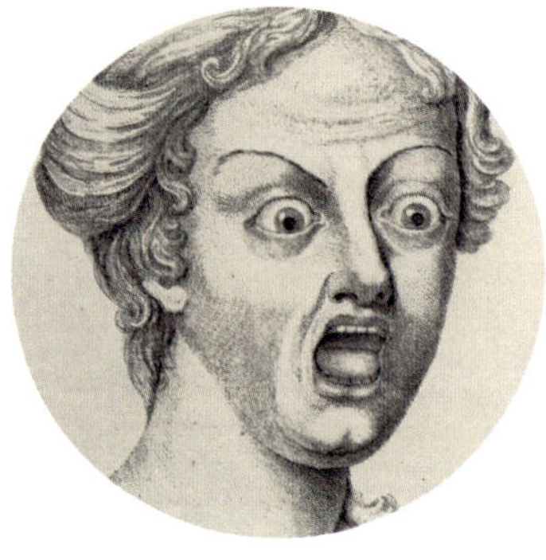

H

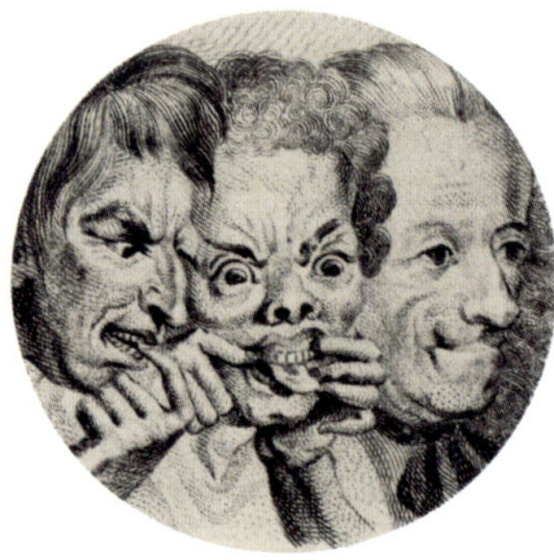

I

auch in die zeitgenössische Konsumkultur Eingang gefunden. So postuliert ein im Jahr 2000 von der US-amerikanischen Zahnarztvereinigung veröffentlichtes Büchlein, dass begradigte Zähne „ein deutlich sichtbares Bemühen um Selbstoptimierung" seien, „ein handfester Beweis dafür, dass die Eltern für ihre Kinder das Richtige tun" und damit „die Schönheit des Konformismus" sowie „die Schönheit der Leistung" zum Ausdruck bringen.[1]

Diese zeitgenössische Version des *bouche orneé* ist Welten entfernt von den Erfahrungen der meisten unserer Vorfahren, deren Zähne von Mühlsteinsplittern im Brot oder billigem Zucker geschädigt waren. Die Abbildungen in diesem Buch erzählen von Gesundheit und Krankheit und dokumentieren den rasanten Wandel von heroischer Extraktion zu moderner Zahnprophylaxe, werfen aber auch ein Licht auf die Geschichte von Schönheit und Hässlichkeit, Ernährung und Mode, kulturellen Idealen und individuellem Unbehagen. Schriftsteller und Maler von Dante Alighieri bis Francis Bacon haben den weit aufgerissenen, schreienden, Zahnlücken aufweisenden Mund als Sinnbild für tiefstes menschliches Leid eingesetzt. Der russische Kunsttheoretiker Michail Bachtin sieht es so:

> JEDOCH DER WICHTIGSTE GESICHTSTEIL IST IN DER GROTESKE DER MUND. ... DAS GROTESKE GESICHT LÄUFT IM GRUNDE GENOMMEN AUF EINEN AUFGERISSENEN MUND HINAUS. ALLES ANDERE IST BLOSS DIE UMRAHMUNG DES MUNDES, DIESES KLAFFENDEN UND VERSCHLINGENDEN LEIBLICHEN ABGRUNDS.[2]

Folgen wir Bachtin und lassen wir uns verschlingen.

① Eric K. Curtis, *Orthodontics at 2000*, American Association of Orthodontists, 2000, S. 10.
② Michail Bachtin, *Literatur und Karneval, Zur Romantheorie und Lachkultur*, Hanser, 1969, S. 16.

BITTE NICHT BOHREN

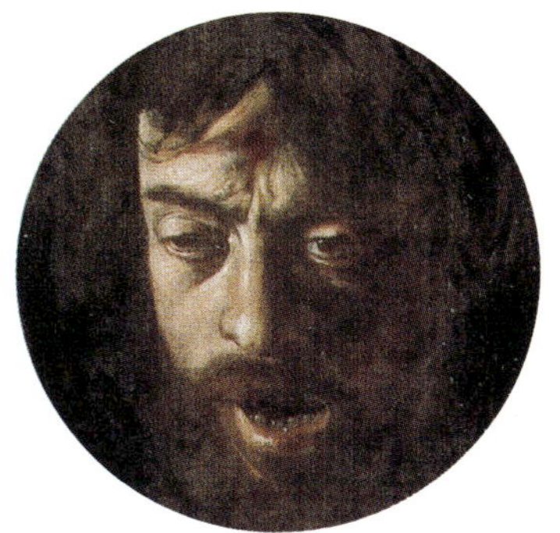

J

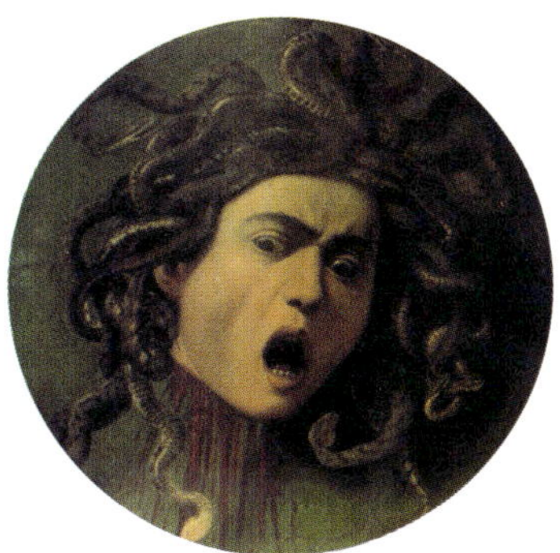

K

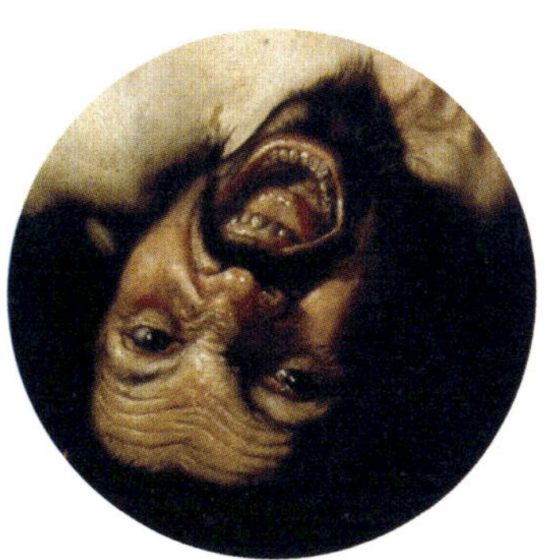

L

VORHERIGE DOPPELSEITE | Teile einer dentalen Behandlungseinheit der Firma Rathbone aus deren Katalog von 1933: [A] Spuckbecken [B] Ablage [C] Wasserspritze für warmes und kaltes Wasser/Kompressor. [D] Laurence Olivier foltert Dustin Hoffman in einer Szene des Films *Der Marathon-Mann* (1976), indem er ihm ohne Betäubung Löcher in die Zähne bohrt. [E] Steve Martin spielt in *Der kleine Horrorladen* (1986) einen sadistischen Zahnarzt. [F] Christopher Lee als Willy Wonkas Vater, ein Zahnarzt, in *Charlie und die Schokoladenfabrik* (2005).

GEGENÜBER UND OBEN | [G] Studie für den Kopf eines Soldaten in der *Schlacht von Anghiari* (1503–1505), Kohlezeichnung von Leonardo da Vinci. [H] *Fear and Terror*, Kupferstich von J. Mynde, aus *Human Physiognomy Explain'd: In the Crounian Lectures on Muscular Motion* (1747) von James Parsons. [I] Kupferstich von drei Verbrechern, aus *Physiognomische Fragmente, zur Beförderung der Menschenkenntniß und Menschenliebe* (1799) von Johann Kaspar Lavater. [J] Detail von *David mit dem Haupt des Goliath* (1610) von Caravaggio, Galleria Borghese, Rom. [K] *Das Haupt der Medusa* (1596–1598) von Caravaggio, Uffizien, Florenz. [L] Detail von *Apollo und Marsyas* (1637) von Jusepe de Ribera, Museo Nazionale di San Martino, Neapel.

NÄCHSTE SEITE | Stuhl aus dem altägyptischen Theben (Neues Reich). Der Rahmen besteht aus Maulbeerfeigen-Holz, der Sitz aus einem Seilgeflecht.

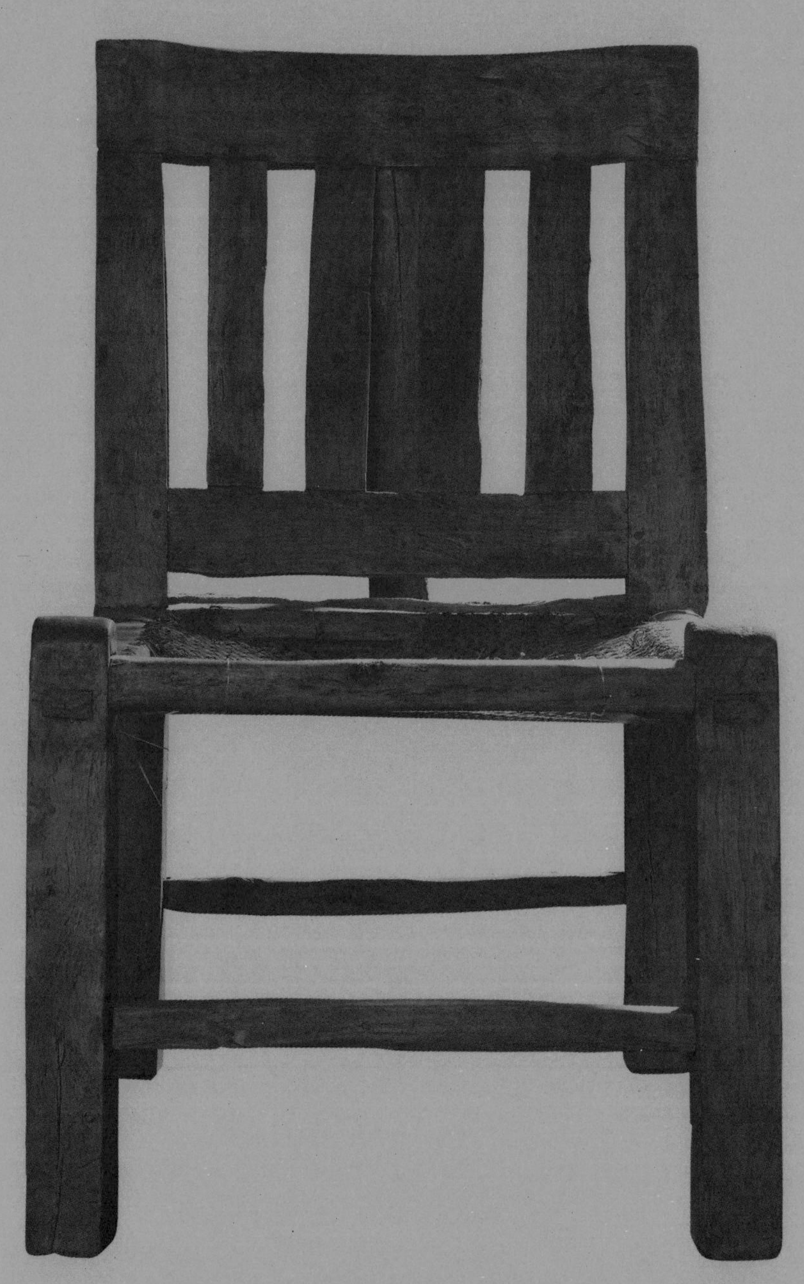

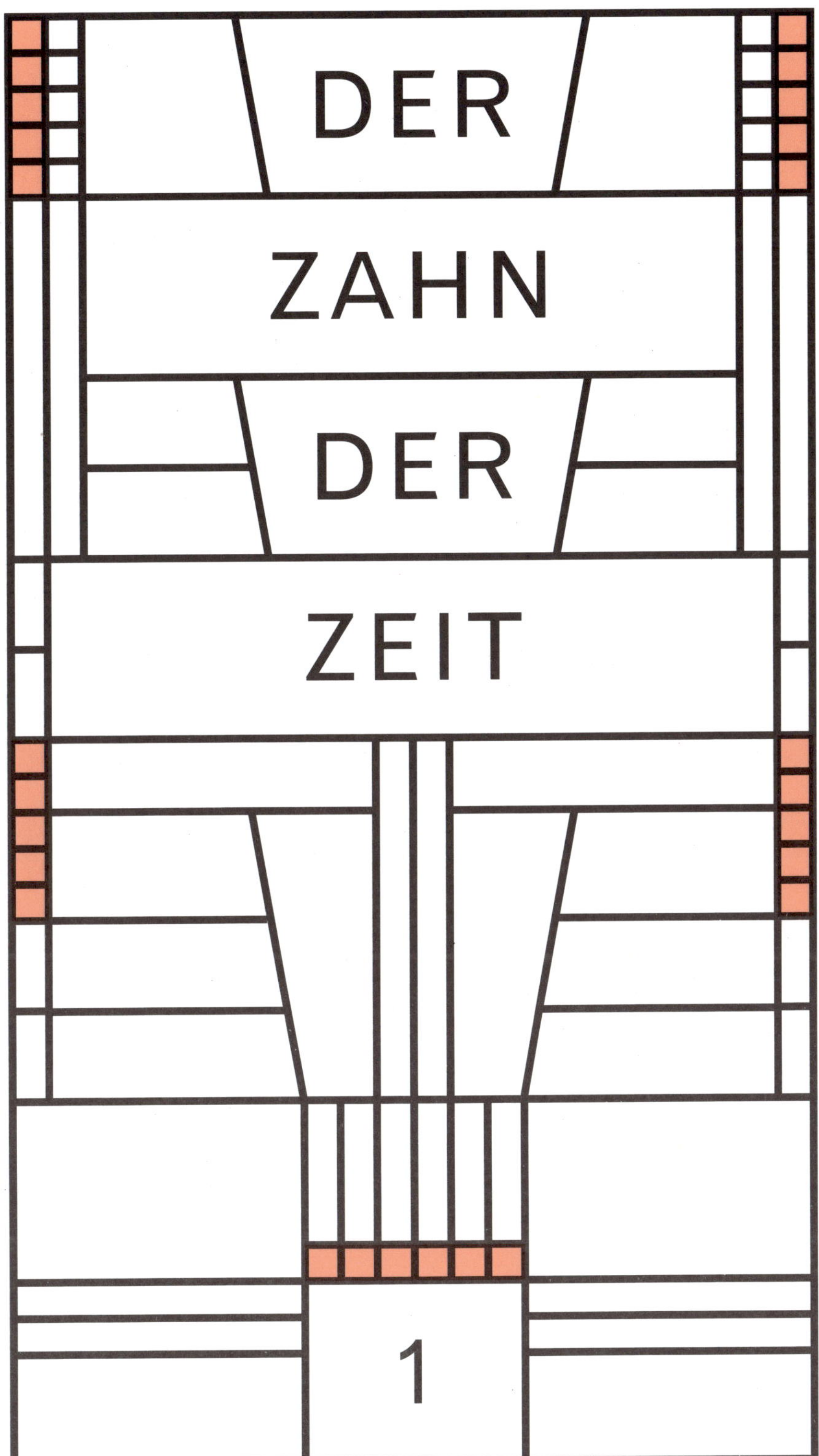
DER
ZAHN
DER
ZEIT
1

Verglichen mit den Kauapparaten des Tierreichs ist das menschliche Gebiss eher langweilig. Wie der britische Archäologe Simon Hillson feststellt, finden wir die interessantesten und seltsamsten Zahnmanifestationen in den Mäulern anderer Säugetiere:

> WER KÖNNTE ZUM BEISPIEL DEN ELEGANTEN OBEREN BACKENZÄHNEN EINES NASHORNS WIDERSTEHEN ODER DEN FEINGLIEDRIGEN ZAHNREIHEN EINER FLEDERMAUS? GANZ ZU SCHWEIGEN VON DER ERSTAUNLICHEN BEZAHNUNG DES KOMPLEXZAHN-GLEITHÖRNCHENS (*TROGOPTERUS*), DAS DIE WAHRSCHEINLICH KOMPLIZIERTESTEN ZÄHNE ALLER SÄUGETIERE AUFWEIST. UND AUCH DIE EINEM COMPUTERCHIP ÄHNELNDEN DENTALEN FURCHUNGEN DER WALDHÜPFMAUS (*NAPAEOZAPUS*) VERBLÜFFEN, WENN MAN SIE ZUM ERSTEN MAL UNTER DEM MIKROSKOP BETRACHTET.[1]

Ganz gleich, ob sie im Maul eines Nashorns oder einer Maus wachsen: Die Zähne von Säugetieren haben eine gemeinsame Grundstruktur. Eine Krone aus hartem, glasartigem Zahnschmelz über dem Zahnfleisch liefert eine widerstandsfähige Oberfläche zum Schneiden und Zermahlen, und eine Wurzel verankert den Zahn im Kiefer. Unterhalb des Zahnschmelzes liegt das Zahnbein, uns besser bekannt in Form von Stoßzähnen bei Elefanten und Walrössern (aus diesen wurden auch die ersten Zahnprothesen hergestellt). Das Zahnbein umschließt das aus Blutgefäßen und Nerven bestehende Zahnmark – die Quelle so vieler menschlicher Leiden –, und jeder Zahn ist durch das Wurzelzement und die faserige Wurzelhaut im Kiefer befestigt. Innerhalb dieser Grundform variieren die Zähne der Säuger stark, doch fast alle können (von vorne nach hinten betrachtet) in Schneidezähne, Eckzähne, vordere und hintere Backenzähne unterteilt werden. Fast jedes Säugetier hat außerdem zwei Zahnsätze – Milchzähne und bleibende Zähne –, die beide aus Zahnknospen im Kiefer des Kindes entstehen.

Das Umfeld, in das die Zähne vorstoßen, ähnelt einem Urwald: warm, feucht, ökologisch breit gefächert und häufig feindlich. Tatsächlich beherbergt der menschliche Mund eine der vielfältigsten Ansammlungen mikroskopischer Flora des ganzen Körpers, Kolonien von Bakterien, Viren und Hefen gedeihen in dieser geschützten, nährstoffreichen Höhle. Wie in jedem Öko-

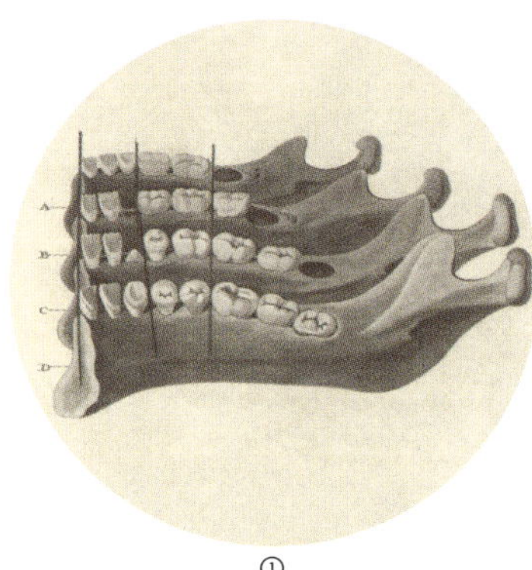

①

Tafeln aus *The Natural History and Diseases of the Human Teeth* (1914) von Joseph Fox. ① Die entwicklungsbedingten Veränderungen des menschlichen Gebisses und die Herausbildung der zweiten Zähne im Alter von sechs Jahren [A] und acht bis neun Jahren [B], die Herausbildung der großen Backenzähne als Milchzähne [C] und als zweite Zähne [D]. ② Beispiele für Zähne, die von Resorption, Karies und anderen Krankheiten befallen sind. ③ Unregelmäßig gewachsene zweite Zähne.

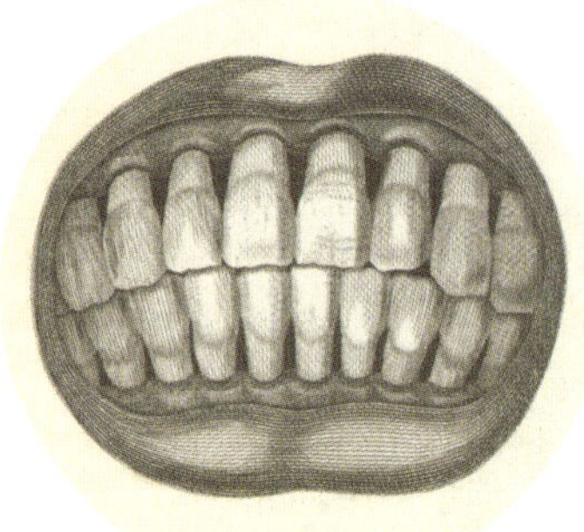
②

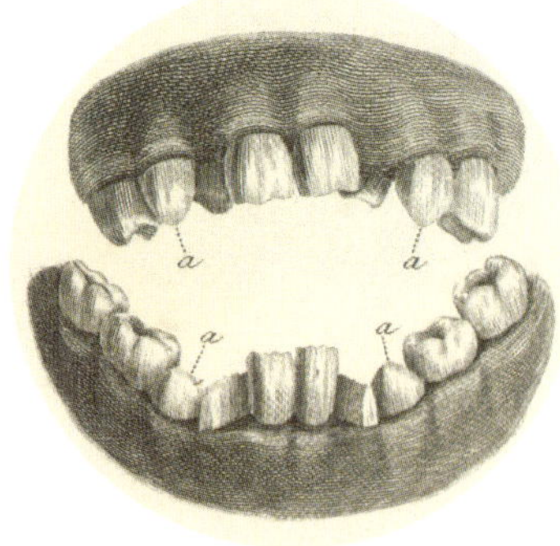

③

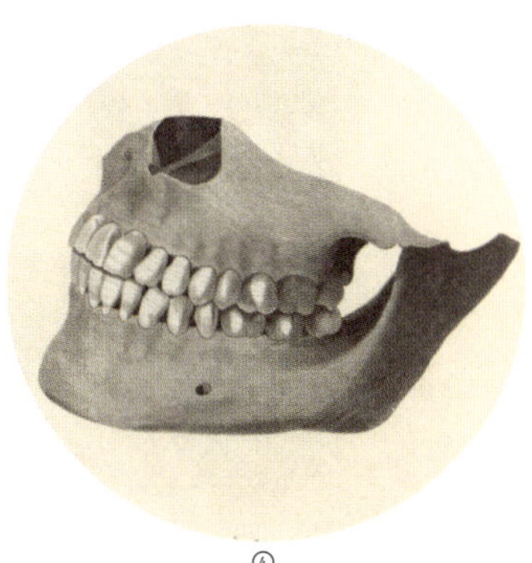

④

Tafeln aus *The Natural History and Diseases of the Human Teeth*. ④ Ein menschliches Gebiss mit den zweiten Zähnen. Die vollständige Illustration zeigt den Unterschied zwischen den Milchzähnen und den bleibenden Zähnen des Ober- und Unterkiefers. ⑤ Weitere Beispiele für Zähne, die von Resorption, Karies und anderen Krankheiten befallen sind. ⑥ Die mit „a" markierten Zähne sind Milchzähne und sollten gezogen werden, um den Wuchs der zweiten Zähne nicht zu behindern.

system begünstigen verschiedene Nischen innerhalb der Mundhöhle unterschiedliche Lebensformen: Streptokokken bevölkern vorwiegend die Backenzahnvertiefungen, während die Zahnzwischenräume der Bakteriengattung der anaerobischen Actinomyces als Heimat dienen. Aus diesem Grund wird man auch im gepflegtesten Mund an unzugänglichen Stellen Zahnbelag (Plaque) finden. Plaque besteht aus Speicheleiweißen, Polymeren, die durch Bakterien produziert werden, und Kalziumphosphaten. Der Belag selbst ist für die Zähne zunächst nicht schädlich, doch bietet er Bakterien Lebensraum, die Kohlenhydrate (vor allem Zucker) verstoffwechseln und Säuren als Abfallprodukt ausscheiden. Die Säuren sind vorwiegend für Zahnkaries verantwortlich. Sie entmineralisieren Zahnschmelz und Zahnbein, höhlen diese aus und erzeugen Entzündungen. Wenn der Zahnbelag nicht rechtzeitig entfernt wird, kann er zu schmerzhaften und entstellenden Verformungen auswachsen, wie sie zum Beispiel der Londoner Zahnarzt Thomas Berdmore in seiner Abhandlung *A Treatise on Disorders and Deformities of the Teeth and Gums* (1768) drastisch schildert:

> EIN HERR, DER BEI DER BANK ARBEITET, NICHT ÄLTER ALS 23 JAHRE, ERSUCHTE MICH UM RAT IN BEZUG AUF SEINE ZÄHNE … DIE IHM STÄNDIGE SCHMERZEN VERURSACHTEN. ICH FAND SIE VON ZAHNSTEIN SO VOLLSTÄNDIG BEDECKT, DASS DAS GEBISS ZU EINEM EINZIGEN GEBILDE VERWACHSEN WAR, OHNE DASS MAN DIE ZAHNZWISCHENRÄUME ODER DIE FORM UND GRÖSSE DER EINZELNEN ZÄHNE ERKENNEN KONNTE. DIE VERSTEINERTE KRUSTE RAGTE SOWOHL AUF DER INNEN- WIE AUF DER AUSSENSEITE WEIT ÜBER DAS ZAHNFLEISCH HINAUS UND DRÜCKTE DABEI SO FEST AUF DIESES, DASS DER BEKLAGTE SCHMERZ ENTSTAND. DIE DICKE DIESER SCHICHT BETRUG OBEN NICHT WENIGER ALS ANDERTHALB ZENTIMETER.

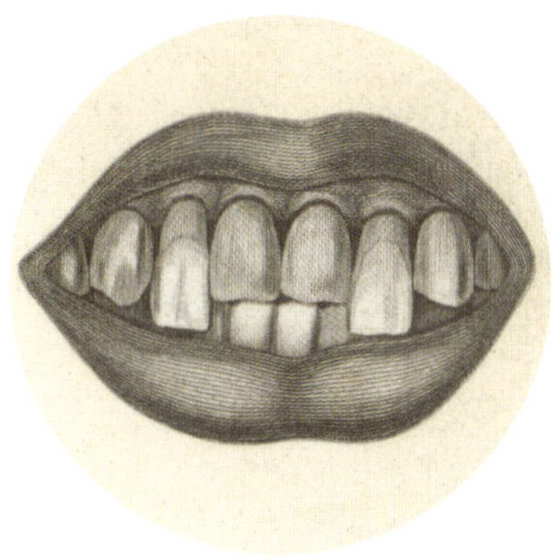

⑤

Für Archäologen bringen fossile Zähne ein wenig Licht ins Dunkel der menschlichen Frühgeschichte. Sie halten sich in der Erde länger als die größten Knochen, und da sie bereits in der Kindheit entstehen und sich danach nur wenig verändern, sind in ihnen Informationen über das Leben eines Individuums kodiert. Retzius-Streifen – winzige, unter einem Elektronenmikroskop sichtbare, konzentrische Wachstumsrillen in den zwei-

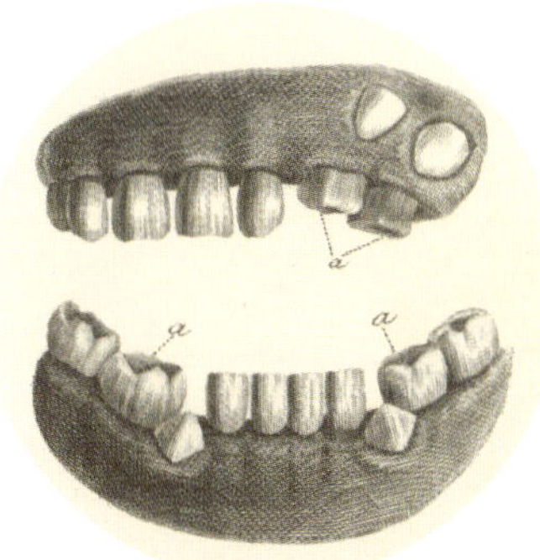

⑥

ten Zähnen – werden (ähnlich wie Jahresringe bei Bäumen) in regelmäßigen Abständen angelegt, während sich der Zahnschmelz formt, und können auf Stress, Mangelernährung oder Krankheiten wie angeborene Syphilis hinweisen. Indem sie die Zähne lebender Menschen mit denen von Menschenaffen und fossilen Überresten von Hominiden verglichen, konnten Archäologen die Verzweigungen unseres evolutionären Stammbaums genauer bestimmen. Zähne trugen auch dazu bei, einige entscheidende Meilensteine in der Entstehung des *Homo sapiens* nachzuvollziehen.

Hillson weist darauf hin, dass das Auftreten der Gattung *Homo* mit ihren kleineren Backenknochen Zeichen einer Entwicklung sind, die weg vom Sammeln der allesfressenden Menschenaffen hin zum gezielten Jagen der Karnivoren ging. Zahnfunde jüngeren Datums lassen den nächsten großen Wandel erkennen, als der Mensch sich vom nomadischen Jäger und Sammler zum sesshaften Bauern entwickelt. Mit den veränderten Lebensumständen kommt es auch zunehmend zu Zahnerkrankungen. Die prähistorischen Menschen litten relativ selten unter Karies, doch die Speisen mit kleinen Absplitterungen von Mühlsteinen und Töpfen führten später zur Abnutzung von Zahnschmelz und Zahnbein. Zähne mit freigelegtem Zahnmark sind stumme Zeugen des Schmerzes, der unsere Vorfahren geplagt haben muss, falls sie älter als 30 Jahre wurden.

Was wir in archäologischen Funden und den frühesten schriftlichen Quellen nicht finden, ist eine Geschichte, die direkt zu den Ursprüngen der modernen Zahnmedizin führt. Die Manipulation von Zähnen kann viele Bedeutungen und Kontexte haben, und indigene Kulturen weltweit – von Australien und Papua-Neuguinea bis hin zu Nord- und Südamerika – haben Initiationsriten oder Vorstellungen von Schönheit, die verlangen, dass Zähne abgebrochen oder abgeschliffen und mit Kristallen, Gold oder Obsidian gefüllt werden. Was sich jedoch in alten Quellen findet, sind die in unterschiedlichen Kulturen eingebetteten Mythen und Legenden, die sich um die von schlechten Zähnen verursachten Leiden und Entstellungen ranken, kombiniert mit Riten und Praktiken, die solche Plagen vermeiden oder lindern sollen. Die weitverbreitetste und langlebigste dieser Geschichten wurde in Quellen des Nahen Ostens und Asiens entdeckt: Sie erklärt Zahnschmerzen als Werk eines bösartigen Wurms. Eine anschauliche Beschreibung des Mythos wurde im 7. Jahrhundert v. Chr. auf einer Tontafel festgehal-

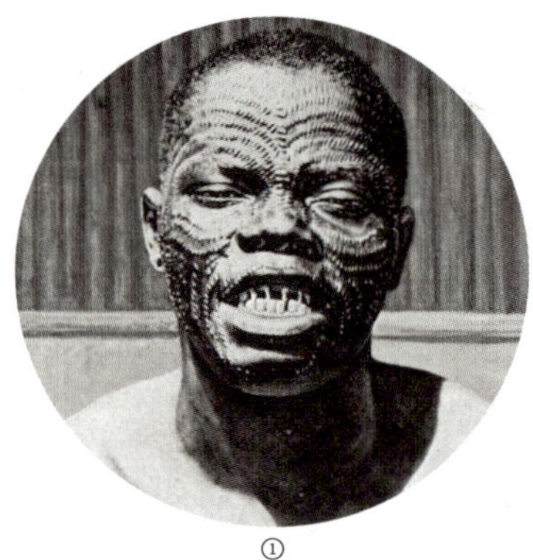

①

① In Bopoto im Norden der Demokratischen Republik Kongo wurden im Alter von etwa 15 Jahren (wenn man den Schmerz ertragen konnte) die oberen Zähne mit einem kleinen Meißel angespitzt. ② Ein Relief aus der Mastaba von Hesi-Re, Hauptzahnheiler von Djoser, dem ersten Pharao der 3. Dynastie Ägyptens. ③ Die osmanische Miniatur zeigt den anatomischen Zahnaufbau im Längsschnitt. Die Dämonen der Hölle im Inneren galten als Ursache von Zahnschmerzen.

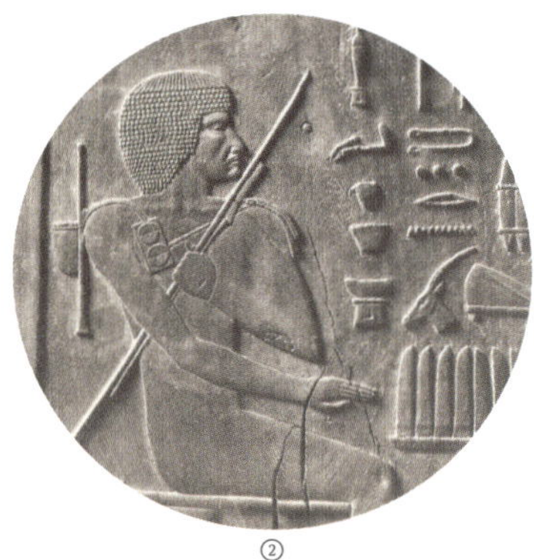

②

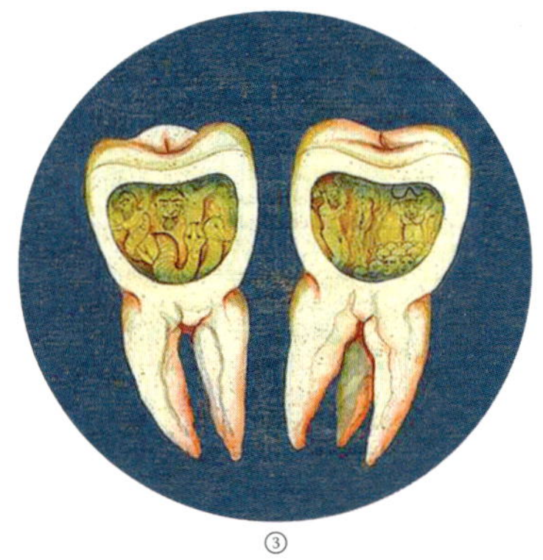

③

ten, die aus der Bibliothek von König Assurbanipal in Ninive stammt. Ein Wurm kriecht aus den Sümpfen hervor, um von den Göttern Nahrung zu verlangen, ist von deren Angebot jedoch wenig erfreut:

> FÜR MICH! WAS IST DAS? GETROCKNETE FEIGEN UND APRIKOSEN? ICH WERDE MICH IN DAS INNERE DES ZAHNS HINEINWINDEN UND IN SEINEM FLEISCHE WOHNEN. ICH WERDE SEIN BLUT SAUGEN UND AUS DEM GAUMEN DAS MARK NAGEN. SO BEKOMME ICH EINGANG IN DEN ZAHN!

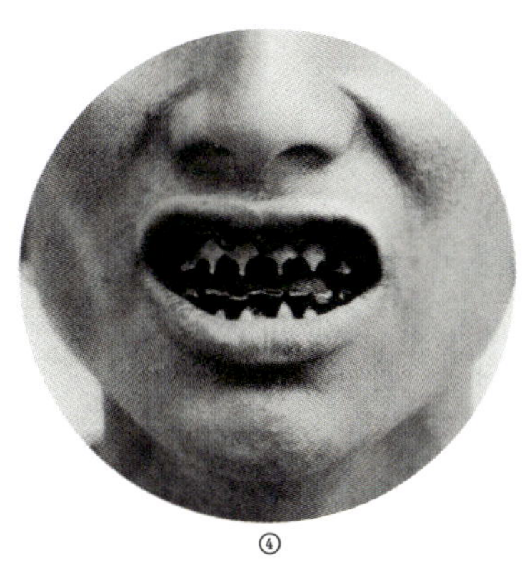

④

④ Auf den Philippinen spitzten die Bagobo ihre Zähne an. ⑤ Kopf einer ägyptischen Mumie mit erhaltenen Zähnen, Museo Egizio, Turin. ⑥ Der Zahnwurm als Höllendämon: Diese Elfenbeinschnitzerei aus dem 18. Jahrhundert stellt den höllischen Zahnschmerz als Kampf gegen den „Zahnwurm" dar, Totenschädel, Höllenfeuer und knüppelschwingende Nackte inklusive.

Ein paar Zeilen weiter schlägt der Text als Kur eine Kombination aus Gebeten und Heilpflanzen vor: „Man zermahle Schwarzes Hexenkraut zu Pulver, verknete es mit Mastix und stopfe es in den oberen Teil des Zahns unter dreimaligem Aufsagen dieser Beschwörung."
Als Assurbanipals Schreiber dieses Heilverfahren aufschrieb, war die Geschichte vom Zahnwurm bereits seit über 2000 Jahren in vielen Kulturen des Nahen Ostens und Asiens bekannt. Die Autoren älterer medizinischer Texte aus China, wie des *Pen Ts'ao* (um 3700 v. Chr.) und des *Huangdi neijing* (um 2700 v. Chr.), debattierten darüber, ob Zahnschmerzen von Zahnwürmern oder einem Ungleichgewicht der Körperflüssigkeiten verursacht wurden, und empfahlen dagegen folgende originelle Medikation:

> MAN RÖSTE EIN STÜCK KNOBLAUCH UND ZERMALME ES ZWISCHEN DEN ZÄHNEN, VERMISCHE ES MIT GEHACKTEN MEERRETTICHSAMEN ODER SALPETER UND RÜHRE ALLES MIT MENSCHENMILCH ZU EINER PASTE; DARAUS FORME MAN PILLEN UND GEBE EINE IN DAS NASENLOCH AUF DER DEM SCHMERZ GEGENÜBERLIEGENDEN SEITE.

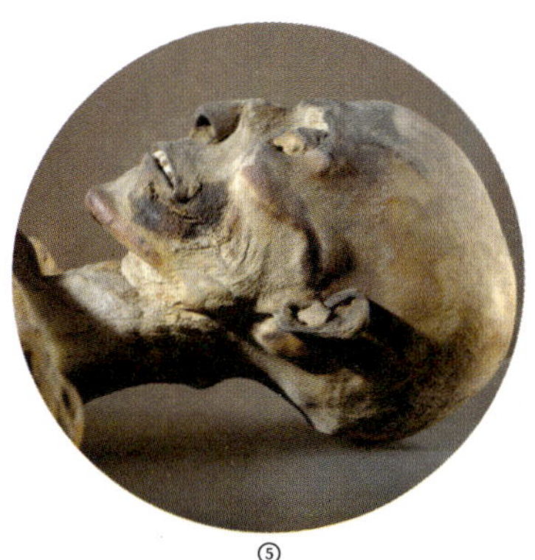

⑤

In diesen Gesellschaften waren auch die Mächtigen nicht vor schlechten Zähnen gefeit. Die Zähne der mumifizierten Priester und Adligen des Mittleren Reichs in Ägypten waren stark von Karies befallen und von Entzündungen geschädigt. Daher waren viele zu Lebzeiten von der Zahnpflege geradezu besessen. Einige hielten sich Diener, die ausschließlich für die Reinigung der Zähne zuständig waren, und als Pharao Djosers „Hauptzahnheiler" Hesi-Re um 2600 v. Chr. verstarb, bekam er seine eigene, gut ausgestattete Grabkammer. Etwa zur selben Zeit fixierten indische Hofjuweliere die lockeren Zähne ihrer reichen Klientel mit Seiden- oder Goldfäden.

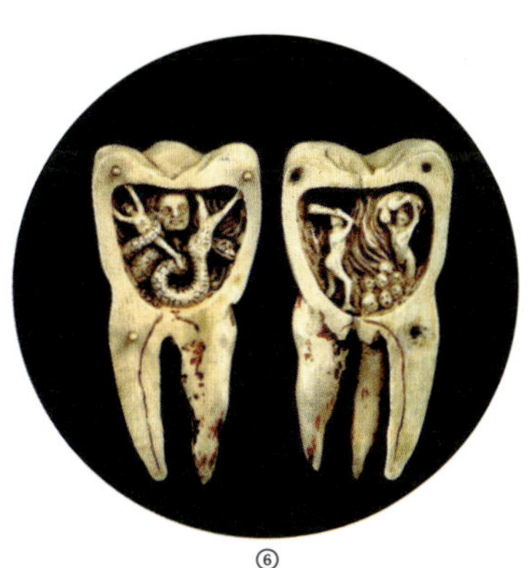

⑥

2500 Jahre später übertraf die römische Zahnmedizin diese Errungenschaften. Dank der römischen Gepflogenheit, vor der Einäscherung des Körpers Schmuck und Zahnzusätze zu entfernen und diese bei der Bestattung mit der Asche des Verstorbenen zu vermischen, wissen wir heute, dass römische Zahnheiler bereits Kronen aus Gold sowie Brücken und Gebisse aus Elfenbein oder Buchsbaumholz fertigen konnten.

Dabei griffen sie auf Wissen griechischer Vorreiter zurück. Die Verfasser des *Corpus Hippocraticum* (um 400 v. Chr.) gingen davon aus, dass Karies unmittelbar von Essensresten in den Zahnzwischenräumen verursacht würde, die individuelle Zusammensetzung der Körpersäfte jedoch eine Prädisposition für schlechte Zähne bilden könne. Roms führender Arzt Claudius Galen ging noch weiter und behauptete, dass Zahnschmerzen von „ätzenden Säften" erzeugt würden, die das empfindliche Zahnmark reizten. Laut den medizinischen Schriften des nordafrikanischen Arztes Caelius Aurelianus war das römische Standardwerkzeug zum Extrahieren von Zähnen – eine als *dentiducum* bekannte Zange – eine Kopie des griechischen *odontagogon*. Beide Instrumente bestanden aus Blei und waren dazu konzipiert, Zähne ganz zu ziehen, ohne dass diese zersplitterten oder Wurzelfragmente im Kiefer stecken blieben. In der im 1. Jahrhundert n. Chr. von Aulus Cornelius Celsus kompilierten Enzyklopädie *De medicina* wird empfohlen, kariöse Zähne zeitweilig mit Blei und Filz zu füllen, um sie vor dem Ziehen zu stärken. Celsus schlug außerdem eine weniger brutale, wenn auch langwierigere Extraktionsmethode für schlechte Zähne vor. Hierbei wurde mit einer Lanzette das Zahnfleisch um den Zahn herum weggeschnitten, sodass dieser mit der bloßen Hand aus seiner Verankerung herausgelöst werden konnte – eine Technik, die angeblich schon von japanischen Zahnziehern in früher Zeit bevorzugt wurde.

Im antiken Rom war die Extraktion die gängigste Maßnahme gegen die Tortur eines schmerzenden Zahns (und sollte es noch jahrhundertelang bleiben), obwohl es durchaus andere Optionen gab. Scribonius Largus, Leibarzt von Kaiser Claudius, riet seinen Patienten, ihre Mundhöhlen mit dem Rauch von Bilsenkrautsamen auszuräuchern, in der Hoffnung, dass dieser die für Zahnfäule verantwortlichen Zahnwürmer vertreiben würde. Von ihm ist auch die Rezeptur für ein von Kaiserin Messalina bevorzugtes Zahnpulver überliefert, bestehend aus Salmiak, Harzkitt und der Asche eines Hirschgeweihs. Der etwas jüngere syrisch-griechische Arzt

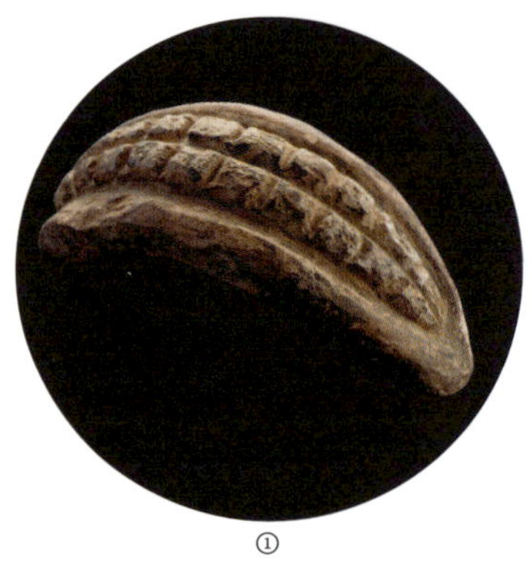

①

① Römische Votivgabe aus Terrakotta (200 v. Chr.–200 n. Chr.). Solche Objekte wurden als Opfergaben in Tempeln für Götter wie Asklepios, den griechisch-römischen Gott der Medizin, hinterlegt, um für Heilung zu bitten oder sich dafür zu bedanken.
② *Zahnschmerzen*, Detail eines aus Holz geschnitzten Schlusssteins im Deckengewölbe der Kathedrale von Lincoln, Großbritannien.
③ *Die Marter der heiligen Apollonia* (um 1515, Detail), ein kolorierter Holzschnitt eines unbekannten Künstlers.

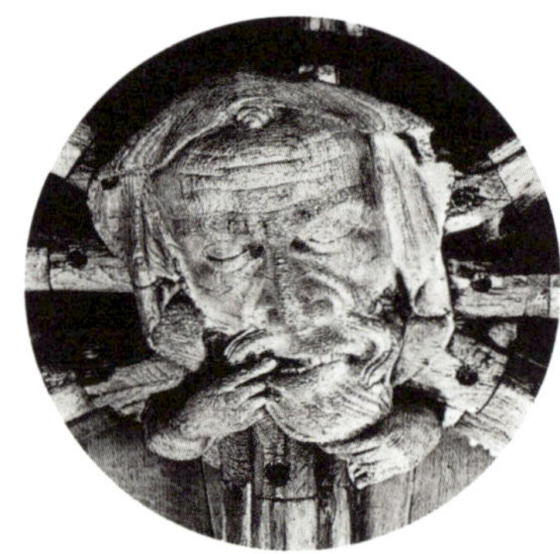

②

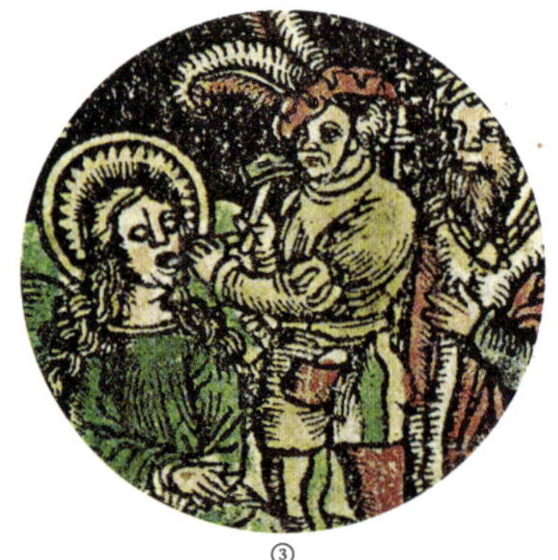

③

Archigenes beschrieb einen Handbohrer, mit dem man einen kranken Zahn anbohrte, um die dort angesammelten üblen Säfte abfließen zu lassen. Überhaupt spielten die schrecklichen Leiden, die Zahnschmerzen verursachten, in den frühen Texten über Zähne einen Schwerpunkt. Celsus verschrieb ein beruhigendes Tonikum aus Alraunwurzel, Opium und Zimt, und Galen empfahl, in Essig eingelegte Chrysanthemenwurzeln direkt auf den schmerzenden Zahn zu legen. Heilkundige in anderen Teilen der Welt versuchten es wiederum mit Bilsenkraut, Haschisch und Therapien wie Akupunktur.

Angesichts der ständigen Assoziation von Zähnen mit unerträglichen Schmerzen überrascht es kaum, dass das Ziehen von Zähnen auch als Foltermethode und Strafe angewandt wurde. Das bekannteste Beispiel dürfte die Geschichte der heiligen Apollonia sein, die im 3. Jahrhundert n. Chr. in Ägypten lebte. Fast alles, was wir über Apollonia wissen, stammt aus späteren Hagiografien, und viele der Details aus ihrem Leben klingen wie religiöses Schmuckwerk. Doch in den frühesten Versionen stirbt sie im Zuge von Christenverfolgungen in Alexandria 248–249 n. Chr. Kurz darauf schilderte Dionysios, Bischof von Alexandria, den Hergang ihres Todes in einem Brief:

> ZU DIESER ZEIT WURDE APOLLONIA IN HOHEN EHREN GEHALTEN. DIE MÄNNER ERGRIFFEN SIE UND BRACHEN DURCH WIEDERHOLTE SCHLÄGE ALL IHRE ZÄHNE. SODANN ERRICHTETEN SIE VOR DEN STADTMAUERN EINEN SCHEITERHAUFEN UND DROHTEN, SIE BEI LEBENDIGEM LEIBE ZU VERBRENNEN, WENN SIE SICH WEIGERE, IHNEN UNFROMME WORTE NACHZUSPRECHEN. ALS MAN IHR AUF EIGENEN WUNSCH EIN WENIG FREIHEIT GAB, SPRANG SIE SCHNELL IN DIE FLAMMEN UND VERBRANNTE ZU TODE.

Ganz in der makabren Manier des mittelalterlichen Katholizismus wurde Apollonia daraufhin zur Schutzpatronin der Zahnzieher und derjenigen, die an Zahnschmerzen litten. Darstellungen der heiligen Apollonia geben sie meist mit einer langen Schmiedezange – dem Symbol ihres Leidens – wieder, und die Kathedrale im portugiesischen Porto besitzt sogar eine juwelenbesetzte Reliquie, die angeblich einen ihrer Zähne darstellt.

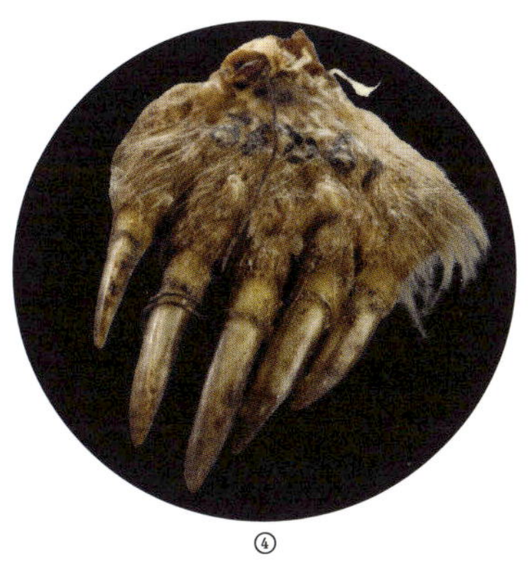

④

④ Ein Amulett aus einer Maulwurfpfote (1890–1910). Maulwurfpfoten haben eine lange und weitverbreitete Tradition als Amulett gegen Zahnschmerzen. Sie wurden vom römischen Autor Plinius im 1. Jahrhundert n. Chr. empfohlen. ⑤ *Zahnschmerzen*, Detail eines Schlusssteins im Deckengewölbe der Kathedrale von Wells, Großbritannien. ⑥ *Die heilige Apollonia* (1516, Detail), aus *Hortulus animae*, ein handbemalter, mit Gold gehöhter Holzschnitt eines unbekannten Künstlers.

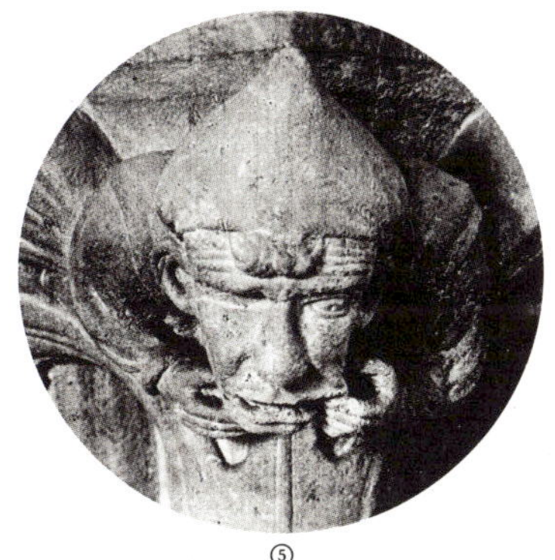

⑤

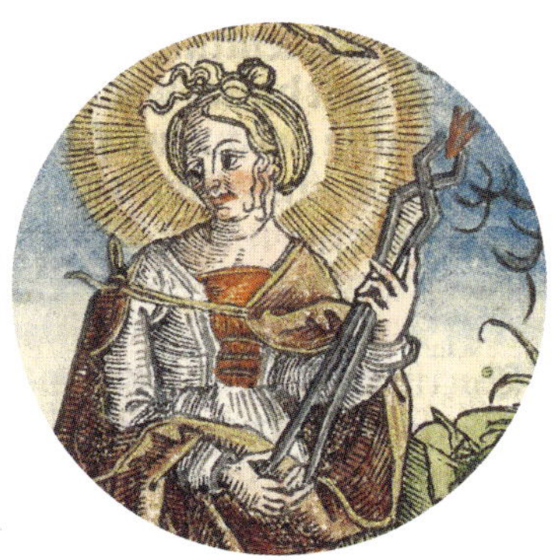

⑥

① Simon Hillson, *Teeth*, Cambridge University Press, 2005, S. 6.

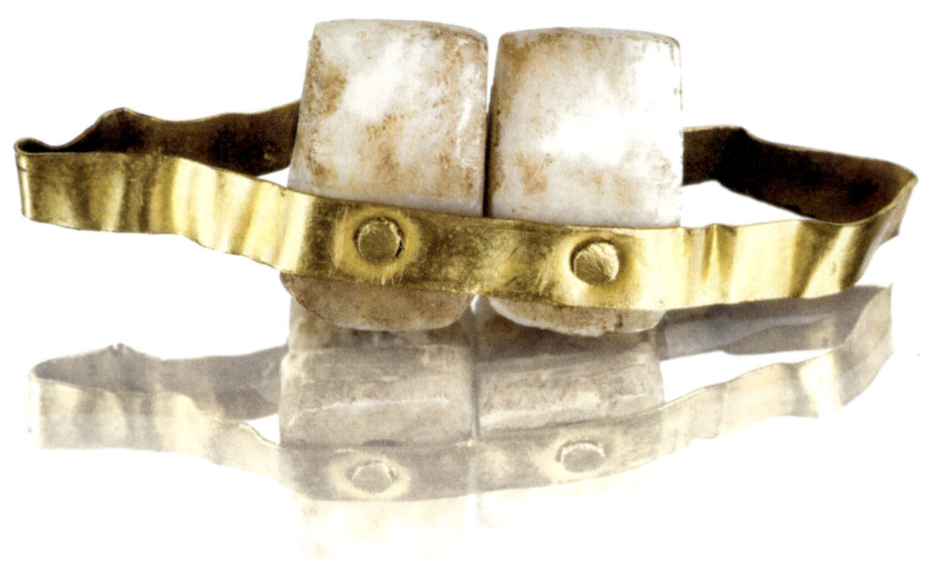

OBEN | Etruskische Zahnprothese für zwei Zähne des Unterkiefers. Kopie einer Goldfassung mit menschlichen Zähnen, aus einer Grabkammer in Etrurien, Italien (um 700 v. Chr.).

UNTEN | Römische Brücke für den Unterkiefer. Kopie einer Goldfassung mit einem zurechtgefeilten Ochsenzahn, aus einer Grabkammer in Satricum, Latium, Italien (um 700 v. Chr.).

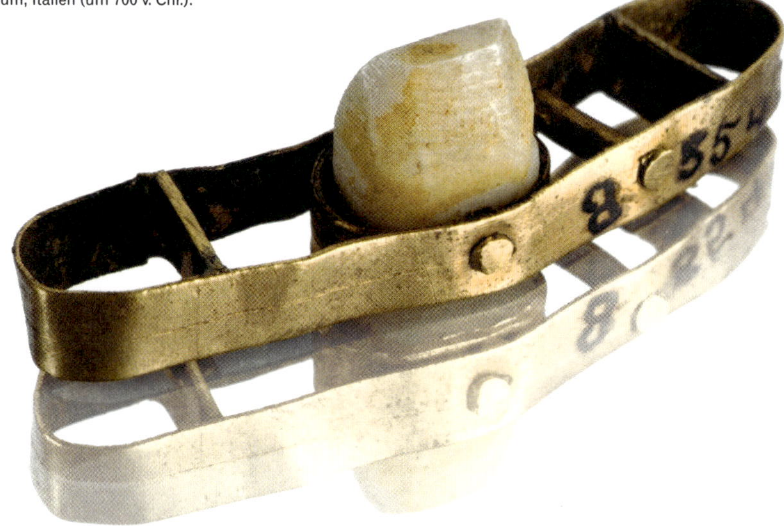

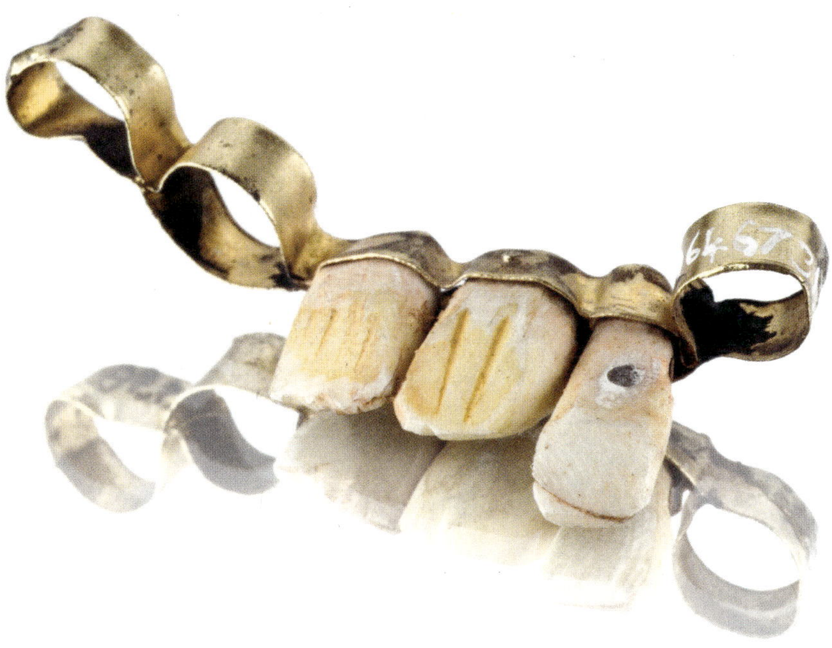

OBEN | Metallbrücke mit Ersatzzähnen, die mit einem Metallstift befestigt sind. Die Originalbrücke wurde im süditalienischen Teano gefunden.

UNTEN | Goldfassung mit Tierzahn. Die Brücke wurde von einem Arzt an den verbliebenen Zähnen befestigt.

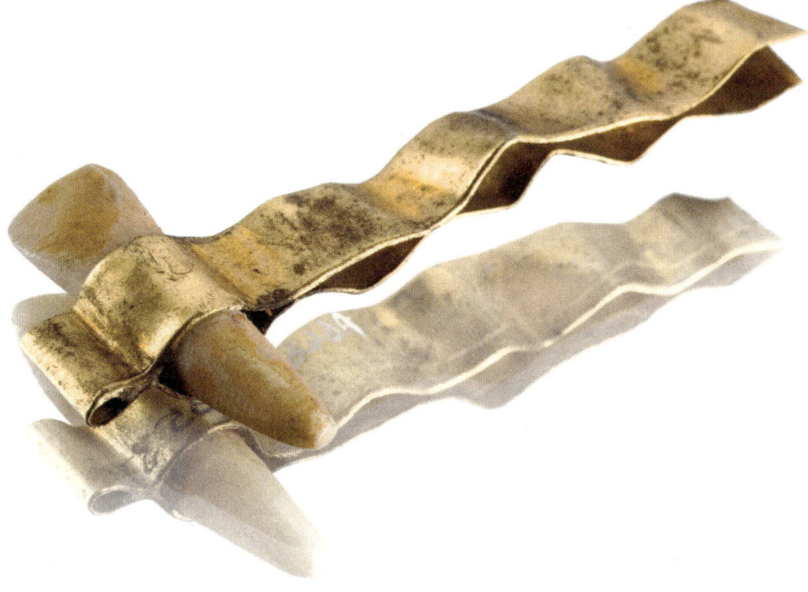

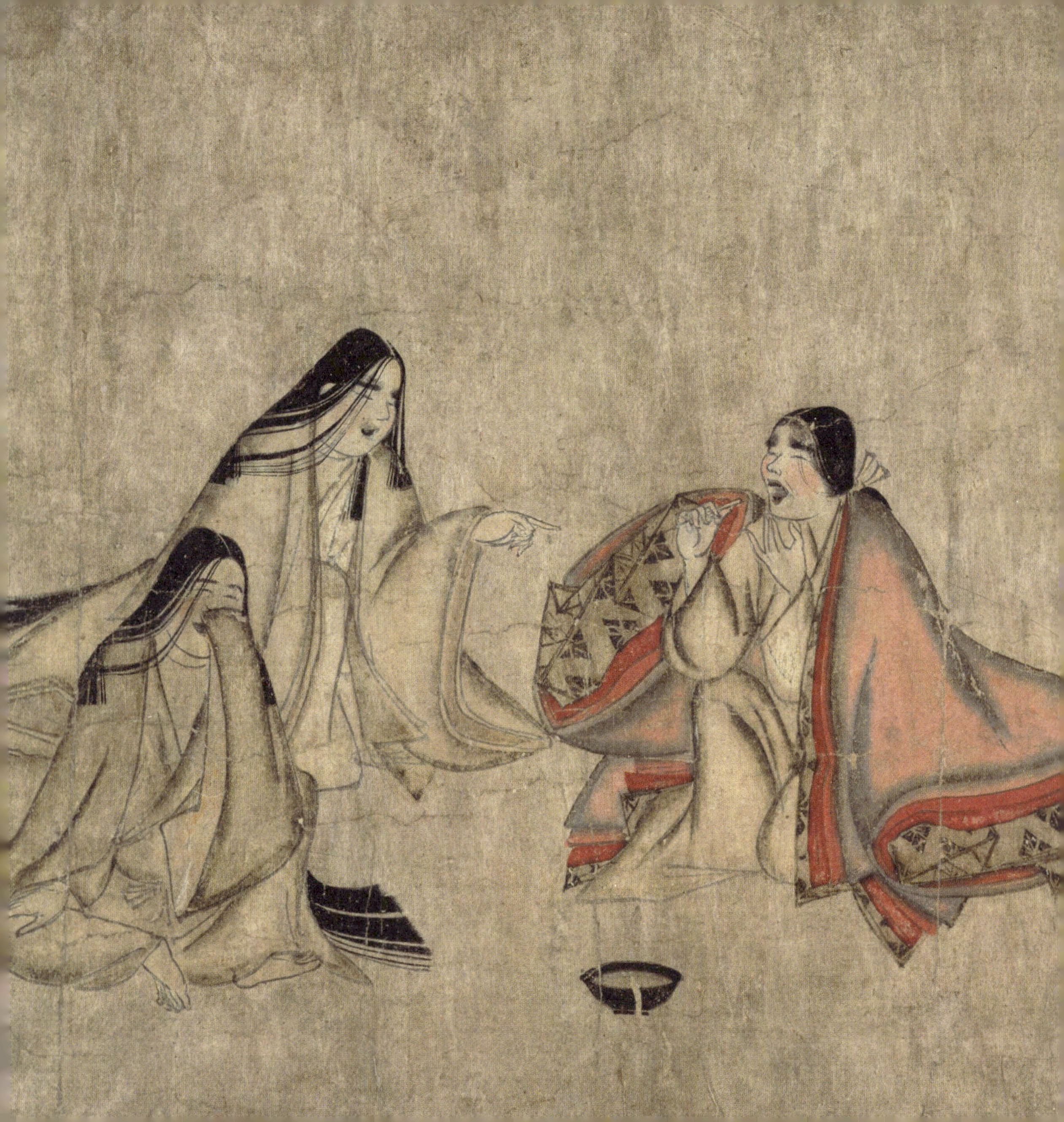

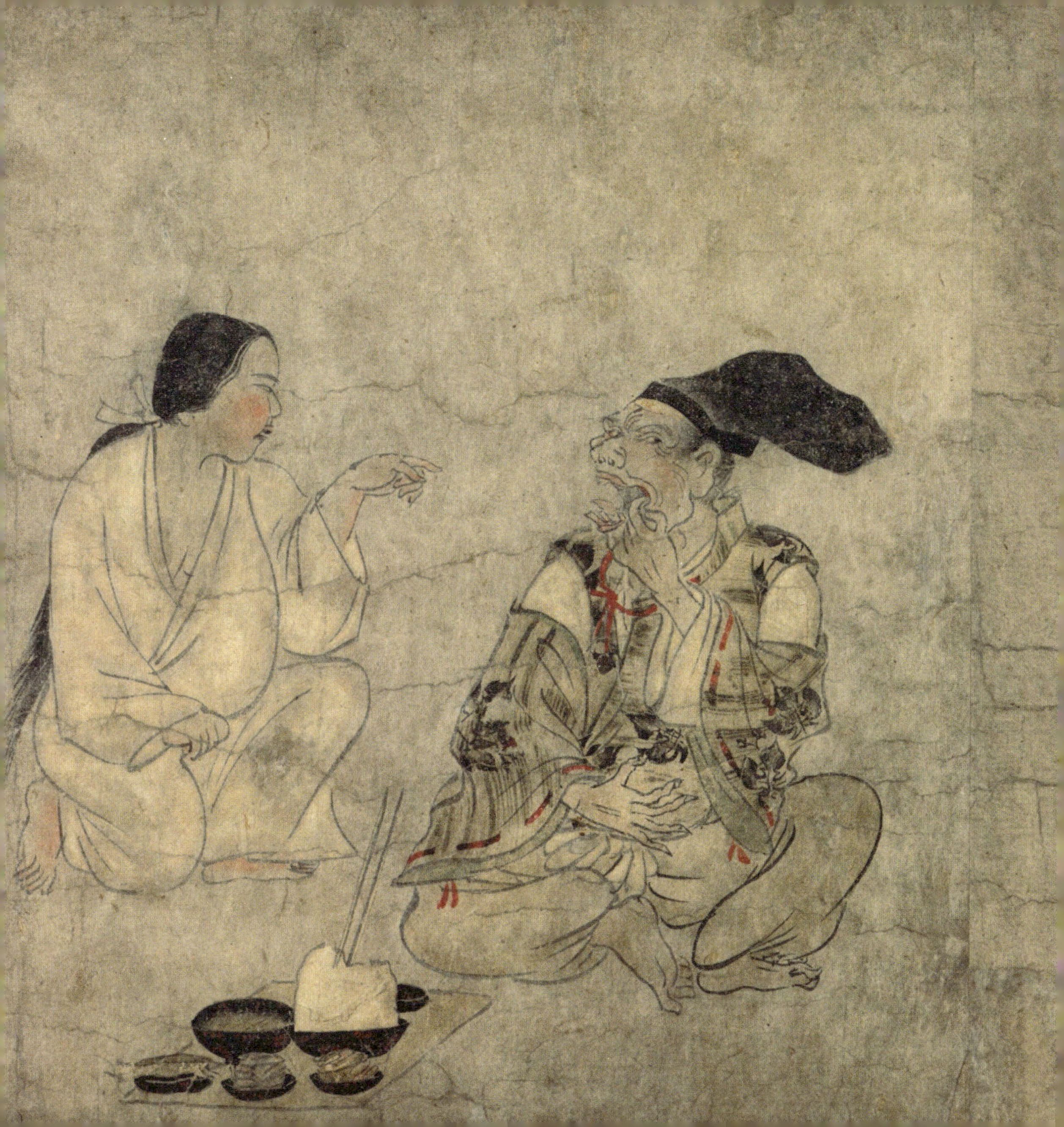

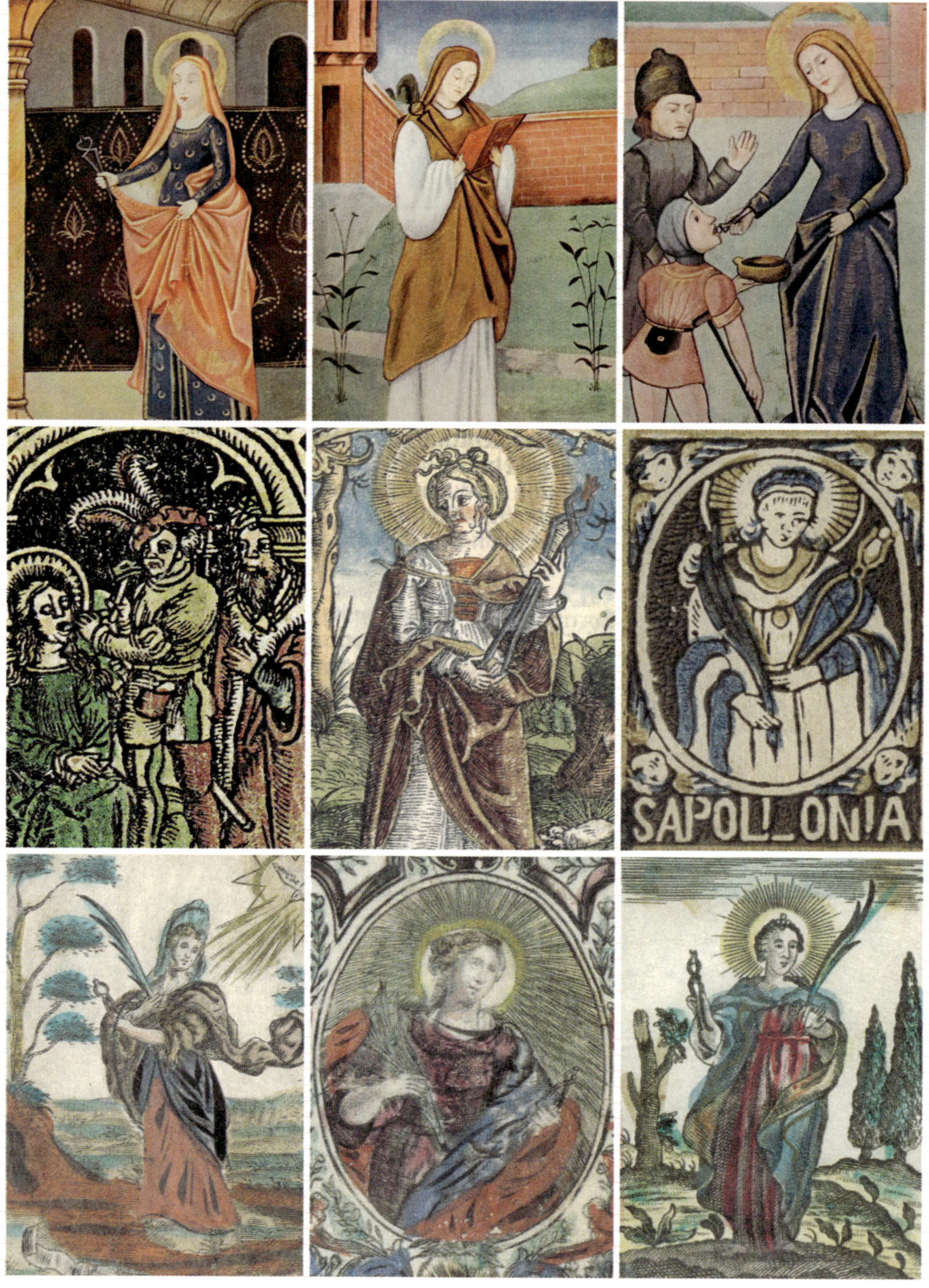

OBEN | Illustrationen der heiligen Apollonia, Schutzheilige der Zahnheilkunde, aus einem Manuskript des 15. Jahrhunderts. MITTE | Unbekannter Künstler, *Martyrium der heiligen Apollonia* (um 1515), handkolorierter Holzschnitt; unbekannter Künstler, *Die heilige Apollonia* (1516), aus *Hortulus animae*, handkolorierter, mit Gold gehöhter Holzschnitt; unbekannter Künstler, *Die heilige Apollonia* (um 1550), Holzschnitt in Chiaroscuro-Technik. UNTEN | Michiel Cabbaey, *Die heilige Apollonia und die Taube* (um 1720), handkolorierter Kupferstich; unbekannter Künstler, *Die heilige Apollonia* (um 1750), handkolorierter Kupferstich; J. Busch, *Die heilige jungfräuliche Märtyrerin Apollonia* (um 1750), handkolorierter Kupferstich.

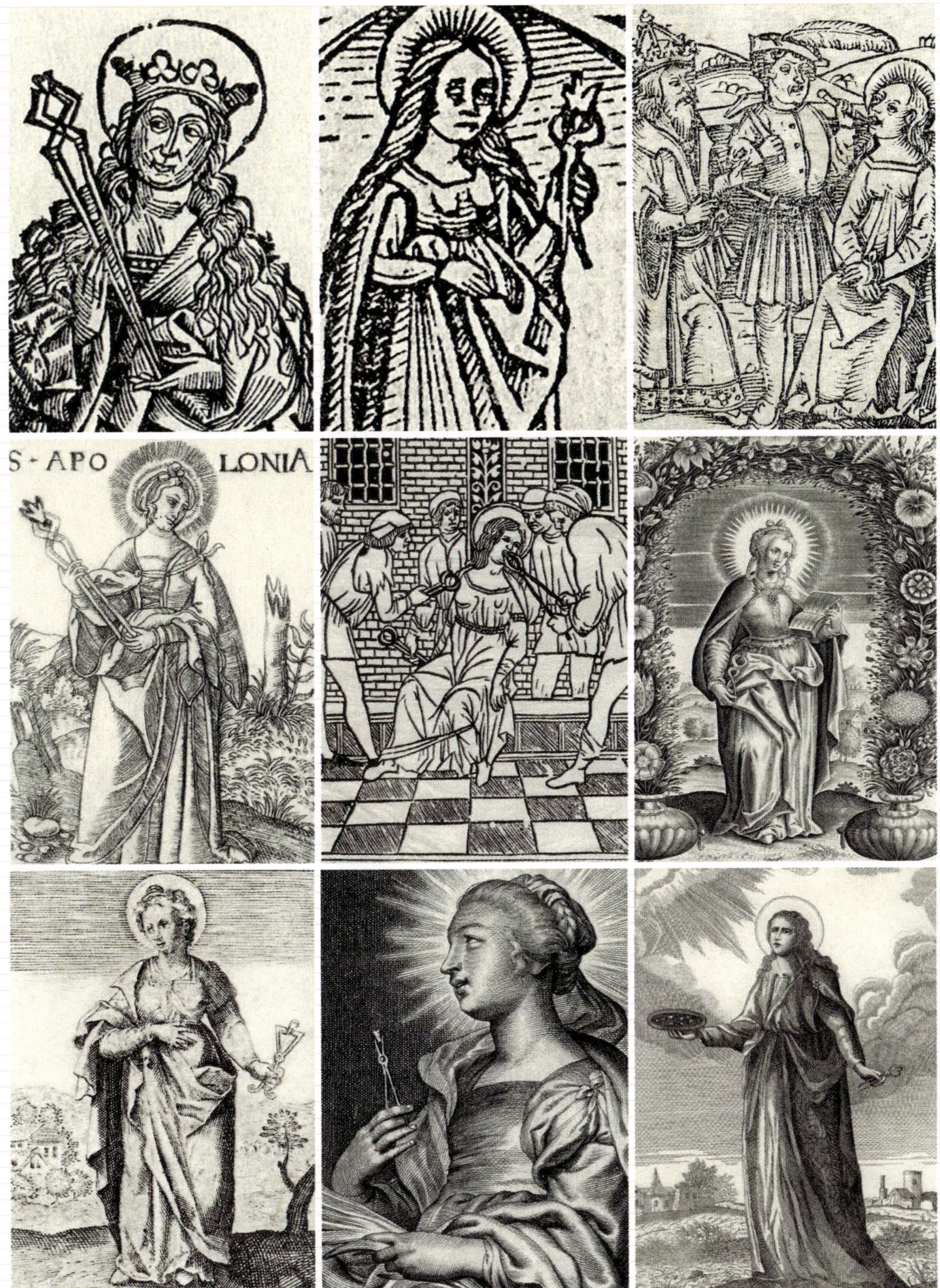

OBEN | Aus der *Nürnberger Chronik* von Hartmann Schedel (Erstveröffentlichung 1493); Illustration aus *Hortulus animae* (1506 von Michael Fürter gedruckt), Holzschnitt; unbekannter Künstler, *Martyrium der heiligen Apollonia* (1507), Holzschnitt. MITTE | Unbekannter Künstler, *Die heilige Apollonia mit Schmiedezange* (um 1550), Kupferstich; unbekannter Künstler, *Martyrium der heiligen Apollonia* (um 1600), Holzschnitt; Abraham van Merlen, *Die heilige Apollonia unter einem arkadischen Bogen* (um 1625), Kupferstich. UNTEN | Unbekannter Künstler, *Die heilige Apollonia* (1650), Kupferstich; Schelte Bolswert, *Die heilige Apollonia* (um 1650), Kupferstich; unbekannter Künstler, *Die heilige jungfräuliche Märtyrerin Apollonia, vom Himmel beschienen* (um 1700), Kupferstich.

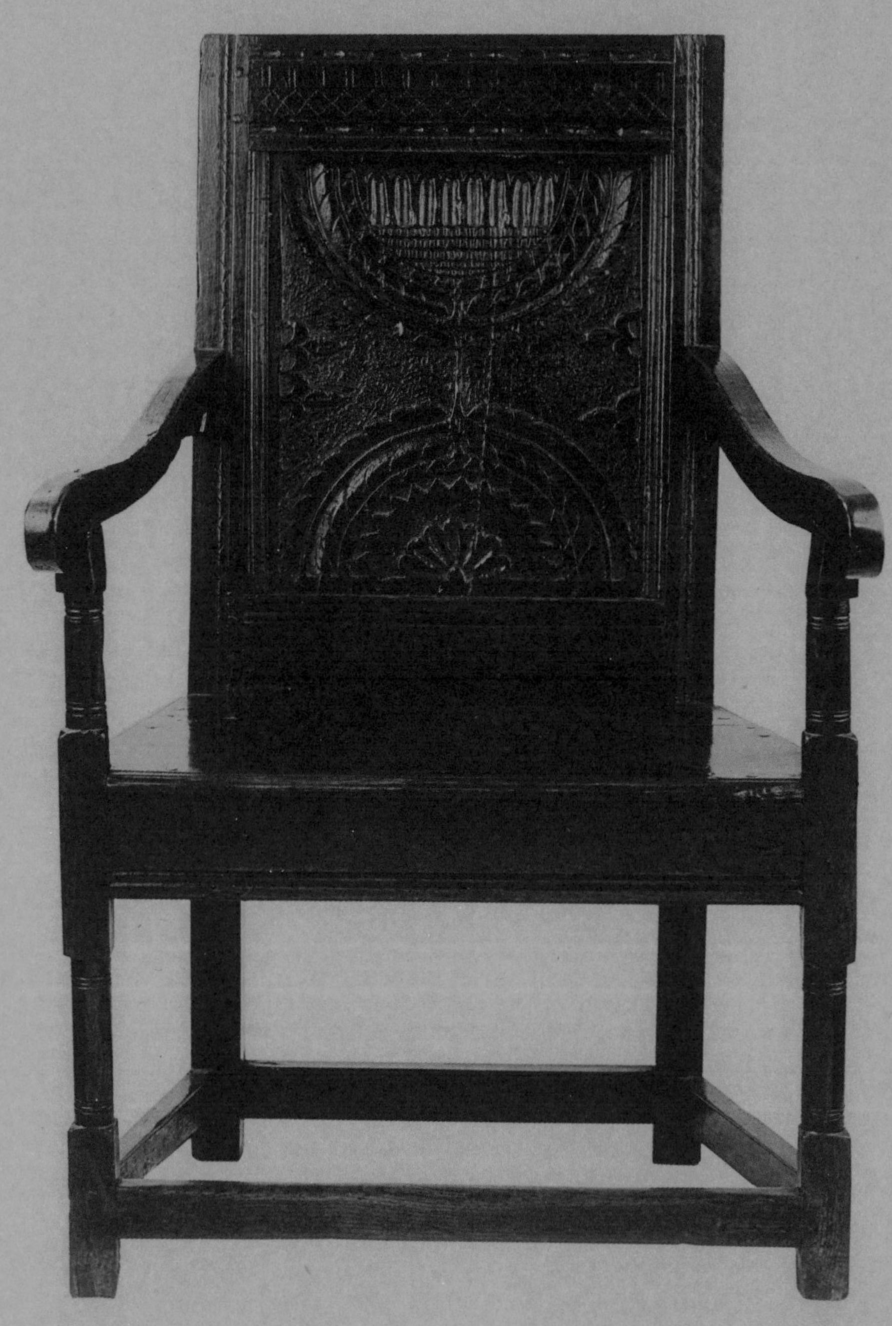

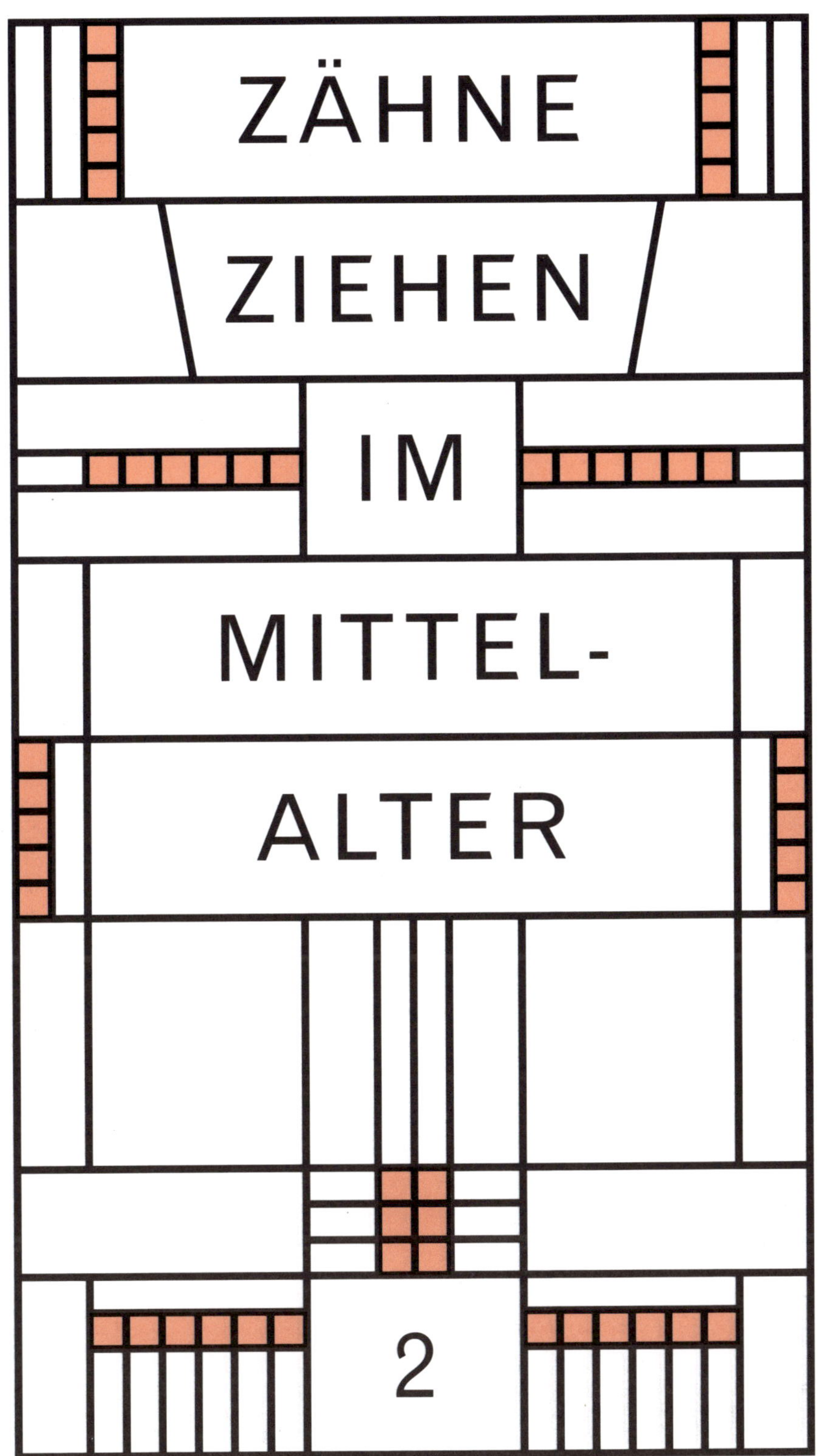
ZÄHNE
ZIEHEN
IM
MITTEL-
ALTER
2

Aus heutiger Sicht sind die Qualen der heiligen Apollonia typisch für die frühe europäische Zahnheilkunde. Wir stellen uns blutrünstige Scharlatane mit Ketten aus verfaulten Backenzähnen vor und erschaudern, wenn wir uns ausmalen, welche Martyrien ihre Patienten erlitten haben müssen. Doch dieses furchterregende Bild kreierte zum Teil die erste Generation von *dentistes* – Spezialisten, die ihre Vorgänger als brutale Schlächter zu verunglimpfen trachteten. Zweifellos konnten Zahnbehandlungen im Mittelalter schmerzvoll sein, jenseits des blanken Horrors stößt man allerdings auf eine weit komplexere Geschichte, die uns viel über die Hoffnungen und Ängste jener erzählt, die sich damals in Behandlung begeben mussten.

Ganz gleich, ob sie arm oder reich waren: Für die meisten Europäer des Mittelalters und der frühen Neuzeit gehörte der Verlust von Zähnen einfach zum Leben dazu. Ein Tagelöhner oder Bauer verlor in der Regel vor seinem 40. Geburtstag ein oder zwei Zähne (wenn er überhaupt so alt wurde) und beendete sein Leben zahnlos. Vor diesem Schicksal waren auch gekrönte Häupter nicht gefeit: Der französische Sonnenkönig Ludwig XIV. konnte mit Anfang 40 nur noch wenige Zähne vorweisen, und ein deutscher Besucher am Hofe von Elisabeth I. berichtete im Jahr 1578, dass „ihre Lippen schmal und ihre Zähne schwarz sind, ein Makel, zu dem die Engländer aufgrund ihres großen Gebrauchs von Zucker zu neigen scheinen“. Dies weist auf einen entscheidenden Wandel bei den europäischen Zahnkrankheiten hin: Die langfristige mechanische Abnutzung wich Karies und Entzündungen, die auf den regelmäßigen Konsum raffinierten Zuckers zurückzuführen sind.

Reiche, mächtige Monarchen wie Ludwig XIV. und Elisabeth I. waren natürlich verstärkt den Verlockungen süßen Naschwerks ausgesetzt. Obwohl Europäer schon seit dem 14. Jahrhundert Zucker aus Nordafrika kannten, gelangten erst im 16. Jahrhundert, als Kaufleute direkte Handelsverbindungen zu Marokko aufnahmen, große Mengen davon auf den Markt. Im Jahr 1593 verzehrten die Engländer bereits etwa 2000 Tonnen Zucker pro Jahr, der größtenteils von der wohlhabenden Oberschicht verspeist wurde. Der Preis für ein Pfund war so hoch wie der Tageslohn eines qualifizierten Handwerkers, damit konnten sich nur die Reichsten die Ware leisten, die sie auch entsprechend zur Schau stellten. Doch als englische Sklavenhändler ab 1660 auf den Westindischen Inseln Zuckerrohrplantagen anlegten, sank der Zuckerpreis drastisch. Etwa zur selben Zeit wurde ein

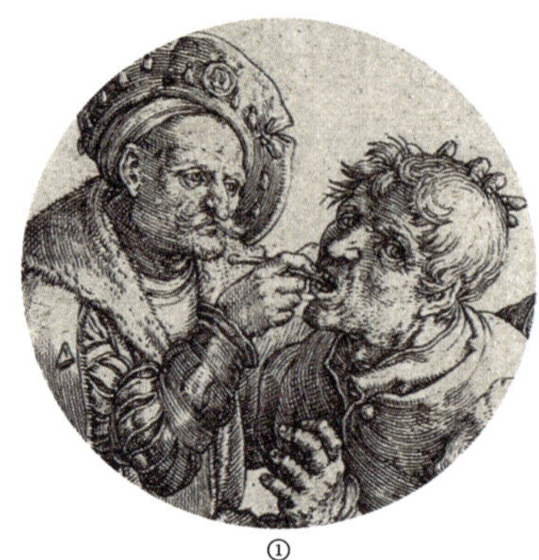

①

SEITE 42 | Eichenstuhl mit kunstvoll geschnitzter Rückenlehne, England, um 1620. ① Detail aus einem Kupferstich von Lucas van Leyden (1523), in dem ein Patient während der Extraktion bestohlen wird. ② *Porträt Ludwigs XIV.* von Hyacinthe Rigaud, 1701 (Detail): Der Mund des Monarchen ist geschlossen, um seine fehlenden Zähne zu verbergen. ③ Illustration aus dem Prolog von François Rabelais' *Gargantua et Pantagruel*.

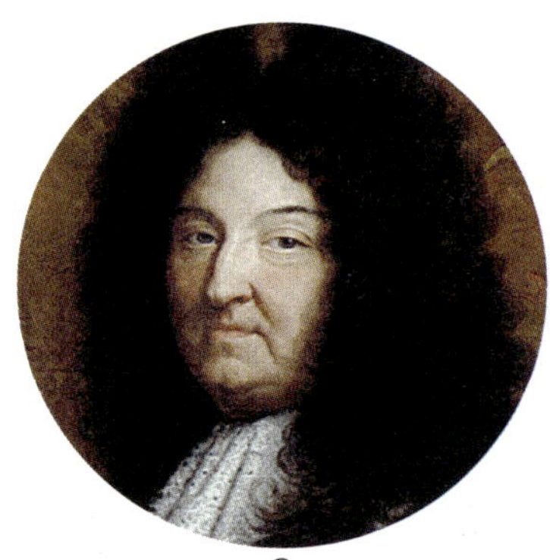

②

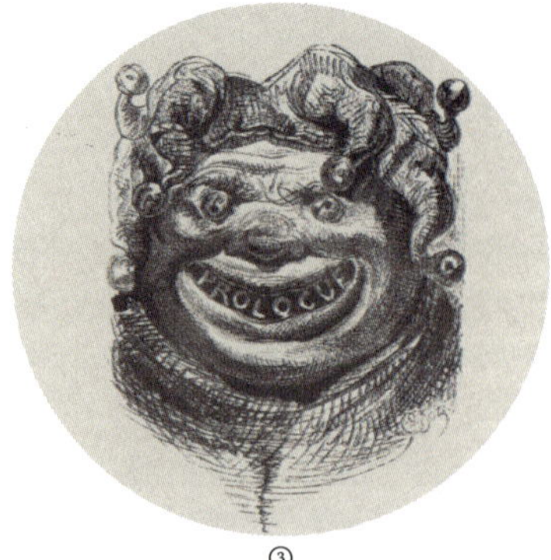

③

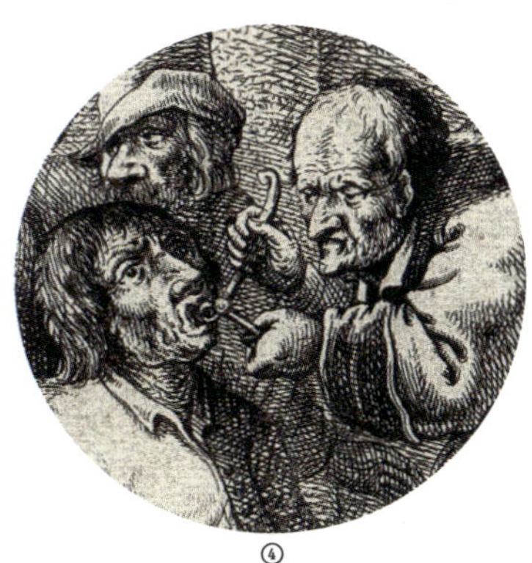

④

④ Radierung (Detail) von Carel Allard nach Adriaen Brouwer, in dem ein Zahnzieher einen Zahn extrahiert, während im Hintergrund eine Person besorgt zuschaut. ⑤ In dem *Porträt von Elisabeth I.* (um 1595) aus der Werkstatt von Marcus Theeraerts dem Jüngeren ist der Mund der Königin geschlossen, um ihre schlechten Zähne zu verbergen. ⑥ Ausschnitt aus *Gargantua am Tisch* von Gustave Doré aus François Rabelais' *Gargantua et Pantagruel* (Ausgabe von 1854).

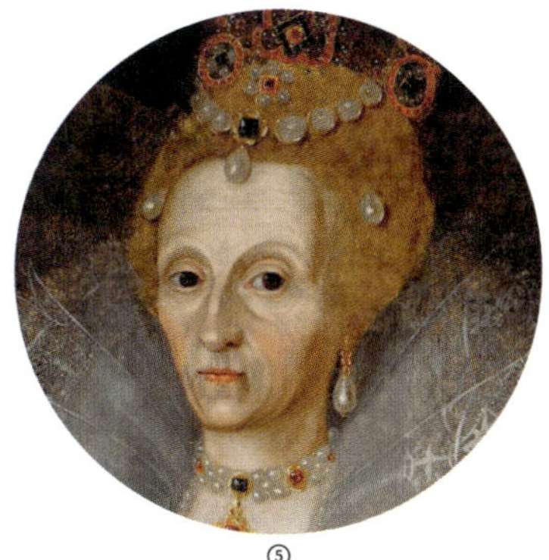

⑤

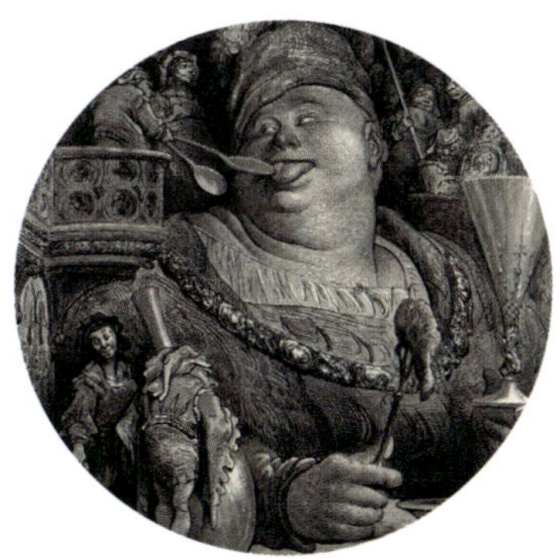

⑥

anderes Produkt der Sklavenplantagen, Tabak, ebenfalls zu einem europäischen Laster, das dem fauligen Atem der Reichen eine rauchige Note verlieh.

Schlechte Zähne verursachten allerhand Probleme – chronische Schmerzen, Schwierigkeiten beim Essen und daraus folgende Verdauungsstörungen, Sprachbehinderungen oder sogar Atemnot – und galten in vornehmen aristokratischen Kreisen als peinliche Schmach, die im Extremfall zum Ausschluss aus der Gesellschaft führen konnte. Der französische Schriftsteller François Rabelais schöpfte im 16. Jahrhundert in seinen anrüchigen Romanen das reichhaltige komische Potenzial von Mund und Anus voll aus: Beide konnten stinken, beide (gewissermaßen) sprechen und beide verweigerten sich manchmal auf peinlich-erheiternde Weise dem Willen der Personen, zu denen sie gehörten. Doch die höfische und zunehmend bürgerliche Etikette verlangte etwas, was der britische Historiker Colin Jones „die systematische Überwachung der Körperöffnungen" nannte.[1] In der Öffentlichkeit sollte der eigene Körper unauffällig und unter Kontrolle sein; er sollte nicht die Sinne der Begleiter beleidigen und unter keinen Umständen die Aufmerksamkeit auf sich ziehen. Man sollte keine Pobacken und Genitalien in der Öffentlichkeit kratzen, nicht in Ohren und Nasen bohren und vor allem nicht in Zähnen herumstochern.

In der Renaissance verfasste der italienische Höfling Baldassare Castiglione 1528 *Il Libro del Cortegiano* (*Das Buch vom Hofmann*), das lange Zeit das mit Abstand meistgelesene Buch über korrektes Benehmen war. Darin beschäftigte er sich auch mit dem Mund. Indem er sich auf klassische Vorbilder bezog, erklärte Castiglione seinen Lesern, was gutes Benehmen sei, und leitete sie an, was sie mit ihren Mündern tun (und vor allem nicht tun) sollten. Rabelais'sches Gelächter zum Beispiel verwandelte (in Colin Jones' Worten) „Männer in Bestien", und schallendes Gelächter mit weit aufgesperrtem Mund wurde vor allem bei Frauen als Gipfel schamloser Vulgarität angesehen. Im katholischen Europa der Gegenreformation galt Lachen als unfromm: Christus wurde als Schmerzensmann dargestellt, niemals freudestrahlend. Der perfekte Höfling sprach wenig, lachte noch weniger und hielt die Lippen fest aufeinandergepresst (nicht zuletzt, um schwarze Zähne oder Mundgeruch zu verbergen) – kurz, er achtete penibel darauf, was aus seinem Munde kam.

Diese Kultur der vornehmen Etiketten führte schließlich zu neue Techniken, mit denen man einen frisch duftenden Mund erlangte. Frühe Benimmbücher schärften ihren Lesern ein, wie wichtig es sei, einen süßen oder doch zumindest nicht abstoßenden Atem zu verströmen. Einige boten Rezepturen für parfümierte Mundspülungen an, wie zum Beispiel diese aus *The English Man's Treasure* (1613) von Thomas Vicary:

> UM DEN GESTANK DES MUNDES ZU UNTERBINDEN – SPÜLE MAN DEN MUND ZUNÄCHST MIT WASSER UND ESSIG AUS, KAUE HARZGUMMI UND SPÜLE DEN MUND ANSCHLIESSEND MIT EINEM SUD AUS IN WEIN GETRÄNKTEN ANISSAMEN, PFEFFERMINZ UND NELKEN.

Seit dem frühen 16. Jahrhundert wurden Ratgeber publiziert, die erklärten, wie man seine Zähne erhalten konnte. Besonders beliebt war die 1548 erschienene Schrift *Nützlicher bericht, wie man die Augen und das Gesicht, wo dasselbig mangelhafft, bloede dunckel oder befinstert, Scherpfen, gesundt erhalten, stercken und bekrefftigen soll. ... Mit weitterer unterrichtung Wie man den Mundt, die Zaen und Biller frisch, rein, sauber, gesund, starck und fest erhalten ...* des deutschen Apothekers (und berüchtigten Plagiators) Walther Hermann Ryff. Silberne und goldene Zahnstocher zierten die Kosmetikköfferchen und Chatelaines der Aristokratie. Während seines Exils in Frankreich Mitte der 1640er-Jahre erhielt der englische Politiker Sir Ralph Verney einen Brief von einem Freund, in dem dieser ihn bat, er möge ihm doch eine kontinentale Neuigkeit beschaffen: „diese kleinen Bürsten zum Reinigen der Zähne, die meisten versilbert, einige wenige vergoldet."

Doch wen suchten diese Höflinge auf, wenn der Zustand ihrer Zähne mal mehr als eine Kräuterspülung oder die Pflege mit einem silbernen Bürstchen verlangte? Die Ärzte des Mittelalters und der frühen Neuzeit schätzten manuelle Arbeit nur gering, sodass die meisten von ihnen es wohl abgelehnt hätten, sich mit Zähnen zu befassen. Zahnausfall galt, wie auch Haarausfall oder Schwerhörigkeit, als natürlicher Prozess des Alterns, gegen den man nicht viel tun konnte. Chirurgen – ein buntgemischtes Völkchen von örtlichen Badern, die zur Ader ließen, bis hin zu Professoren der großen italienischen Universitäten – zeigten da schon deutlich mehr Interesse an dentalen Angelegenheiten. Doch obwohl der französische Chirurg Guy de Chauliac bereits im 14. Jahrhundert dafür plädierte, die Zahnbehandlung als eigene Spezialität anzuerkennen, zu deren Ausübung

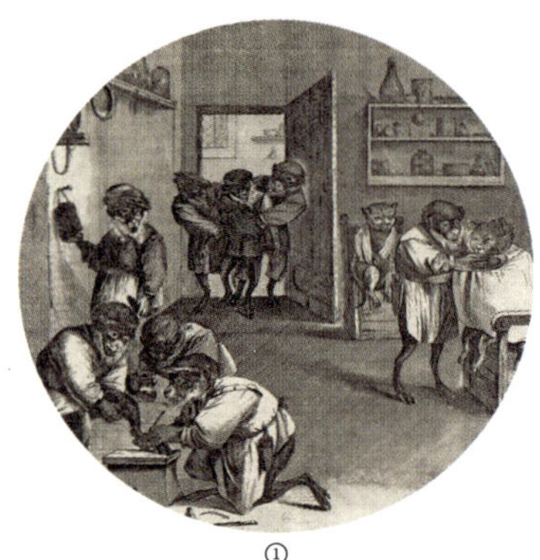

①

① In diesem satirischen Kupferstich von Coryn Bol nach David Teniers repräsentieren Affen und andere Tiere die Ärzte und Patienten im gut besuchten Geschäft eines Baders. ② Detail aus *Antidotaire; Collectorium chirurgicum* (1461) von Bernard de Gordone und Guy de Chauliac, das einen Apotheker zeigt. ③ Ein Mundspreizer aus Deutschland (spätes 16. Jahrhunderts), mit dem der Kiefer geöffnet und offen gehalten wurde.

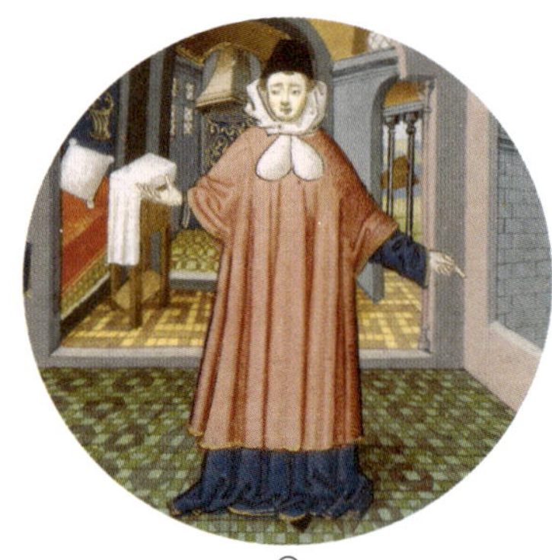

②

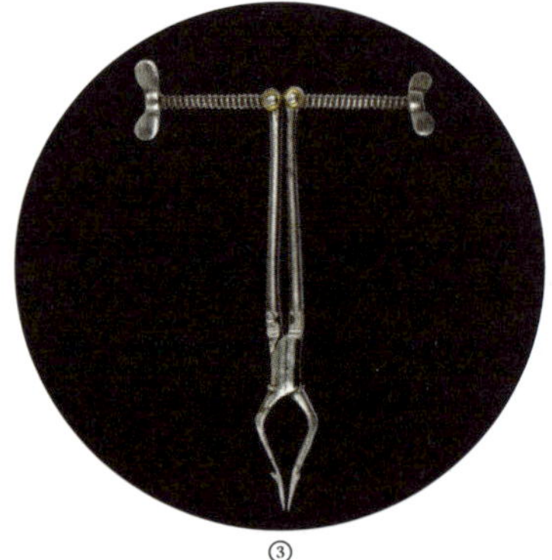

③

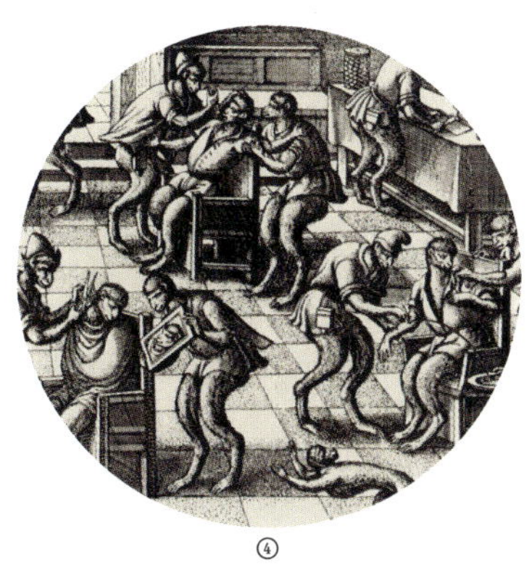

④

④ Dieser satirische Kupferstich (um 1570) zeigt die Aufgaben eines Baders, zu denen zum Beispiel Aderlässe, Zähneziehen und das Verbinden von Wunden gehörten. ⑤ „Zahnzieher, Dudelsackspieler und Holzsammler“: Detail aus der mittleren Tafel des Triptychons *Der Heuwagen* (um 1515) von Hieronymus Bosch. ⑥ Der Mechanismus des Mundspreizers erlaubte es, erheblichen Druck auf den Kiefer auszuüben.

besondere Techniken und Kenntnisse vonnöten seien, unterschieden die meisten Verfasser chirurgischer Schriften in der Renaissance und frühen Neuzeit nicht zwischen Zahnheilkunde und sonstigen Behandlungen.

Um die Ursachen von Zahnschmerzen zu verstehen, griffen diese Chirurgen auf die Erkenntnisse der klassischen griechischen und römischen Autoren zurück, die in den Werken von islamischen Gelehrten wie Ibn-Sina und Al-Zahrawi (in der westlichen Welt bekannter unter ihren lateinischen Namen Avicenna und Albucasis) reflektiert wurden. Die meisten waren Verfechter der Zahnwurm-Theorie. Eine in Versen verfasste italienische Abhandlung aus dem 11. Jahrhundert, *Regimen sanitatis salernitanum*, verschreibt die folgende Standardkur:

> WENN DEINE ZÄHNE OFT DICH QUÄLEN, WEIL
> KLEINE WÜRMER DARIN BRÜTEN,
> SO KANNST DURCH SÄUBERUNG DER ZÄHNE
> DU DICH VOR DIESEN QUALEN HÜTEN.
> BEIM ESSEN BRENNE WEIHRAUCH AB (EIN HARZ
> MIT GUTEM DUFT),
> GIB BILSENKRAUT UND ZWIEBELSAAT ZU UND
> LASS DIE RAUCHIGE LUFT
> DURCH TUNNEL IN DEN HOHLEN ZAHN EIN,
> WORAUF DER SCHMERZ WIRD GELINDERT SEIN.

Nachdem im Mittelalter die vermeintliche Ursache des Zahnverfalls im wahrsten Sinne des Wortes ausgeräuchert wurde, setzte ein Bader der Renaissance bereits eine neue Technik ein, um Zahnwürmer auf Dauer fernzuhalten. Schon im ausgehenden 15. Jahrhundert beschrieb der italienische Autor Giovanni d’Arcoli, wie Zahnlöcher mit dünnen Lagen Blattgold gefüllt wurden, und etwa ein Jahrhundert später legte der italienische Chirurg Giovanni da Vigo den genauen Ablauf dieses Vorgangs fest: Zuerst wurde das verfaulte Zahnbein mit Kratzern und Bohrern entfernt, dann das freigelegte Zahnmark mit einer arsenhaltigen Paste eingerieben und anschließend die Goldschichten fest in das Loch hineingedrückt. Obwohl eine gut gemachte Füllung den Zahn retten und jahrelang erhalten konnte, erforderte diese Technik stundenlanges Kratzen und Hämmern und setzte sich erst dann durch, als die Anästhesie in der Medizin Einzug gehalten hatte. Bader-Chirurgen säuberten auch verfärbte Zähne mit einem in *aqua fortis* (Salpetersäure) getauchten Lappen. Dies machte die Zähne zwar wieder weiß, griff jedoch auch den Zahnschmelz an. Einige Chirurgen nutzten diese Methode

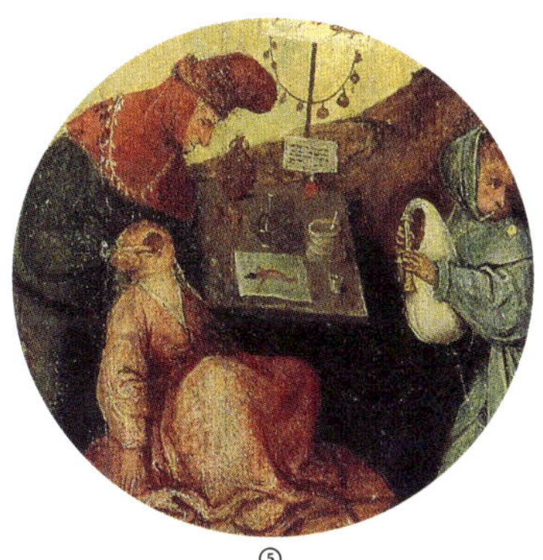

⑤

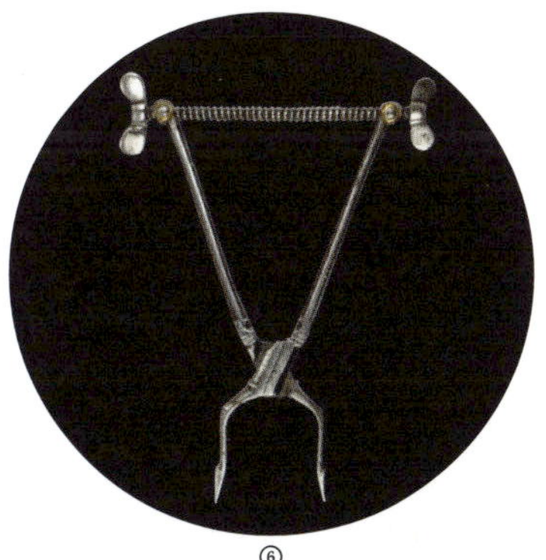

⑥

für ganz andere Zwecke: Sie weichten die Zähne mit Säure auf, um sie dann schließlich stolz *sine ferro* (ohne Eisen) mit der bloßen Hand zu ziehen.

Für die meisten Patienten ging die Behandlung eines schmerzenden Zahns natürlich nicht mit dem Einsatz von Silberbürsten und Goldfüllungen einher, sondern bestand aus einer kurzen, schmerzvollen Extraktion. Die frühesten Instrumente zum Ziehen von Zähnen basierten auf den Werkzeugen mittelalterlicher Handwerker. So war der „Pelikan" – ein Hebel mit Haken – ursprünglich ein Gerät, mit dem man Eisenringe über Fassdauben schob. Der Patient saß auf einem niedrigen Hocker, den Kopf zwischen den Knien des Zahnextrakteurs fixiert, während dieser seinen Pelikan in den problematischen Zahn verhakte und versuchte, ihn rauszuziehen. Ambroise Paré, der bekannteste französische Chirurg der Renaissance, warnte seine Kollegen davor, ihren Patienten beim Zähneziehen ernsthafte Verletzungen zuzufügen:

> DIE EXTRAKTION EINES ZAHNES SOLLTE NICHT MIT ÜBERMÄSSIGER GEWALT AUSGEFÜHRT WERDEN, DA MAN DADURCH EINE LUXATION DES KIEFERS ODER EINE ERSCHÜTTERUNG DES GEHIRNS UND DER AUGEN RISKIERT ODER SOGAR, DASS EIN TEIL DES KIEFERS ZUSAMMEN MIT DEM ZAHN HERAUSGERISSEN WIRD (DER AUTOR SELBST KANN MEHRERE SOLCHER FÄLLE BEZEUGEN), GANZ ZU SCHWEIGEN VON ANDEREN ERNSTEN FOLGEN WIE ZUM BEISPIEL FIEBER, ABSZESSE, STARKE BLUTUNGEN UND SOGAR TOD.

Instrumente wie den Pelikan konnte man in einen Rucksack stecken und damit von Ort zu Ort ziehen; sie wurden von „umherziehenden" Zahnziehern verwendet, die unter den frühen europäischen Dentalpraktikern die größte Gruppe stellten. Zahnzieher errichteten ihre Stände auf Marktplätzen und Angern, am besten liefen die Geschäfte im frühen neuzeitlichen Europa jedoch wohl auf großen Märkten und Jahrmärkten. Wie andere Quacksalber auch, wussten sie, wie man eine gute Show abzieht. So kleideten sich die Zahnzieher von der Pariser Pont Neuf, die zu den Sehenswürdigkeiten der Stadt gehörten, oft in auffälligen Kostümen, behängten sich mit Kränzen aus Zähnen und wurden von Tänzern, Komikern und Affen begleitet.

Diese grell-vulgären Extrakteure sehen wir zum Beispiel in den niederländischen Genregemälden von Jan

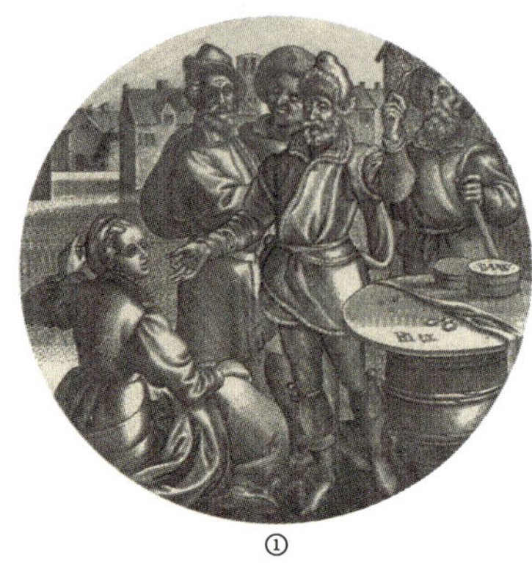

①

① In J. H. Wierix' Kupferstich *Extraktion auf der Straße* (um 1590) führt der Zahnzieher seine Arbeit mit Schwung aus. ② Detail aus einem Kupferstich von Jan van Vliet, in dem eine Frau sich an der Tasche eines Patienten zu schaffen macht. ③ Detail aus einem Gemälde nach Adriaen Brouwer: Dem gut gekleideten Operateur scheinen die Leiden seines Patienten beim Zähneziehen gleichgültig zu sein.

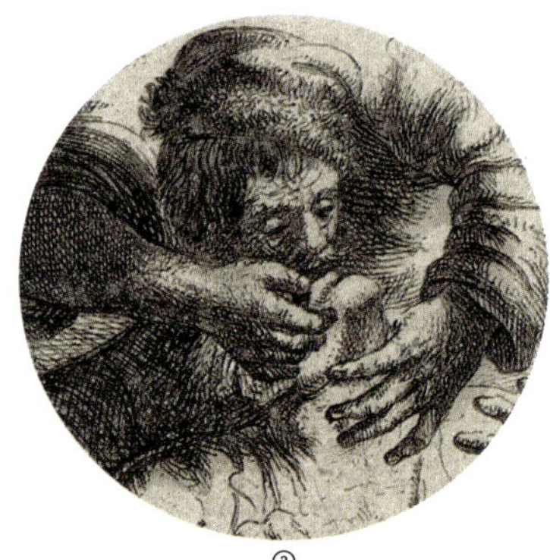

②

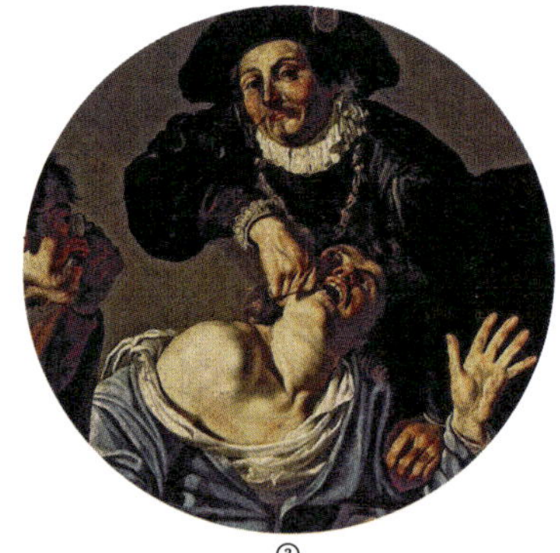

③

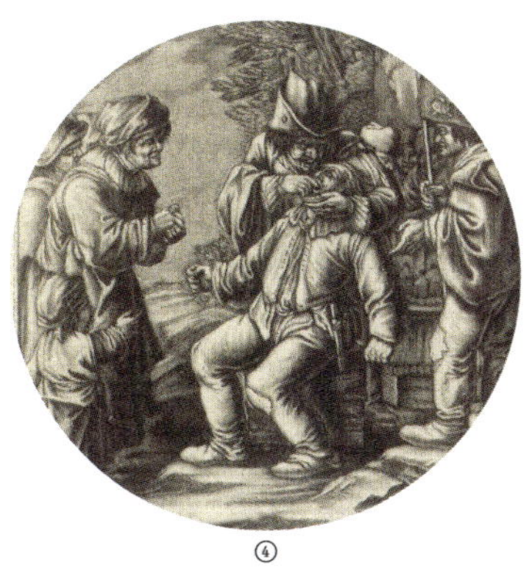

④

④ Im Bild *Tastsinn* (1630–1652) aus der Serie *Die fünf Sinne* von Jan Both nach Andries Both sehen Bauern zu, wie ein Quacksalber einen Zahn zieht. ⑤ Detail aus dem Kupferstich *Der Zahn-Artz* (1699) des niederländischen Buchillustrators Casper Luyken. ⑥ Detail mit Dentalinstrumenten aus dem Ölgemälde *Ein Operateur zieht einen Zahn* aus dem 17. Jahrhundert nach Adriaen Brouwer.

van Vliet und Theodoor Rombouts, allerdings lassen sich solche Darstellungen nur allzu leicht fehlinterpretieren, wie der Historiker Roger King zu Recht bemerkte. Auf den Märkten und Jahrmärkten trieben sich neben den Zahnziehern nämlich auch marktschreierische Scharlatane herum und verkauften Medizin, die angeblich jeden Zahnschmerz kurieren würde – das berühmteste Mittel war *orviétan*, eine Geheimrezeptur aus Dutzenden von Zutaten, darunter Vipernfleisch –, und untermauerten ihre Versprechungen mit extravaganten Parodien von Extraktionen. Wenn solche Künstler aufführten, wie Zähne durch Reiter mit Schwertern aus dem Kiefer gerissen wurden, so handelte es sich allerdings nicht um eine realistische Darstellung der Arbeit eines Zahnziehers, sondern um eine clevere kommerzielle Verulkung des Schmerzes, den dieser verursachte.[2]

Solche reißerischen Darbietungen waren nicht gerade dazu angetan, den Menschen die Angst vor dem Zähneziehen zu nehmen – eine Angst, die sie dazu brachte, unendliche Schmerzen zu ertragen. Im Dezember 1578, im Alter von 45 Jahren, fühlte sich Elisabeth I. „in so hochgradigem Maße gemartert" von Zahnschmerzen, dass sie nächtelang nicht schlafen konnte. Trotzdem verweigerte sie die Behandlung, bis der alternde Londoner Bischof John Aylmer die Initiative ergriff und

> SIE ÜBERREDETE, DASS DER SCHMERZ NICHT SO GROSS SEI UND IN KEINSTER WEISE ZU FÜRCHTEN; UND IHR, UM SIE DAVON ZU ÜBERZEUGEN, SAGTE, DASS SIE AN IHM SELBST EIN VERNÜNFTIGES BEISPIEL DAFÜR HABEN SOLLE, OBWOHL ER EIN ALTER MANN SEI UND NICHT MEHR VIELE ZÄHNE ÜBRIG HABE; UND SOFORT DEN CHIRURGEN KOMMEN LIESS, DER IN GEGENWART IHRER MAJESTÄT EINEN SEINER ZÄHNE ZOG, VIELLEICHT EINEN VERROTTETEN. HERNACH WAR SIE ERMUTIGT, SICH SELBST DER OPERATION ZU UNTERZIEHEN.

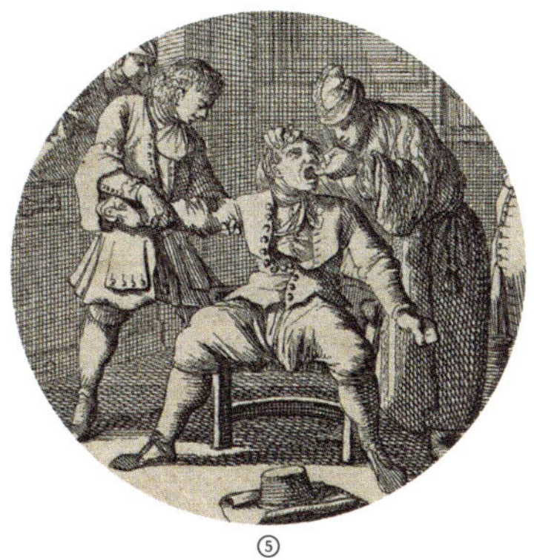

⑤

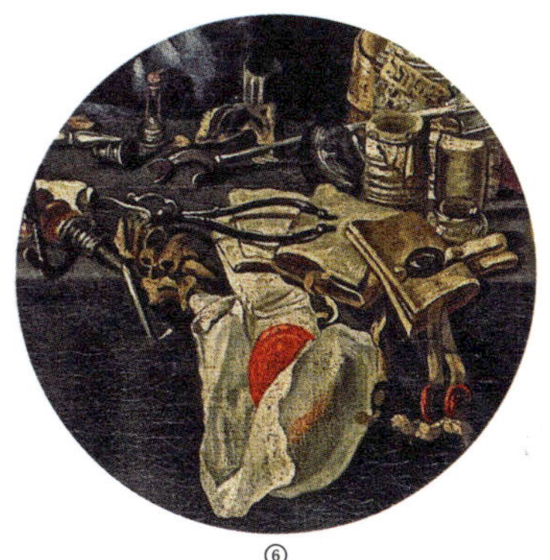

⑥

① Colin Jones, *The Smile Revolution in Eighteenth-Century Paris*, Oxford University Press, 2014, S. 34.

② Roger King, *The Making of the Dentiste, c. 1650–1760*, Ashgate, 1998, S. 11.

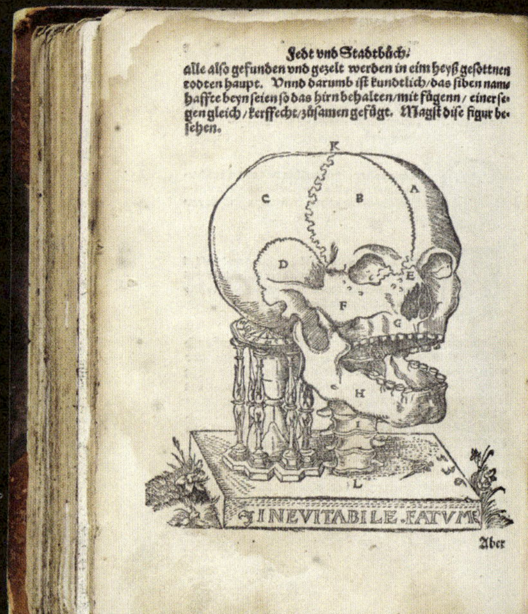

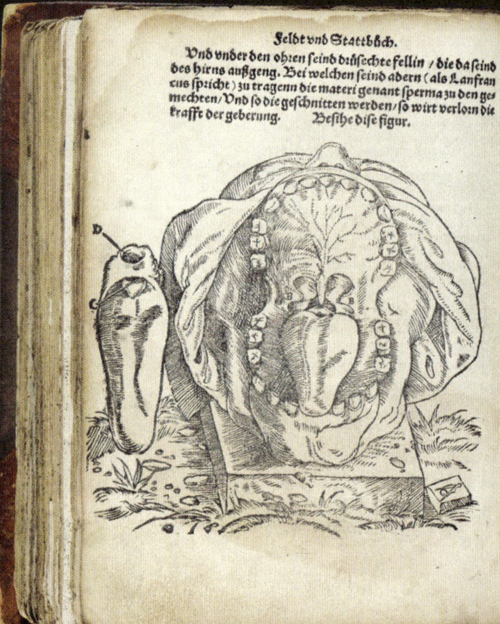

OBEN | Illustration eines menschlichen Schädels mit vollständigem Gebiss, Holzschnitt. Aus *Arztneybuch köstlich für mancherley Kranckheit des gantzen Leibs* von Johann Melchior Sachse (1546).

UNTEN | Illustration der Anatomie der Mundhöhle und Zunge, Holzschnitt. Aus *Arztneybuch köstlich für mancherley Kranckheit des gantzen Leibs* von Johann Melchior Sachse.

34 DE DENTIBVS

D. Plures radices disiunctæ quibus molaribus insunt, & quæ qualesve eæ sunt.

F. Plures radices non prorsus disiunctæ, sed earum aliquæ ubique coniunctæ, quibus molaribus insunt.

F.Plures

DE DENTIBVS. 35

F. Plures radices non prorsus disiunctæ, sed earum vel omnes, vel aliquæ alicubi coniunctæ, quibus molaribus insunt.

f 2 Dentes

36 DE DENTIBVS

Dentes molares quot nam radices habeant.

Quatto

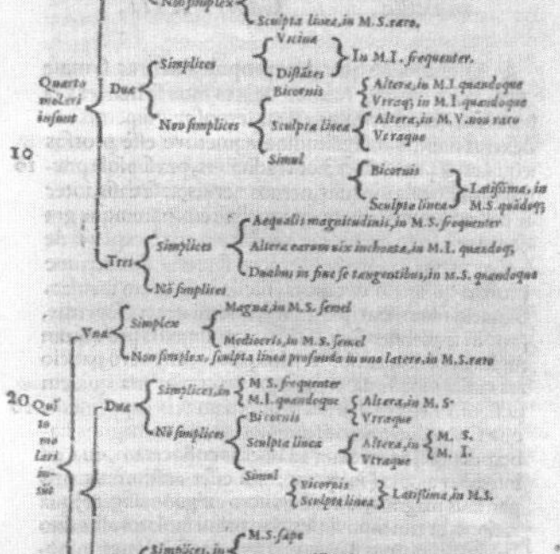
DE DENTIBVS 37

Quarto molari insunt
Vna: Simplex. Visa est Hippocrati
Non simplex: Bicornis in M.I. raro; Sculpta linea, in M.S. raro.
Duæ: Simplices: Vicinæ, Distates: In M.I. frequenter.
Non simplices: Bicornis: Altera, in M.I. quandoque; Vtraq; in M.I. quandoque
Sculpta linea: Altera, in M.V. non raro; Vtraque
Simul: Bicornis, Sculpta linea: Latissima, in M.S. quãdoq;
Tres: Simplices: Aequalis magnitudinis, in M.S. frequenter; Altera earum vix inchoata, in M.I. quandoq;; Duabus in fine se tangentibus, in M.S. quandoque
Nõ simplices

Quinto molari insunt
Vna: Simplex: Magna, in M.S. semel; Mediocris, in M.S. semel
Non simplex, sculpta linea profunda in uno latere, in M.S. raro
Duæ: Simplices, in: M.S. frequenter; M.I. quandoque
Nõ simplices: Bicornis: Altera, in M.S.; Vtraque
Sculpta linea: Altera, in M.S., M.I.; Vtraque
Simul: Bicornis, Sculpta linea: Latissima, in M.S.
Tres: Simplices, in: M.S. sæpe; M.I.: Propinquæ, Distantes: Quandoque
Non simplices, connatæ omnes, in M.S.
Quatuor: Simplices: Discretæ, Aequales: Mihi nunquam visæ sunt.
Non simplices, ex eis duæ connatæ, in M.S. semel.

Proportio

OBEN | Aus der Abhandlung „De dentibus" in *Opuscula anatomica* (1564) von Bartolomeo Eustachi. Die Diagramme erklären die Trenngrade der Wurzeln in verschiedenen Backenzähnen.

UNTEN | Die Diagramme zeigen die Anzahl der Wurzeln im ersten, zweiten und dritten Backenzahn (links) sowie im vierten und fünften Backenzahn (rechts) an. Aus Eustachis *Opuscula anatomica*.

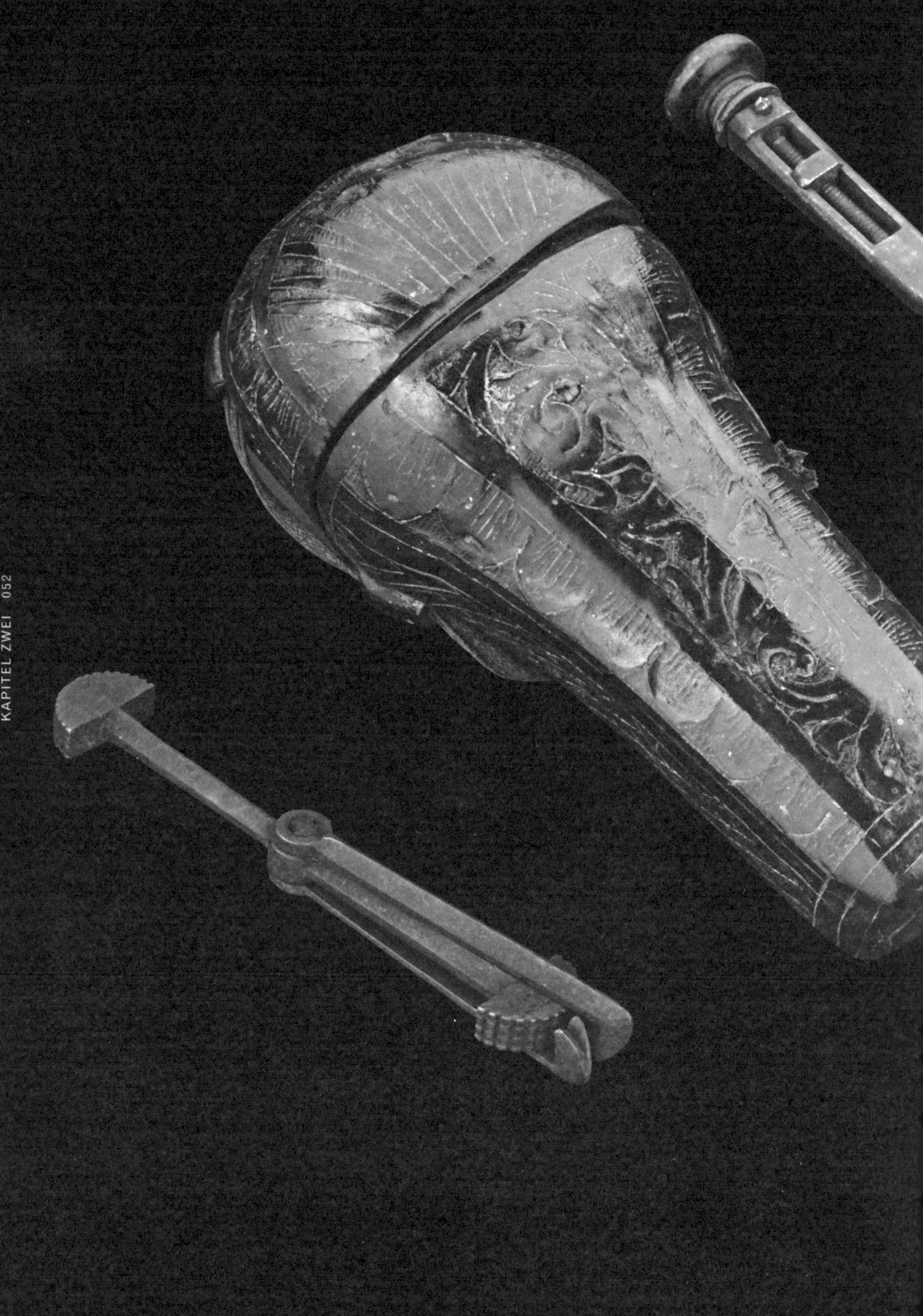

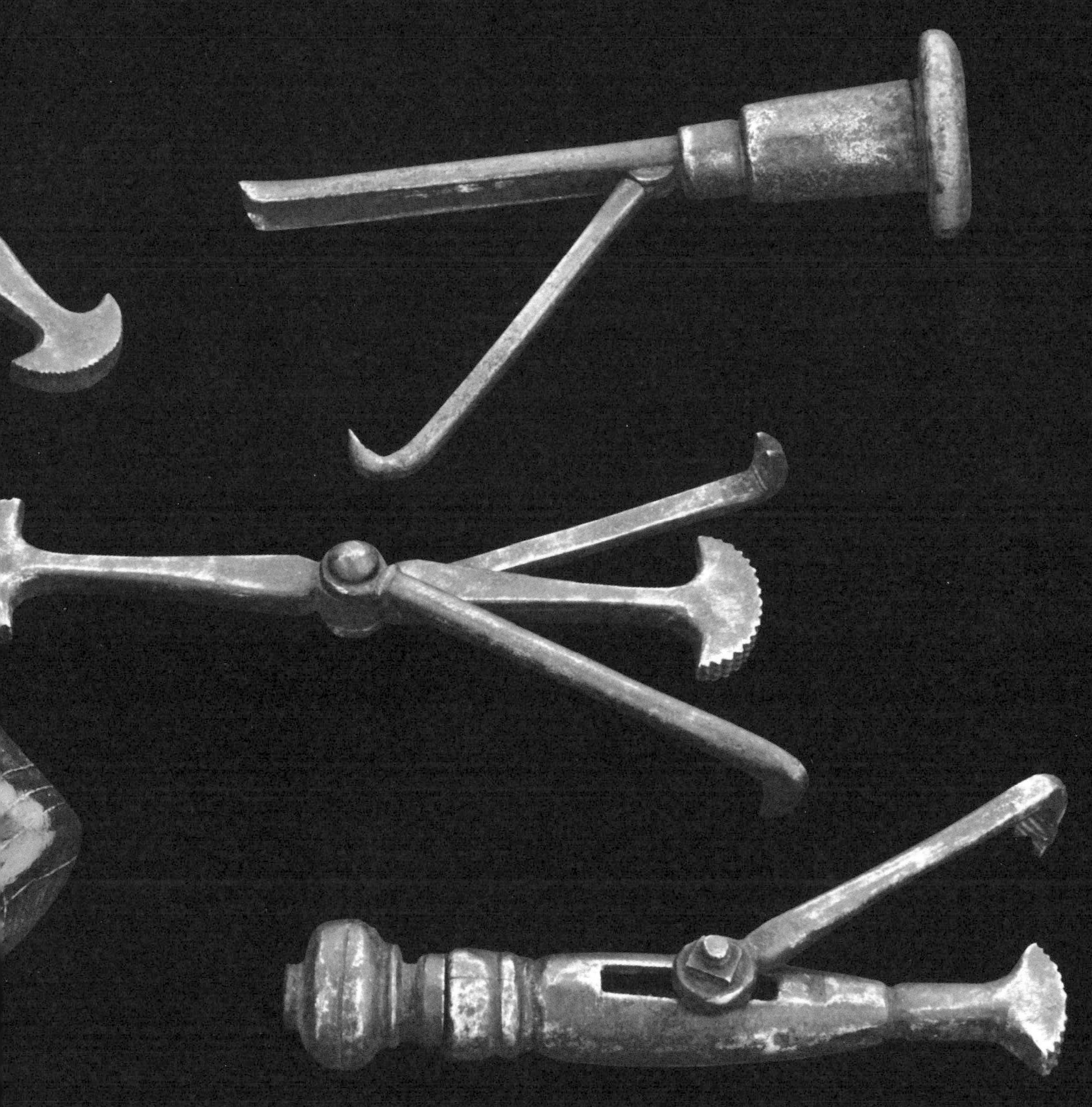

OBEN | Ein französisches Zahnarztbesteck, bestehend aus fünf Stahlpelikanen und einem Lederetui (16.–17. Jahrhundert).

SEITE 54–55 | In dem Gemälde *Interieur eines niederländischen Hauses mit einem Operateur, der die Zähne eines Mannes behandelt* (um 1817) von Hendrik van der Burgh tritt der Patient vor Schmerzen um sich und wirft dabei einen Korb mit Eiern um.

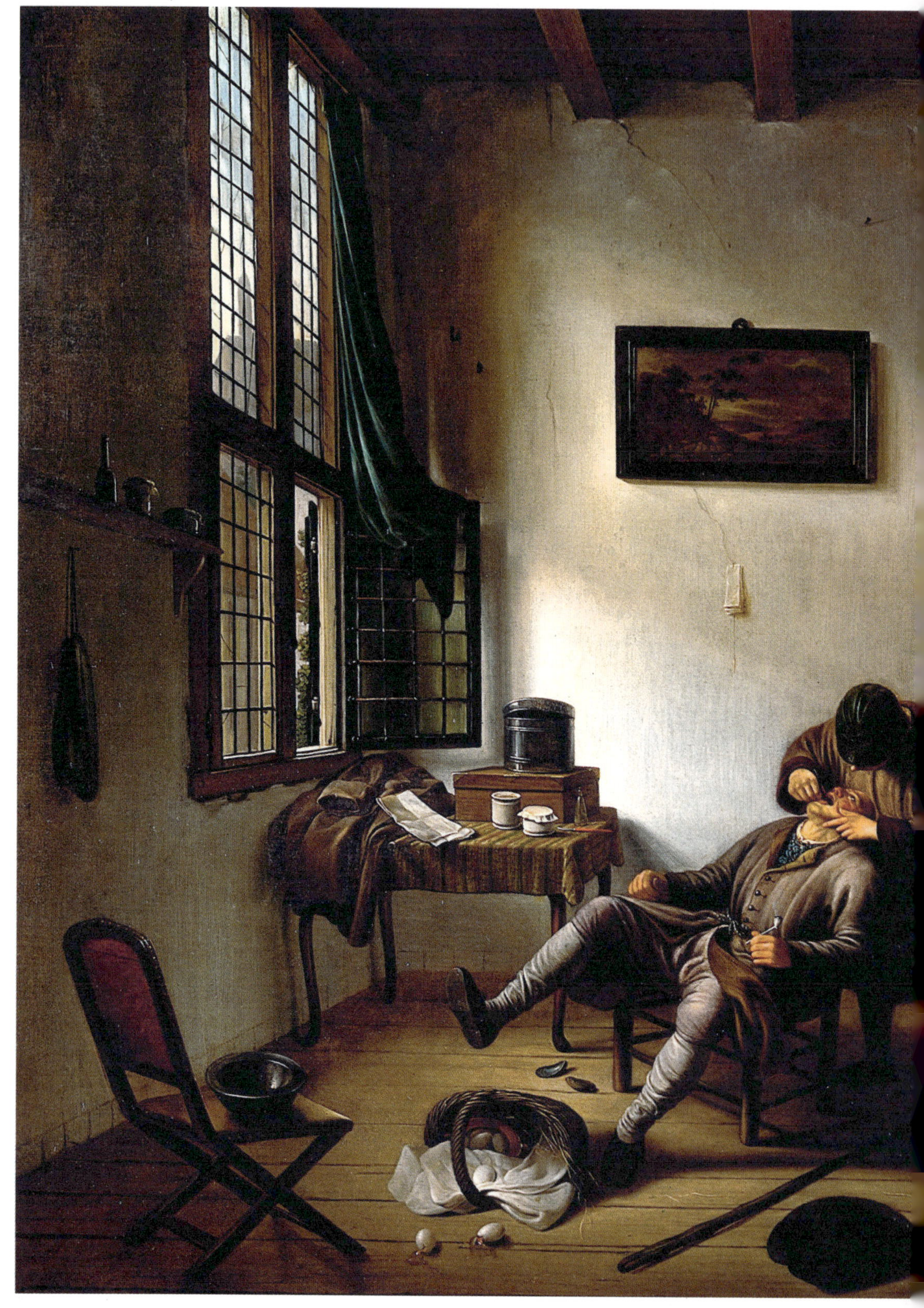

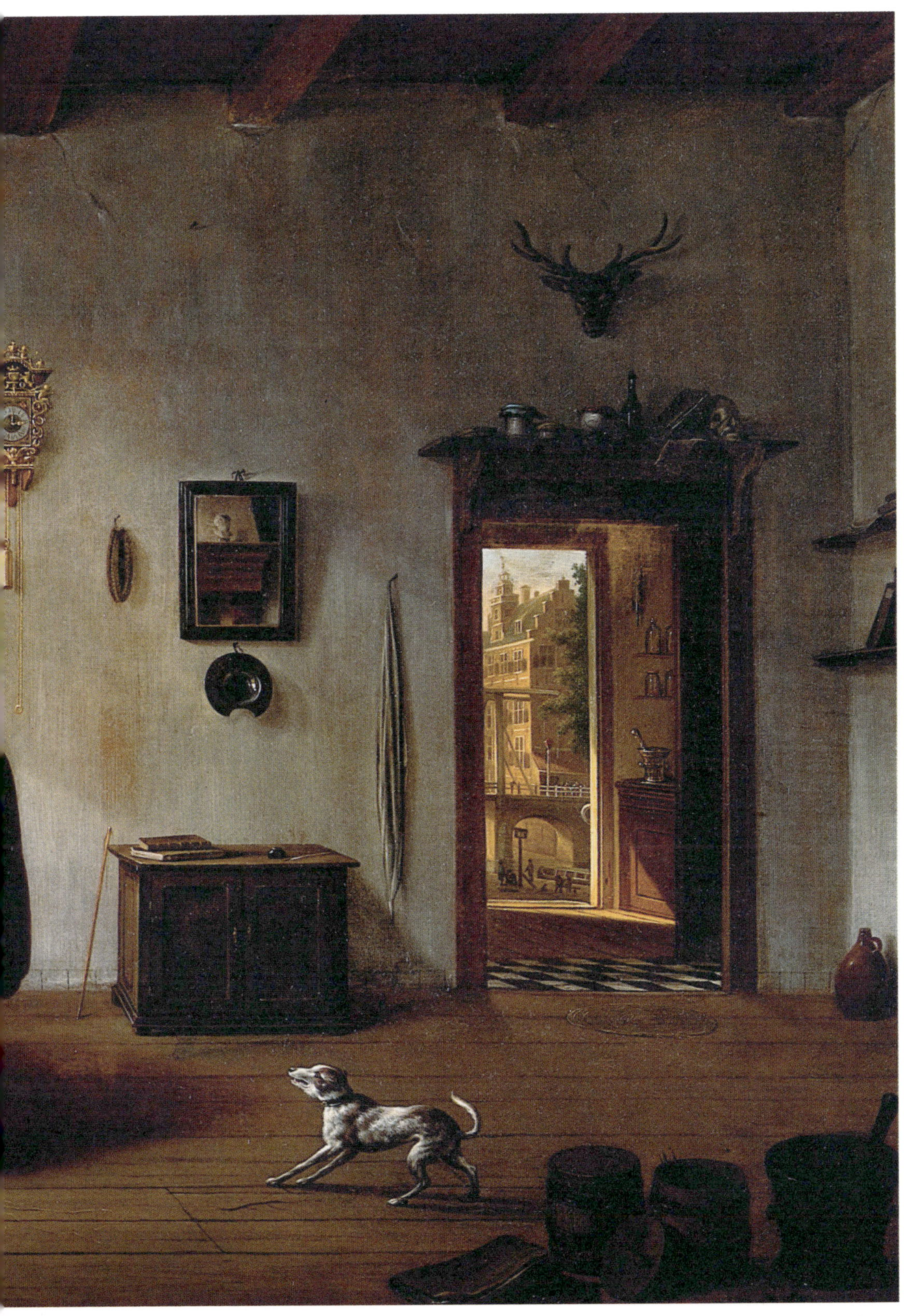

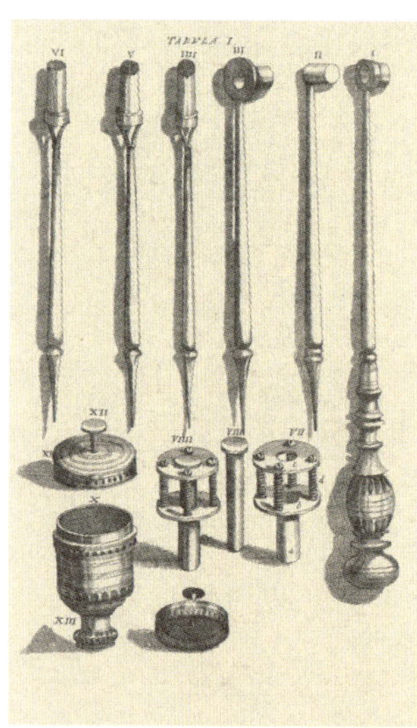

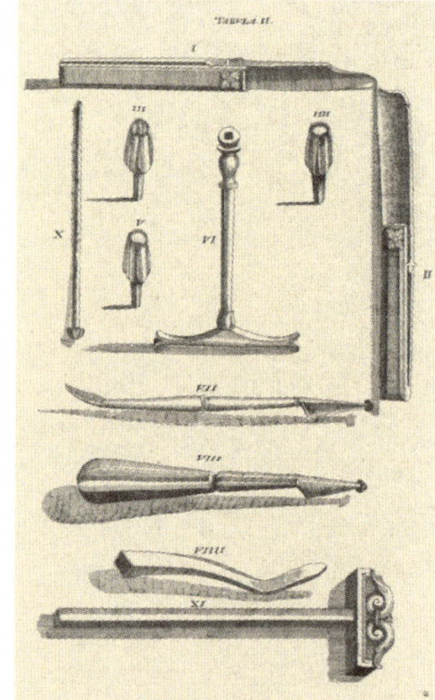

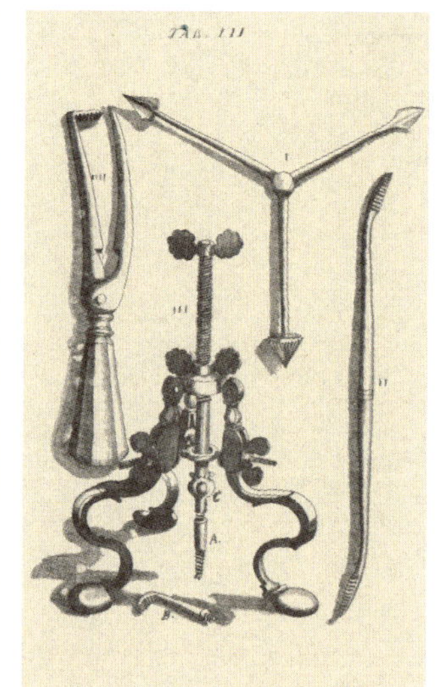

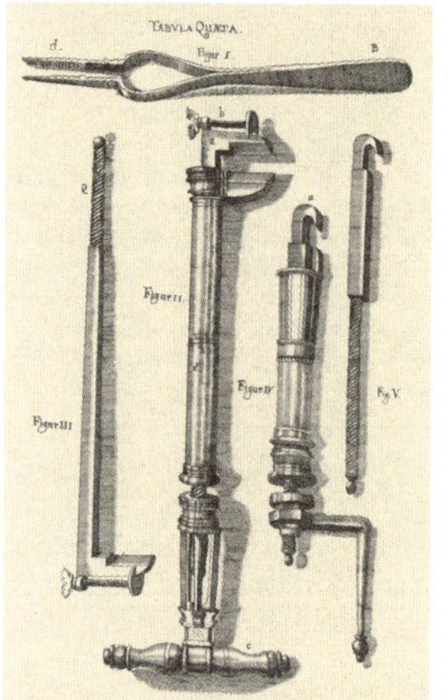

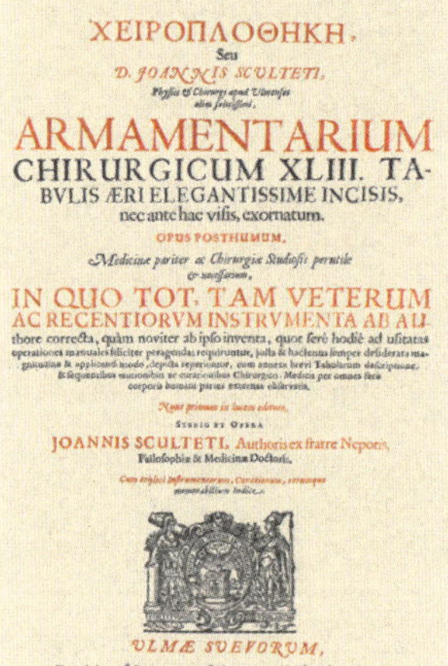

ΧΕΙΡΟΠΛΟΘΗΚΗ,
Seu
D. JOANNIS SCULTETI,
Physici & Chirurgi apud Ulmenses olim felicissimi,
ARMAMENTARIUM
CHIRURGICUM XLIII. TA-
BVLIS ÆRI ELEGANTISSIME INCISIS,
nec ante hac visis, exornatum.
OPUS POSTHUMUM,
Medicinæ pariter ac Chirurgiæ Studiosis perutile & necessarium,
IN QUO TOT, TAM VETERUM
AC RECENTIORVM INSTRVMENTA AB AU-
thore correcta, quàm noviter ab ipso inventa, quot ferè hodiè ad usitatas
operationes manuales feliciter peragendas requiruntur, justa & hactenus semper desiderata ma-
gnitudine & applicandi modo, depicta reperiuntur, cum annexa brevi Tabularum descriptione,
& sequentibus [illegible] Chirurgico-Medicis per omnes ferè
corporis humani partes externas observatis.
Nunc primum in lucem editum,
STUDIO ET OPERA
JOANNIS SCULTETI, Authoris ex fratre Nepotis,
Philosophiæ & Medicinæ Doctoris.
Cum triplici Instrumentorum, Curationum, rerumque memorabilium Indice.

VLMÆ SUEVORUM,
Typis & impensis BALTHASARI Kühnen / Reipubl. Ulmens. Typographi
& Bibliopolæ, ANNO M. DC. LV.

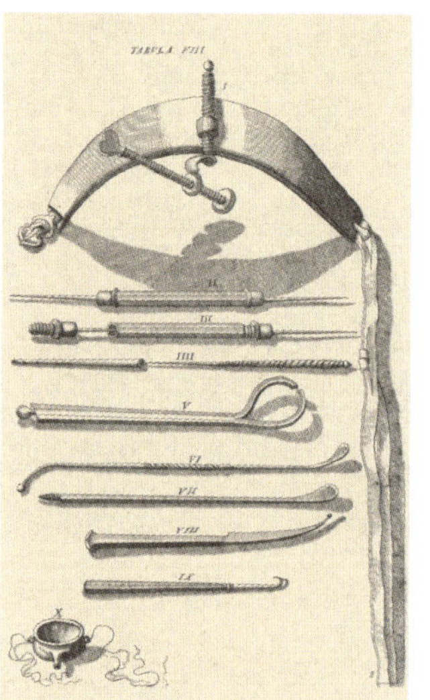

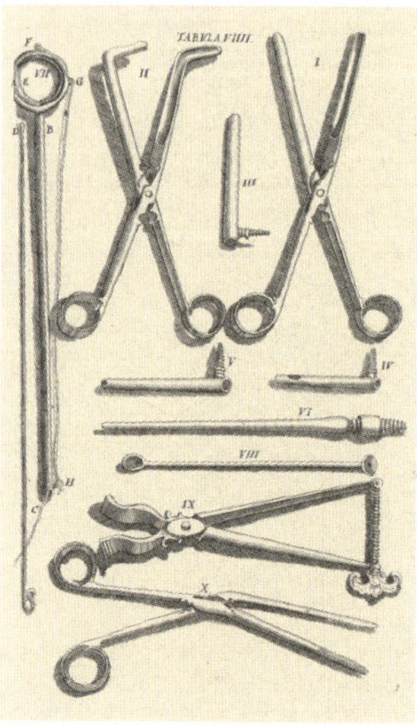

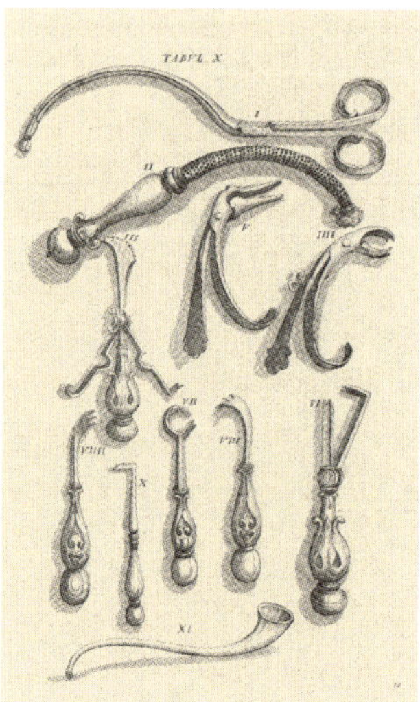

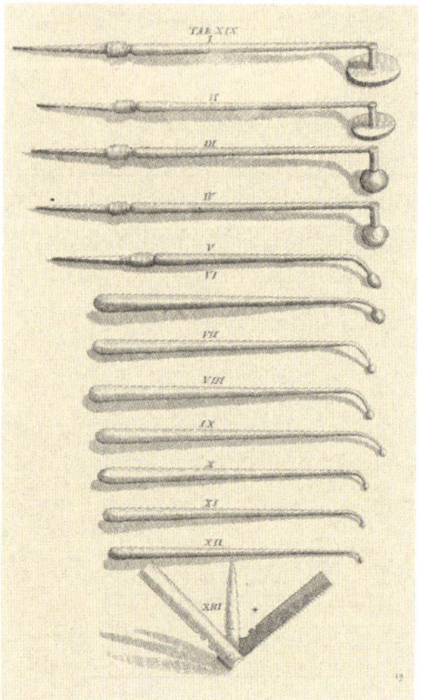

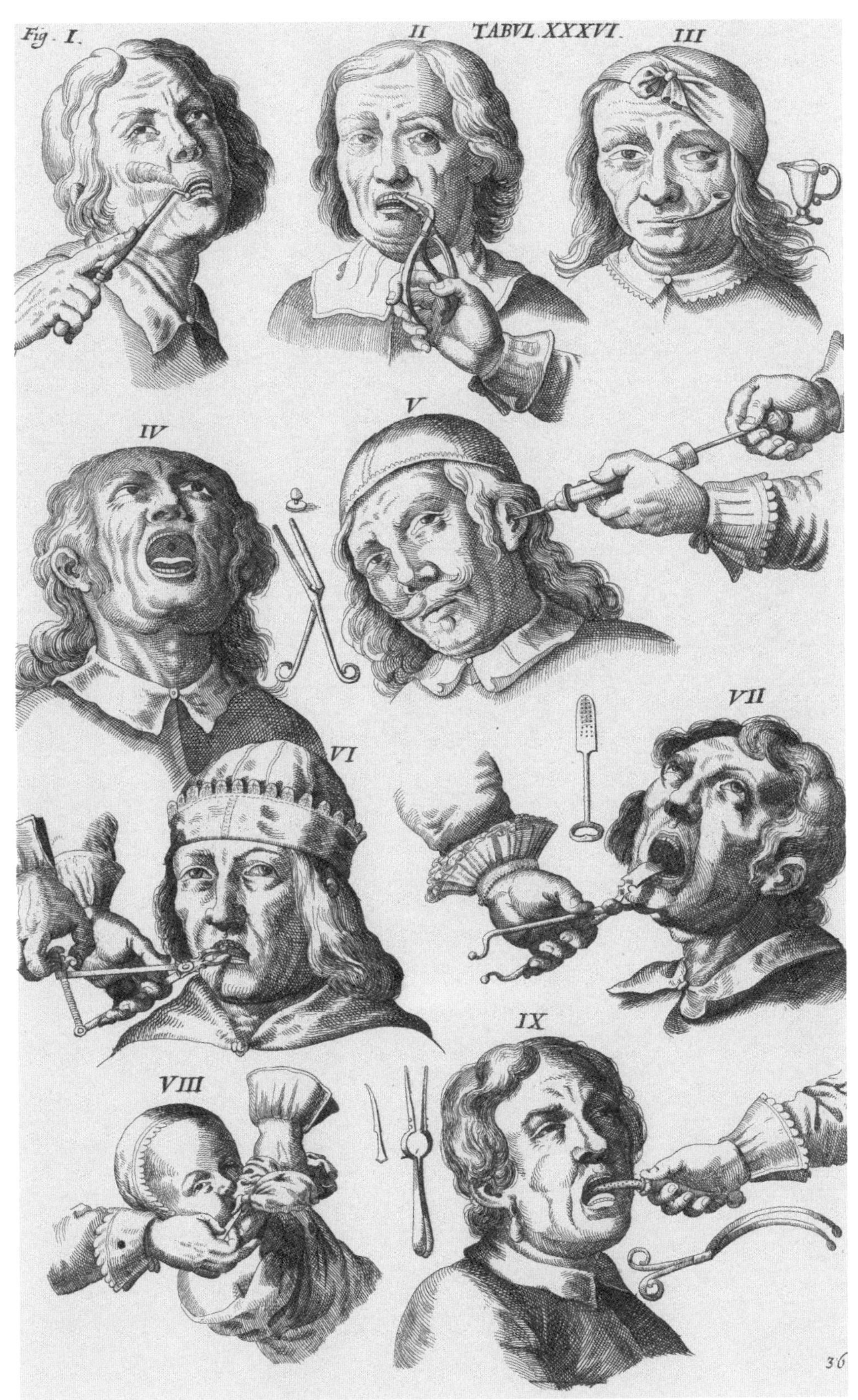
Fig. I.
II
TABVL. XXXVI.
III
IV
V
VI
VII
VIII
IX
36

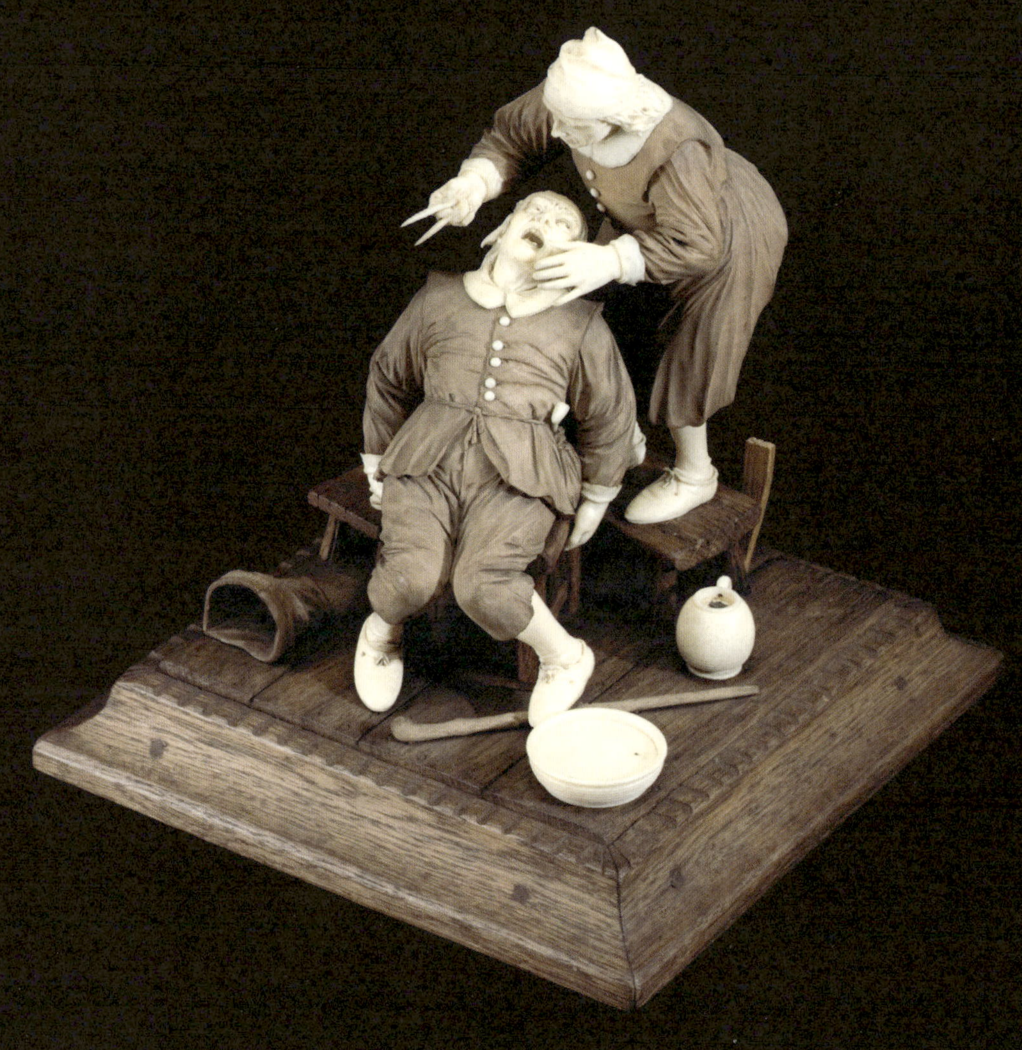

SEITE 56 | Titelbild und Illustrationen von Zangen, Pelikanen, Sonden, Lanzetten, Haken und anderen Dentalinstrumenten der Zeit. Aus *Armamentarium chirurgicum* (1655) von Johannes Scultetus.

SEITE 57 | Diese Seite aus *Armamentarium chirurgicum* des deutschen Arztes Scultetus zeigt die Verwendung von chirurgischem Besteck bei der Behandlung von Zähnen, Ohren, Nase und Hals.

OBEN UND GEGENÜBER | Skulptur aus Holz und Elfenbein, die eine Extraktion wiedergibt (um 1600). Eine Zahnextraktion in dieser Zeit war eine schmerzhafte und manchmal auch Verletzungen nach sich ziehende Prozedur, bei der höchstens Alkohol oder Kräutersude den Schmerz etwas betäubten.

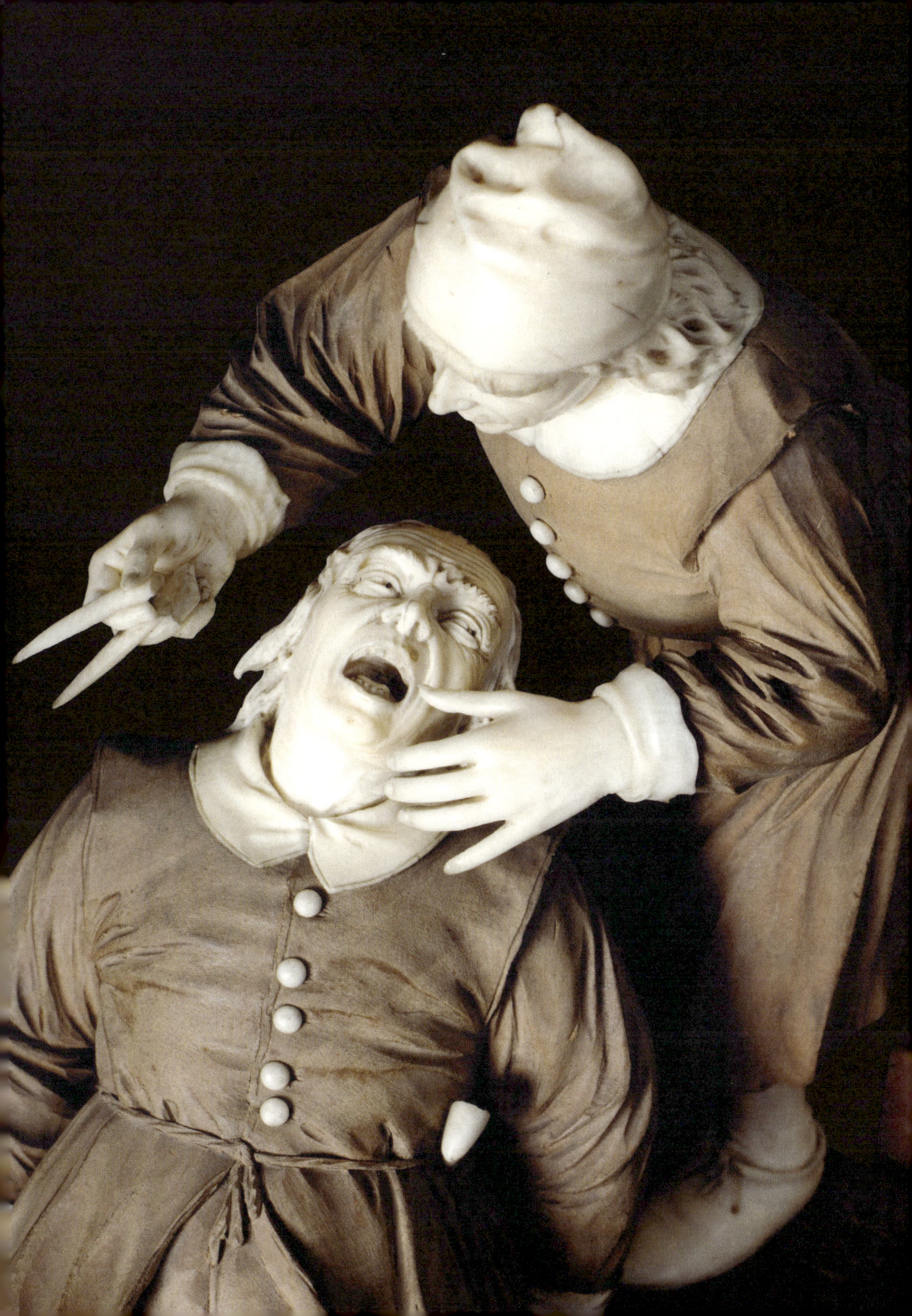

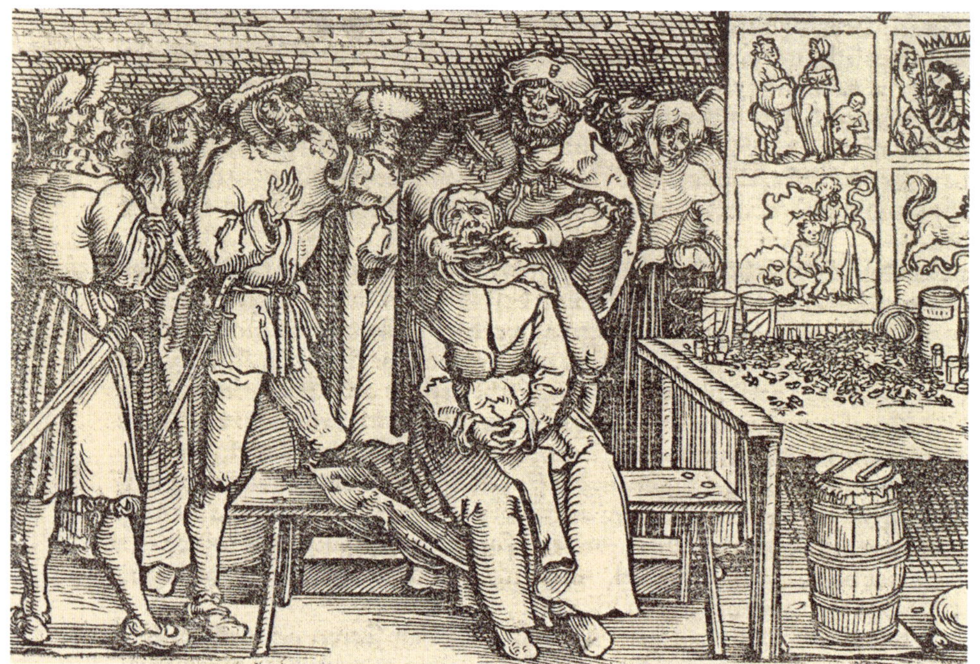

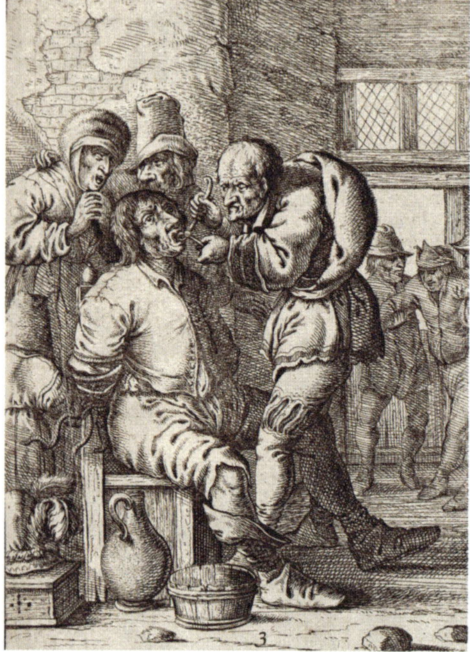

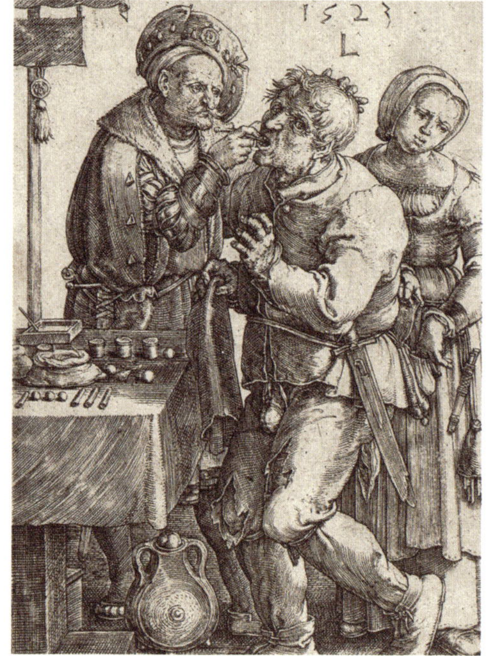

OBEN | Diese Illustration (Holzschnitt, 1531) des deutschen Renaissancekünstlers Hans Weiditz zeigt einen mittelalterlichen Zahnzieher bei der Arbeit. Aus Francesco Petrarcas Buch *Trostspiegel in Glück und Unglück*.

UNTEN LINKS | In diesem Kupferstich von Carel Allard nach Adriaen Brouwer wird der ängstliche Patient am Stuhl festgebunden.

UNTEN RECHTS | Ein Kupferstich von Lucas van Leyden (1523), in dem eine Taschendiebin sich an den Habseligkeiten des Patienten vergreift und damit dessen Verletzlichkeit demonstriert.

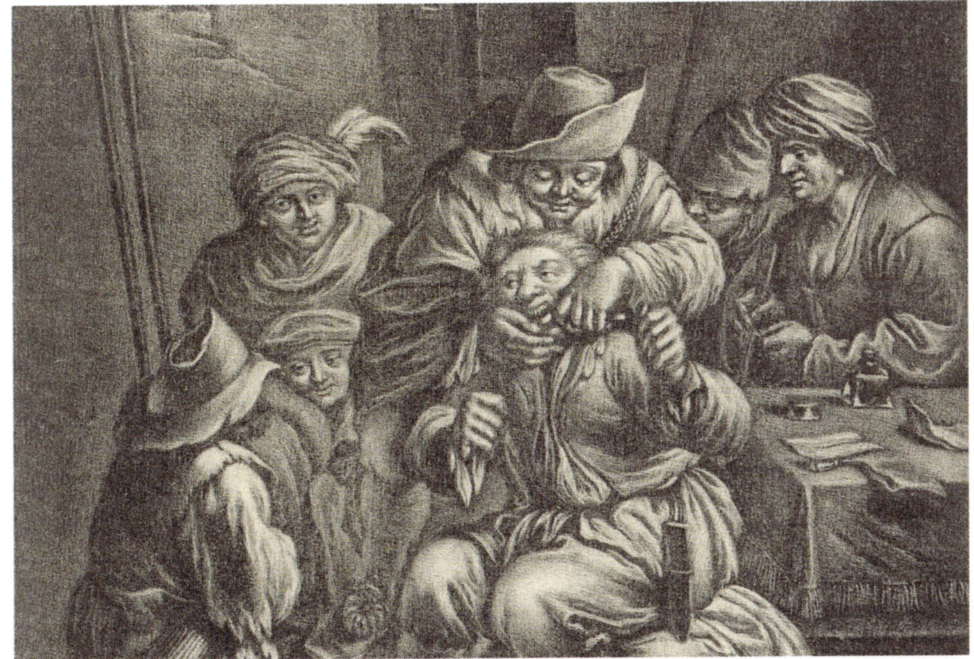

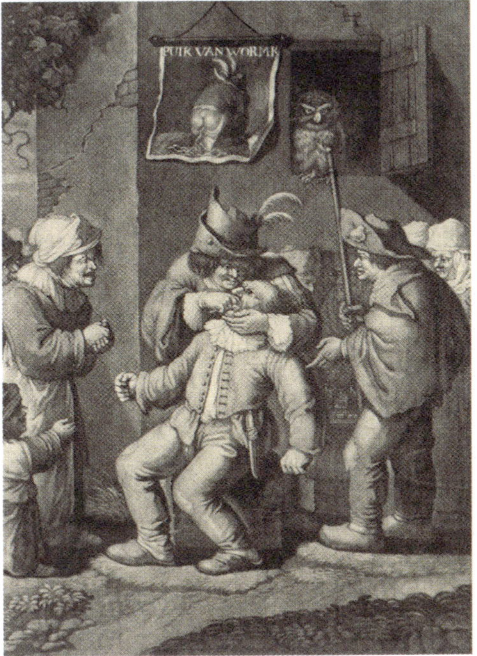

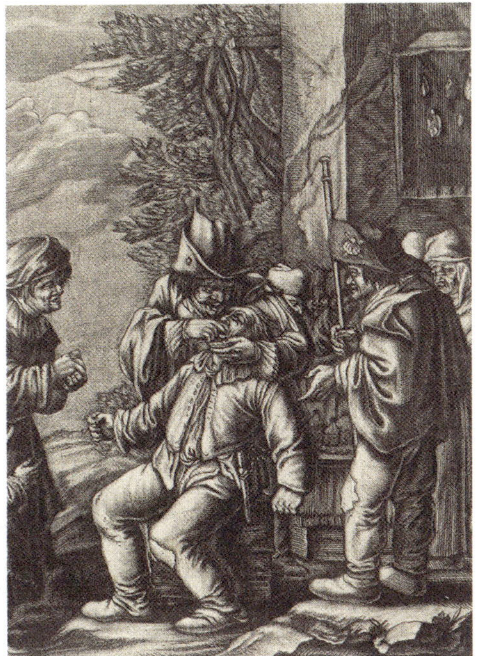

Drei Versionen von „Tastsinn“ aus der Reihe *Die fünf Sinne* von Andries Both. Oberes Bild von Johannes van Somer (um 1640), Bild unten links von Petrus Schenk (um 1690), Bild unten rechts von Georg Christoph Kilian (um 1750).

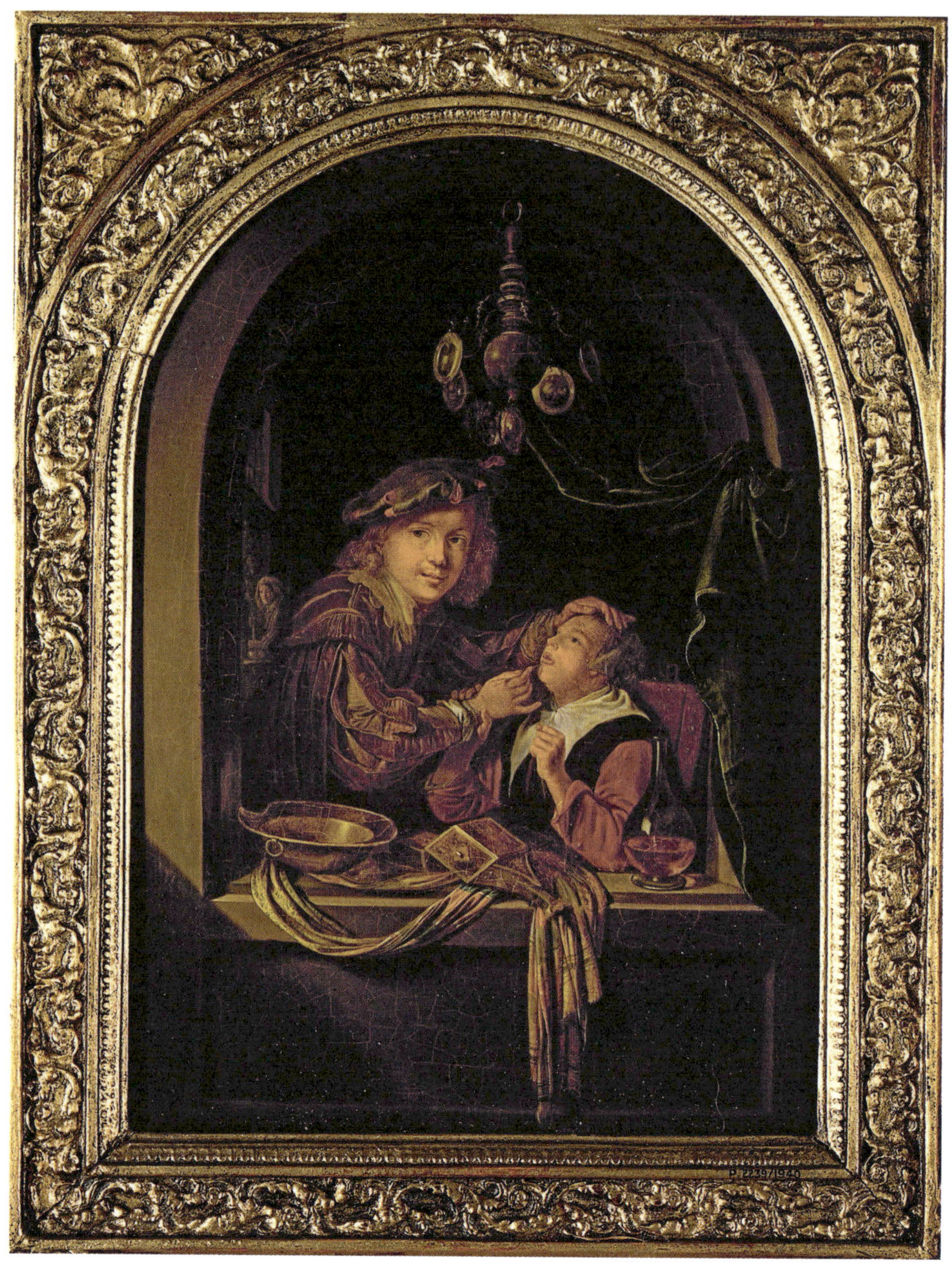

Zwei Beispiele für bildliche Darstellungen der Zahnheilkunde nach Gerrit Dou, einem niederländischen Künstler des 17. Jahrhunderts. OBEN | Ein junger Mann untersucht die Zähne seines Patienten mit einer Dentalsonde. GEGENÜBER | Ein Patient krümmt sich vor Schmerz, nachdem ihm ohne Betäubung ein Zahn gezogen wurde.

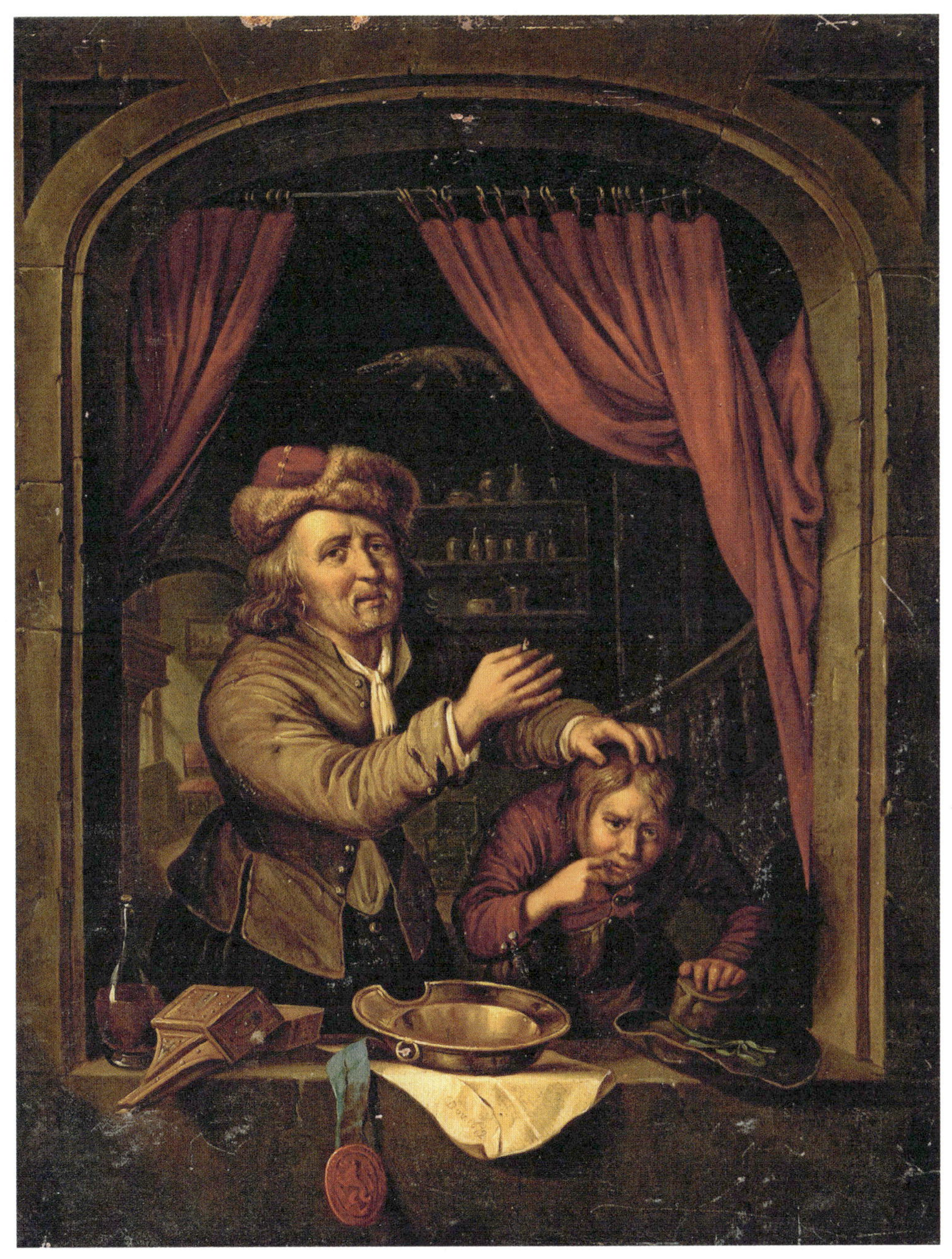

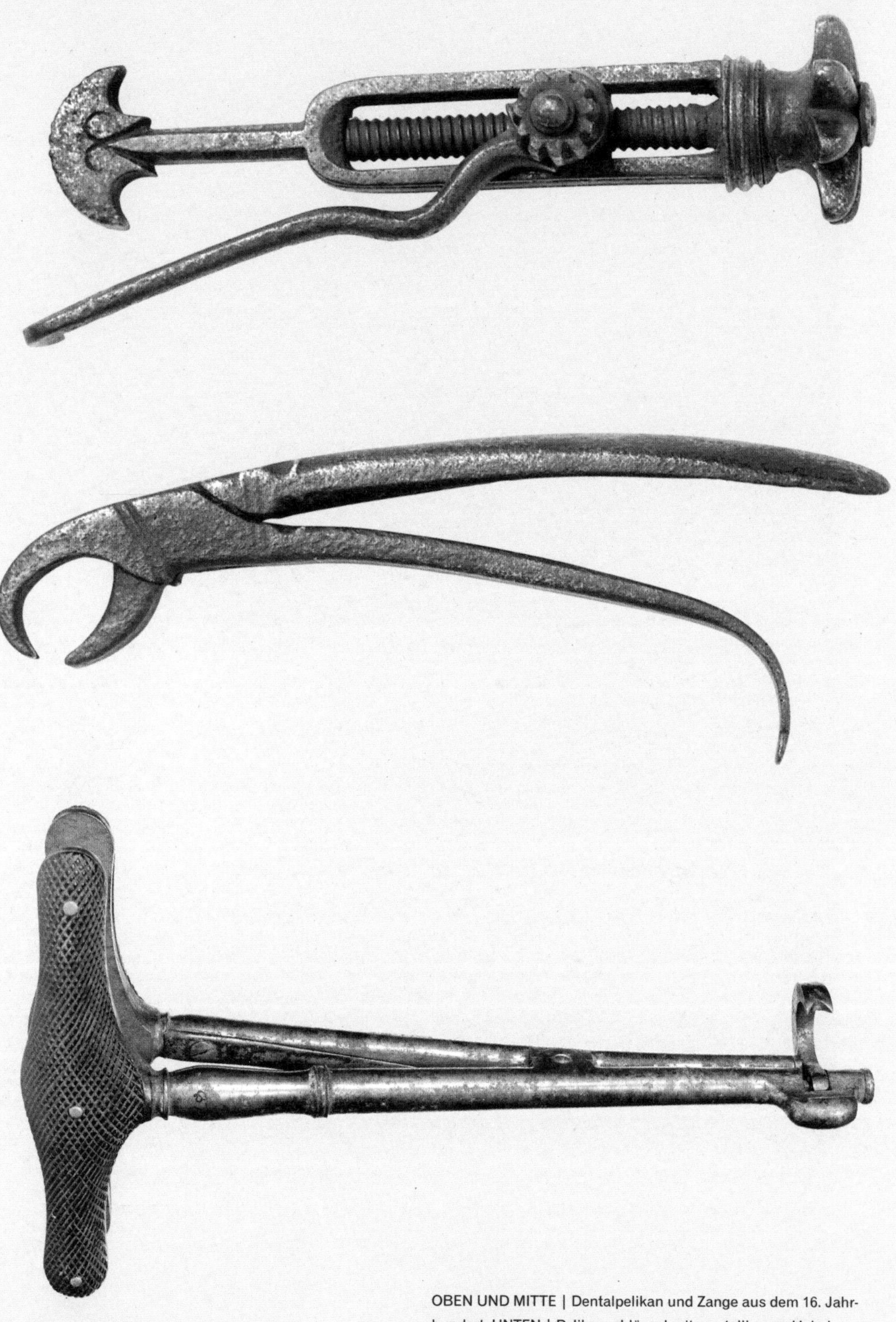

OBEN UND MITTE | Dentalpelikan und Zange aus dem 16. Jahrhundert. UNTEN | Pelikanschlüssel mit verstellbarem Hebel. GEGENÜBER OBEN | Zahnschlüssel aus dem 18. Jahrhundert; Klappmesser mit Zangengriff; Mundspreizer aus dem 19. Jahrhundert. UNTEN | Zahnschlüssel aus dem 18. Jahrhundert (mit der Aufschrift „Ferguson"); Extraktionszange; Zahnschlüssel.

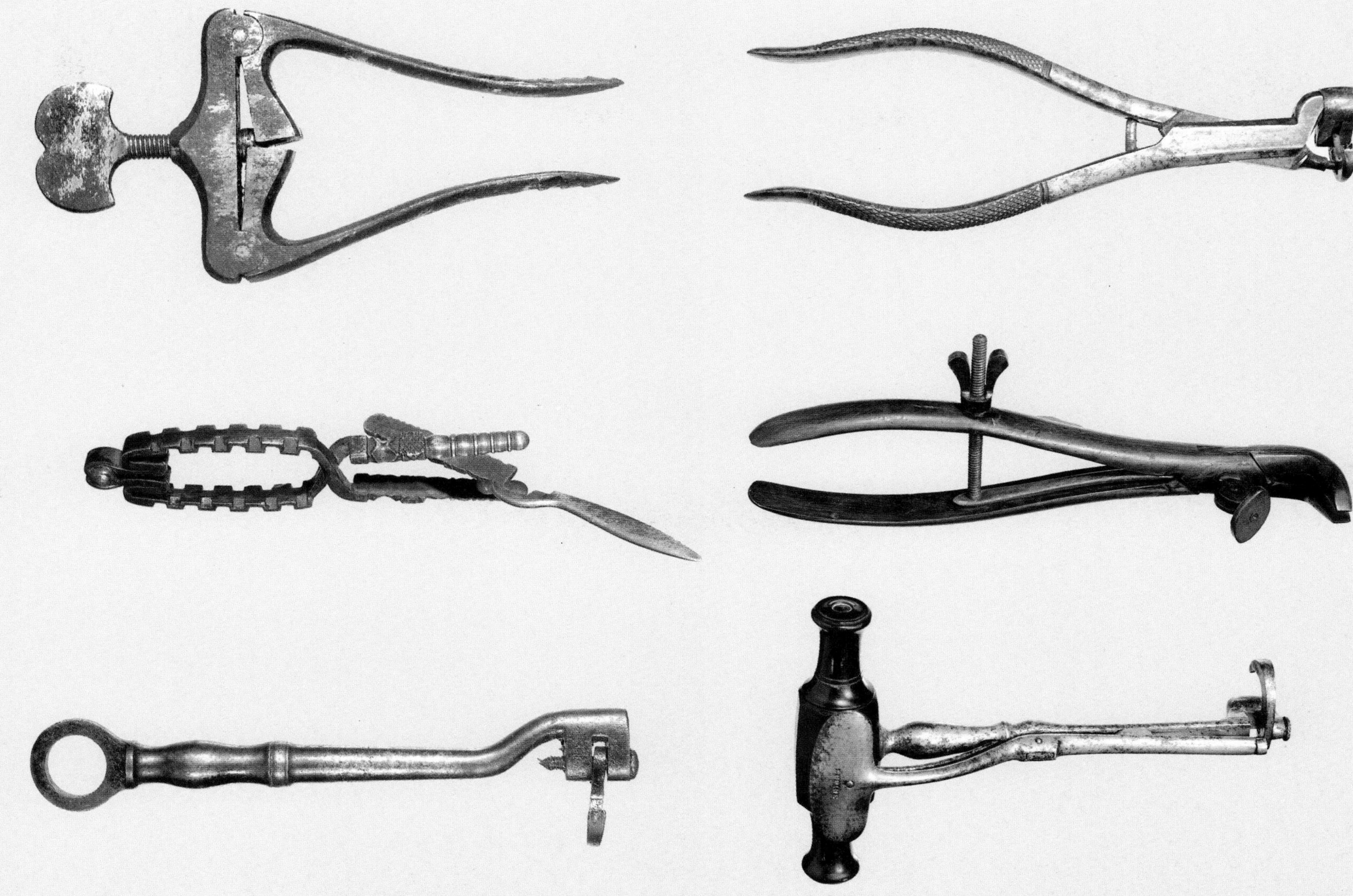

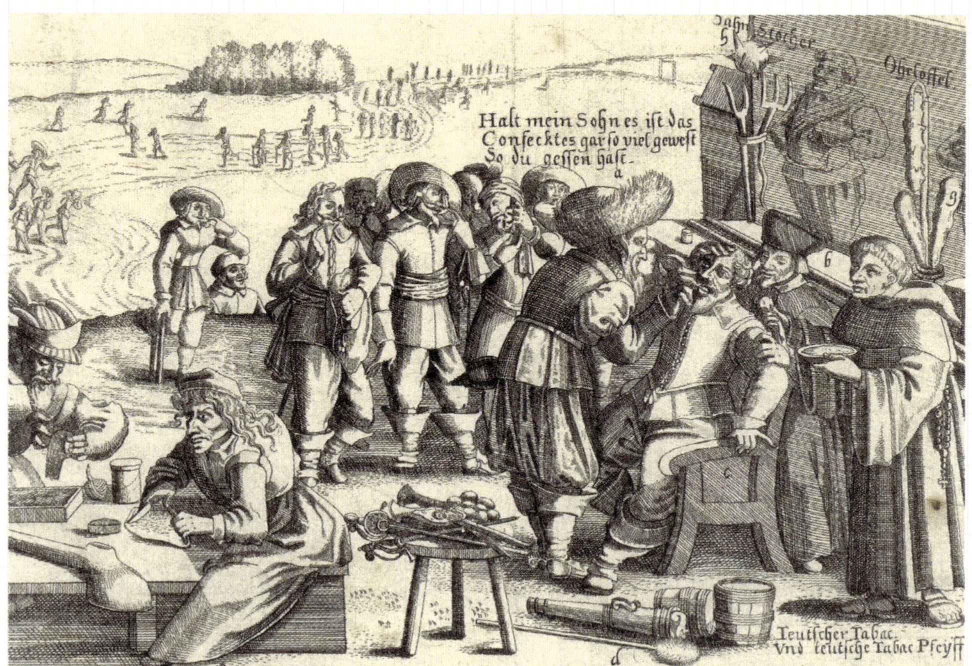

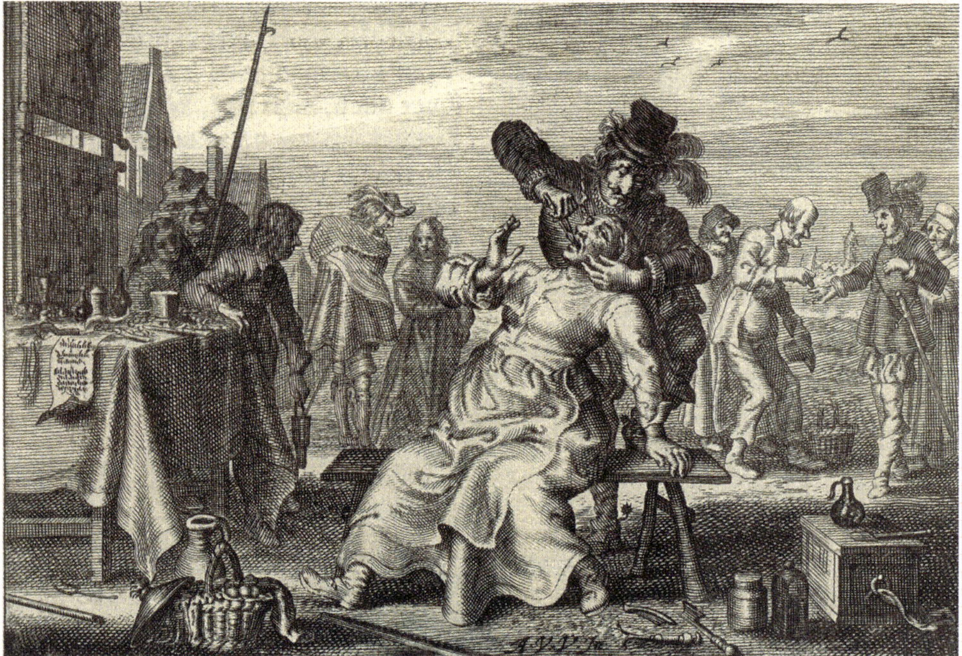

OBEN | Dieser Kupferstich eines unbekannten Künstlers mit dem Titel *Der alte Teutsche Zahnbrecher* (1632) zeigt einen „Zahnarzt“, der sein Handwerk auf einem geschäftigen Marktplatz ausübt.
UNTEN | In *Zähneziehen auf dem Markt* (1658) von Adriaan van de Venne setzt der Extrakteur erhebliche Kraft ein, um den Zahn zu ziehen.

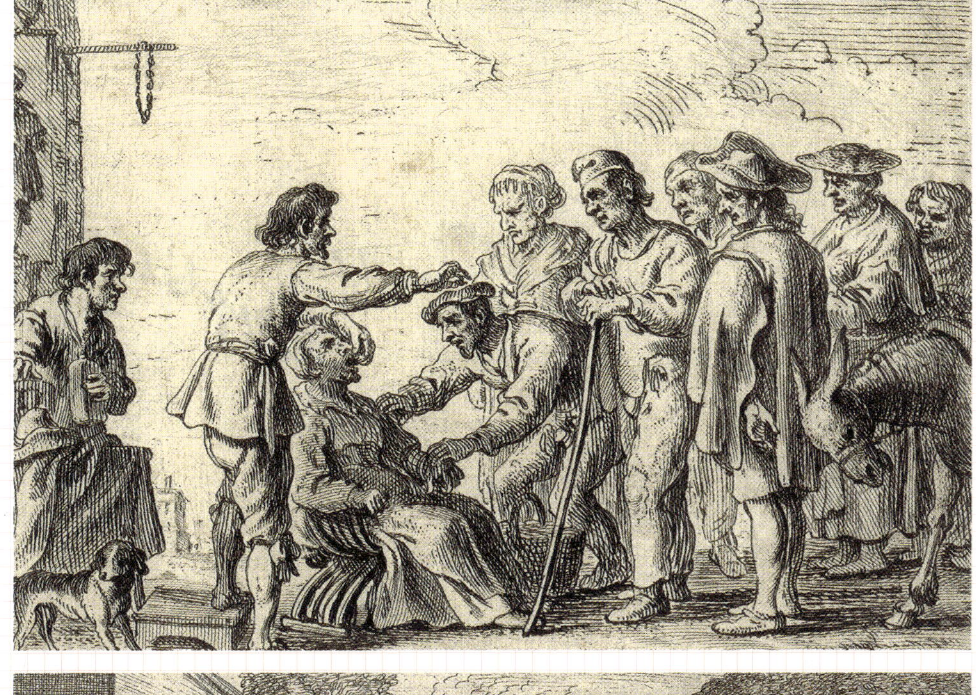

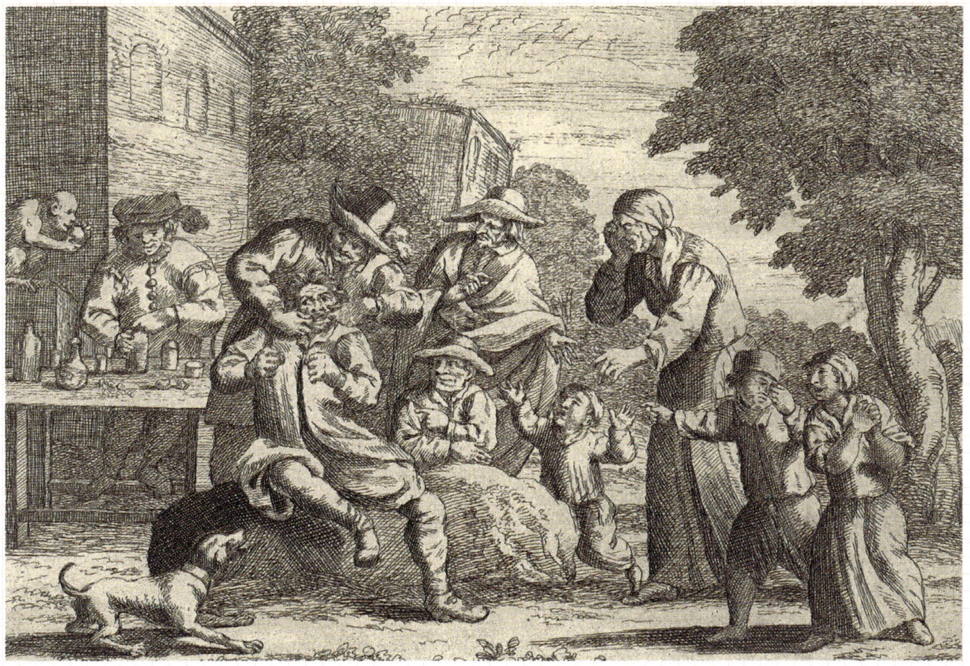

OBEN | In der Radierung von Cornelis de Wael sind einige Figuren möglicherweise Komplizen des Operateurs, die die Zuschauer beeindrucken sollen.
UNTEN | Das Bild *Extraktion im Beisein der Familie* (um 1675) nach Pierre Gallays stellt das Ziehen eines Zahns als dramatisches Familienereignis dar.

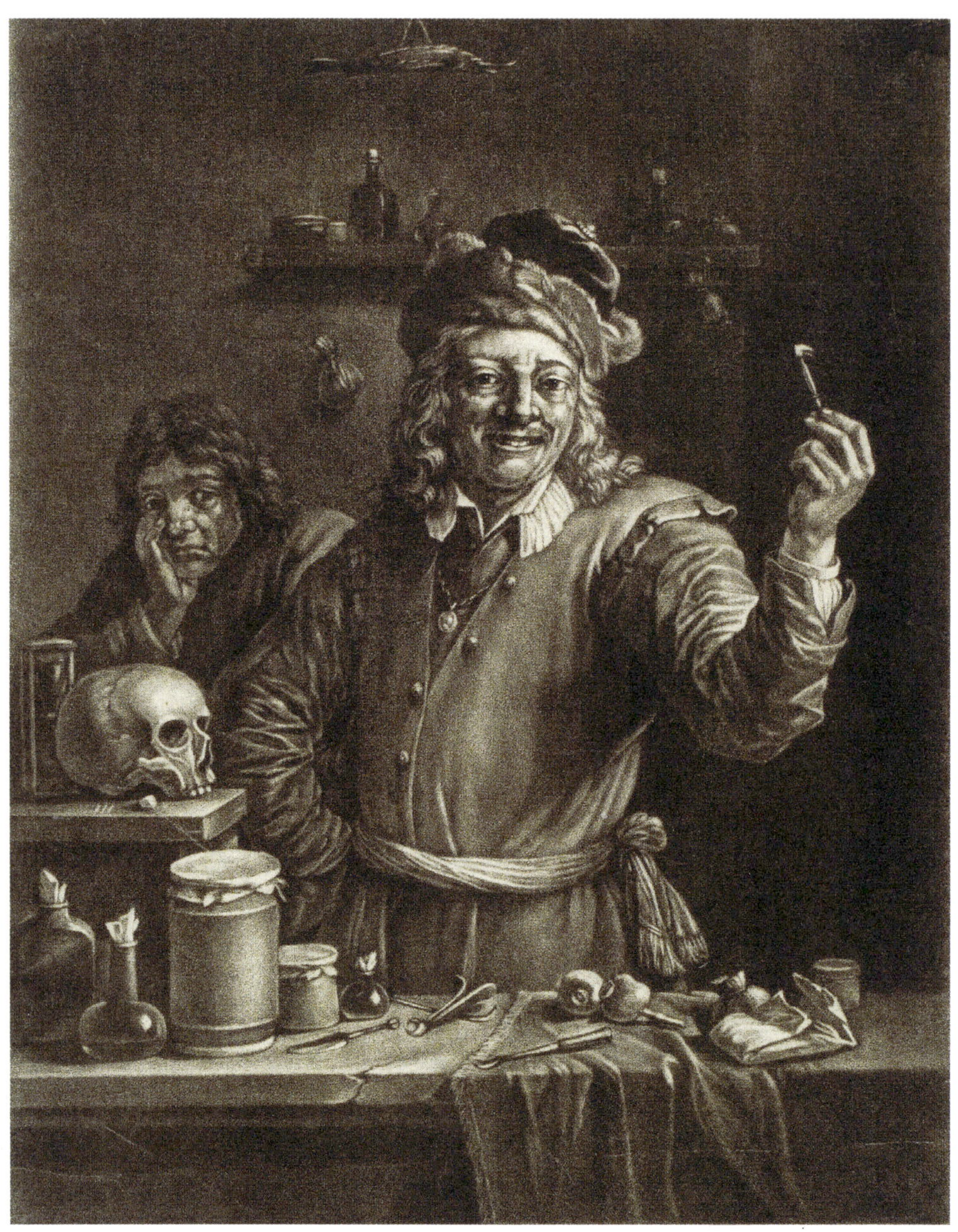

Ein belgischer Zahnzieher hält stolz einen Zahn hoch, den er soeben aus dem Mund seines elend aussehenden Patienten extrahiert hat. Radierung aus dem 17. Jahrhundert von Jan van der Bruggen nach David Teniers.

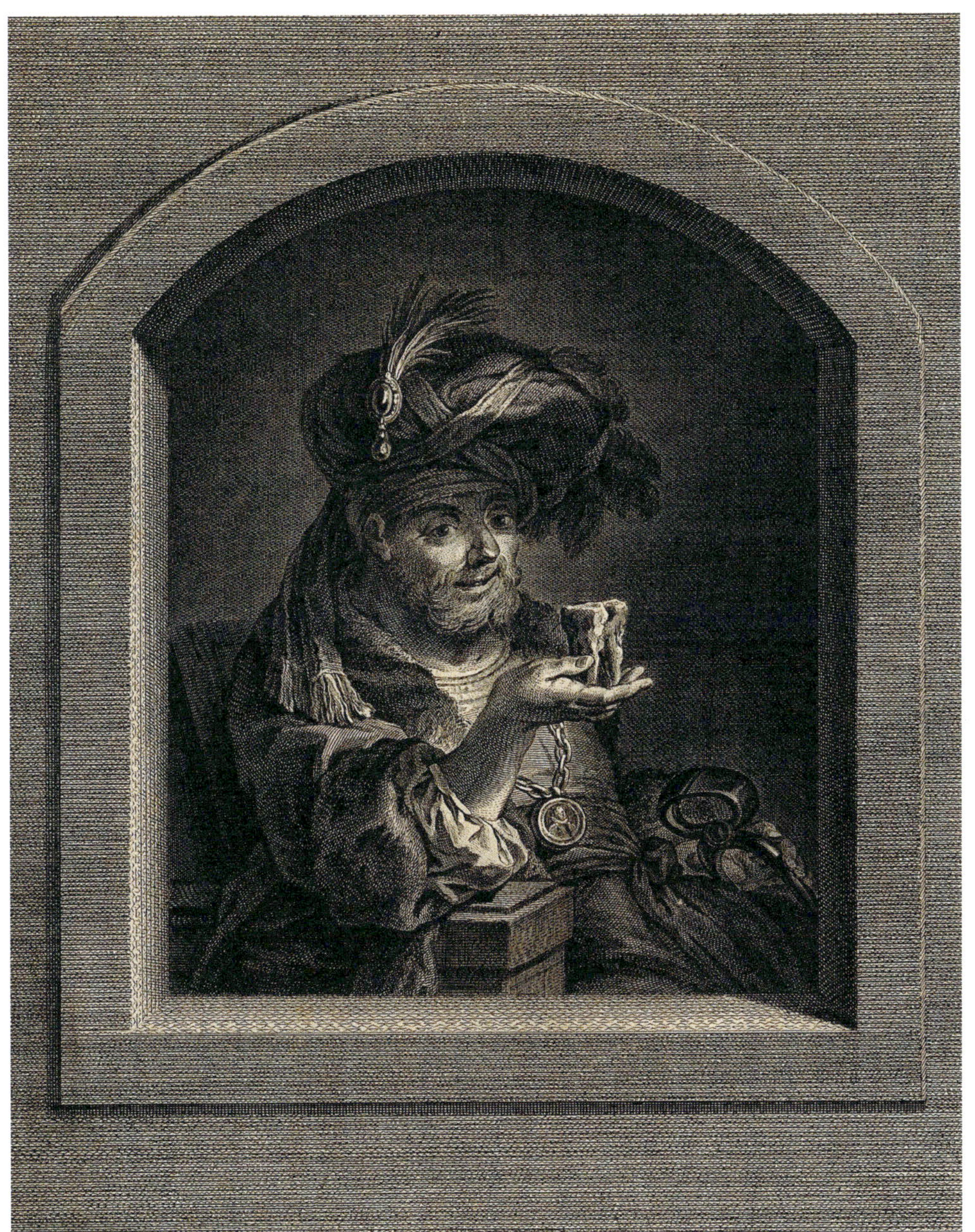

Ein französischer Zahnzieher trägt einen Turban und gibt sich als Türke aus, um Kunden anzulocken. Er hält einen großen Zahn und eine riesige Dentalzange in den Händen. Radierung von Nicolas Dupuis nach François Eisen.

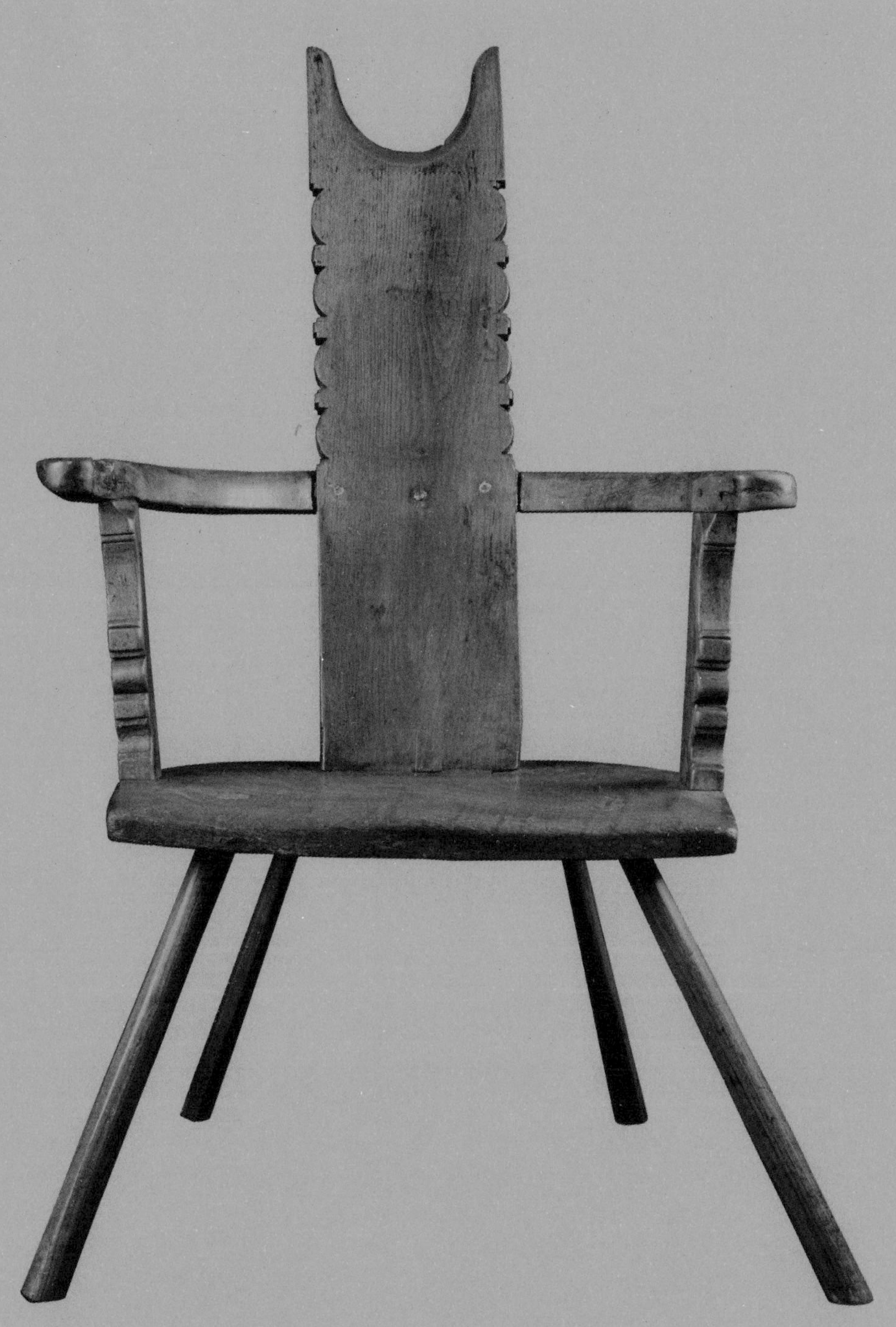

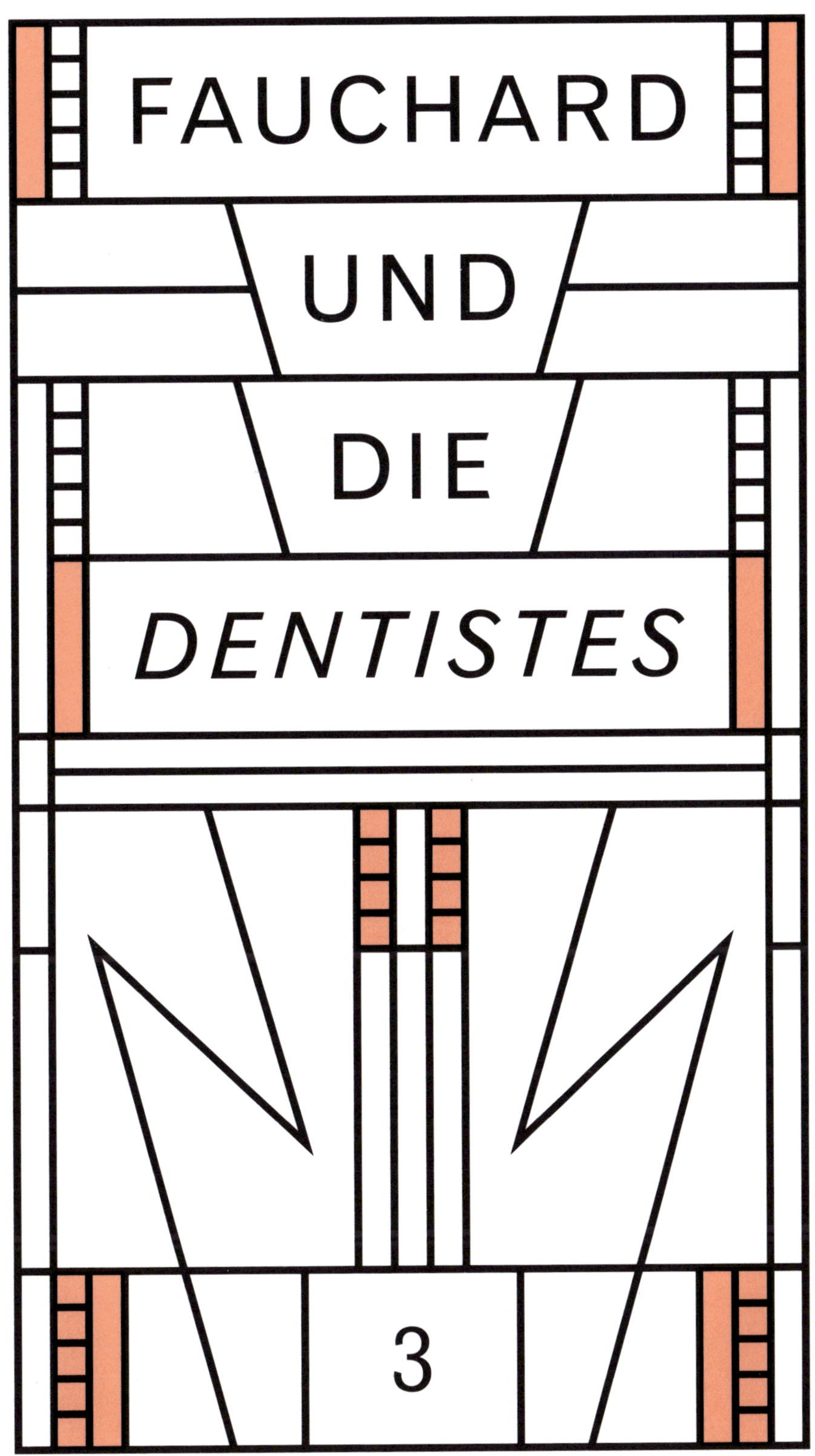
FAUCHARD
UND
DIE
DENTISTES
3

Jean Thomas – Le Grand Thomas, der „Schrecken des menschlichen Gebisses" – steht wie ein Schauspieler an der Bühnenrampe. Er ist ein Riese, beinahe doppelt so groß wie der in Lumpen gehüllte Lehrjunge, der vor ihm auf einem Schemel hockt. Mit seiner rechten Hand hält Thomas den Kopf des Jungen fest, und mit der linken hebt er zwischen Daumen und Zeigefinger den Backenzahn in die Höhe. Der Titel dieses Kupferstichs von 1729 nennt Thomas *la perle des Charlatans* (die Perle der Scharlatane) – und wer will da widersprechen? Von 1710 bis zu seinem Tod im Jahre 1757 war Thomas der schillerndste Zahnzieher von Paris. Sein Motto lautete: „der Zahn, sonst der Kiefer". Ein weiterer Stich zeigt ihn auf seinem üppig ausgestatteten Wagen mit einem großen Zahn – „Gargantuas gewaltiger Backenzahn".[1]

Viele Mythen rankten sich um diese Figur: Er wog so viel wie drei Männer, aß so viel wie vier, und wenn ein Zahn sich als hartnäckig erwies, hakte er seinen Pelikan darin ein und hob den Patienten damit gar hoch in die Luft, sodass dessen eigenes Körpergewicht für die Extraktion sorgte. Er wurde in Gedichten, Karikaturen und Historienspielen gefeiert und verspottet. Doch *la perle des Charlatans* war nicht, was er vorgab: Unter dem purpurnen Militärrock und Federhut steckte nämlich ein Meisterchirurg des Pariser Collège de Saint-Côme, einer der renommiertesten Chirurgenzünfte Europas. Thomas war ein cleverer Geschäftsmann und starb reich und berühmt, doch in den Augen einer neuen ehrgeizigen Gruppe – der *dentistes* – verkörperte er alles, was diese abgeschafft sehen wollten.

Die *dentistes* kamen Anfang des 18. Jahrhunderts aus dem neuen Umfeld der französischen Chirurgie und passten ihr Auftreten und ihre Behandlungsmethoden an die Bedürfnisse der dünkelhaften Pariser Elite an. Sie gaben vor, ein neuartiges theoretisches Wissen mit praktischer Erfahrung zu kombinieren, was zu einer weniger schmerzhaften, effektiveren Behandlung führen würde, die auf der Erhaltung der Zähne beruhte und Extraktion nur als allerletztes Mittel einsetzte. Die *dentistes* waren manierlich und diskret, kleideten sich nach der neuesten Mode und arbeiteten in den Privatkliniken oder Domizilen ihrer wohlhabenden Patienten. In ihren Schriften stellten sie Le Grand Thomas und andere Zahnzieher als Betrüger und Schlächter dar – und vor allem als Männer von gestern, die vielleicht in die mittelalterliche Welt der Schlachten und Seuchen gepasst hatten, aber nicht zu dem gebildeten Paris der Aufklärung. Der erste Zahnheiler, der sich *dentiste*

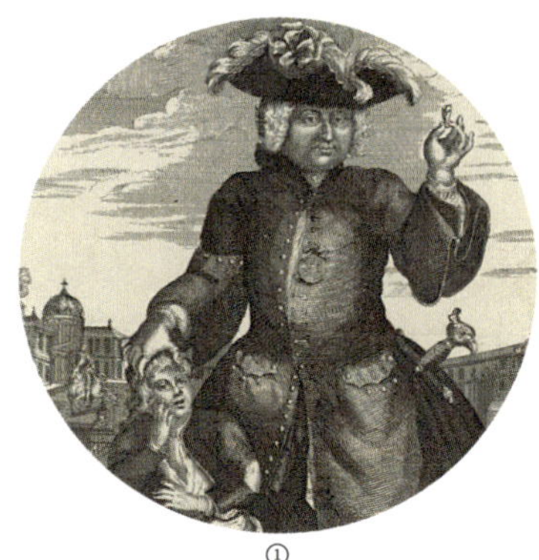

①

SEITE 70 | Der Barbierstuhl (um 1700) aus Eschen- und Ulmenholz wurde zum Zähneziehen modifiziert: Um den Kopf zu stützen wurde eine Nackenstütze ergänzt. ① Detail aus dem Kupferstich *Le Grand Thomas, la perle des Charlatans* (um 1729) von einem unbekannten Künstler. ② Pietro Longhis *Der Zahnzieher* (um 1750) legt den Fokus auf die Show des Extrakteurs. ③ Porträt von Pierre Fauchard, Kupferstich von J. B. Scotin nach J. Le Bel, aus *Le Chirurgien-Dentiste*.

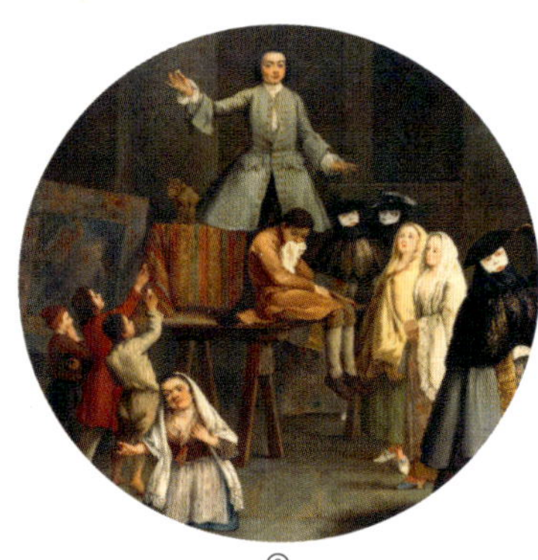

②

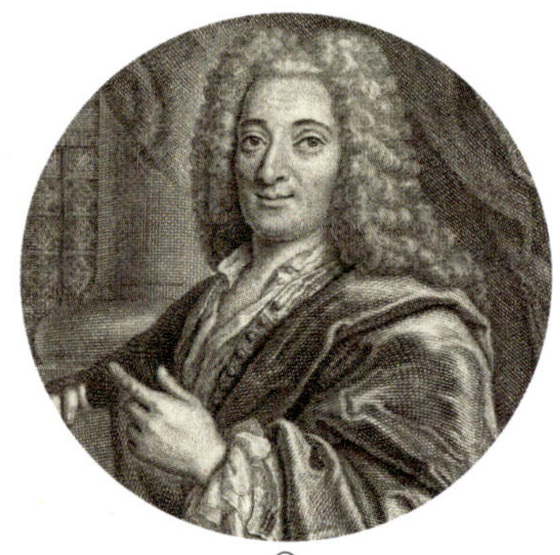

③

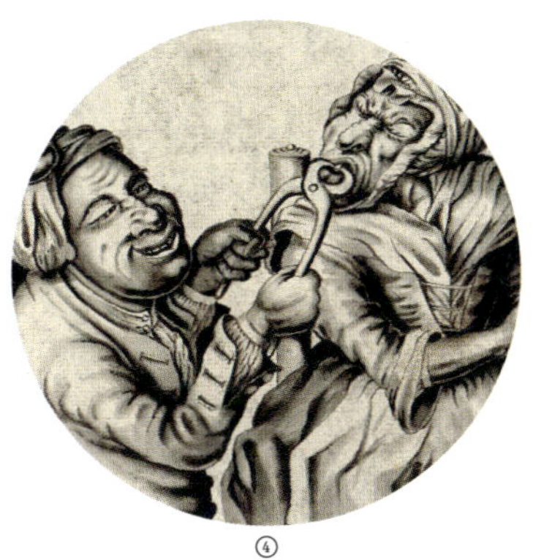

④

④ Ein Zahnzieher braucht beide Hände, um die riesige Zange zu bedienen, mit der er einer alten Frau einen Zahn zieht. Detail aus einer Federzeichnung nach einer Karikatur von John Collier (1773). ⑤ Detail aus Pietro Longhis *Der Apotheker* (1752). Die Zähne einer Dame werden in einer Apotheke auf die Schnelle untersucht. ⑥ Titelblatt von Pierre Fauchards bahnbrechendem Werk *Le Chirurgien-Dentiste* (1728).

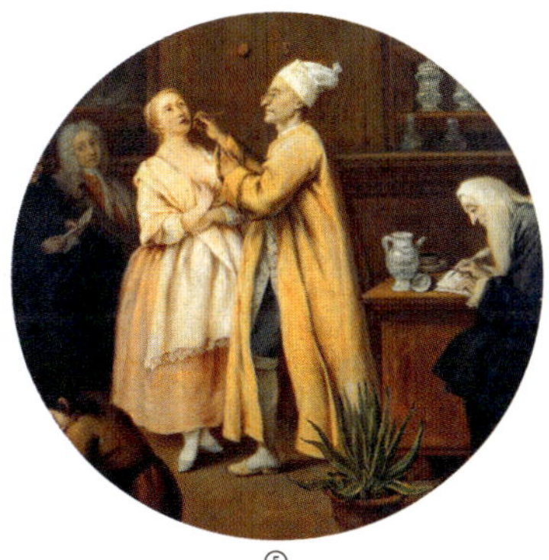

⑤

LE CHIRURGIEN
DENTISTE,
OU
TRAITE' DES DENTS.
OU L'ON ENSEIGNE LES MOYENS
de les entretenir propres & ſaines, de les embellir, d'en réparer la perte & de remedier à leurs maladies, à celles des Gencives & aux accidens qui peuvent ſurvenir aux autres parties voiſines des Dents.
vec des Obſervations & des Reflexions pluſieurs cas ſinguliers.

⑥

nannte – Pierre Fauchard – verstand diese Berufsbezeichnung zugleich als Auszeichnung und als Abgrenzung zu den Zahnpraktikern der Vergangenheit. Doch die Trennlinie zwischen den *dentistes* und den Zahnziehern war in Wirklichkeit nicht so klar, hatte doch Fauchard selbst seine Karriere als umherziehender Zahnzieher begonnen. Der Triumph des *dentiste* basierte zu einem Großteil auf cleverer Rhetorik und dem professionellen Imageaufbau eines ganzen Berufsstandes.

Die Transformation der französischen Chirurgie im späten 17. und frühen 18. Jahrhundert brachte auch die *dentistes* hervor. Chirurgen wollten aus ihrer etablierten Rolle als geschickte, aber gesellschaftlich nicht besonders hoch angesehene Handwerker ausbrechen und mit den Ärzten auf eine Stufe gestellt werden. Um dies zu erreichen, erfanden sie sich neu: als hochqualifizierte Spezialisten, die ihren Beruf auf der Basis fundierter Anatomiekenntnisse ausübten. Traditionell hatten Zahnzieher innerhalb der Chirurgenhierarchie eine zwiespältige Position eingenommen. Wie bereits in Kapitel zwei geschildert, gehörten Zahnbehandlungen zwar zum festen Bestandteil der chirurgischen Praxis, Zahnzieher standen jedoch „auf den niedrigsten Sprossen der chirurgischen Leiter".[2] Außerhalb der Städte waren viele von ihnen einfache Schmiede, die mit ihren Zangen gelegentlich auch Zähne extrahierten.

In Paris war die Lage komplexer. Eine Minderheit mit ausreichend Zeit und Geld absolvierte unter der Ägide der Pariser Medizinischen Fakultät eine lange Ausbildung. Nur wer mit dem Gütesiegel eines *artisan suivant la cour* („Handwerker des Hofes") ausgezeichnet wurde, durfte die Zähne des Königs ziehen; andere bemühten sich darum, eine königliche Bewilligung für den Verkauf patentierter Arzneien wie *orviétan* zu erhalten. Ab 1699 vergab das Collège de Saint-Côme den Titel des *expert* an jene, die die Zunftmeister in einer zweitägigen Prüfung überzeugen konnten. Einige Zahnzieher praktizierten nun als *experts pour les dents*, wobei ihnen nicht erlaubt war, sich Chirurgen zu nennen.

Um die *dentistes* und ihr Streben nach Anerkennung zu verstehen, muss man sich ihren Kunden zuwenden: den Granden am Hofe Ludwigs XIV. Mittelalterliche Monarchen belohnten gewöhnlich diejenigen unter ihren Anhängern, die sich in einer Schlacht oder bei Turnieren ausgezeichnet hatten. Doch die Höflinge des Sonnenkönigs eroberten die Gunst ihres Königs eher durch eine auffällige Zurschaustellung ihres Reichtums. Sie ließen in Paris prächtige Stadtpalais erbauen, fuhren in vergoldeten Kutschen nach Versailles und setzten vor allem ihre Person mit prächtiger Kleidung, Schmuck, Perücken, Schönheitsflecken, Parfüm und Kosmetik aufs Vorteilhafteste in Szene. Für diese Aristokraten war ein Mund voller gerader, glänzender Zähne ein politischer Aktivposten, und ein guter *dentiste* konnte den gesellschaftlichen Weg nach oben ebnen.

Ludwig XIV. musste am eigenen Leib erfahren, welche Qualen ein unfähiger Zahnzieher verursachen konnte. Im Jahr 1685 hatte sein führender Arzt Antoine Daquin einen „Operateur für die Zähne" angewiesen, die wenigen Backenzähne zu ziehen, die dem König noch rechts oben im Kiefer verblieben waren. Diese erwiesen sich jedoch als sehr fest verankert, sodass der Operateur am Ende des Eingriffs einen Großteil des Oberkiefers mit herausriss und dabei ein Loch im Gaumen seines Patienten hinterließ. Die Wunde verheilte, doch nicht ohne bleibenden Schaden, denn, wie Daquin vermerkte, „jedes Mal, wenn der König trank oder gurgelte, stieg die Flüssigkeit in seine Nase hoch und sprudelte wie bei einem Springbrunnen daraus hervor". Der oberste Chirurg des Monarchen, Charles-François Félix, wurde herbeizitiert und erhielt von Ludwig folgende Anordnung: „Kümmere dich um die Angelegenheit und behandle mich nicht als König; ich wünsche kuriert zu werden, als wär ich ein Bauer." In einer Prozedur, die dem bedauernswerten Herrscher wahre Höllenqualen bereitet haben muss, verschloss Félix das Loch daraufhin mit einem Brenneisen.

In seinem Werk *Le Chirurgien-Dentiste* (1728), einem Fachbuch für angehende *dentistes*, verwies Fauchard auf ein Paradoxon, das der Sonnenkönig sicherlich hätte nachvollziehen können:

> DIE ZÄHNE IN IHREM NATÜRLICHEN ZUSTAND SIND DIE GLATTESTEN UND HÄRTESTEN ALLER KNOCHEN DES MENSCHLICHEN KÖRPERS; DOCH SIE SIND AUCH AM ANFÄLLIGSTEN FÜR KRANKHEITEN, DIE SCHMERZEN VERURSACHEN UND MANCHMAL SEHR GEFÄHRLICH WERDEN.

Der 1678 in der Loire-Region geborene Fauchard sammelte früh Erfahrungen als Zahnzieher und diente unter dem Chirurgen Alexandre Poteleret in der französischen Marine. Als er nach einigen Studienjahren an der Universität von Angers 1719 nach Paris kam, hatte er einen Plan. Le Grand Thomas begeisterte den Mob, doch Fauchard wusste, wo Macht und Geld anzutreffen wa-

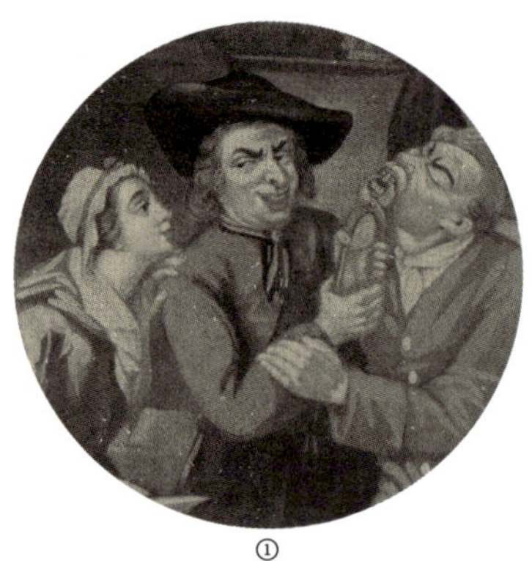

①

① *Der Hufschmied, der zum Zahnzieher wurde* (1792), handkoloriertes Mezzotinto, das John Dixon und James Wilson zugewiesen wird. ② In der satirischen Radierung nach James Gillray reißt der Patient in einem Anfall von Schmerz die Perücke des Zahnziehers herunter. ③ Ein Londoner *dentiste* zieht einer Patientin einen Zahn, während deren Begleiterin und der schwarze Diener des *dentiste* dabei zusehen. Koloriertes Mezzotinto des Karikaturisten Robert Dighton (1784).

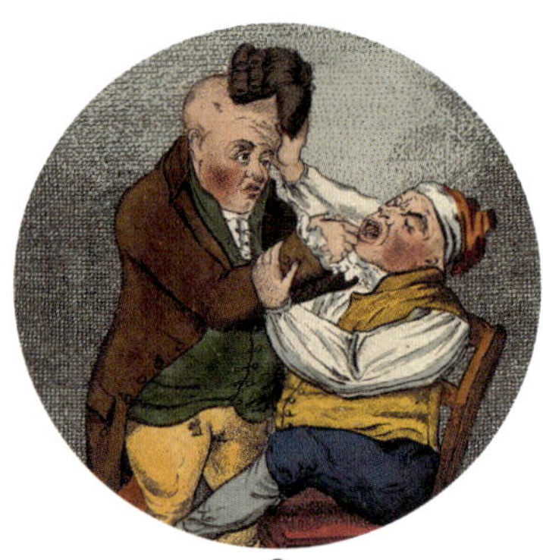

②

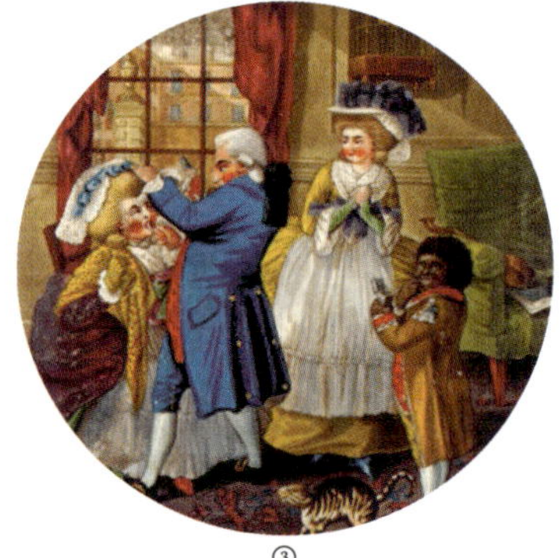

③

ren, und baute sich eine hochgestellte Kundschaft auf, während er an dem 800 Seiten starken Manuskript von *Le Chirurgien-Dentiste* arbeitete. Fauchard wollte mit seinem umfangreichen Text ein Standardwerk der aufgeklärten Zahnmedizin verfassen, zugleich aber auch für sich und seine Kollegen eine neue öffentliche Rolle definieren und jene ausschließen, die dieser nicht gerecht werden konnten. Voller Leidenschaft verdammte er die betrügerischen Praktiken der Scharlatane:

> MENSCHEN, DIE DAFÜR BEZAHLT WURDEN, ZAHNSCHMERZEN VORZUTÄUSCHEN, KOMMEN IN REGELMÄSSIGEN ABSTÄNDEN AUF DEN OPERATEUR ZU, DER BEREITS EINEN ZAHN IN SEINER HAND VERBORGEN HÄLT, DER (MIT DEM BLUTE EINES HUHNS ODER EINES ANDEREN TIERES) IN EINE SEHR DÜNNE HAUT EINGEWICKELT IST. ER FÜHRT SEINE HAND IN DEN MUND DES VORGETÄUSCHTEN LEIDENDEN UND LÄSST DEN ZAHN, DEN ER HÄLT, HINEINFALLEN. DANACH MUSS ER DEN ZAHN NUR MIT … EINEM STROHHALM … BERÜHREN. ER MUSS NUR … EINE GLOCKE AM OHR DES FALSCHEN PATIENTEN KLINGELN LASSEN, DER DANN DAS AUSSPEIT, WAS SICH IN SEINEM MUND BEFINDET – DAS BLUT UND DEN ZAHN.

Wenn ein Patient mit echten Zahnschmerzen einen Zahn gezogen bekommen wollte, wand der Scharlatan sich mit Ausreden aus der Sache heraus. Er behauptete dann, „… dass die Fluxion zu groß sei, sodass der Kunde sich einige Tage gedulden müsse, oder dass dieser Zahn ein Augen-Zahn sei, der nicht gezogen werden dürfe, da … diese Zähne mit den Augen verbunden seien, die, wie sie sagen, auch das Auge schädigten, wenn sie gezogen würden". Fauchard präsentierte zudem eine Reihe von Fallbeispielen, in denen Zahnziehern folgenreiche Fehler unterlaufen waren, darunter zum Beispiel der schauerliche Fall des Henri Amarton aus Nonette in der Auvergne. Amarton hatte einen Zahnzieher aufgesucht und ihn gebeten, einen verfaulten Backenzahn zu extrahieren, doch der Zahn wollte sich partout nicht lösen. Anstatt sein Versagen einzugestehen, hämmerte der Zahnzieher den Zahn daraufhin in Amartons Kieferhöhle hinein und sagte ihm, er müsse den Zahn wohl verschluckt haben. Innerhalb weniger Tage schwoll Amartons Gesicht dramatisch an, und er litt schreckliche Schmerzen, verursacht durch einen nun potenziell tödlichen Abszess im Kiefer. Ein Chirurg

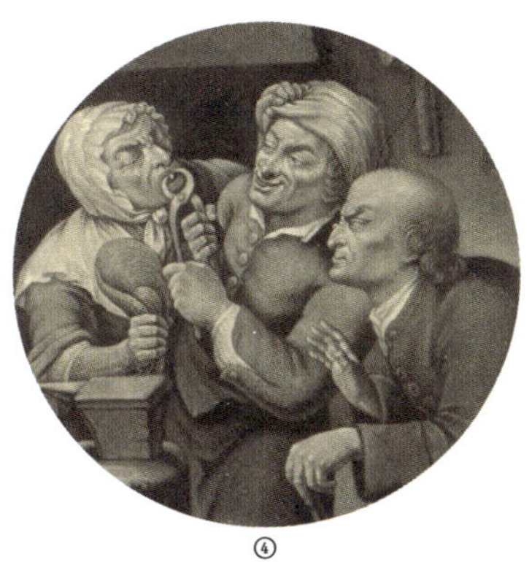

④

④ *Der Schmied, der zum Zahnzieher wurde* (1792), handkoloriertes Mezzotinto, das John Dixon und James Wilson zugewiesen wird.
⑤ Zwei Herren mit Perücken tragen den Kampf des Zähneziehens aus. Kolorierter Punzenstich von James Gillray (1796).
⑥ Humorvolle Darstellung einer Extraktion, bei der ein übereifriger *dentiste* seinen vornehmen Patienten umstößt, Aquarell von James Gillray (1790).

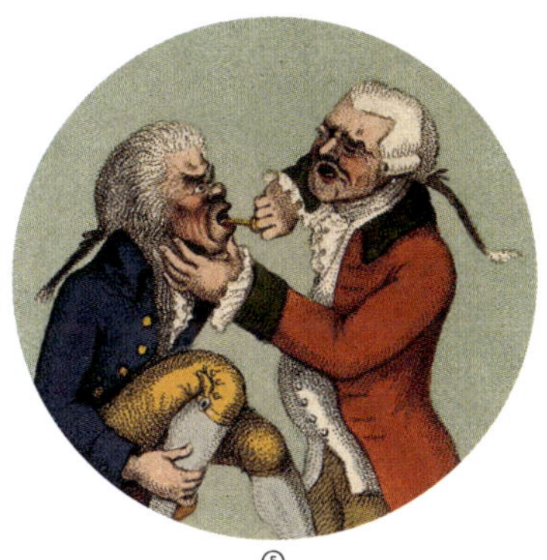

⑤

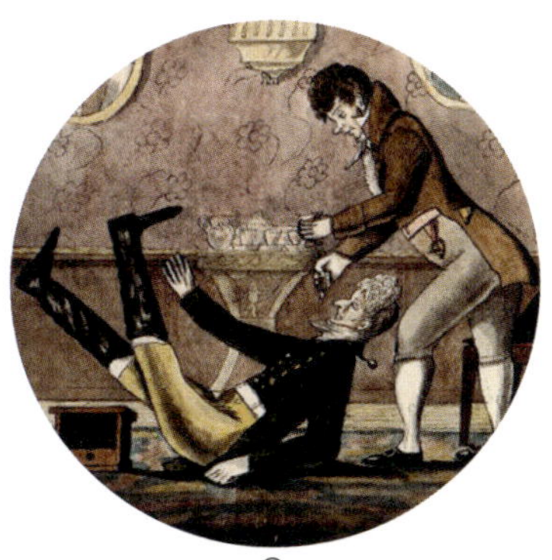

⑥

fand schließlich heraus, was passiert war; es gelang ihm – nach einer Operation –, den Zahn zu ziehen und Amartons Leben zu retten. Nach Fauchards Ansicht ließen sich solche Vorfälle nur vermeiden, wenn man einen *dentiste* aufsuchte und sich von allen Zahnziehern fernhielt – vor allem von jenen, die den Besitz von Instrumenten mit Können und Erfahrung verwechselten:

> SO VIELE PFUSCHEN AN DEN ZÄHNEN HERUM, OBWOHL SIE EINEN ANDEREN BERUF HABEN, DASS ES SICHERLICH BALD MEHR DENTISTEN ALS MENSCHEN MIT ZAHNSCHMERZEN GEBEN WIRD. ES GIBT TATSÄCHLICH MESSERSCHMIEDE, DIE SICH ANS ZÄHNEZIEHEN WAGEN. ANSCHEINEND VERLOCKEN DIE INSTRUMENTE IN IHREM BESITZ SIE DAZU, DIESELBIGEN AUSZUPROBIEREN. ICH KENNE IN DIESER STADT EINEN, DER IN SEINEM VIERTEL ALS ZAHNZIEHER GILT. BESAGTER MANN HAT MEHREREN SCHARLATANEN BEIM OPERIEREN ZUGESEHEN UND SICH WOHL GEDACHT, DASS ES GENAUSO LEICHT WÄRE, ZÄHNE ZU ZIEHEN, WIE MESSER ZU SCHMIEDEN. WENN SICH DIE GELEGENHEIT ERGIBT, SEINE EINGEBILDETE FÄHIGKEIT UND SEINE INSTRUMENTE IN DER PRAXIS EINZUSETZEN, ERGREIFT ER SIE; UND WENN ES IHM DABEI NICHT GELINGT, DEN ZAHN GANZ ZU EXTRAHIEREN, SO NIMMT ER DOCH EIN STÜCK DAVON HERAUS.

Fauchard führte zwei Neuerungen ein: Statt die Extraktion als Allheilmittel anzusehen, bemühte er sich, die Zähne seiner Kunden zu erhalten. Und er verschönerte sie, indem er sie reinigte, begradigte und Lücken mit gut gemachten Prothesen überbrückte. Ein *dentiste* füllte Zahnlöcher nach italienischer Manier mit Gold und richtete schiefe Zähne mit Zahnspangen aus Gold oder Seide oder, wenn ein rasches Ergebnis gewünscht war, mit einem speziellen Pelikan. Echt aussehende falsche Zähne, aus Elfenbein oder Knochen geschnitzt, konnten mit feinen Silberfedern fixiert werden. *Le Chirurgien-Dentiste* enthielt 42 Seiten mit Zeichnungen von neuen Instrumenten zur Herstellung von Zahnprothesen, die aus den Werkstätten von Juwelieren und Uhrmachern stammten. Statt wie Ludwig XIV. ein Ausbrennen zu erleiden, konnten Patienten sich nun mit einem Obturator – einem Schwamm, der auf einer in Hautfarbe angemalten Gold- oder Silberplatte aufgebracht war – Gaumenlöcher verschließen lassen.

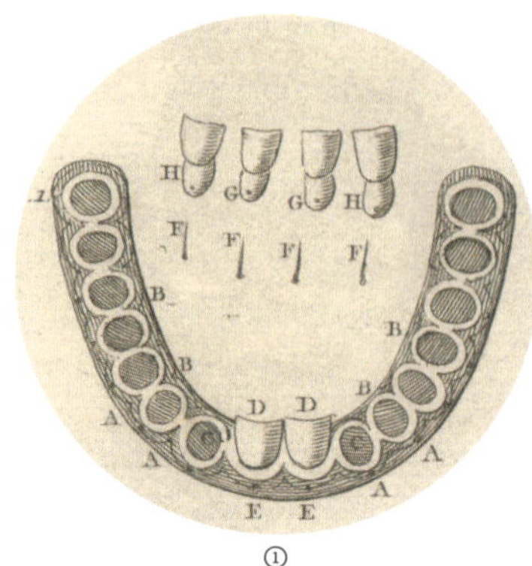

①

① Zeichnung einer Dentalprothese aus *Recherches et observations sur toutes les parties de l'art du dentiste* (1786) von Bernard Bourdet. ② Mit diesem Instrument (1701–1850) wurde in Zahnprothesen aus Elfenbein die Form von Zähnen eingearbeitet. ③ Eine Anzeige für das Zahnpulver des Dentalchirurgen W. Morgan, aus *Dental Memoranda* von Theodosius Purland, erschienen 1702–1878.

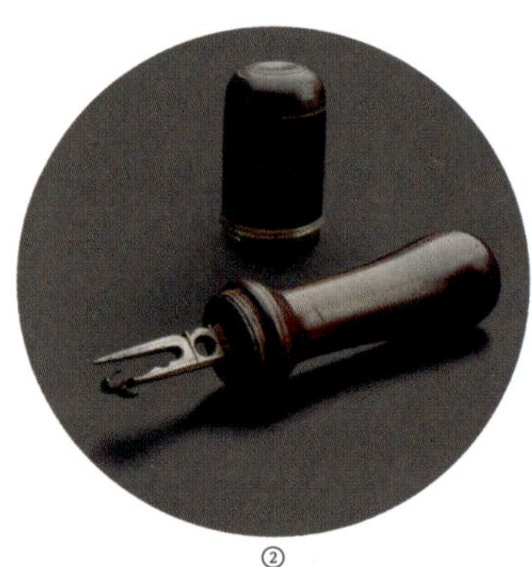

②

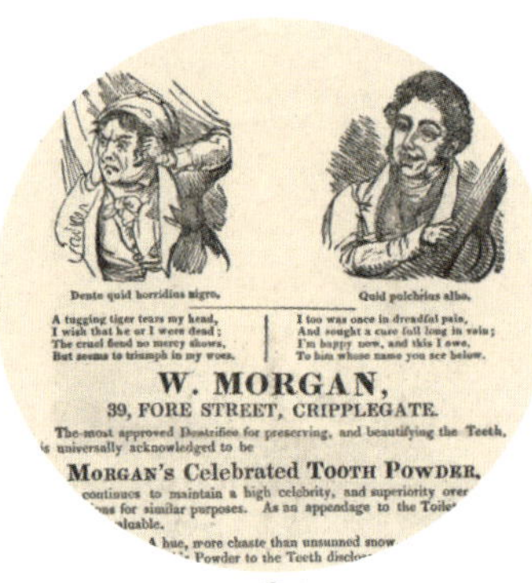

③

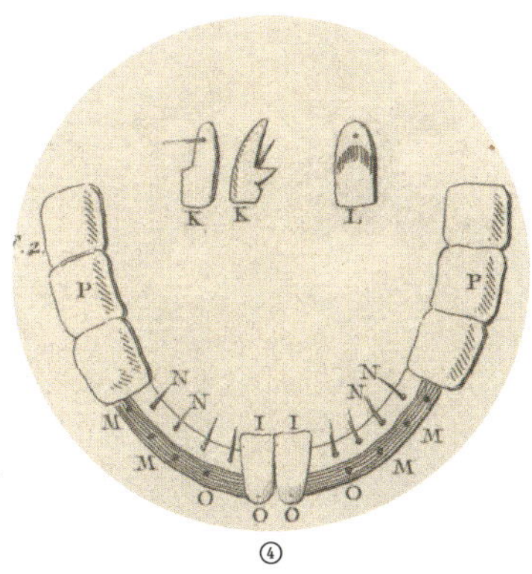

④

④ Detaillierte Zeichnung einer Prothese aus Bourdets Standardwerk. ⑤ Die Prothese war aus Nilpferd-Elfenbein geschnitzt und wahrscheinlich sehr teuer. Elfenbein war schwer zu reinigen, überdies verschliss das Gebiss im Laufe der Zeit und fing an, unangenehm zu riechen. ⑥ Werbung für eine schmerzlindernde Kette, aus Purlands *Dental Memoranda*, handschriftlich auf 1766 datiert.

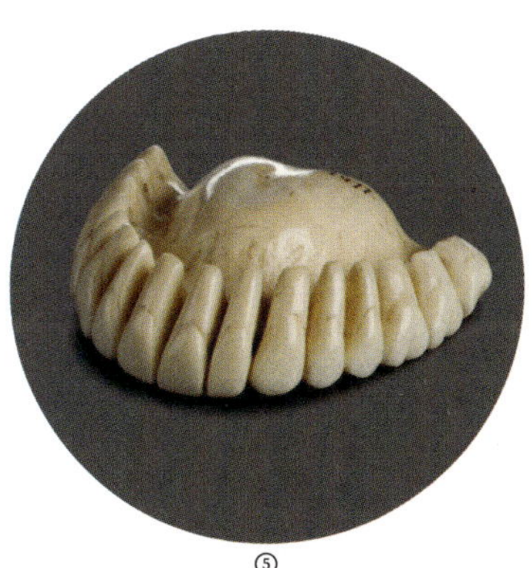
⑤

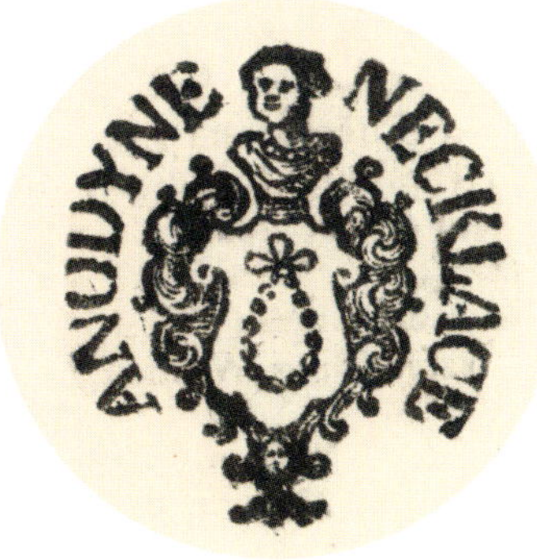

⑥

Neben diesen technischen Innovationen legten die *dentistes* ihren Patienten gegenüber auch ein neues Verhalten an den Tag, das von den aufklärerischen Tugenden der Einfühlsamkeit und Höflichkeit bestimmt war. Im Gegensatz zu den Scharlatanen, die mit überbordendem Selbstbewusstsein und brutaler Muskelkraft zu Werke gegangen waren, hatten sie ein offenes Ohr für die Ängste und Leiden ihrer Patienten und Hände, die (in Fauchards Worten) „leicht, sicher und geübt" waren. Instrumente aus Metall sollten nun angewärmt werden, bevor sie mit der empfindlichen Haut der Kunden in Berührung kamen, und man gewährte den Patienten nach schmerzhaften Prozeduren Zeit, sich zu sammeln. Statt ihre Kunden in unbequeme oder unwürdige Positionen zu zwängen, lernten *dentistes*, den auf einem Sofa ausgestreckten Patienten zu operieren. In dem Maße, wie die neue Hofkultur von Versailles dem zunehmenden Einfluss des Konsumkapitalismus erlag, entwickelte sich der *dentiste* zum Entrepreneur, der soziale Kontakte und Werbung einsetzte, um die Verbindung zwischen guten Zähnen, Schönheit und Erfolg zu propagieren.

Einerseits waren Fauchard und seine *dentistes*-Kollegen einfach gehobene Zahnzieher, die auf der Welle der französischen chirurgischen Revolution ihr Glück in den Mündern der Pariser *haute bourgeoisie* suchten (und fanden). Doch andererseits stellten sie darüber hinaus die erste Generation der Zahnheilkundler, die auch von nicht unter akuten Schmerzen leidenden Menschen konsultiert wurden. Sie bewahrten ihre Kunden in einer Gesellschaft, in der nur der schöne Schein zählte, vor den gefährlichen Konsequenzen eines hässlichen Mundes und verstanden, welche Leiden und Kosten ihre Klientel für ein hübsches Lächeln auf sich zu nehmen gewillt war – genauso wie heute.

① Für eine anregende Analyse von Thomas' Bild siehe Colin Jones, „Pulling Teeth in Eighteenth-Century Paris", *Past and Present*, Nr. 166, 2000, S. 100–145.

② Roger King, *History of Dentistry: Technique and Demand*, Wellcome Unit for the History of Medicine, 1997, S. 4.

NÄCHSTE DOPPELSEITE | Abbildungen aus Pierre Fauchards *Le Chirurgien-Dentiste* (1728):

SEITE 78 | Zahnprothese – künstliche Zähne mit Federn (oben links); vollständiges Gebiss mit Federn (oben rechts); Instrumente für die Herstellung von Prothesen (unten links und rechts).

SEITE 79 | Dentale Ligaturzangen für die Zahnrestauration (oben links); Dentalzange (oben rechts); Dentalzange mit gebogener Spitze (unten links); Pelikan für die Extraktion (unten rechts).

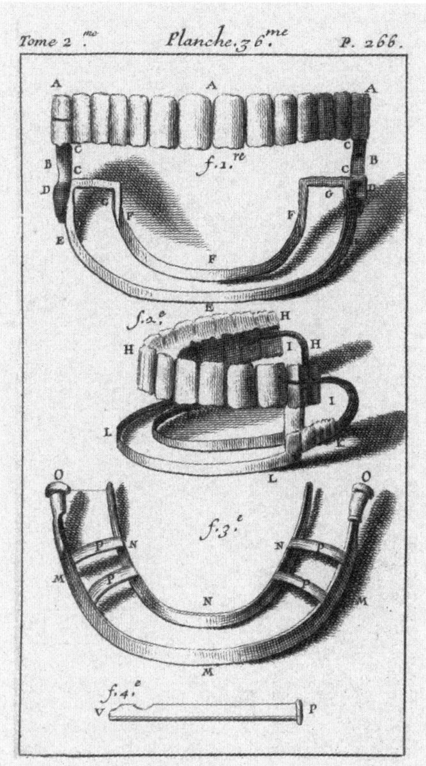
Tome 2.me Planche.36.me P. 266.
f.1.re
f.2.e
f.3.e
f.4.e

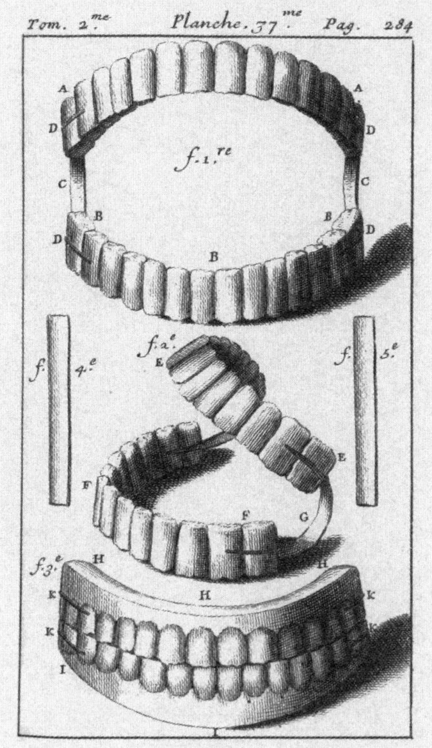
Tom. 2.me Planche.37.me Pag. 284
f.1.re
f.2.e
f. 4.e
f. 5.e
f.3.e

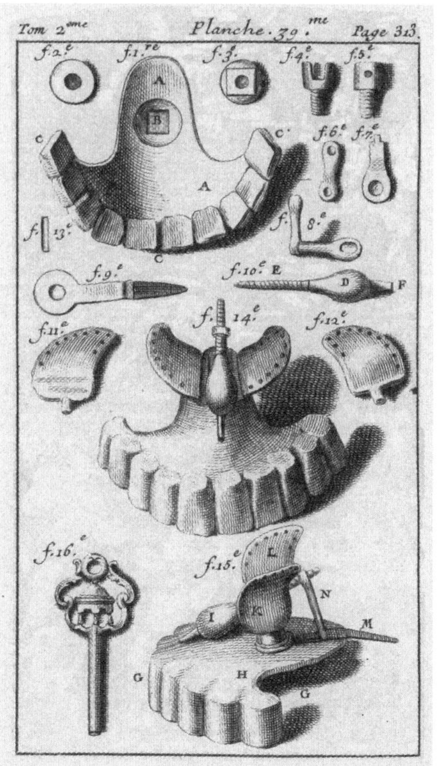
Tom 2.eme Planche.39.me Page 313.
f.1.re
f.2.e
f.3.e
f.4.e
f.5.e
f.6.e
f.7.e
f. 8.e
f. 13.e
f.9.e
f.10.e
f.11.e
f.12.e
f. 14.e
f.15.e
f.16.e

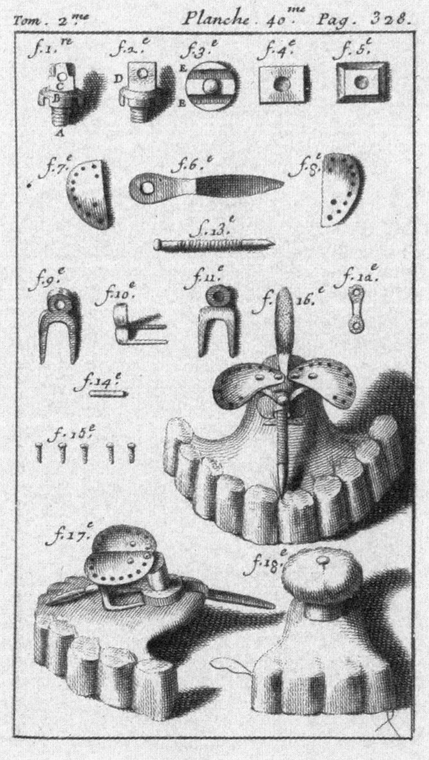
Tom. 2.me Planche. 40.me Pag. 328.
f.1.re
f.2.e
f.3.e
f.4.e
f.5.e
f.6.e
f.7.e
f.8.e
f.13.e
f.9.e
f.10.e
f.11.e
f.12.e
f. 16.e
f.14.e
f.15.e
f.17.e
f.18.e

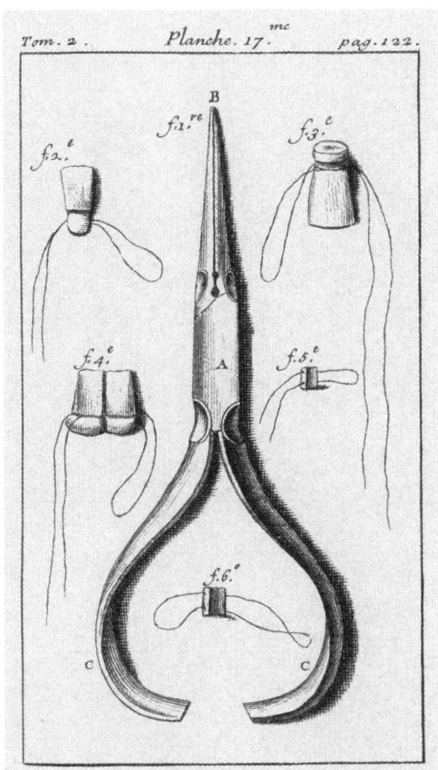
Tom. 2. Planche. 17.me pag. 122.
B
f.1.re
f.2.e
f.3.e
A
f.4.e
f.5.e
f.6.e
C
C

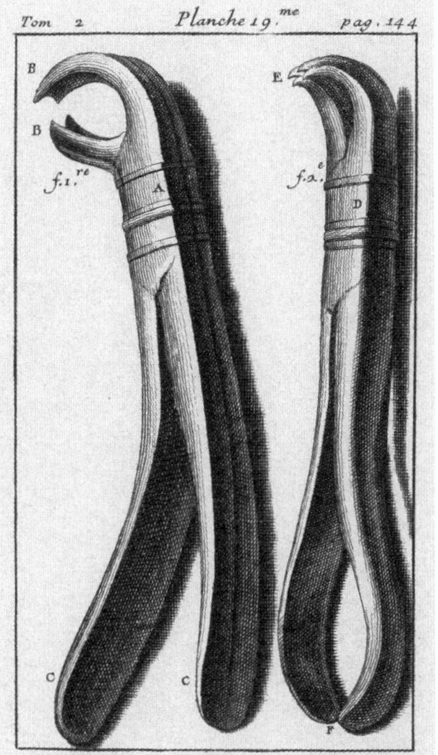
Tom 2 Planche 19.me pag. 144
B
B
f.1.re
A
E
f.2.e
D
C
C
F

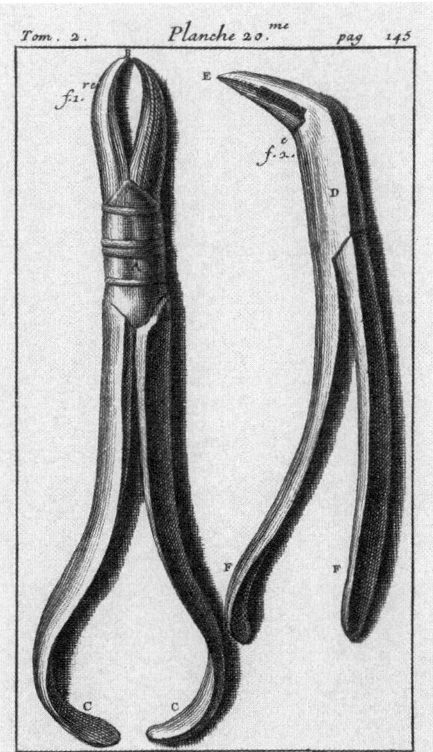
Tom. 2. Planche 20.me pag 145
f.1.re
E
f.2.e
D
A
F
F
C
C

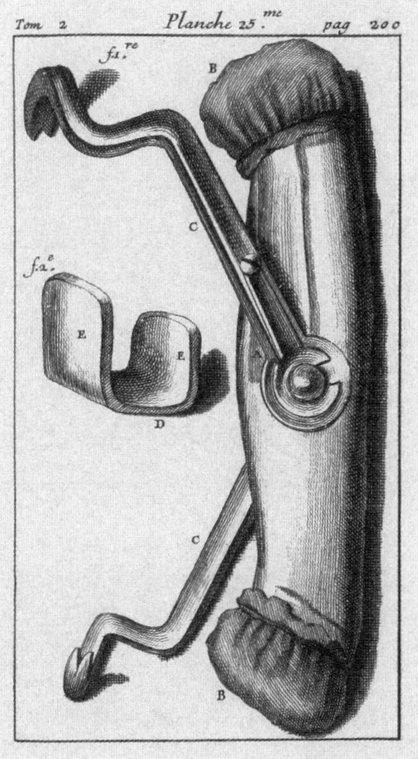
Tom 2 Planche 25.me pag 200
f.1.re
B
C
f.2.e
E
E
A
D
C
B

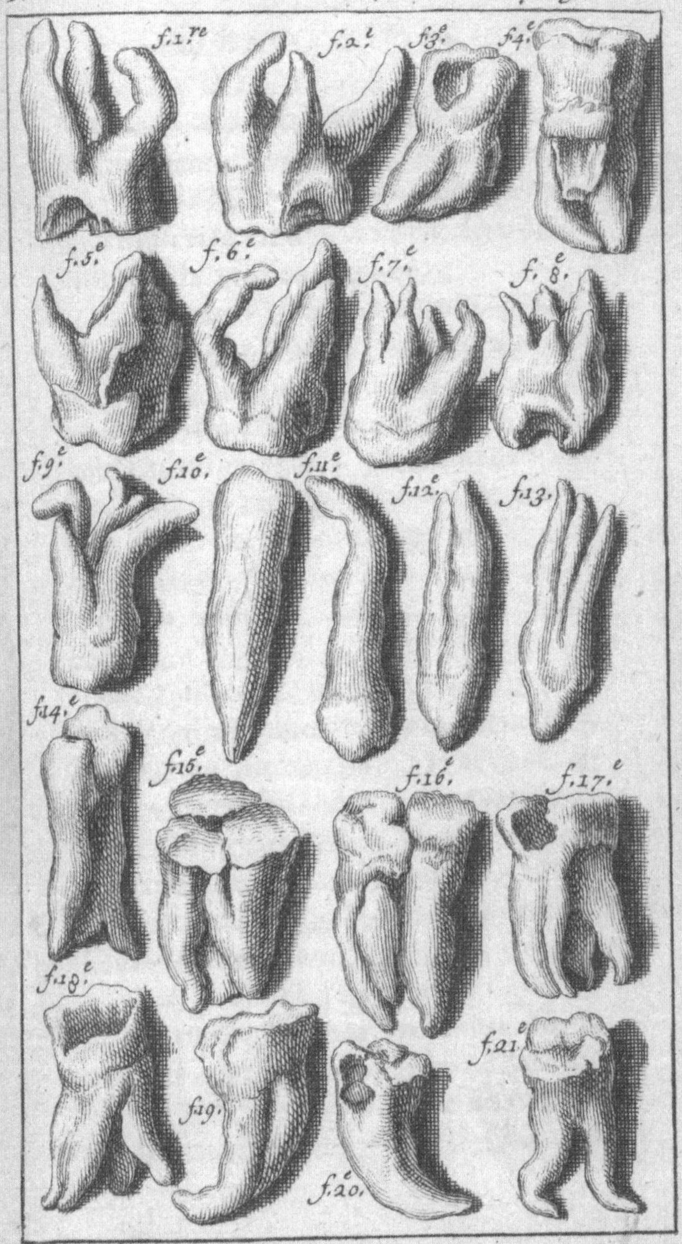

OBEN | Zeichnungen von Zähnen des Ober- und Unterkiefers, aus Pierre Fauchards *Le Chirurgien-Dentiste*.
GEGENÜBER | Tafeln aus *Abhandlungen und deren Krankheiten* (1756) von Philipp Pfaff. Abgebildet sind Instrumente zur Herstellung von künstlichen Zähnen (oben) sowie Polierfeilen und diverse andere

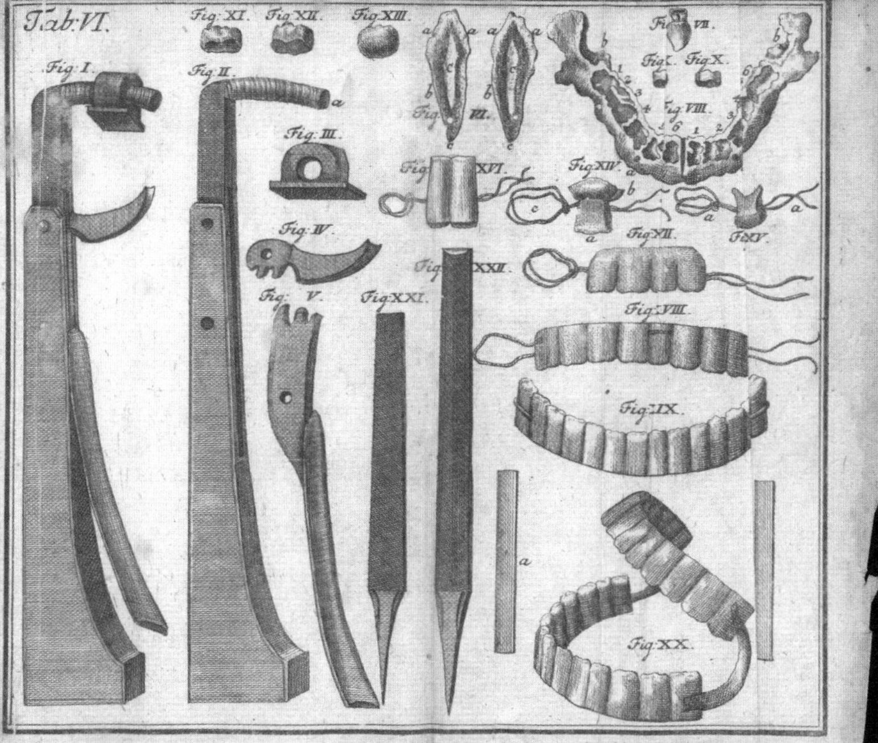

Tab. VI.

Fig. I. Fig. II. a Fig. III. Fig. IV. Fig. V. Fig. XXI. Fig. XXII. a

Fig. XI. Fig. XII. Fig. XIII. a a a a b c b c c c Fig. VI.

Fig. VII. b b Fig. IX. Fig. X. Fig. VIII. 1 2 3 4 5 6 1 2 3 6

Fig. XVI. Fig. XIV. a b c a Fig. XII. a a Fig. XV.

Fig. XVIII. Fig. XIX. Fig. XX.

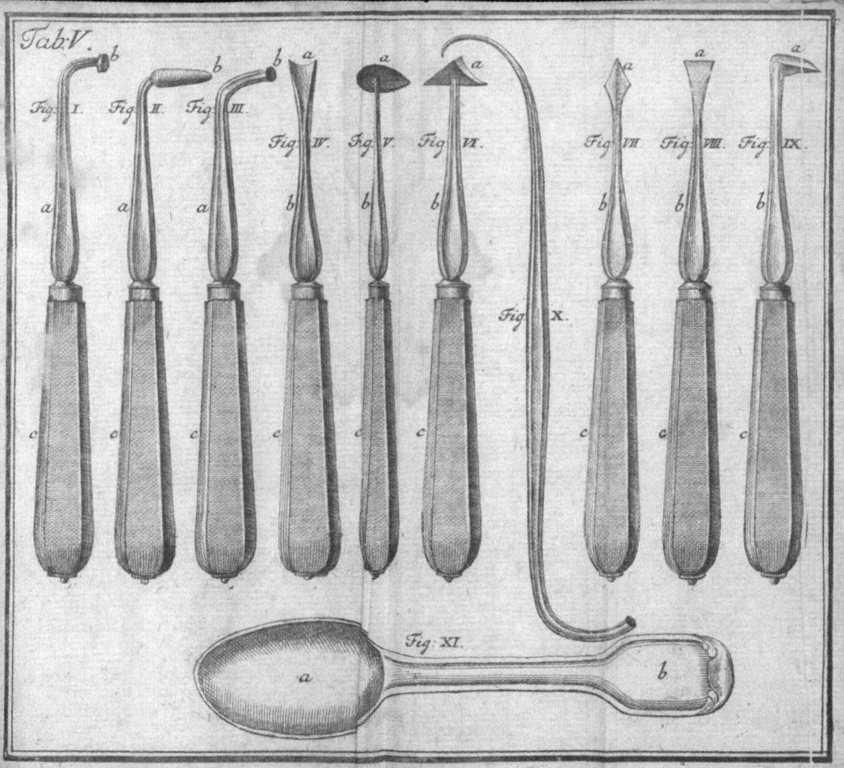

Tab. V.

Fig. I. Fig. II. Fig. III. Fig. IV. Fig. V. Fig. VI. Fig. VII. Fig. VIII. Fig. IX.

a b c

Fig. X.

Fig. XI. a b

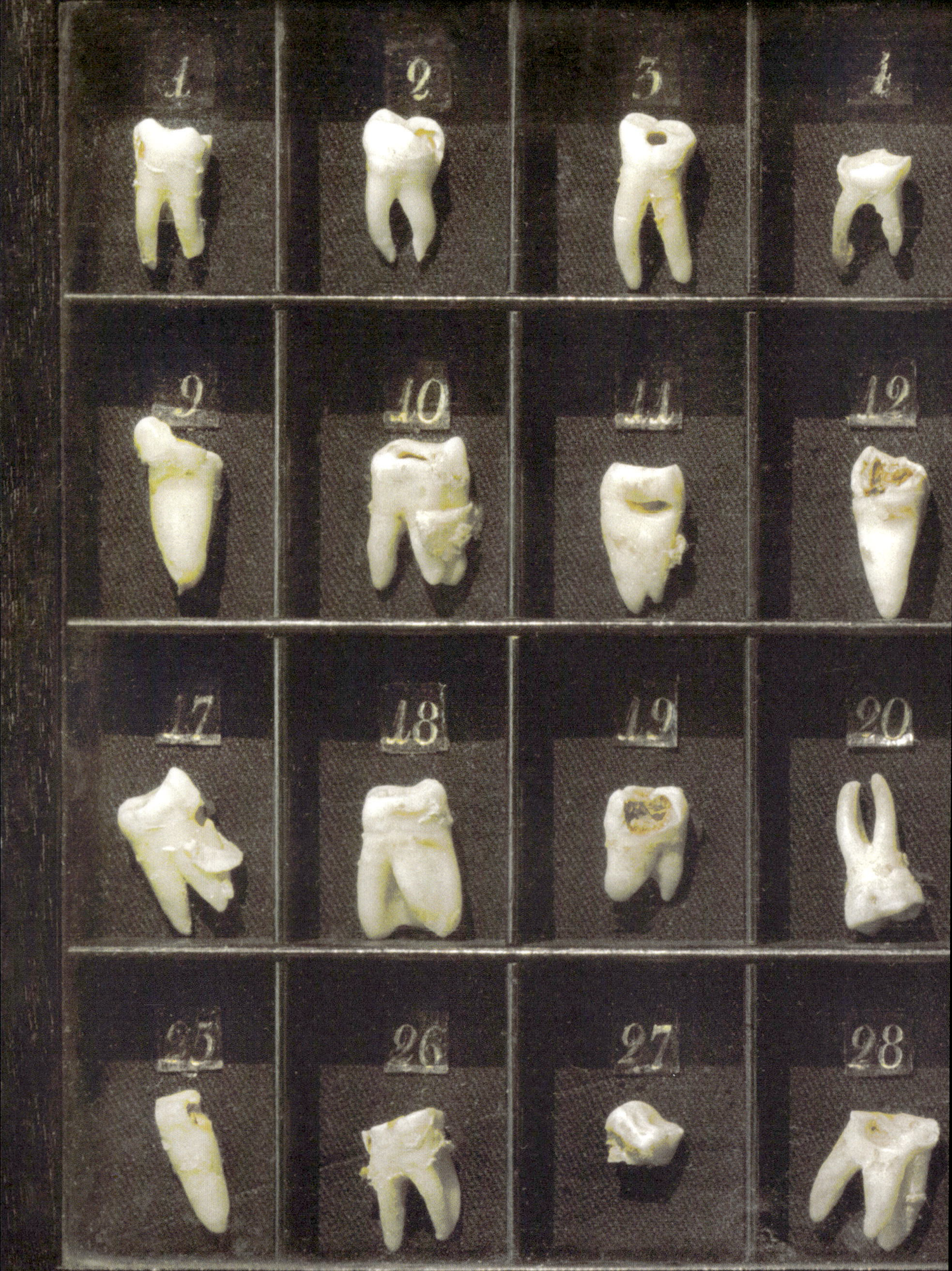
1
2
3
4
9
10
11
12
17
18
19
20
25
26
27
28

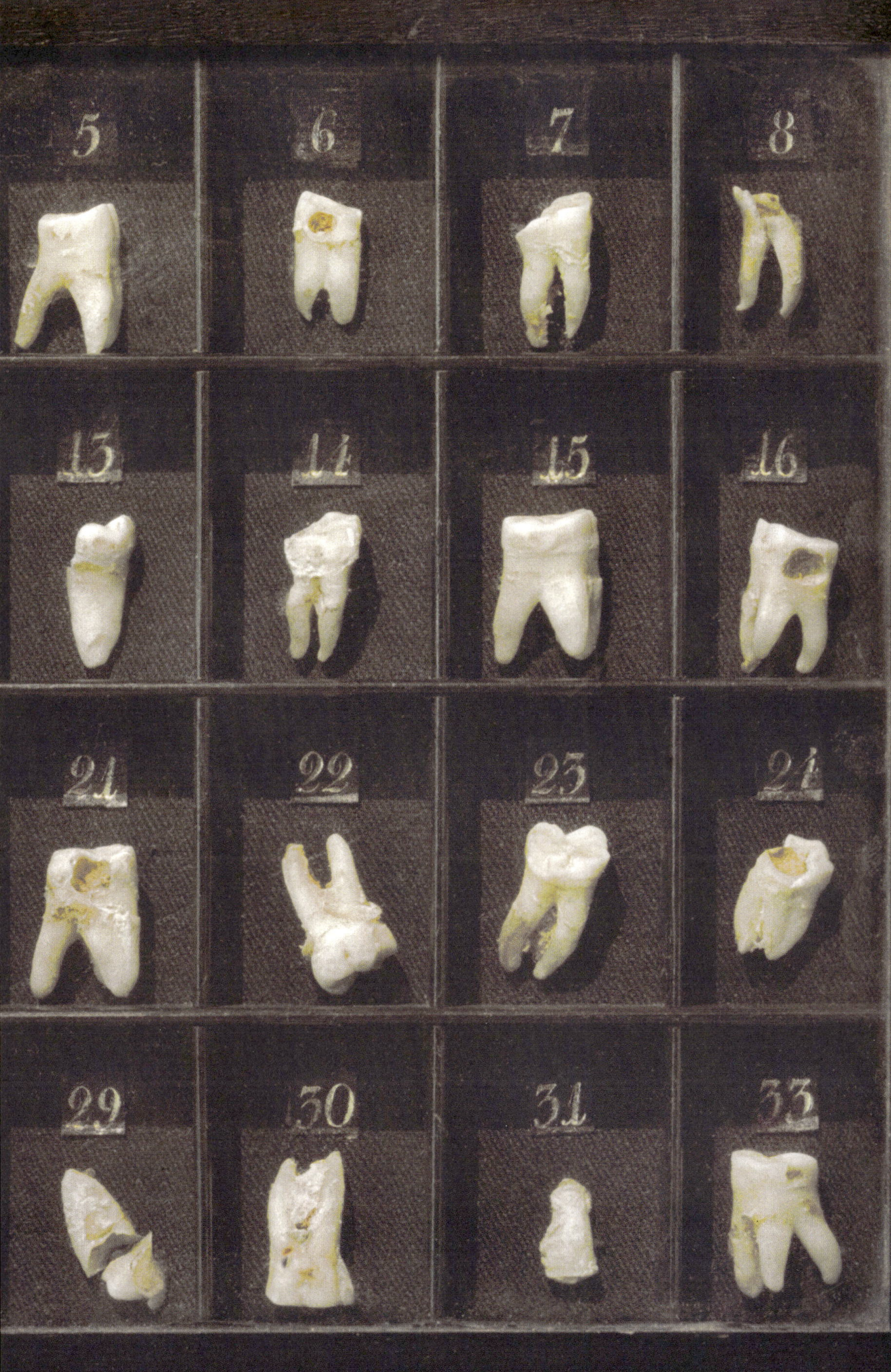
5
6
7
8
13
14
15
16
21
22
23
24
29
30
31
33

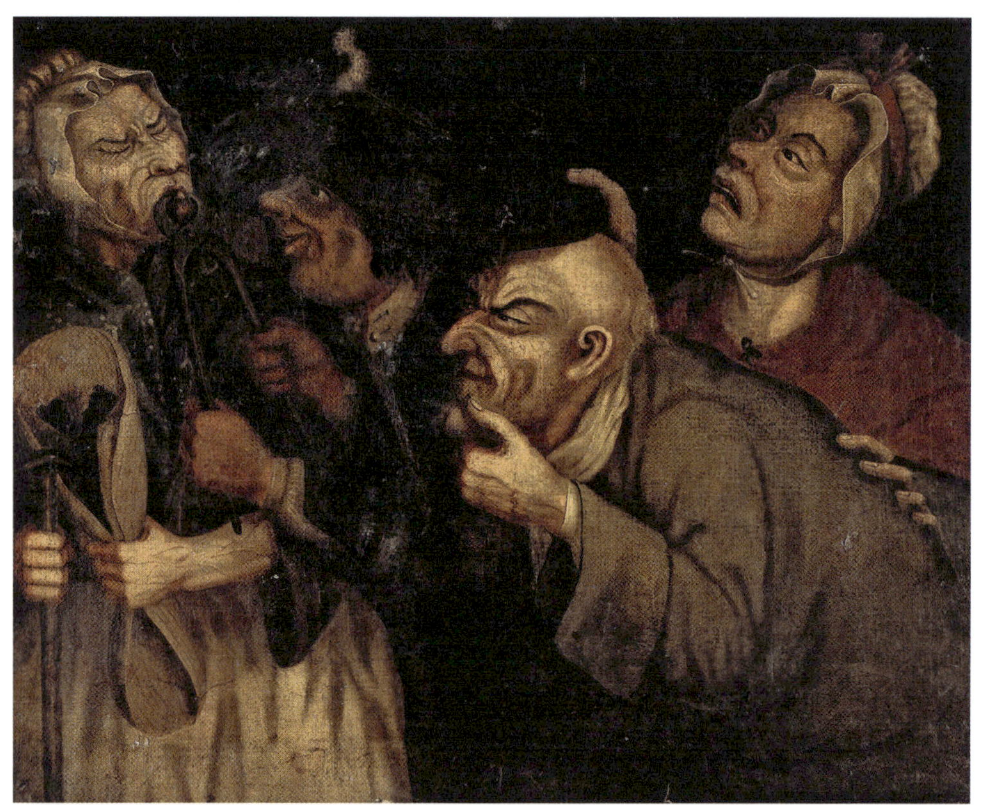

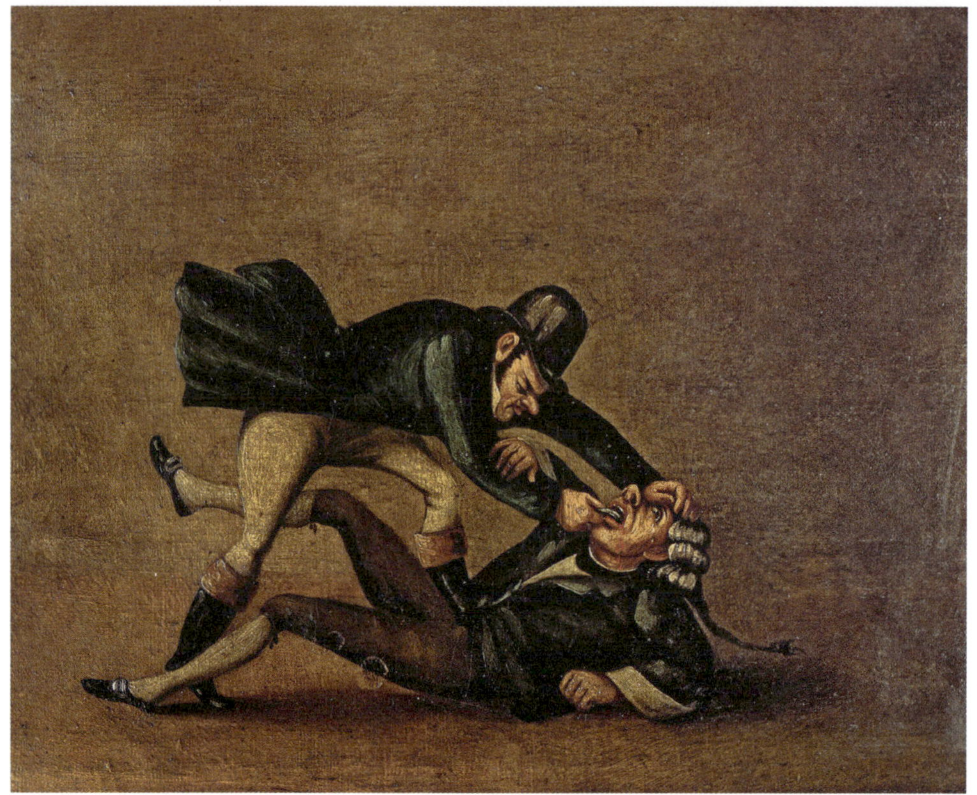

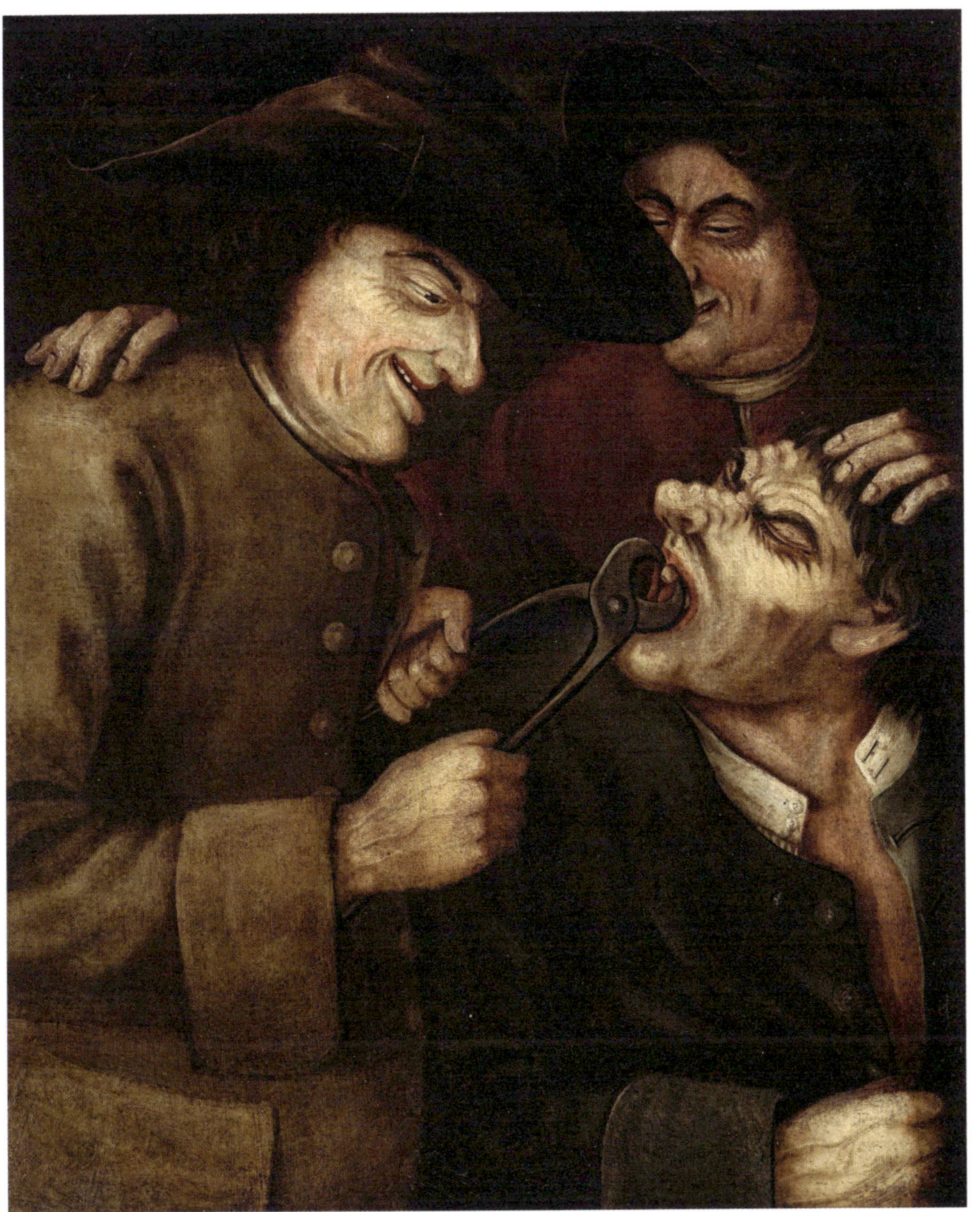

SEITE 82–83 | Gezogene Zähne von verschiedenen Personen, die der russische Zar Peter der Große (1672–1725) gesammelt hat.

GEGENÜBER UND OBEN | Ölgemälde aus dem 18. Jahrhundert im Stil von John Collier. Der Schmied, der zugleich Zahnzieher ist, zieht die Zähne der leidenden Patienten mit einer überdimensionalen Zange (gegenüber oben und oben); ein Patient geht bei dem Versuch, einem übermotivierten Zahnzieher zu entkommen, zu Boden (gegenüber unten).

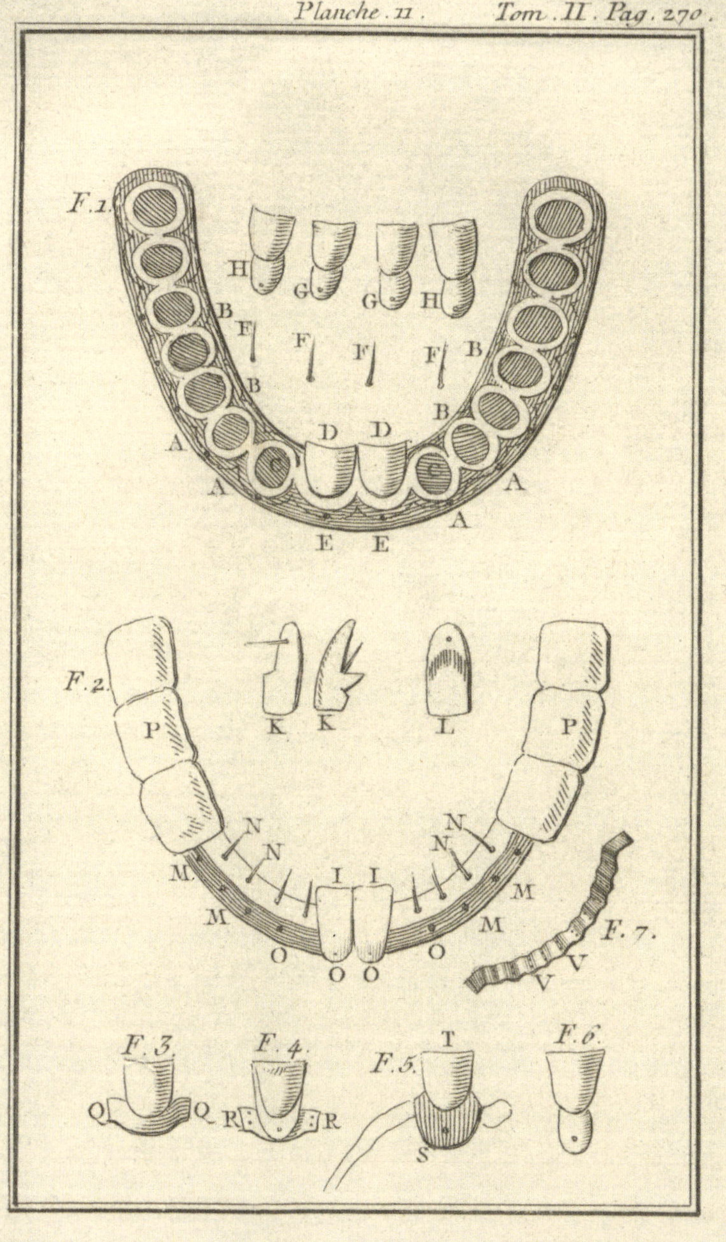

Seiten aus Bernard Bourdets *Recherches et observations sur toutes les parties de l'art du dentiste.*
OBEN | Darstellungen von Zahnprothesen.
GEGENÜBER | Zahnfeilen (oben links); Zahnprothese (oben rechts); Zahnsonden (unten links); Zahnschlüssel (unten rechts).

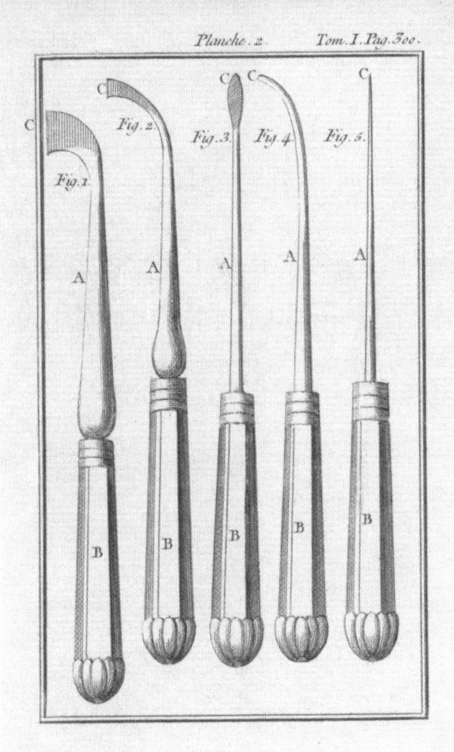
Planche. 2.
Tom. I. Pag. 300.
Fig. 1.
Fig. 2.
Fig. 3.
Fig. 4.
Fig. 5.

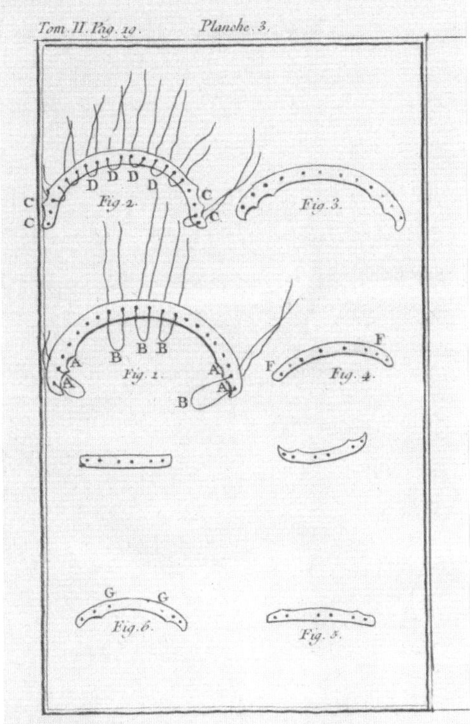
Tom. II. Pag. 19.
Planche. 3.
Fig. 2.
Fig. 3.
Fig. 1.
Fig. 4.
Fig. 6.
Fig. 5.

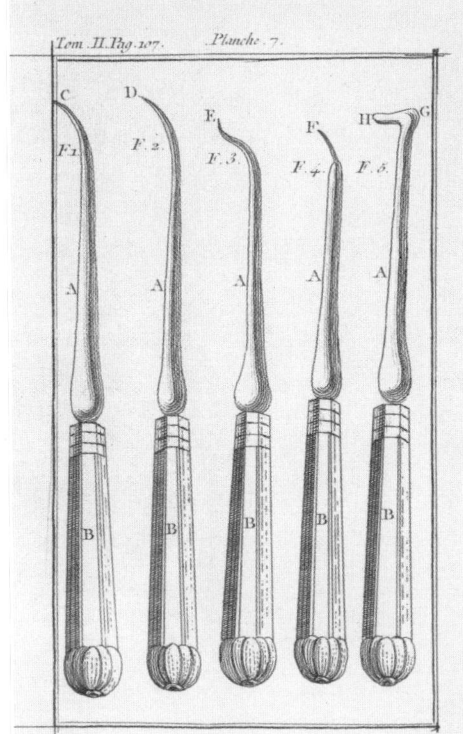
Tom. II. Pag. 107.
Planche. 7.
F. 1.
F. 2.
F. 3.
F. 4.
F. 5.

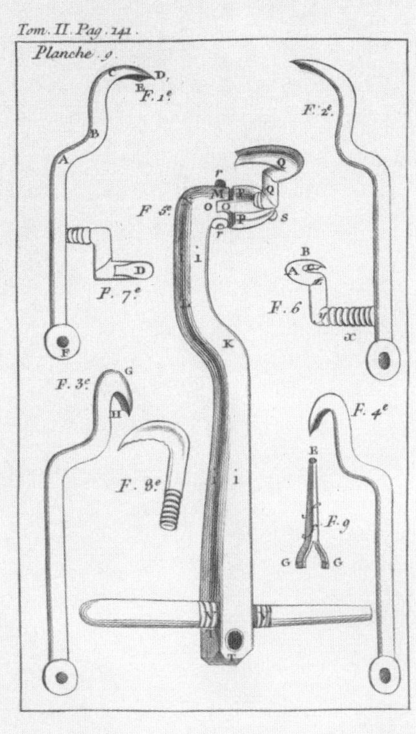
Tom. II. Pag. 141.
Planche. 9.
F. 1.e
F. 2.e
F. 5.e
F. 7.e
F. 6
F. 3.e
F. 8.e
F. 4.e
F. 9

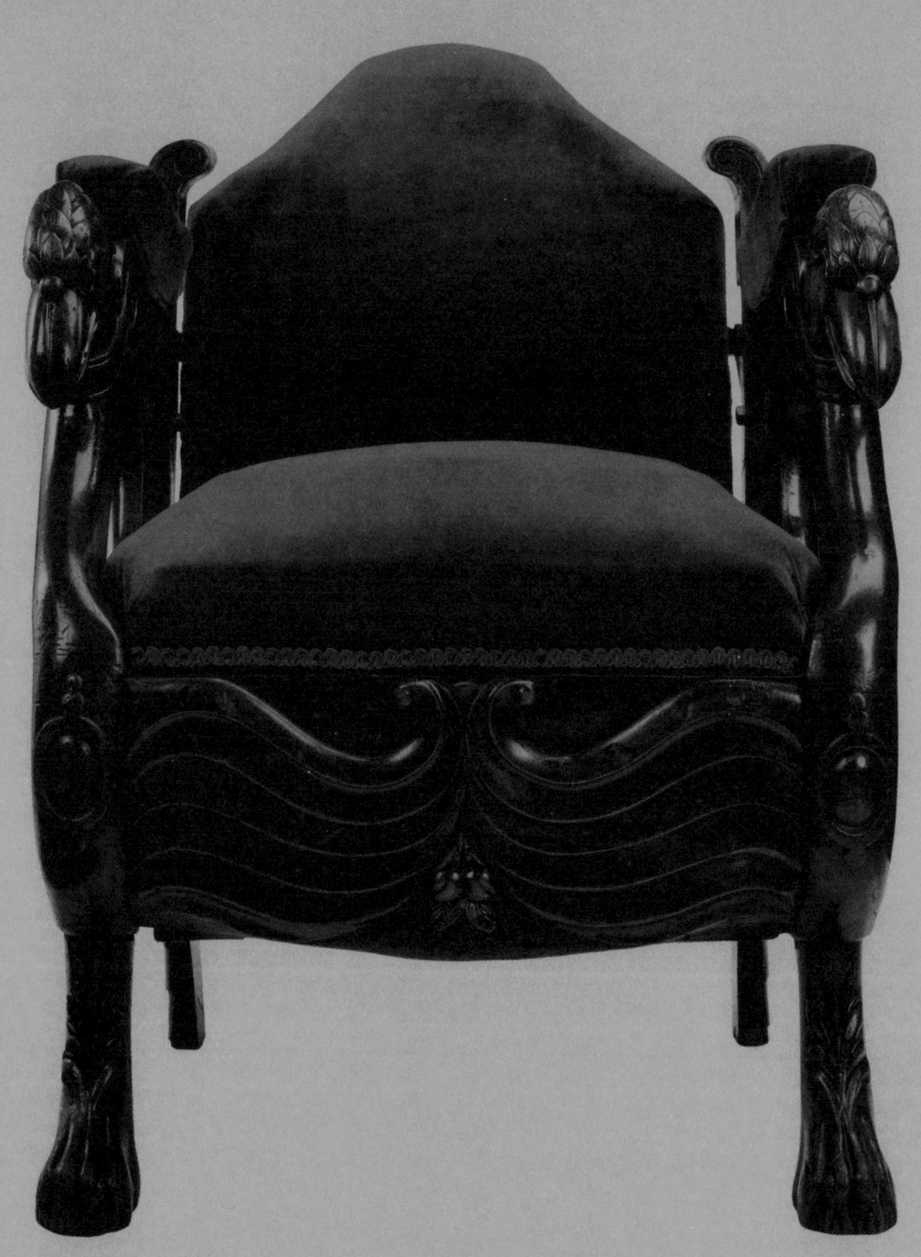

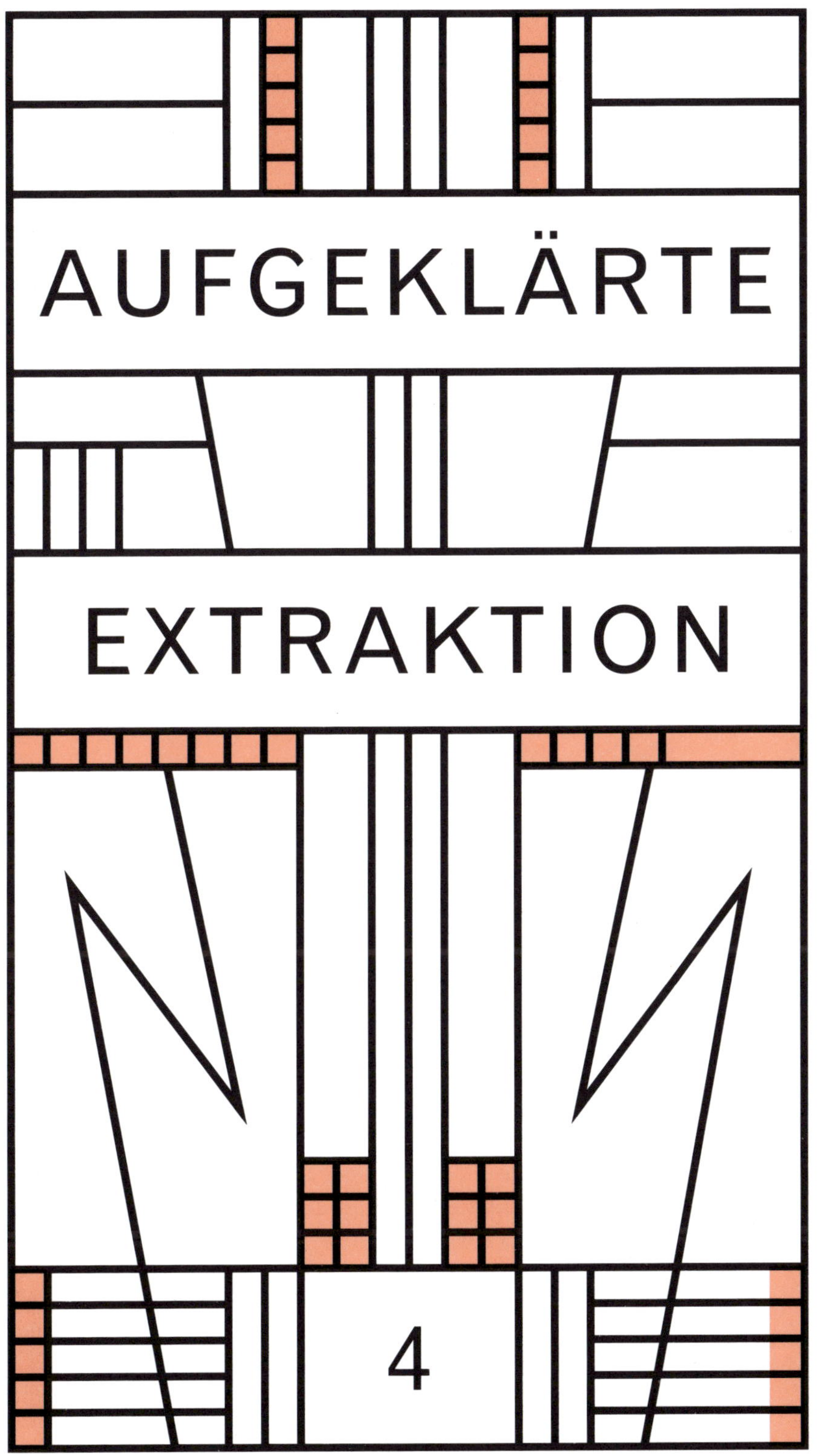
AUFGEKLÄRTE
EXTRAKTION
4

Die berühmtesten falschen Zähne der Geschichte kann man heute im Mount Vernon Estate in Virginia in einer Glasvitrine bestaunen. Sie könnten auch ein Paar Kastagnetten aus einem Bild von Francis Bacon darstellen. Tatsächlich gehörte dieses künstliche Gebiss jedoch einst George Washington, dem ersten Präsidenten der Vereinigten Staaten. Der untere Gebissteil besteht aus echten menschlichen Zähnen, der obere wurde wahrscheinlich aus den Backenzähnen eines Elches geschnitzt, und die beweglichen Dentalplatten sind aus Blei. Ein weiteres Gebiss, von dem nur der untere Teil erhalten ist, wurde aus einem Material hergestellt, das George Washingtons Zahnarzt John Greenwood als „Seepferdzähne" bezeichnete – Walross-Elfenbein.

Washington litt zeit seines Lebens unter Zahnproblemen. Nachdem er bereits mit Anfang 20 mehrere Zähne verloren hatte, benutzte er eine Teilprothese und künstliche Zähne, die mit Draht an den verbliebenen eigenen Zähnen befestigt wurden – worin möglicherweise die Ursache für seine Reizbarkeit und Stimmungsschwankungen zu suchen ist. Bei seiner Inauguration im Jahr 1789 besaß Washington gerade noch einen eigenen Zahn und schlug sich für den Rest seines Lebens mit einem unbequemen Vollgebiss herum. Während der langen präsidialen Dinners sagte und aß er wenig und verschlang erst anschließend in seinen Privatgemächern tellerweise weiche Kutteln, die sich mit dem bloßen Gaumen zermalmen ließen. Washingtons falsche Zähne prägten sein Image: In dem von Gilbert Stuart 1796 gemalten Porträt, das auf dem amerikanischen Ein-Dollar-Schein prangt, ist er mit Greenwoods Zahnprothese zu sehen – was vielleicht seinen mürrischen Blick erklärt.

Die Geschichte von Washingtons Zahnersatz zeigt die Kluft zwischen Anspruch und Wirklichkeit in der neuen Zahnheilkunde. Greenwood war ein renommierter New Yorker Zahnarzt, beileibe kein Scharlatan; die künstlichen Gebisse wurde mit großer Sorgfalt entworfen sowie von exzellenten Handwerkern und mit Materialien hergestellt, die den globalen Geist der Zeit widerspiegelten. So konnte man in den Mündern seiner Patienten wahlweise die Zähne eines toten russischen Soldaten, das Elfenbein eines afrikanischen Elefanten oder arktischen Walrosses oder südamerikanisches Gold finden. Solch kunstfertiger Zahnersatz hatte natürlich seinen Preis: Ein Satz dritter Zähne aus Porzellan des französischen Entrepreneurs Nicolas Dubois de Chémant kostete zum Beispiel 1000 Livres, der dreifache Jahresverdienst eines Handwerkers. Doch trotz

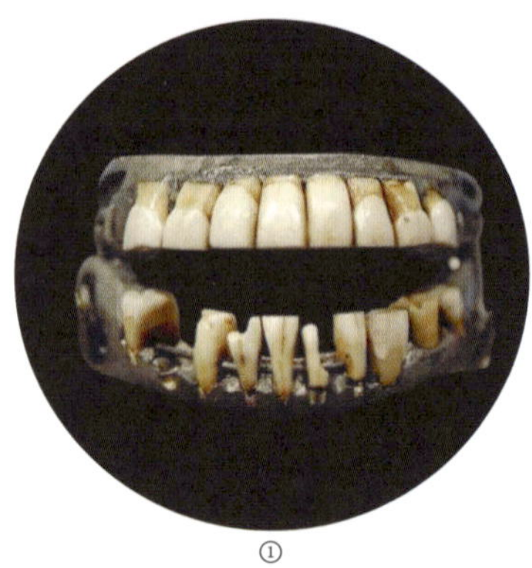

①

SEITE 88 | Ein früher, verstellbarer Dentalstuhl. Solche Spezialmöbel weisen darauf hin, dass die Zahnheilkunde sich langsam zu einem selbstständigen Berufszweig entwickelte. ① Eine von George Washingtons Zahnprothesen mit echten und falschen Zähnen. ② *Ein Mann, dessen Gesicht mittelstarke Schmerzen ausdrückt* (um 1770) von William Hebert nach Charles Le Brun. ③ Detail aus einem Satz von Karikaturen mit Gesichtsausdrücken (1824), Lithografie von Louis Boilly nach François Séraphin Delpech.

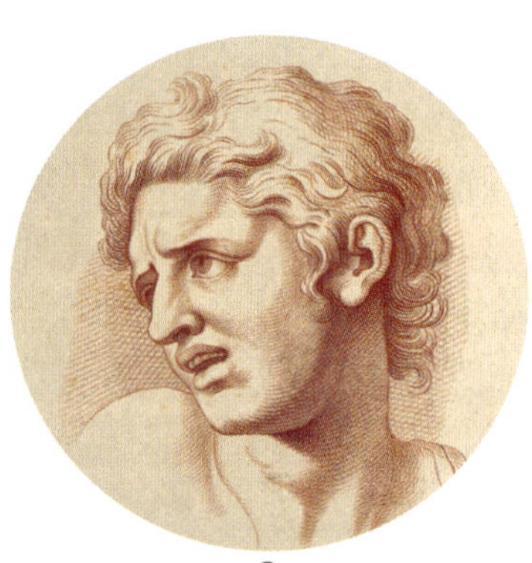

②

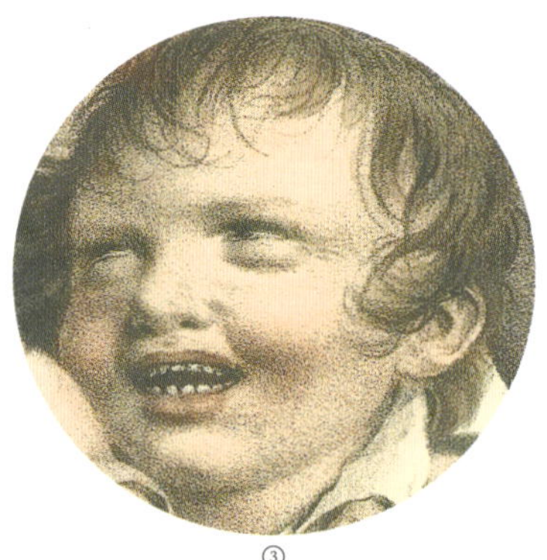

③

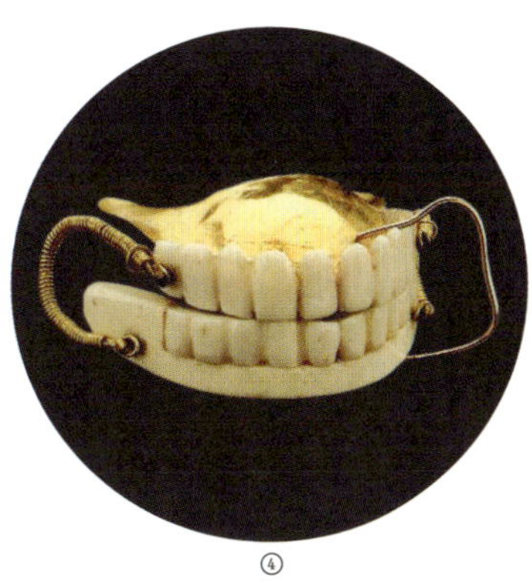

④

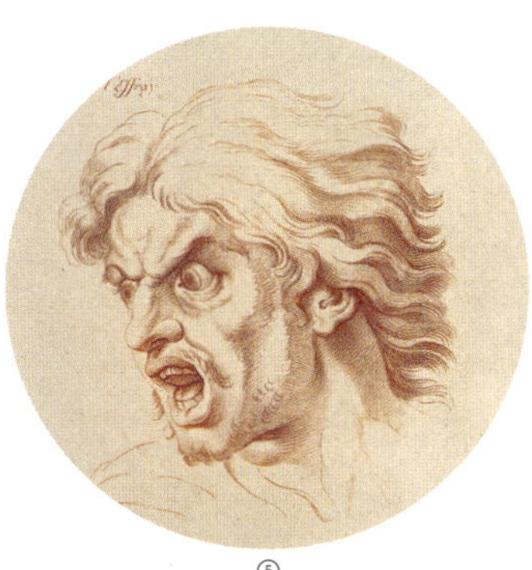

⑤

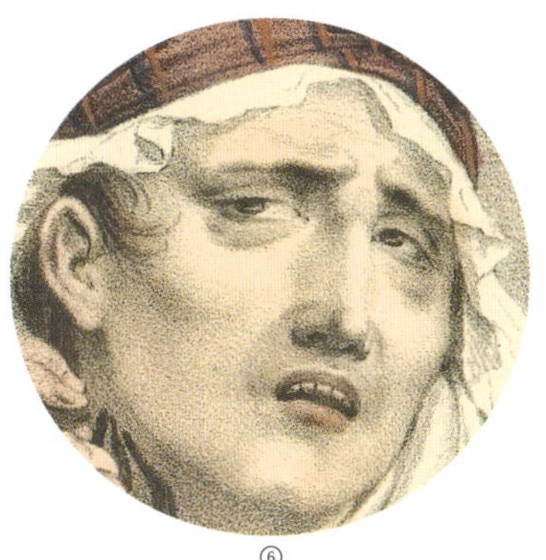

⑥

④ George Washingtons künstliches Gebiss mit Federscharnier und Dentalplatte aus Blei. ⑤ *Ein bärtiger Mann, dessen Gesicht Grauen ausdrückt* (um 1770), Radierung in Kreidemanier von William Hebert nach Charles Le Brun. ⑥ Detail aus einer Karikatur von Louis Boilly nach François Séraphin Delpech (1827). Eine kränklich aussehende Frau (hier im Bild) wird von einer Begleitung gestützt, während der Arzt Egel an ihrem Hals ansetzt.

ihrer Kostspieligkeit waren Zahnprothesen immer noch unbequem, kaum funktional und stanken zum Himmel, wenn man sie nicht ordnungsgemäß pflegte. Besser als nichts, offenbar aber auch nicht viel mehr.

Wie in Kapitel drei beschrieben, entsprang die Idee, dass man sich nicht mehr nur zur reinen Schmerzlinderung in dentale Behandlung begeben könne, dem Geschäftssinn der Pariser *dentistes*. Es ging nun auch darum, das Aussehen und damit zum Beispiel die Heiratsfähigkeit zu verbessern. Zusammen mit dieser Vorstellung, die sich allmählich in ganz Europa und den USA verbreitete, entwickelten die Menschen noch etwas anderes: enge Beziehungen zu ihren Zahnärzten, die, wie im Fall von Washington und Greenwood, manchmal Jahre oder Jahrzehnte anhielten. Für Ärzte und ihre wohlsituierten Patienten war die Zahnheilkunde in einer Kultur, die sich zunehmend durch Konsum und Aussehen definierte, ein probates Mittel zur Selbstoptimierung.

Washingtons leicht gequälter Gesichtsausdruck auf dem Dollarschein verweist auf die Bedeutung künstlerischer und kultureller Kräfte bei der Bestimmung dessen, was als ansprechendes Lächeln galt. Seit dem 18. Jahrhundert bemühten sich Medizin und Kunst, Schmerz zu verstehen und darzustellen, dabei konzentrierten sie sich auf das Gesicht und vor allem den Mund. Maler, Bildhauer, Ärzte und Physiognomen debattierten darüber, ob es möglicherweise eine universelle Sprache der menschlichen Emotionen gäbe, ein Vokabular von Gesichtsausdrücken, das alle Menschen benutzten, vom Pariser Aristokraten bis zum Bewohner einer pazifischen Insel. Einer der ersten Versuche, diese Sprache zu definieren, wurde bereits in einem Vortrag des französischen Hofmalers Charles Le Brun in den 1670ern unternommen. Le Brun bezog sich auf René Descartes' Theorie, dass Emotionen der Seele entspringen und sich über die unterhalb des Gehirns liegende Zirbeldrüse im Körper ausbreiten würden, und postulierte:

> WENN ES EINE STELLE GIBT, WO DIE SEELE IHRE FUNKTIONEN UNMITTELBARER AUSÜBT, UND WENN DIES DIE ERWÄHNTE STELLE IST, IN DER MITTE DES GEHIRNS, SO KÖNNEN WIR DARAUS SCHLIESSEN, DASS DAS GESICHT DER TEIL DES KÖRPERS IST, AN DEM SICH DIE LEIDENSCHAFTEN VORNEHMLICH OFFENBAREN.

Mitte des 18. Jahrhunderts hielt der irische Autor und Politiker Edmund Burke fest, dass es einen bestimmten

Gesichtsausdruck gebe, der allen Erlebnissen von Angst, Schmerz und Schrecken gemeinsam sei. 50 Jahre nach Burke beschrieb der Anatom und Künstler Charles Bell in seinem Buch *Essays on the Anatomy of Expression in Painting* (1806) das mit „extremen Schmerzen" verbundene Mienenspiel wie folgt: „die Zähne fest aufeinandergepresst, die Lippen zurückgezogen, sodass Zähne und Zahnfleisch freigelegt sind". Bell verankerte seine Beobachtung in einer anatomischen Theologie und argumentierte, dass Gott den Mund des Menschen erschaffen habe, um rein menschliche Emotionen auszudrücken. Ein Jahrhundert zuvor hätten die meisten Künstler und Kritiker dem zugestimmt. In der Kunst wie auch in der besseren Gesellschaft waren offen stehende Münder und gebleckte Zähne Zeichen für Ekstase, Wahnsinn oder Vulgarität.

Wie Colin Jones feststellte, gibt es über die Bedeutung des Mundes im 18. Jahrhundert weit mehr zu sagen. War ein Lächeln in der Dichtung des späten 17. Jahrhunderts noch „gezwungen, verächtlich, bitter, spöttisch, stolz, boshaft oder ironisch, so lächelte man 1750 bereits meist „süß, lieblich, angenehm, freundlich und tugendhaft".[1] Jones erklärt diesen Wandel mit dem Mitte des 18. Jahrhunderts vorherrschenden Empfindsamkeitskult, der in der Literatur Einzug hielt sowie Liebe und Freundschaft neu definierte. In Frankreich manifestierte sich diese Bewegung in den späten 1720ern mit einem neuen Theatergenre, der *comédie larmoyante* oder „rührenden Komödie". Die Autoren präsentierten gewöhnliche Charaktere in emotional aufwühlenden Zwickmühlen und wollten mit diesen erfolgreichen Schmachtfetzen das Gewissen der Zuschauer berühren und sie damit auf den Pfad der Tugend führen. Indem sie dem bourgeoisen Pariser Publikum eine Alternative zum steifen, emotionslosen Gebaren in Adelskreisen zeigten, besaßen die *comédies larmoyante* jedoch auch eine politische Komponente. Die Pariser verschlangen zudem die sentimentalen Romane des englischen Autors Samuel Richardson – *Pamela* (1740), *Clarissa* (1748), *Sir Charles Grandison* (1753) –, und auch Jean-Jacques Rousseau beschäftigte sich in *Julie oder Die neue Heloise* (1761) thematisch mit Lachen und Weinen.

Unter dem Einfluss der Empfindsamkeit und parallel zum Aufstieg der *dentistes* betrachteten die betuchten Pariser ein warmes Lächeln, bei dem weiße Zähne hervorblitzten, nun nicht mehr als Zeichen der Grobschlächtigkeit, sondern vielmehr als Ausdruck von Sensibilität und Intelligenz. Und da die Pariser Gesellschaft vieler-

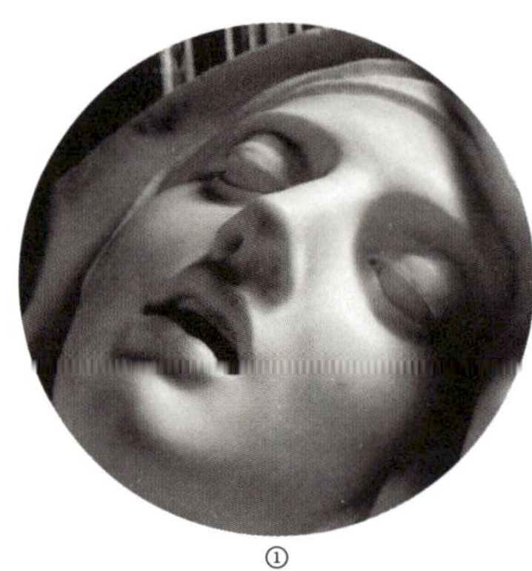

①

① *Die Verzückung der heiligen Teresa* (Detail, 1647–1652) von Gian Lorenzo Bernini, weißer Marmor, Santa Maria della Vittoria, Rom. ② *Porträt einer Dame* (um 1730–1735) von Joseph Highmore. ③ Etikett für „Camphorated Tooth Powder" (kampferhaltiges Zahnpulver) aus der Apotheke Stanley & Co. in Leamington, England. Im Angebot waren auch Eau de Cologne, Natriumkarbonat, Rizinusöl, Aromatisches Magenpulver und Lavendelwasser.

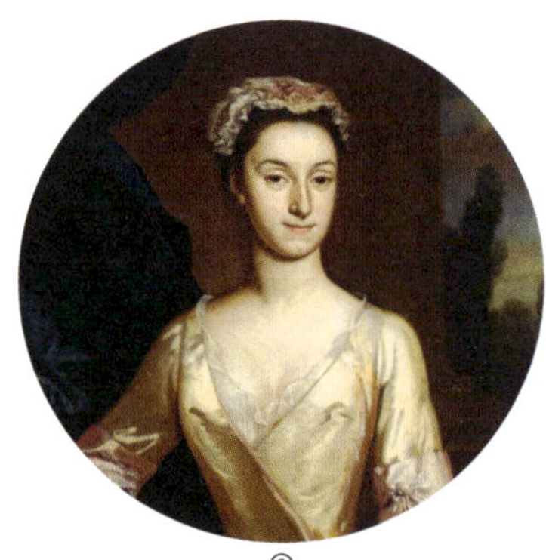

②

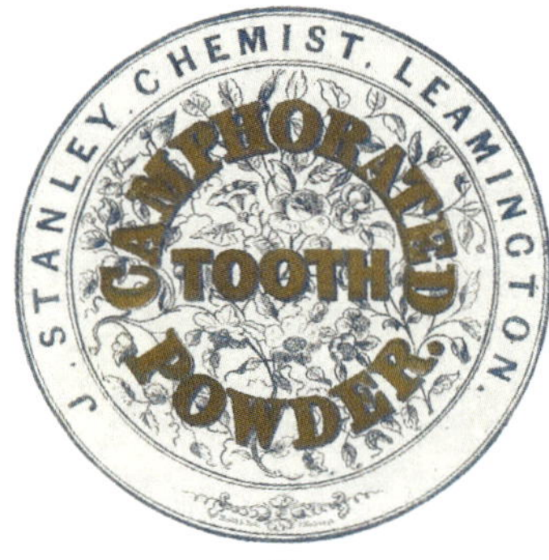

③

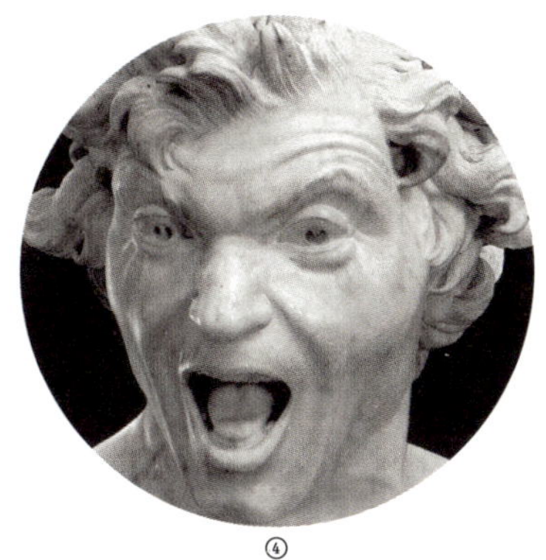

④

④ *Anima Dannata* (Verdammte Seele, 1619) von Gian Lorenzo Bernini, weißer Marmor, spanische Botschaft, Rom. ⑤ *Porträt der Herzogin von Beaufort* (um 1775–1780) von Thomas Gainsborough. Die abgebildete Dame lächelt leicht, um ihre weißen Zähne zu zeigen. ⑥ Etikett für „Odoriferous Dentifrice", ein Mittel gegen Zahnverfall aus der Apotheke Stanley & Co. in Leamington, England.

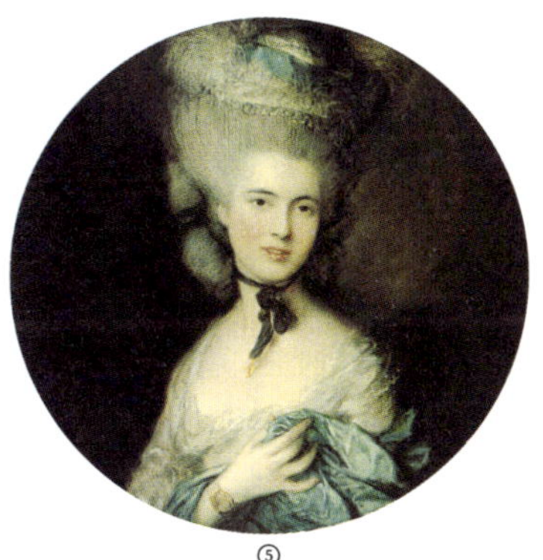

⑤

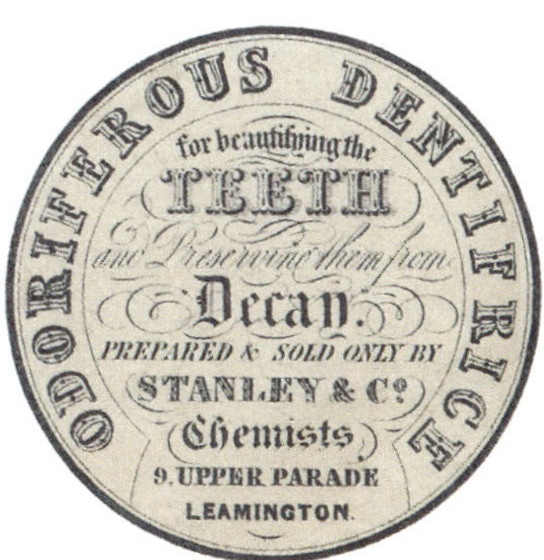

⑥

orts ein modisches Vorbild war, verbreitete sich die revidierte Einstellung zu Zähnen rasch auch in anderen europäischen Städten. So nannten sich ab 1750 zum Beispiel auch englische Zahnzieher *dentists* – eine Allüre, über die sich der *London Chronicle* 1764 mokierte:

> JEDER ZAHNZIEHER IST MINDESTENS EIN OPERATEUR; DER ERLAUCHTE CHEVALIER IST DER EINZIGE IMPERIALE, ROYALE UND PONTIFIKALE OPHTALMIATRIST AUF DER GANZEN WELT; HERR PAUL JULLION DER EINZIGE REKTIFIKATOR FEHLERHAFTER KÖPFE; DOCH OPHTALMOLOGEN UND DENTISTEN FINDET MAN ZUHAUF IN JEDER LANDGEMEINDE; UND ICH KANN NUR DEN RUSTIKALEN BADER BELÄCHELN, DER BEIDE MITEINANDER VERBAND UND SICH AUF SEINEM LADENSCHILD ZUM *OPHTALMOLOGEN FÜR DIE ZÄHNE* KÜRTE.

Auch die Amerikaner nahmen die Pariser Attitüde zu Zähnen an. Im Jahr 1776 behauptete der Dentist Benjamin Fendall, dass keine Dame, die etwas auf sich halte, die Mundpflege vernachlässigen könne:

> DIE ZAHNFÄULE MANCHER MENSCHEN WIRD NICHT WEITER BEACHTET; DOCH BEIM SCHÖNEN GESCHLECHT, DEM HÖFLICHEN UND ELEGANTEN TEIL DER MENSCHHEIT, GILT SIE ALS EIN ZEICHEN VON UNREINHEIT UND FAULHEIT; NICHT NUR, WEIL SIE EINES DER GRÖSSTEN ORNAMENTE DES ANTLITZES VERUNSTALTET, SONDERN AUCH WEIL DER GERUCH, DEN VERFAULTE ZÄHNE DEM ATEM VERLEIHEN, IM ALLGEMEINEN DEN PATIENTEN SELBST UNANGENEHM IST UND MANCHMAL AUCH EXTREM BELEIDIGEND FÜR DIE NASEN DER UMSTEHENDEN BEI ANGEREGTER UNTERHALTUNG.

Hier zeigt sich das Dilemma der Konsumkultur: Einerseits gierten die Konsumenten nach allen möglichen exotischen Waren, andererseits verlangten sie nach Instrumenten und Techniken, um ihre durch den übermäßigen Genuss von Tee, Kaffee, Schokolade, Zucker und Tabak verfärbten und verfaulten Zähne zu behandeln. Die Zeitungen des 18. Jahrhunderts waren voll von Werbung für Zahnpulver, Zahnbleiche, Mundwässer, Atemauffrischer, Zahnstocher, Zungenschaber und Zahnbürsten. Einige davon, wie dieses Beispiel aus dem *Daily Courant* von 1717, erinnern stark an die Verkaufsargumente der mittelalterlichen Scharlatane:

ES MACHT DIE ZÄHNE SO WEISS WIE ELFENBEIN, GANZ GLEICH, WIE SCHWARZ ODER GELB SIE SIND, BEWAHRT SIE VOR DEM VERFAULEN UND HÄLT SIE BIS INS HOHE ALTER GESUND. ES KURIERT HERVORRAGEND DEN SKORBUT DES GAUMENS, VERHINDERT RHEUMATISMUS ODER AUSFLUSS, TÖTET WÜRMER AN DER ZAHNWURZEL AB UND VERHINDERT SO ZAHNSCHMERZEN. ES BEFESTIGT AUF BEWUNDERNSWERTE WEISE LOSE ZÄHNE UND IST EINE SAUBERE UND WOHLRIECHENDE ARZNEI.

Skorbut – eine durch Vitamin-C-Mangel verursachte Gewebeschwäche, die zu blutendem Zahnfleisch und Zahnausfall führt – wurde damals mit langen Seereisen assoziiert und galt als Domäne der Chirurgen, obwohl auch zahlreiche Dentisten und Dentalprodukte vorgaben, die Krankheit heilen zu können. In einer Anzeige im New Yorker *Daily Advertiser* aus dem Jahr 1790 hieß es, John Greenwood – George Washingtons Zahnarzt – würde, „Skorbut und von Abszessen befallene Gaumen heilen, und wenn Sie seinen Anweisungen folgen, wird der Skorbut niemals zurückkehren". Fast zeitgleich verkaufte der irisch-amerikanische Zahnarzt John Baker „Bakers antiskorbutische Zahnpaste, ein sicheres Mittel gegen sämtliche Krankheiten der Zähne und des Zahnfleischs sowie Mundgeruch". 1768 publizierte Thomas Berdmore, der Zahnarzt des britischen Königs Georg III., *A Treatise on Disorders and Deformities of the Teeth and Gums*, in der er seine Leser darüber aufklärt, dass eine zuckerreiche Ernährung die Hauptursache von Zahnverfall sei und dass manche Zahnpulver und -pasten mehr schaden als nutzen würden. Beim Experimentieren mit mehreren Marken fand er heraus, dass diese Mittel die Zähne durch Abschmirgeln des Zahnschmelzes bleichten und ein gesundes Gebiss so innerhalb von Wochen komplett zerstört werden konnte.

Die Extraktion gehörte im 18. Jahrhundert immer noch zum mühsamen Tagesgeschäft eines Dentisten, dem nun allerdings ein neues Instrument zur Verfügung stand: der Zahnschlüssel. Dieses Gerät, das manchmal einem Flaschenöffner und manchmal eher einem Türschlüssel ähnelte, konnte fest auf einen problematischen Zahn aufgepfropft werden und schädigte das Zahnfleisch weniger als der herkömmliche Pelikan. Waren die Zähne jedoch gezogen, standen Zahnarzt und Patient vor derselben Frage wie jeher: Wie sie ersetzen? Die alte (aber nur bedingt bewährte) Lösung bestand

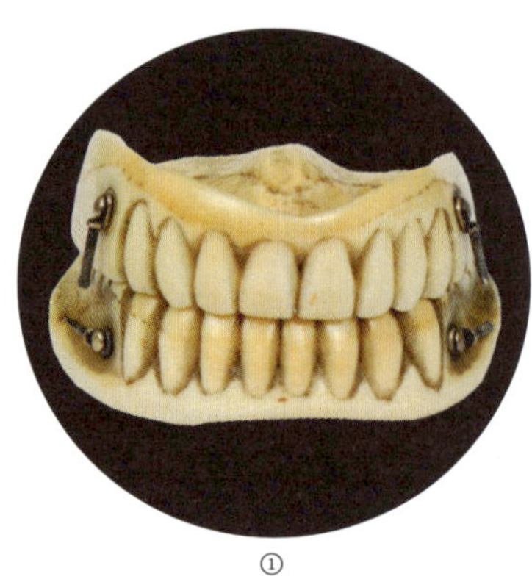

①

① Ein vollständiger Satz oberer und unterer Zahnprothesen aus Elfenbein, handgeschnitzt. ② Das Porzellangebiss wurde möglicherweise von Nicolas Dubois de Chémant zwischen 1795 und 1814 hergestellt. Chémant lernte das Material Porzellan durch Alexis Duchâteau kennen, der Porzellangebisse entwickelte, um seine eigene fleckige Prothese aus Elfenbein zu ersetzen. ③ Zwei Zahnschlüssel und eine Dentalzange, hergestellt 1800–1850.

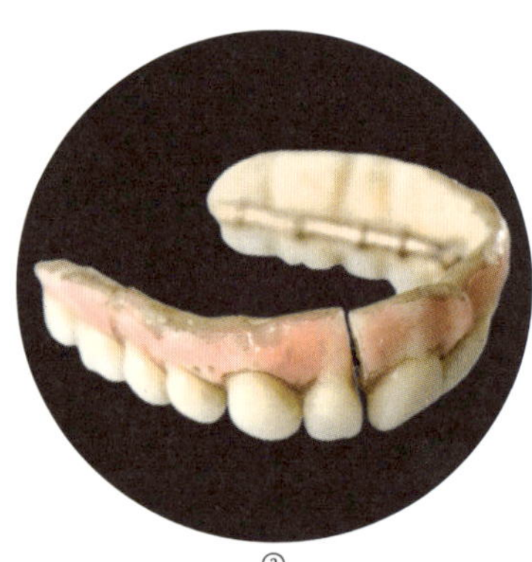

②

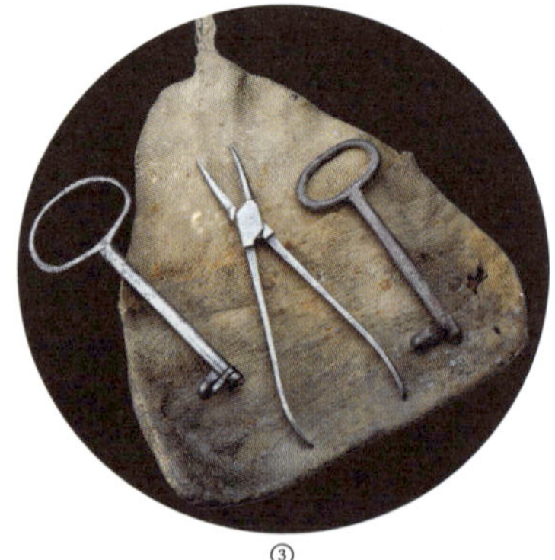

③

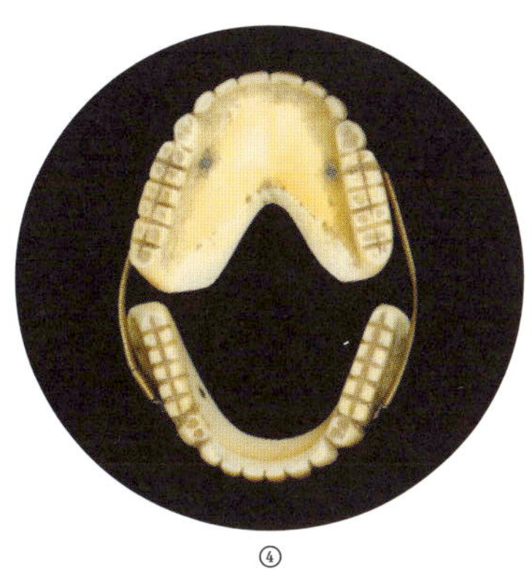

④

④ Frühe Zahnprothesen wurden mit Federn zusammengehalten, damit sie sich beim Öffnen des Mundes nicht verschoben. ⑤ Diese „Waterloo-Zähne" aus dem frühen 19. Jahrhundert wurden in Elfenbein gesetzt und mit Nadeln fixiert. ⑥ Der tierische Zahn wurde als Amulett gegen Zahnschmerzen in einem Säckchen getragen (1901–1910). Man hoffte, dass der Schmerz von der Person auf das Amulett übergehen würde.

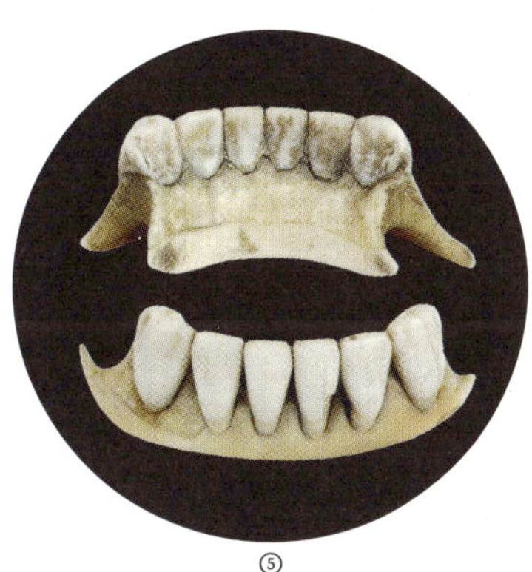

⑤

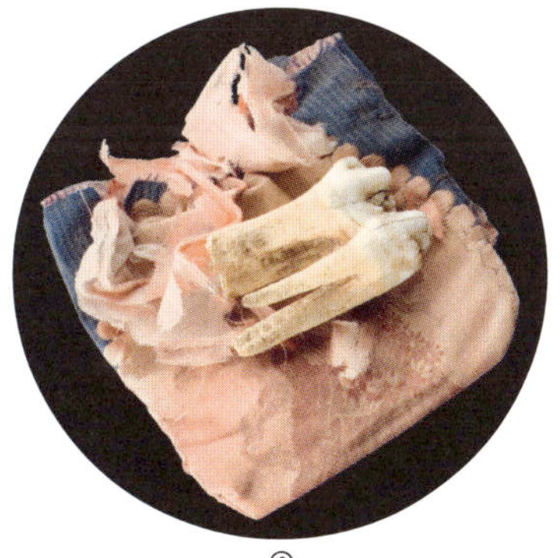

⑥

darin, eine Zahnprothese anzufertigen, doch künstliche Gebisse konnten, wie Washington leidvoll feststellen musste, chronisch unbequem und fast nutzlos sein beim Kauen von Speisen. Wenn sie aus einem Material bestanden, das sich wie Elfenbein mit der Zeit abnutzte, oder wenn sie nicht regelmäßig von Speiseresten gereinigt wurden, erzeugten sie einen abstoßenden Mundgeruch. Gebisse, die durch kräftige Federn fixiert wurden, zwangen den Mund zu unschönen Verzerrungen oder flogen gar aus diesem heraus, wenn der Gebissträger zum Sprechen ansetzte. Teilprothesen hingegen hoben sich oft deutlich von den verbliebenen eigenen Zähnen ab. Die Anzeige des französischen Dentisten Sieur Roquet im Bostoner *Independent Advertiser* aus dem Jahr 1749 verrät uns mehr über die Hoffnungen seiner Kunden als über seine Fähigkeiten:

> ER KURIERT AUCH WIRKUNGSVOLL DEN ÜBELST RIECHENDEN ATEM, INDEM ER SÄMTLICHE VERFAULTEN ZÄHNE UND ZAHNSTÜMPFE RESTLOS ENTFERNT UND DAS ZAHNFLEISCH BIS ZUM KIEFERKNOCHEN HERUNTERBRENNT, UND DIES ALLES OHNE DEN GERINGSTEN SCHMERZ ODER DAS LEISESTE UNBEHAGEN; AN IHRE STELLE SETZT ER DANN EINEN KOMPLETTEN SATZ ZÄHNE AUS AFRIKANISCHEM ELFENBEIN, ROSÉFARBEN EINGEFASST UND SO GUT IN DEN KIEFER EINGEPASST, DASS MENSCHEN VORNEHMSTER COULEUR OHNE DIE GERINGSTE UNSCHICKLICHKEIT UND UNBEQUEMLICHKEIT DAMIT ESSEN, TRINKEN, FLUCHEN, REDEN, LÄSTERN, STREITEN UND IHRE ZÄHNE ZEIGEN KÖNNEN.

Die größte Herausforderung für Gebisshersteller war die Passform. Während Materialien wie Blei oder Gold bis zu einem gewissen Grad nachträglich noch formbar waren, wurden für handgeschnitzte Elfenbeinprothesen grobe Zeichnungen des Kiefers angefertigt, nach denen der Zahnersatz hergestellt wurde. Dieser musste dann mehrfach nachjustiert werden. Eine eklatant kostspielige Alternative stellten Gebisse aus Porzellan dar, die im späten 18. Jahrhundert vom französischen Dentisten Nicolas Dubois de Chémant entwickelt worden waren. In frühen Experimenten schlug er sich noch mit dem Problem herum, dass der Zahnersatz aus Porzellan beim Brennen schrumpfte und sich auf der Oberfläche Risse bildeten. Doch schließlich wurden Chémants Prothesen sogar von der Académie des sciences und der

Pariser medizinischen Fakultät gelobt, und 1788 erhielt er ein königliches Patent. In seinem Laden im eleganten Palais-Royal liefen die Geschäfte bestens, bis die Revolution ausbrach, woraufhin er 1792 nach London zog. In England arbeitete er mit dem Porzellanhersteller Wedgwood zusammen und gab 1804 an, über 12 000 Prothesen-Sätze verkauft zu haben. Chémants Gebisse waren zwar nicht individuell angepasst, es gab sie jedoch in verschiedenen Größen zu kaufen. Das Zahnfleisch wurde nach dem Brennvorgang rosa angestrichen. Zumindest das Zähne zeigende Paar in Thomas Rowlandsons Illustration *Ein französischer Dentist führt seine künstlichen Zähne und einen falschen Gaumen vor* (1811) scheint von seiner Investition begeistert.

Für diejenigen, die sich einen Satz handbemalter dritter Zähne aus Porzellan nicht leisten konnten, boten sich gruseligere Alternativen: Im 18. und frühen 19. Jahrhundert aßen, lächelten und sprachen Zahnersatzträger mithilfe der Zähne von Toten. Diese, seit der Schlacht von Waterloo auch als „Waterloo-Zähne" bekannt, wurden aus den Mündern toter Soldaten herausgebrochen – dies ließ man zumindest die Kunden glauben. Starke, gesunde Zähne von kräftigen jungen Männern waren begehrt: „O Sir, sobald eine Schlacht stattfindet, gibt es keinen Mangel an Zähnen", wird ein Leichendieb in Bransby Coopers Biografie seines Onkels, des ehrwürdigen britischen Chirurgen Sir Astley Paston Cooper, zitiert. „Ich ziehe sie so schnell, wie die Männer fallen." Doch da die Zähne aus einem verwesenden Körper genauso zu gebrauchen waren wie die von einer frischen Leiche auf dem Schlachtfeld, wurden die meisten als „Waterloo-Zähne" verkauften Zahnsätze wahrscheinlich aus Leichenschauhäusern und Gräbern gestohlen. Obwohl viel kostengünstiger als Porzellanprothesen waren allerdings auch echte Menschenzähne nicht gerade billig, wie die Preisliste des Londoner Dentisten Paul Jullion aus dem Jahr 1781 beweist:

> HERSTELLUNG UND EINPASSUNG EINES KÜNSTLICHEN (ELFENBEIN-)ZAHNS MIT SEIDENLIGATUR: 10 SCHILLING 6 PENNY. | EINPASSUNG EINES MENSCHLICHEN ZAHNS (IN DIESELBE KONSTRUKTION WIE DER KÜNSTLICHE) MIT SEIDENLIGATUREN: 2 PFUND 2 SCHILLING. | HERSTELLUNG UND EINPASSUNG EINER OBEREN ODER UNTEREN REIHE VON KÜNSTLICHEN ZÄHNEN OHNE VERANKERUNG: 10 PFUND 10 SCHILLING. | EINPASSUNG EINER OBEREN ODER UNTEREN REIHE VON

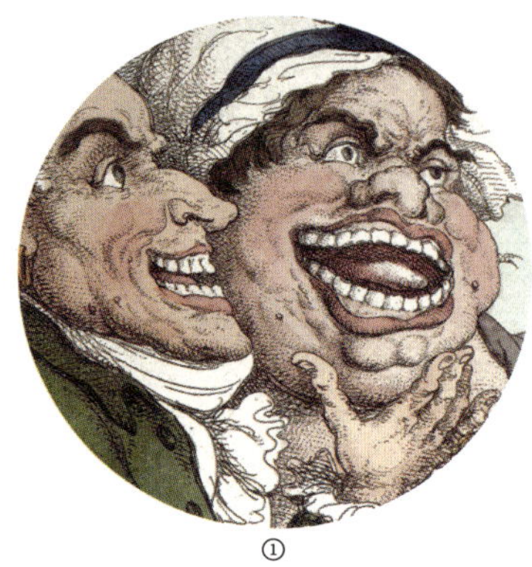

①

① Das Detail aus einer Karikatur von Thomas Rowlandson (1811) zeigt ein wohlhabendes Paar, das von seinen neuen falschen Zähnen begeistert ist. ② Aus *The Natural History of the Human Teeth: Explaining their Structure, Use, Formation, Growth and Diseases* (1771) von John Hunter. ③ Syphilitische Verformung der zweiten Zähne aus *A Clinical Memoir of Certain Diseases of the Eye and Ear as a Consequent of Inherited Syphilis* (1863) von Jonathan Hutchinson.

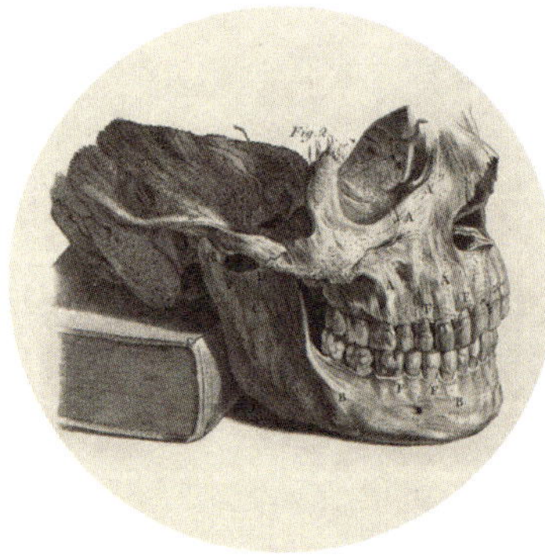

②

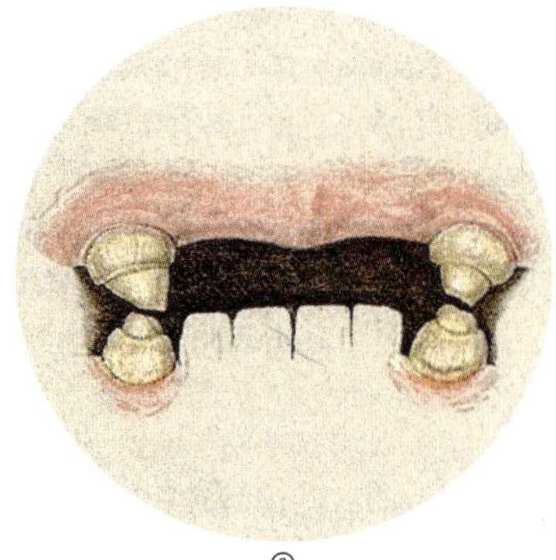

③

MENSCHLICHEN ZÄHNEN OHNE VERANKERUNG: 31 PFUND 10 SCHILLING.

Waterloo-Zähne waren nicht die einzige Option, wenn man einen fehlenden Zahn naturgetreu ersetzen wollte. In den 1760ern begann der Chirurg John Hunter, der von den anatomischen und physiologischen Ähnlichkeiten zwischen Mensch und Tier fasziniert war, mit Transplantationen zu experimentieren.[2] Nachdem er den Fersensporn eines Hahns auf dessen Kamm transplantiert und zwischen Hähnen und Hennen Hoden und Eierstöcke ausgetauscht hatte, implantierte er einen menschlichen Zahn in einen Hahnenkamm (das Resultat kann man heute noch im Hunterian Museum in London besichtigen). Danach begann Hunter, seine Technik auch an Menschen auszuprobieren. In seinen Werken *The Natural History of the Human Teeth* (1771) und *A Practical Treatise on the Diseases of the Teeth* (1778) legte er dar, wie sich Zähne von einem Mund zum anderen transplantieren lassen. Dabei räumte er ein, dass es gewisse Schwierigkeiten bereite, einen extrahierten Zahn in einen anderen Gaumen zu verpflanzen, und schlug vor, dass bei der Transplantation mehrere Spender und Empfänger zugegen sein sollten, damit ein nicht passender Zahn nicht vergeudet würde, sondern in anderen Gebissen ausprobiert werden könne.

In Hunters Gefolge entstand ein kleiner, aber lebhafter Handel mit Zähnen von lebenden Personen. Der französische Dentist Jean-Pierre Le Mayeur zog 1781 nach New York und platzierte regelmäßig die folgende Anzeige in lokalen Zeitungen: „Jede Person, die gewillt ist, sich von ihren SCHNEIDEZÄHNEN zu trennen, erhält zwei Guineas pro Zahn, wenn sie in der Maiden Lane Nr. 28 vorstellig wird." In London wiederum ging das Gerücht um, dass die junge, mittellose Emma Hart (die spätere Lady Hamilton und Mätresse von Lord Nelson) schon auf dem Weg zu einem Zahnarzt war, um ihre Schneidezähne und mit ihnen ihre gefeierte Schönheit zu verkaufen, als sie eine Puffmutter traf, die ihr die Sache aus- und sie stattdessen zur Arbeit in ihrem Bordell überredete. Problematisch waren solche Zahntransplantationen, weil die Spender in der Regel arm waren und die Empfänger reich genug, um 10 oder 20 Guineas für neue Zähne hinzulegen. Rowlandsons Bild *Zahntransplantation* (1787) fängt diese harte Realität ein: Gut gekleidete Kunden richten vor einem Spiegel ihre Garderobe und flirten mit dem Zahnarzt, während einem jungen Schornsteinfeger die Zähne herausgerissen

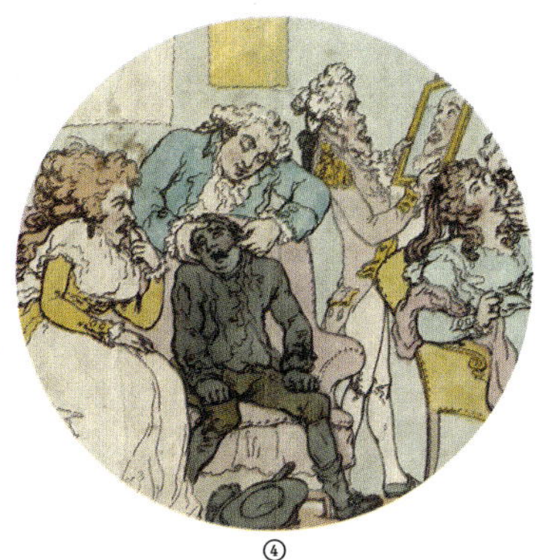

④

④ In einer angesehenen Zahnarztpraxis werden armen Kindern gesunde Zähne gezogen, um daraus Prothesen für Reiche zu machen (Detail), von Thomas Rowlandson (1787). ⑤ Eine Frau bedeckt ihre Augen, während sie die Zähne eines Gehängten stiehlt (Detail), von Francisco Goya (um 1797). ⑥ Ein Patient im Royal Free Hospital mit krankem Gewebe auf der Zunge und abgebrochenen Zähnen, Aquarell von Christopher D'Alton (1874).

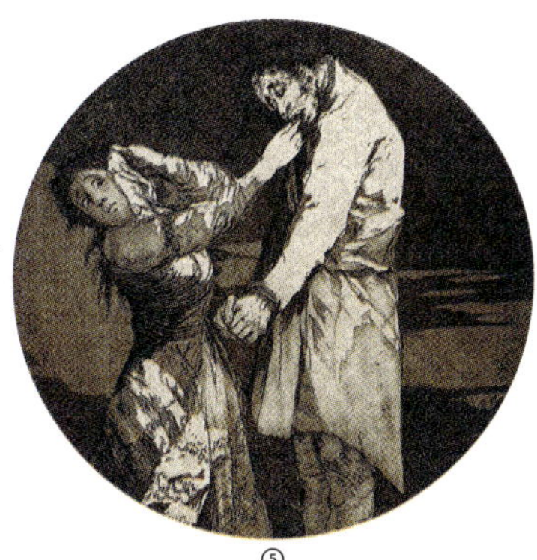

⑤

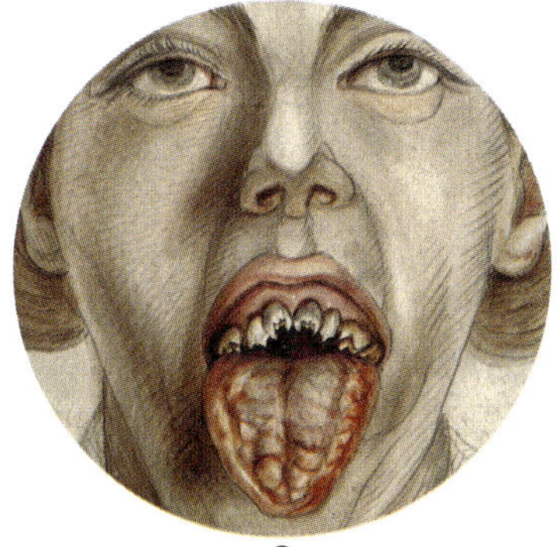

⑥

werden und in Lumpen gekleidete Kinder mit ein paar Münzen und blutenden Mündern die Praxis verlassen. In Helenus Scotts Schelmenroman *The Adventures of a Rupee* (1782) beschreibt ein anderer Schornsteinfeger die lebenslangen Konsequenzen eines solchen Handels:

> MEINE SCHWESTER ... BESITZT NICHTS ALS IHRE NACKTEN KIEFER, SEIT SIE NEUN JAHRE ALT IST. ES IST IHR EIN GERINGER TROST, DASS IHRE ZÄHNE SICH NUN BEI HOFE BEFINDEN, WÄHREND SIE SICH ZU HAUSE VON BREI ERNÄHRT, OHNE HOFFNUNG AUF EINEN EHEMANN.

Auch wenn sich ein Zahn in der passenden Größe fand, hielten Transplantationen selten länger als ein oder zwei Jahre. Und obwohl die reichen Kunden keine moralischen Bedenken hatten, den Armen Zähne abzukaufen, waren sie doch besorgt, dass sie sich dabei Krankheiten wie Syphilis einfangen konnten. In einem 1785 in den *Medical Transactions* geschilderten Fall ging Sir William Watson, Vizepräsident der Royal Society, davon aus, dass mindestens eine junge Frau auf diese Weise zu Tode gekommen war:

> DIE OPERATION VERLIEF GUT, DOCH NACH EINEM MONAT TAT IHR DER MUND WEH ... BACKEN UND KEHLE WAREN VON GROSSEN, TIEFEN UND FÖTIDEN ABSZESSEN ÜBERSÄT. DAS QUECKSILBER ZEIGTE WIRKUNG ... DOCH IHR ZUSTAND BLIEB BEDENKLICH. IHRE KRÄFTE SCHWANDEN ALLMÄHLICH, BIS DER TOD IHREM LEIDEN EIN ENDE SETZTE ... DA DAS FORTSCHREITEN DIESER EITRIGEN KRANKHEIT NICHT EINMAL DURCH DIE STÄRKSTEN ANTISEPTIKA IN HOHEN DOSEN UND ENDLICH SOGAR DURCH QUECKSILBER IN NIEDRIGER DOSIERUNG GEBREMST WERDEN KONNTE, LIEGT DIE VERMUTUNG NAHE, DASS ES SICH UM EINE GESCHLECHTSKRANKHEIT HANDELTE.

Zur Zeit der Französischen Revolution (1789–1799) wurde die von Pierre Fauchard ins Leben gerufene neue Zahnheilkunde überall dort praktiziert, wo der Einfluss Frankreichs spürbar war. *Dentistes* arbeiteten in ganz Europa und hatten jenseits des Atlantiks auch New York und Boston erreicht. Mit im Gepäck hatten sie ihre Vision davon, was kräftige, schöne Zähne für ihre betuchten Kunden bewirken könnten und in welche Richtung sich die Zahnmedizin entwickeln würde. Um-

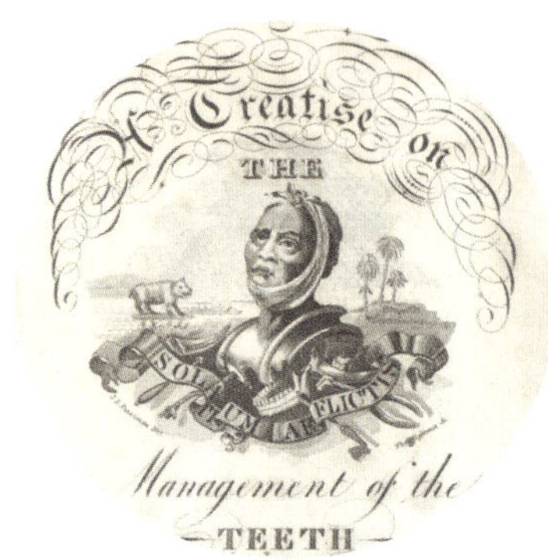

①

① Titelseite der ersten in den USA veröffentlichten Abhandlung über Zahnheilkunde in Buchlänge (1814). ② Im Bild *Zahnschmerzen* (19. Jahrhundert) des schottischen Malers Erskine Nicol versucht der Patient seinen Schmerz mit Alkohol zu lindern. ③ Nelkenöl von einer Apotheke in Coventry, England. Das Öl diente als Mundspülung und sollte Zahnschmerzen vorübergehend lindern.

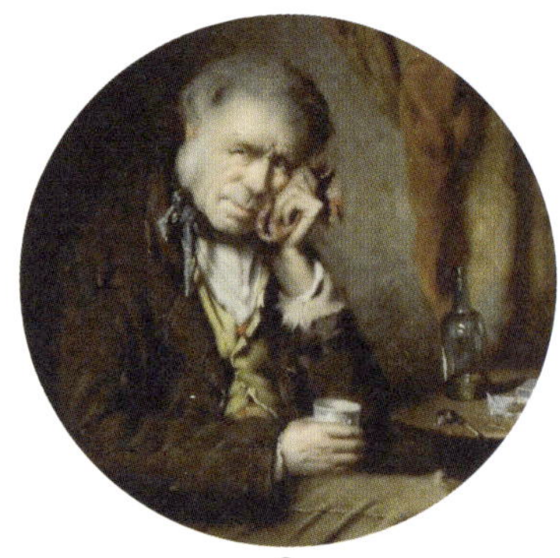

②

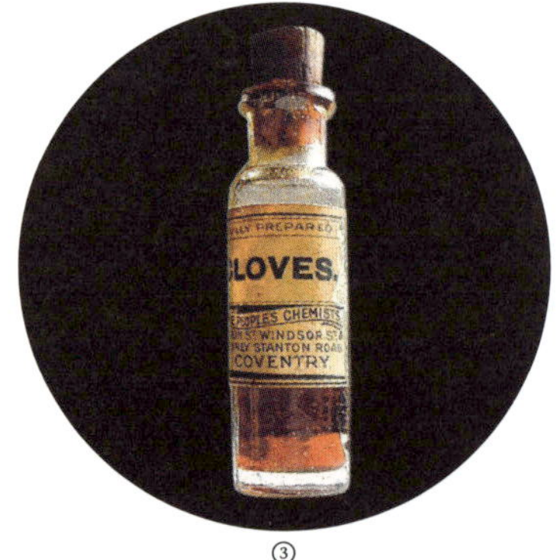

③

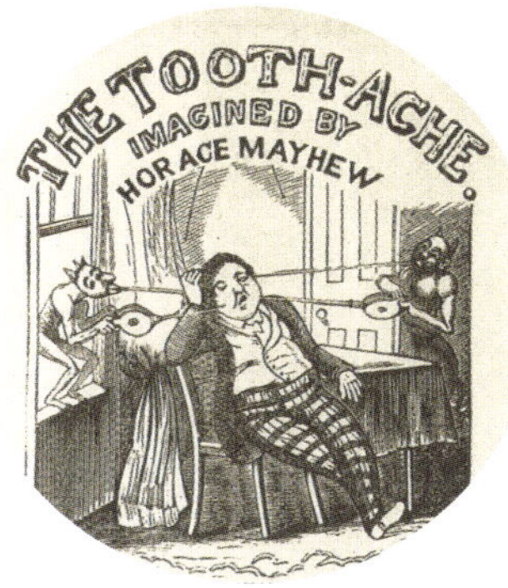

④

④ Dämonen schießen einem Mann in den Mund: symbolische Darstellung beginnender Zahnschmerzen. Holzstich von George Cruikshank nach Horace Mayhew. ⑤ Das Bild *Zahnschmerzen* (19. Jahrhundert) von Cosola Demetrio zeigt ein Kind, das versucht, seine Zahnschmerzen zu dämpfen. ⑥ Dose mit „Blue Pills" (blauen Pillen, 1880–1920), die zahlreiche Beschwerden kurieren sollten, darunter Zahnschmerzen. Die Tabletten enthielten Quecksilber und waren potenziell giftig.

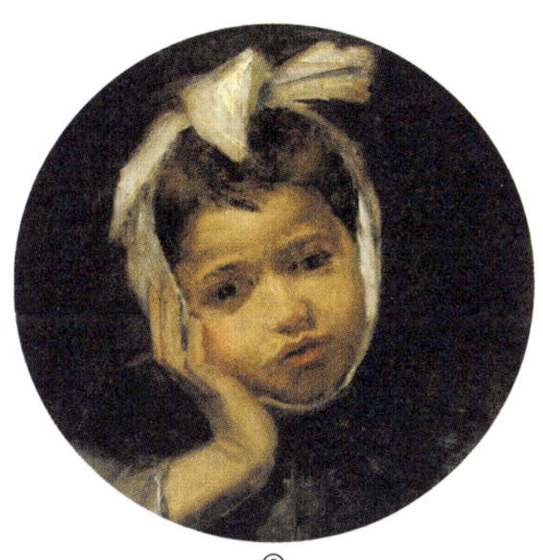

⑤

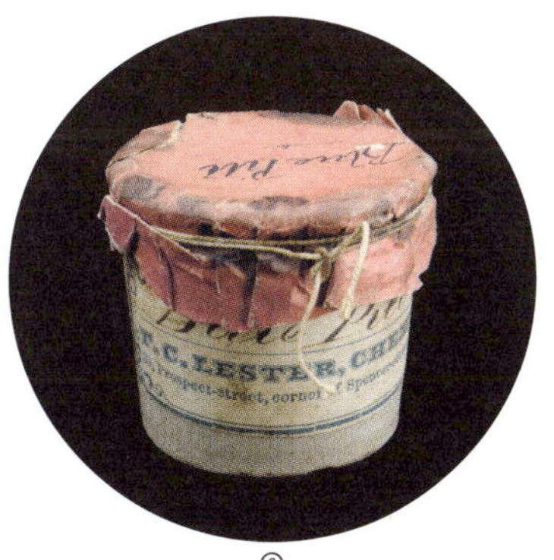

⑥

so verwunderlicher ist es, dass diese neue Richtung in Paris, dem Geburtsort des *dentiste*, zum Ende des 18. Jahrhunderts praktisch ausgestorben war. Nach einem revolutionären Gesetz von 1791 durfte jeder französische *citoyen* (Bürger) zwar jedes beliebige Gewerbe ausüben, Zahnheilkunde eingeschlossen, doch in den Curricula der 1794 in Paris, Montpellier und Straßburg eröffneten revolutionären Lehranstalten *écoles de santé* (Gesundheitsschulen) kam Zahnmedizin nicht vor. Möglicherweise entdeckten die Führer der Revolution in der Arbeit der Pariser *dentistes* ja einen Hauch der Dekadenz des Ancien Régime, weshalb das neue medizinische und chirurgische Establishment sich weigerte, diese als ausgebildete Fachleute ernst zu nehmen.

In anderen Teilen der Welt florierte die neue Zahnheilkunde zwar, doch der Großteil der Bevölkerung in den Städten und auf dem Land konnte sich die Zuwendungen eines Dentisten nicht leisten, sodass Zahnschmerzen und Extraktionen für die meisten Menschen nach wie vor zu den harten Tatsachen des Lebens gehörten. Die Dentisten wiederum waren gespalten im Hinblick auf ihr Verhältnis zur Medizin und Chirurgie. Sollten sie sich in der Hoffnung auf Anerkennung der Kontrolle der großen medizinischen Lehranstalten unterziehen oder um ihre eigene Nische auf dem medizinischen Marktplatz kämpfen? Und noch wichtiger: Wie konnten sie ihre Tätigkeit vom alten, mit Schmerz und Leiden verbundenen Image befreien?

Patienten fürchteten den durch Füllungen, Transplantationen und Extraktionen verursachten Schmerz genau so sehr, wie sie unter dem Zahnschmerz litten, und einige ergriffen drastische Maßnahmen, um den Qualen ein Ende zu setzen. In *Bekenntnisse eines englischen Opium-Essers* (1821) von Thomas De Quincey gesteht der Erzähler, dass dieses große Werk der Romantik einem verfaulten Zahn zu verdanken ist:

> HÖCHST WAHRHAFTIG HABE ICH DEM LESER MITGETEILT, DASS ES NICHT DIE SUCHE NACH VERGNÜGEN, SONDERN EINZIG UND ALLEIN DIE UNERTRÄGLICHKEIT EINES RHEUMATISCHEN ZAHNSCHMERZES WAR, DIE MICH ZUERST ZUM GEBRAUCH VON OPIUM VERFÜHRTE.

① Zur Pariser „Revolution des Lächelns" siehe Colin Jones, *The Smile Revolution in Eighteenth-Century Paris*, Oxford University Press, 2014.

② Ruth Richardson, „Transplanting Teeth: Reflections on Thomas Rowlandson's ‚Transplanting Teeth'", *Lancet*, 354, 1999, S. 1740.

THE

NATURAL HISTORY

OF THE

HUMAN TEETH:

EXPLAINING THEIR

STRUCTURE, USE, FORMATION,

GROWTH, AND DISEASES.

ILLUSTRATED WITH COPPER-PLATES.

By JOHN HUNTER, F.R.S.

And Surgeon to St. George's Hofpital.

LONDON,

Printed for J. Johnson, Nº 72. St. Paul's Church-yard.

MDCCLXXI.

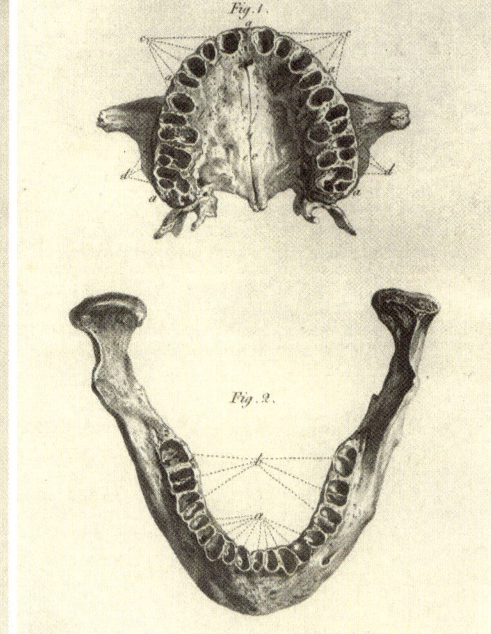

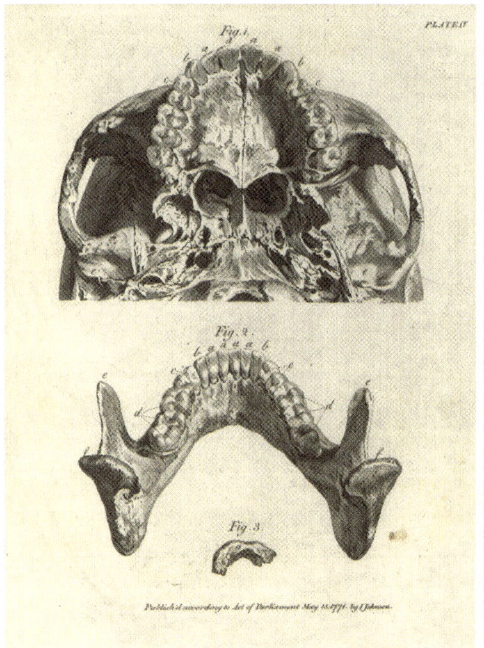

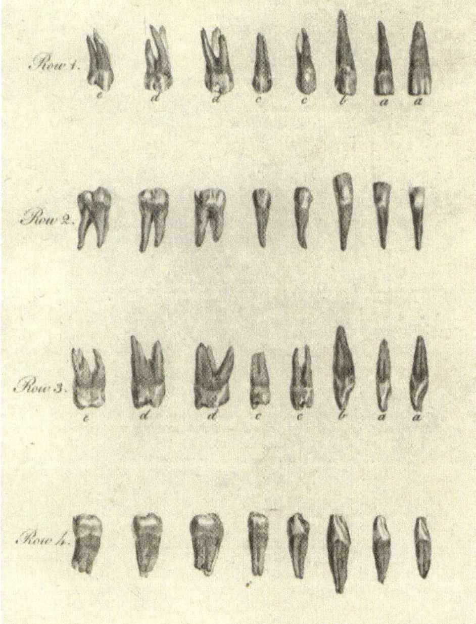

Seiten aus *The Natural History of the Human Teeth: Explaining their Structure, Use, Formation, Growth and Diseases* (1771) von John Hunter.
OBEN LINKS | Titelblatt des Werks.
OBEN RECHTS | Unterseite des Oberkiefers und Oberseite des Unterkiefers mit Zahnfächern.
UNTEN LINKS | Schädelbasis mit Oberkiefer und vollständigem Gebiss, darunter der Unterkiefer mit vollem Gebiss und beweglichem Knorpel des Gelenks im Unterkiefer.
UNTEN RECHTS | Zähne von Ober- und Unterkiefer inklusive Seitenansicht.

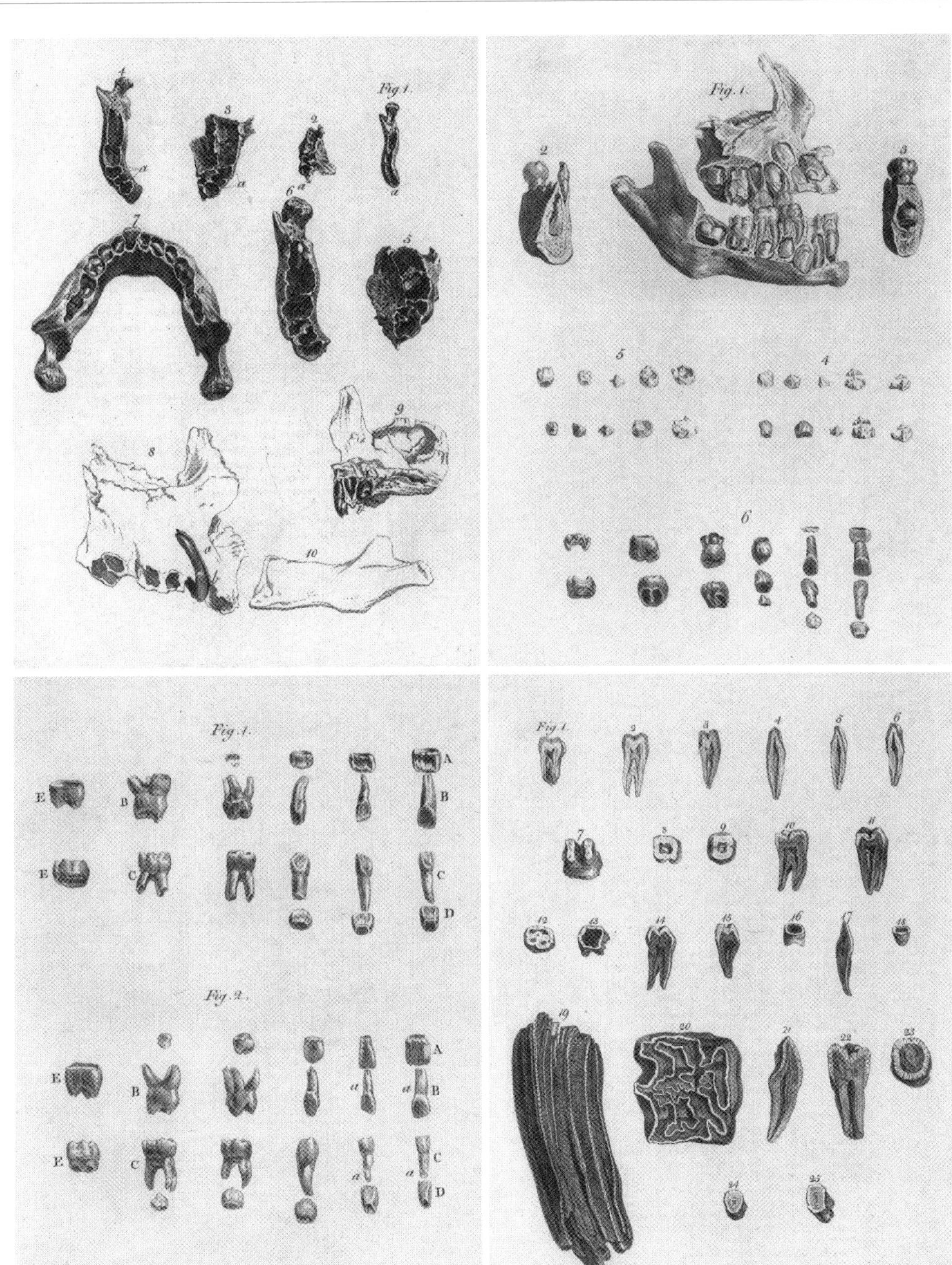

OBEN LINKS | Illustration, die die verschiedenen Entwicklungsstadien des Kiefers von Kleinkindern zeigt: vom Neugeborenen bis zu sieben bis acht Monate alten Babys.

OBEN RECHTS | Ober- und Unterkiefer eines acht- bis neunjährigen Kindes mit fünf Zähnen in verschiedenen Entwicklungsstufen.

UNTEN LINKS | Illustration mit Zähnen eines fünf- bis sechsjährigen Kindes (Abb. 1) und eines siebenjährigen Kindes.

UNTEN RECHTS | Querschnitt diverser Zähne von Menschen und Pferden. Abb. 19 zeigt einen Pferdezahn im Längsschnitt, Abb. 20 die Oberfläche eines Pferdebackenzahns.

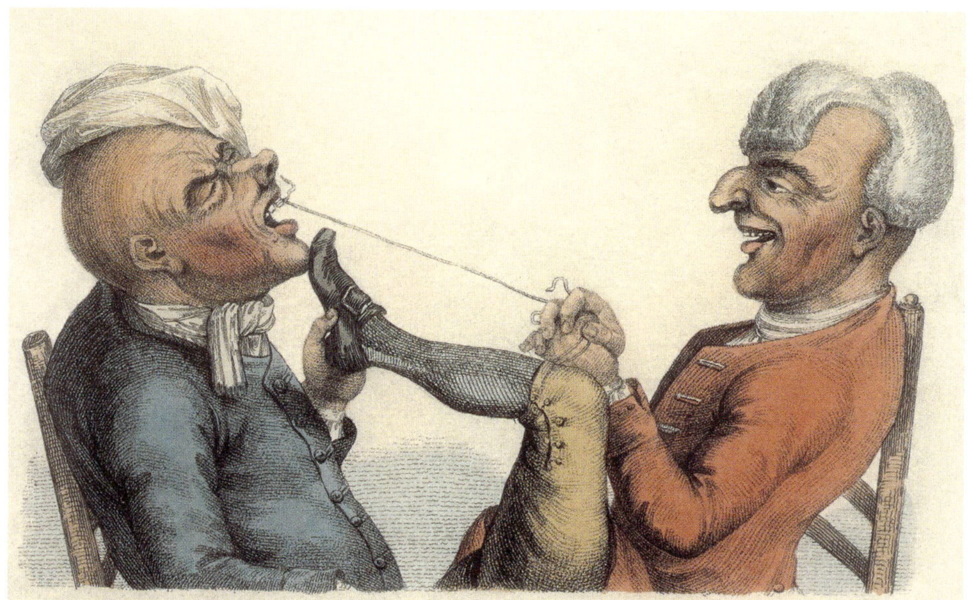

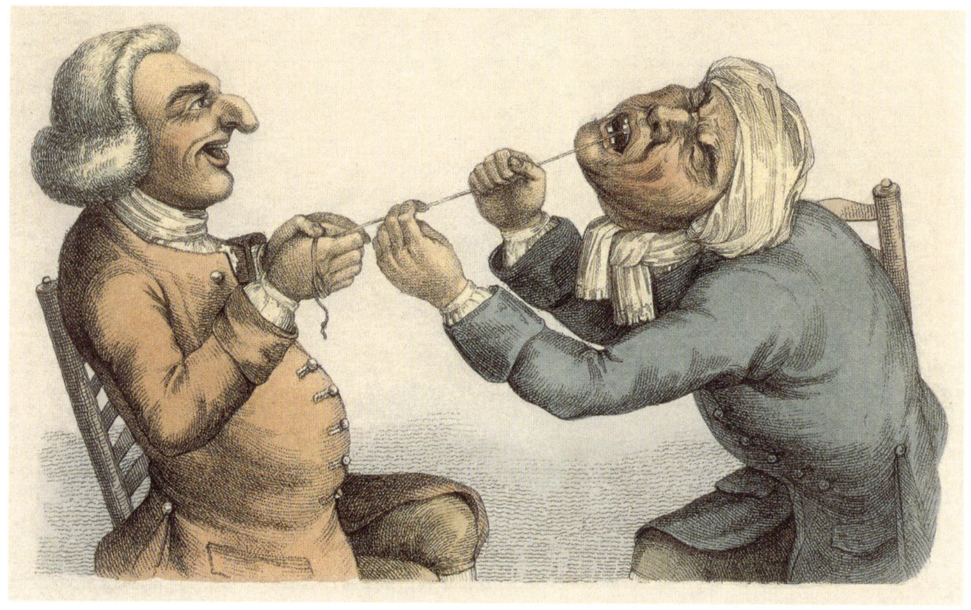

In dieser Serie handkolorierter Karikaturen des Künstlers John Collier (unter seinem Pseudonym Tim Bobbin, 1773, Edition 1810) verwenden die Zahnzieher zunehmend drastischere Methoden, um die Zähne ihrer Patienten zu extrahieren.
OBEN | *Gelächter & Experiment*. UNTEN | *Akuter Schmerz*.
GEGENÜBER OBEN | *Freude & Pein*. GEGENÜBER UNTEN | *Mitgefühl*.

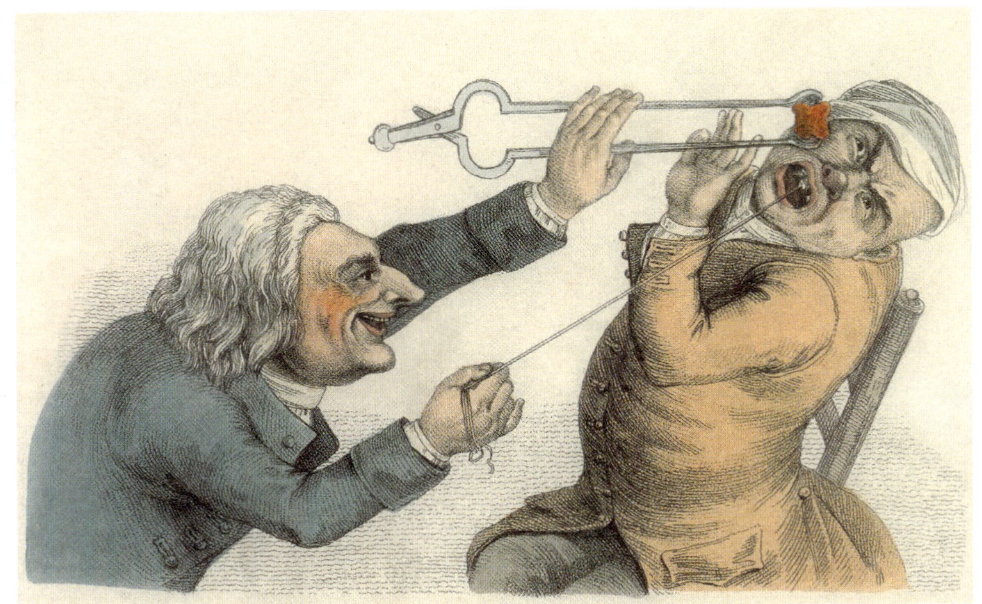

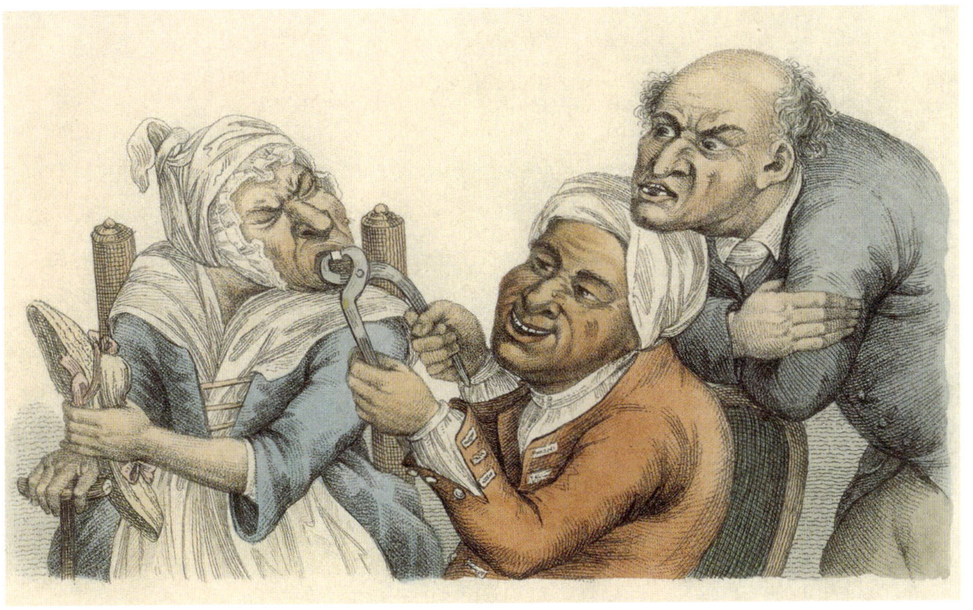

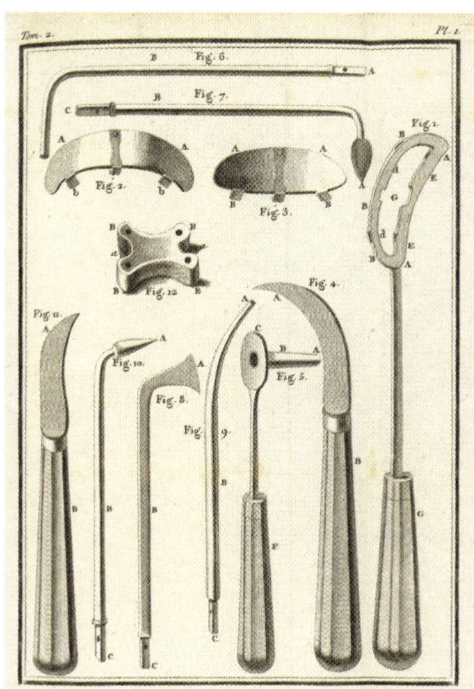

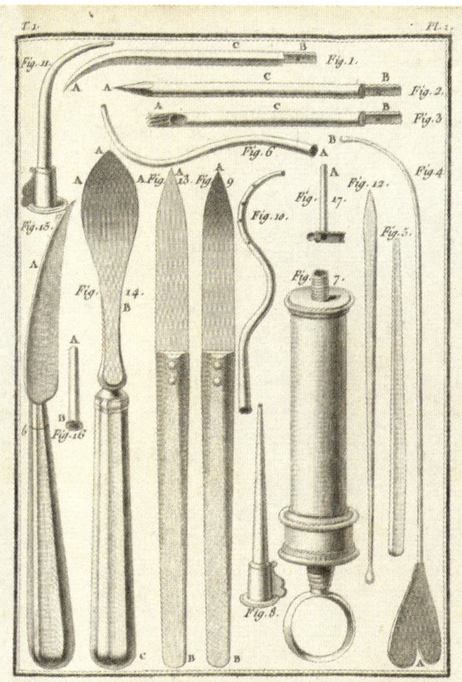

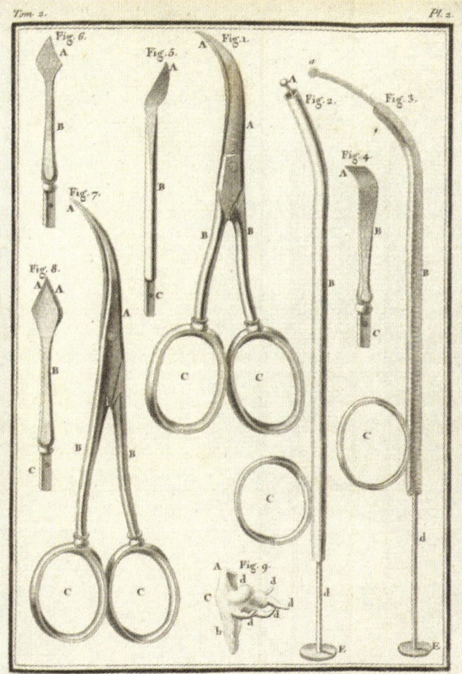

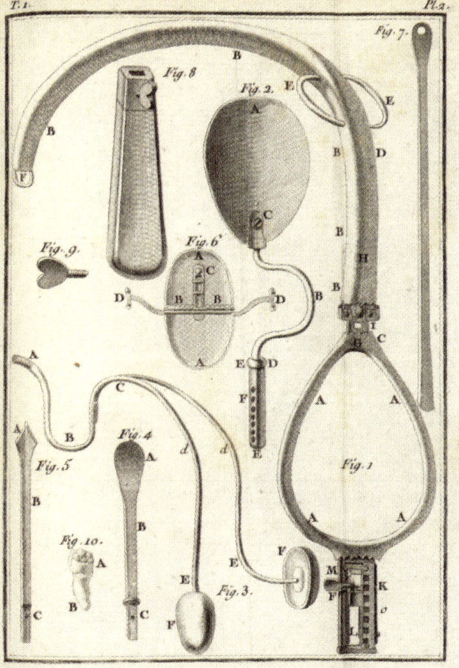

Instrumente zur Behandlung von Krankheiten der Kieferhöhle sowie diverse chirurgische Instrumente, darunter Skalpelle und Instrumente zur Kauterisation. Aus *Traité des maladies et des opérations réellement chirurgicales de la bouche* (1778) von Anselme Louis Bernard Bréchillet Jourdain.

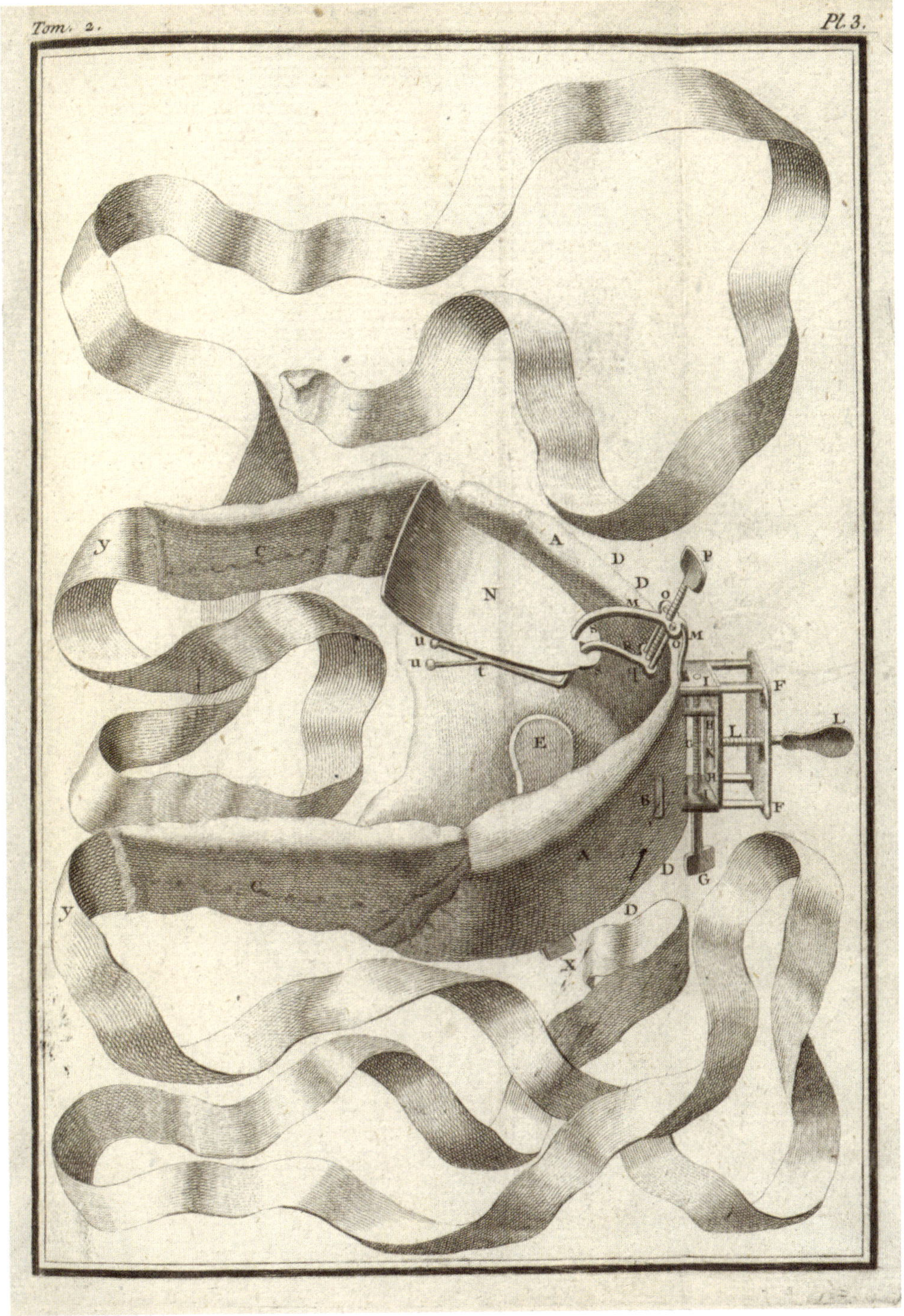

Die Tafel aus Jourdains Buch zeigt einen Kinnriemen, der nach einer Zahnoperation die Blutung stoppen sollte. Der Riemen wurde um das Kinn des Patienten geschnallt und war vor allem für Patienten geeignet, die im Oberkiefer keine Zähne mehr hatten.

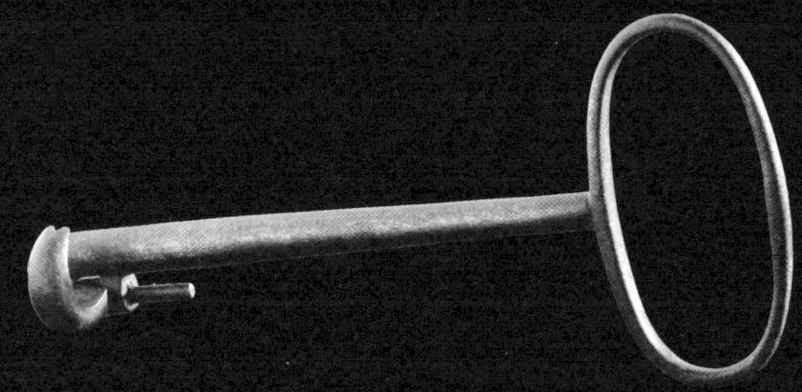

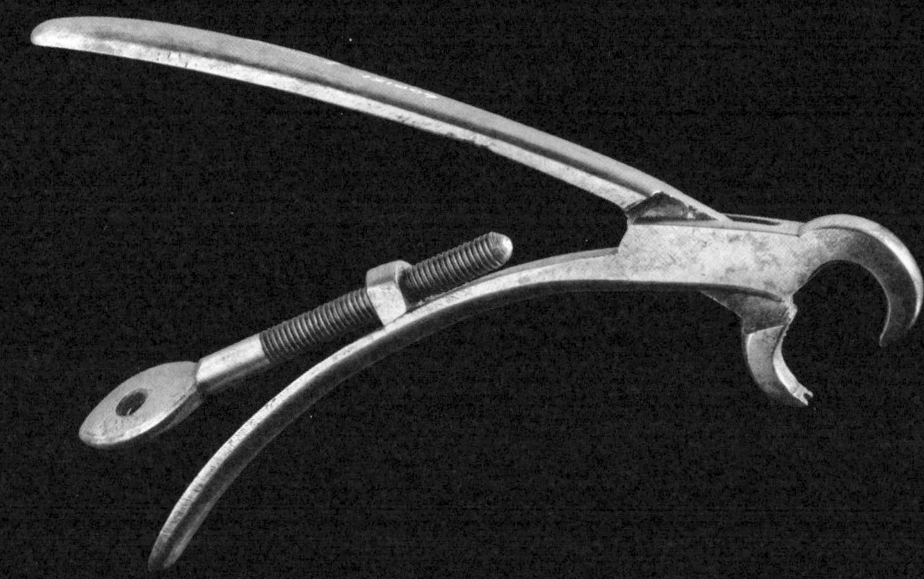

OBEN | Zahnschlüssel (1725–1780). Diese Instrumente kamen Anfang des 18. Jahrhunderts auf und waren berüchtigt dafür, Verletzungen zu verursachen. Die Klaue wurde über den Zahn gelegt, und der Metallstab, an dem die Klaue befestigt ist, wurde an der Zahnwurzel platziert. Dann drehte man den Schlüssel, als würde man ein Schloss öffnen, und entfernte (im besten Fall) den Zahn.

UNTEN | Diese Zange (1701–1800) wird aufgrund ihrer Form Rabenschnabelzange genannt und gehört zu den ältesten Instrumenten, die für das Zähneziehen eingesetzt wurden. Die Schraube kann angezogen werden, um den Druck auf den Zahn zu verstärken. Mit dieser Art von Zange wurden die Wurzeln von Zähnen gezogen, die verfault oder möglicherweise von anderen Extrakteuren beschädigt worden waren.

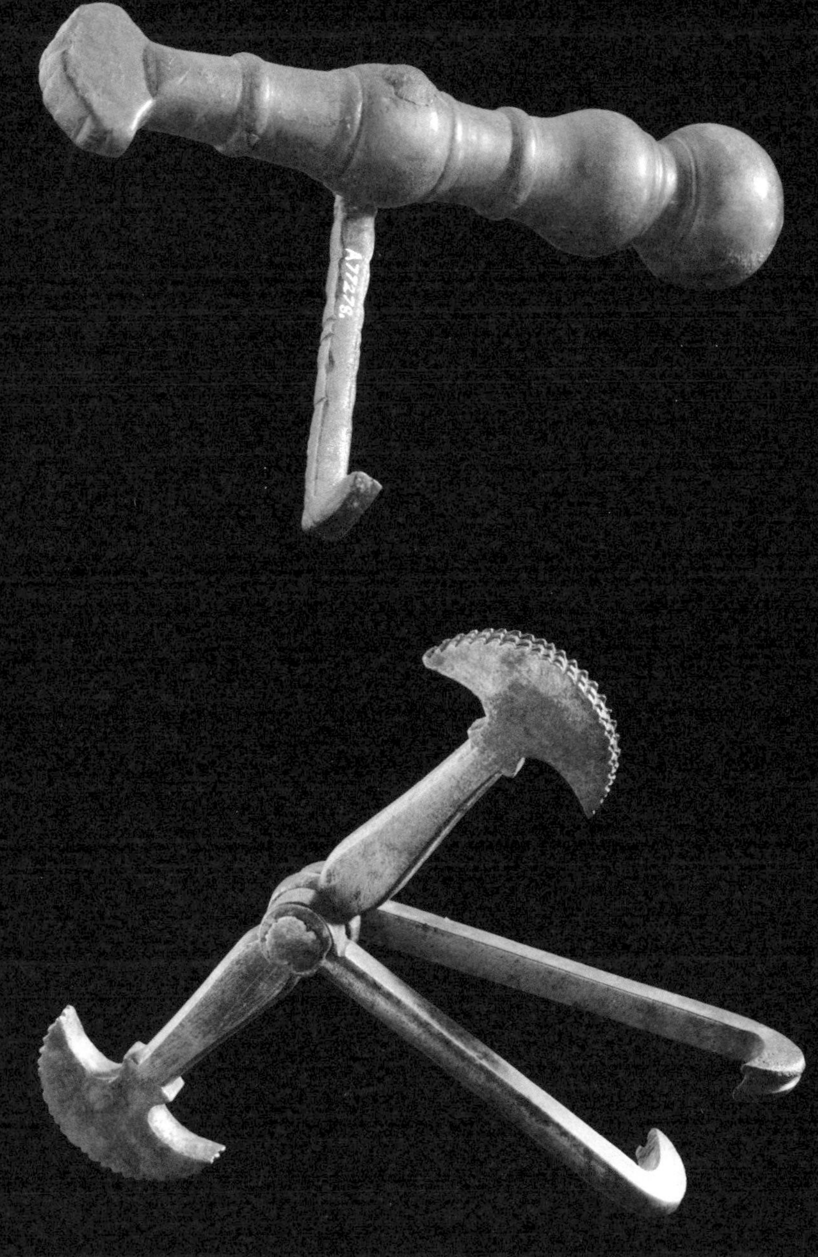

OBEN | Dentaler Pelikan mit Holzgriff (1550–1750). UNTEN | Stahlpelikan (1701–1800). Die zum Ziehen von Zähnen eingesetzten Pelikane verdanken ihren Namen ihrem Aussehen, das an den Schnabel des gleichnamigen Tiers erinnert. Die Klaue wurde über den Zahn gelegt, während das halbrunde Metallende gegen den Kiefer gesetzt wurde. Der Zahn wurde dann mithilfe der Hebelwirkung gezogen.

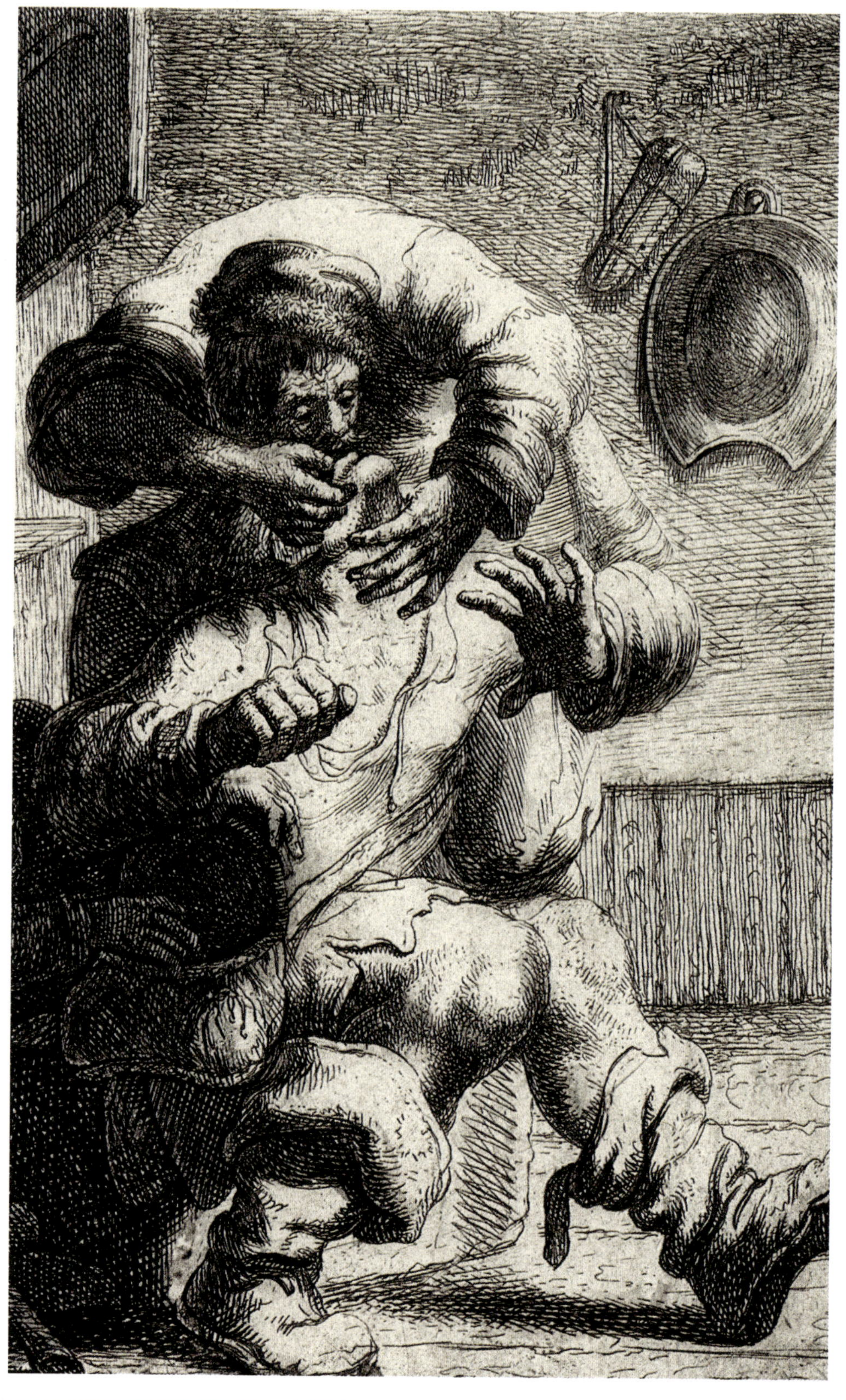

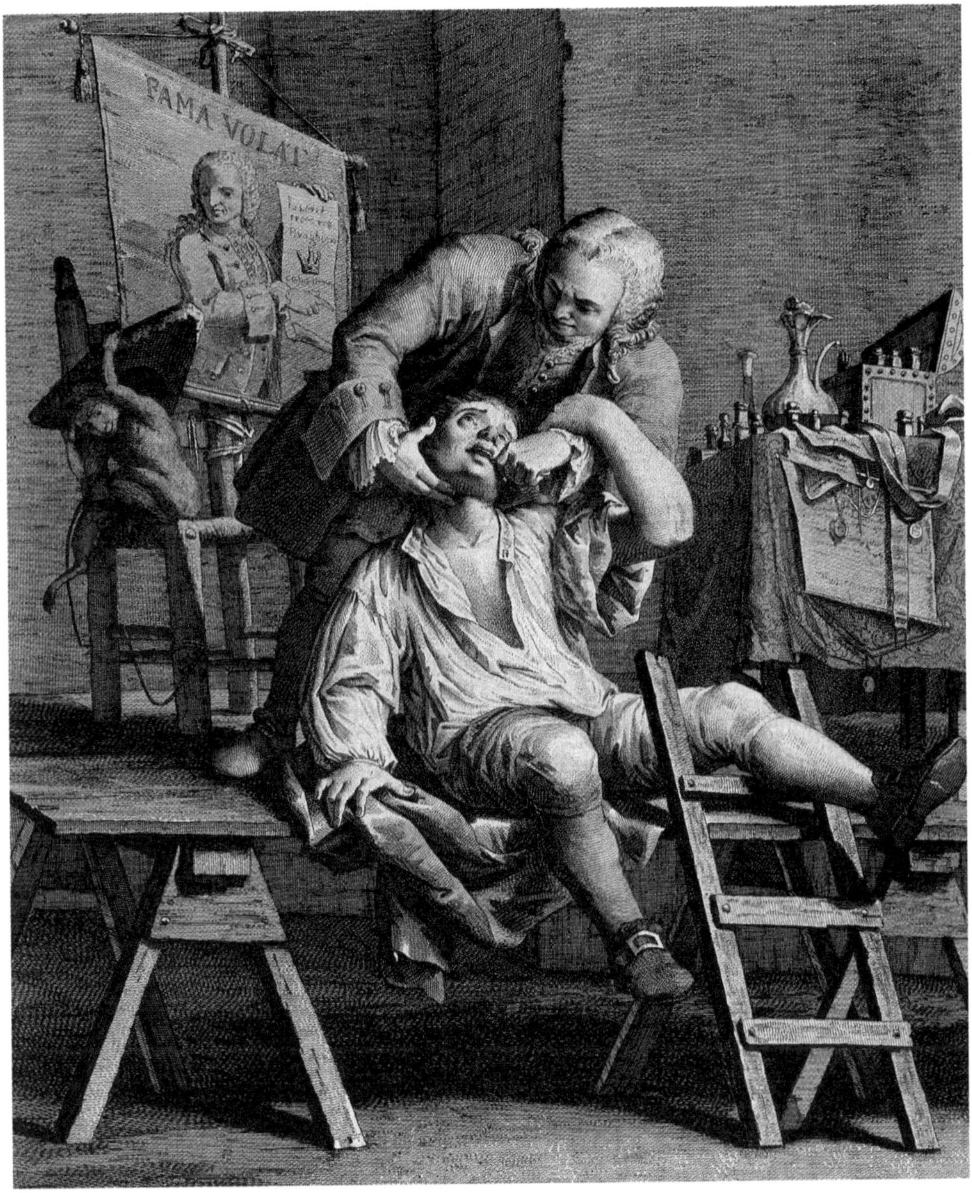

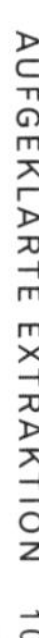

GEGENÜBER | Ein Zahnzieher extrahiert einen Zahn, während eine Taschendiebin die Tasche des Patienten leert. Detail aus einem Kupferstich von Jan van der Vliet. Es war durchaus keine Seltenheit, dass ein skrupelloser Beobachter die missliche Lage eines Patienten ausnutzte.

OBEN | Ein großspuriger fahrender Dentist preist seine Dienste mit den Worten „Fama volat" (Ruhm verbreitet sich schnell) an. Radierung von Giovanni Volpato nach Francesco Maggiotto.

SEITE 110–111 | Ein aufwendig verziertes Dentalbesteck aus dem späten 19. Jahrhundert in einem mit Samt ausgelegten Holzkasten.

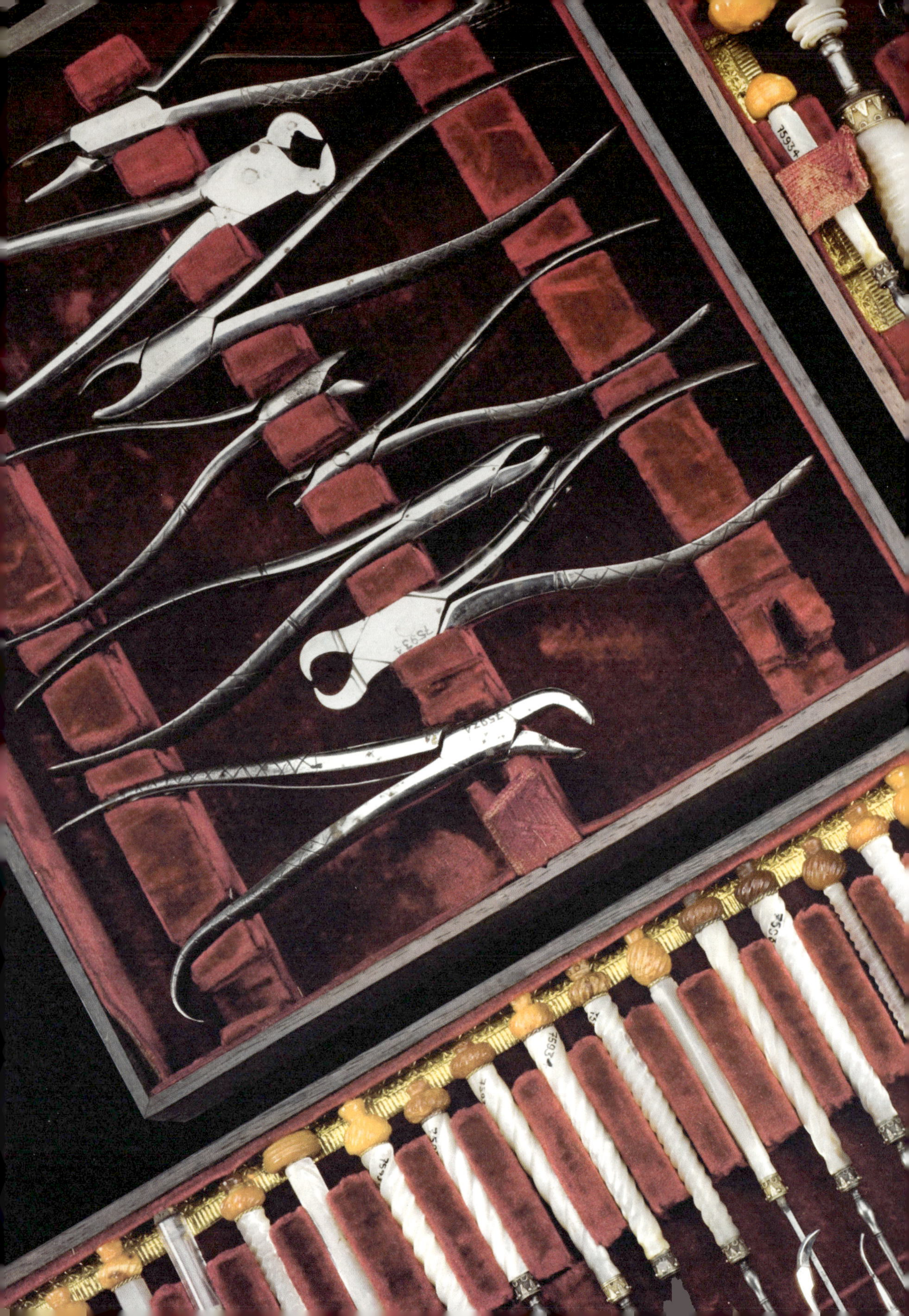

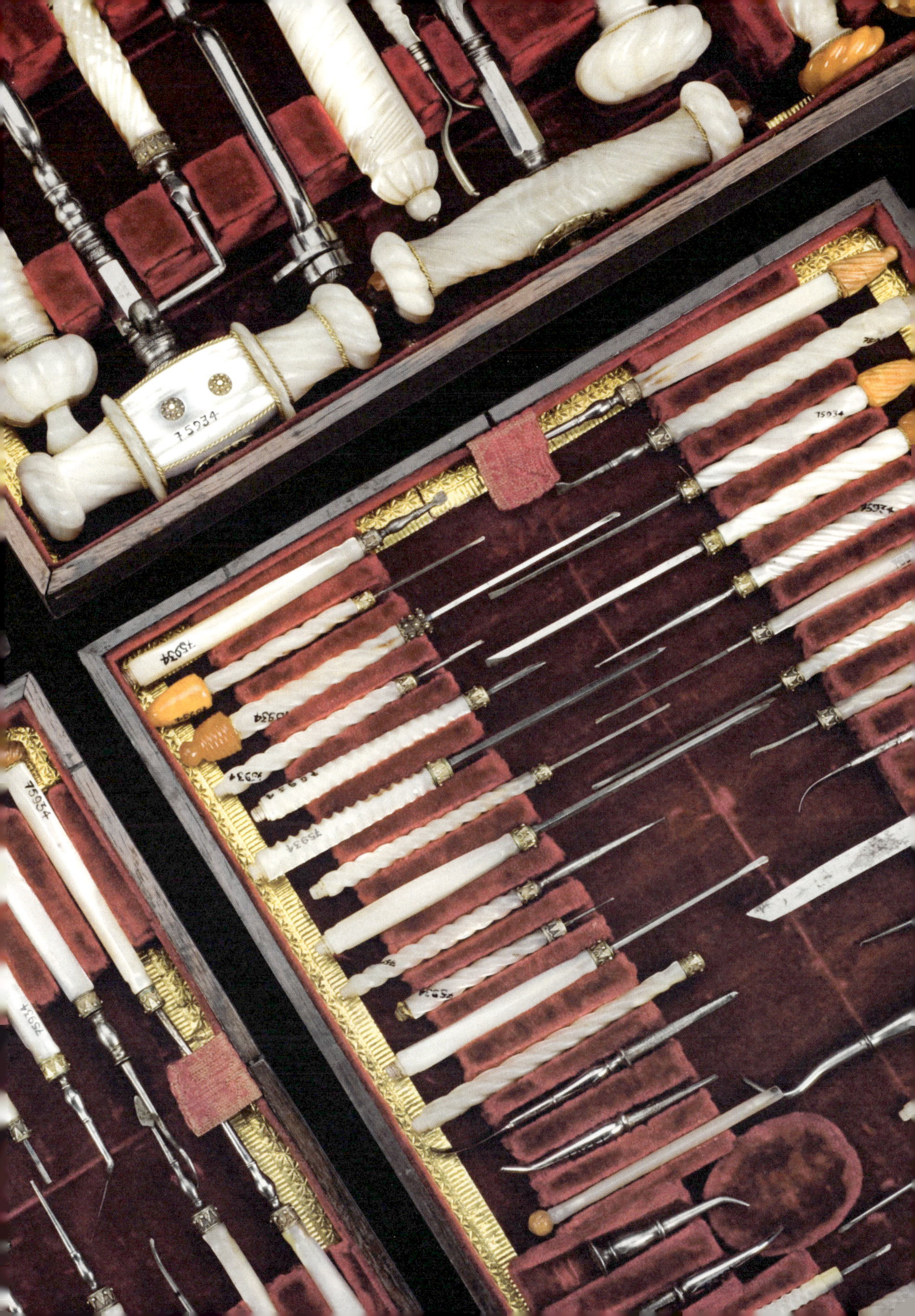
75934

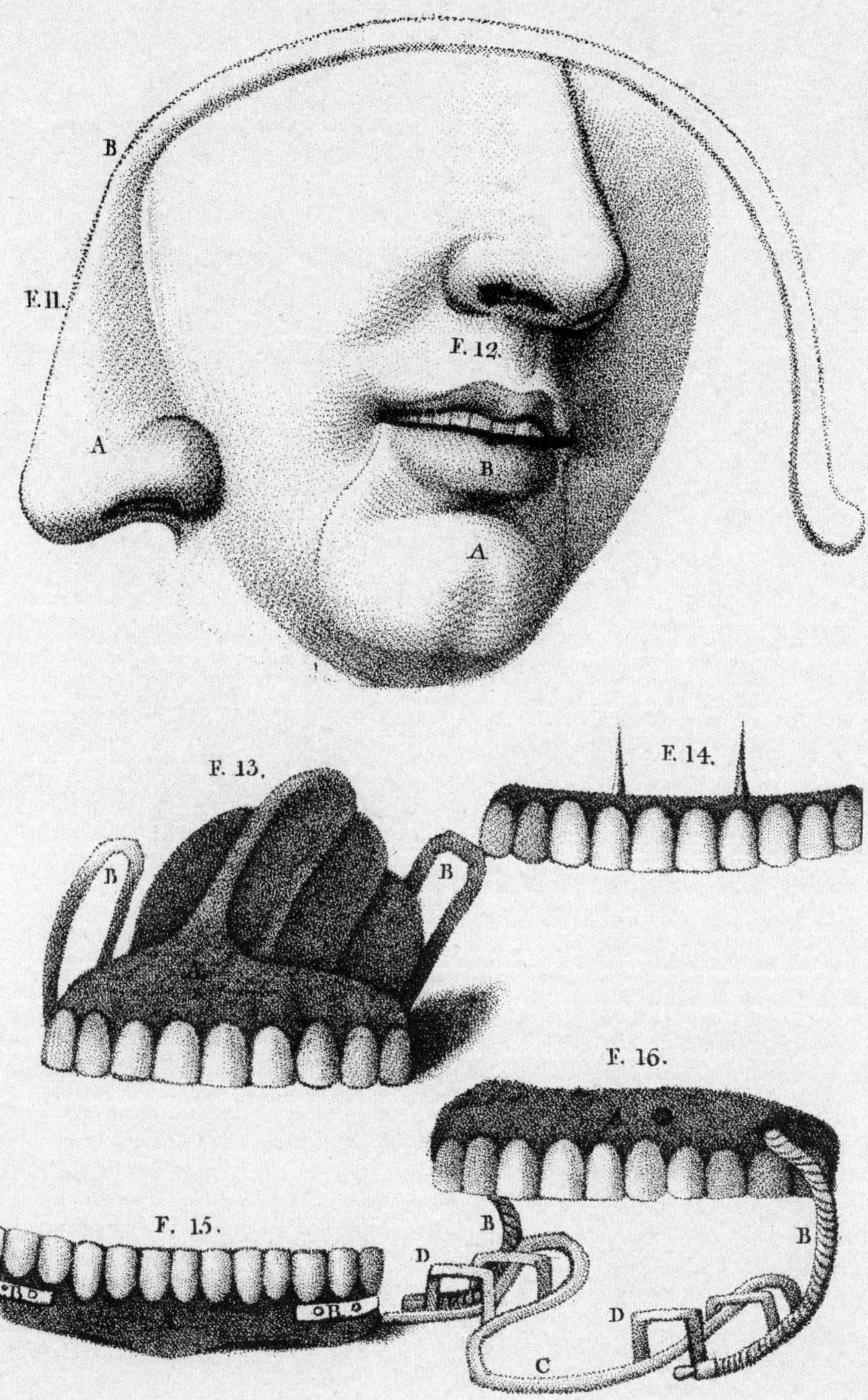
F. 11.
B
A
F. 12.
B
A
F. 13.
B
B
F. 14.
F. 16.
F. 15.
B
B
D
D
C

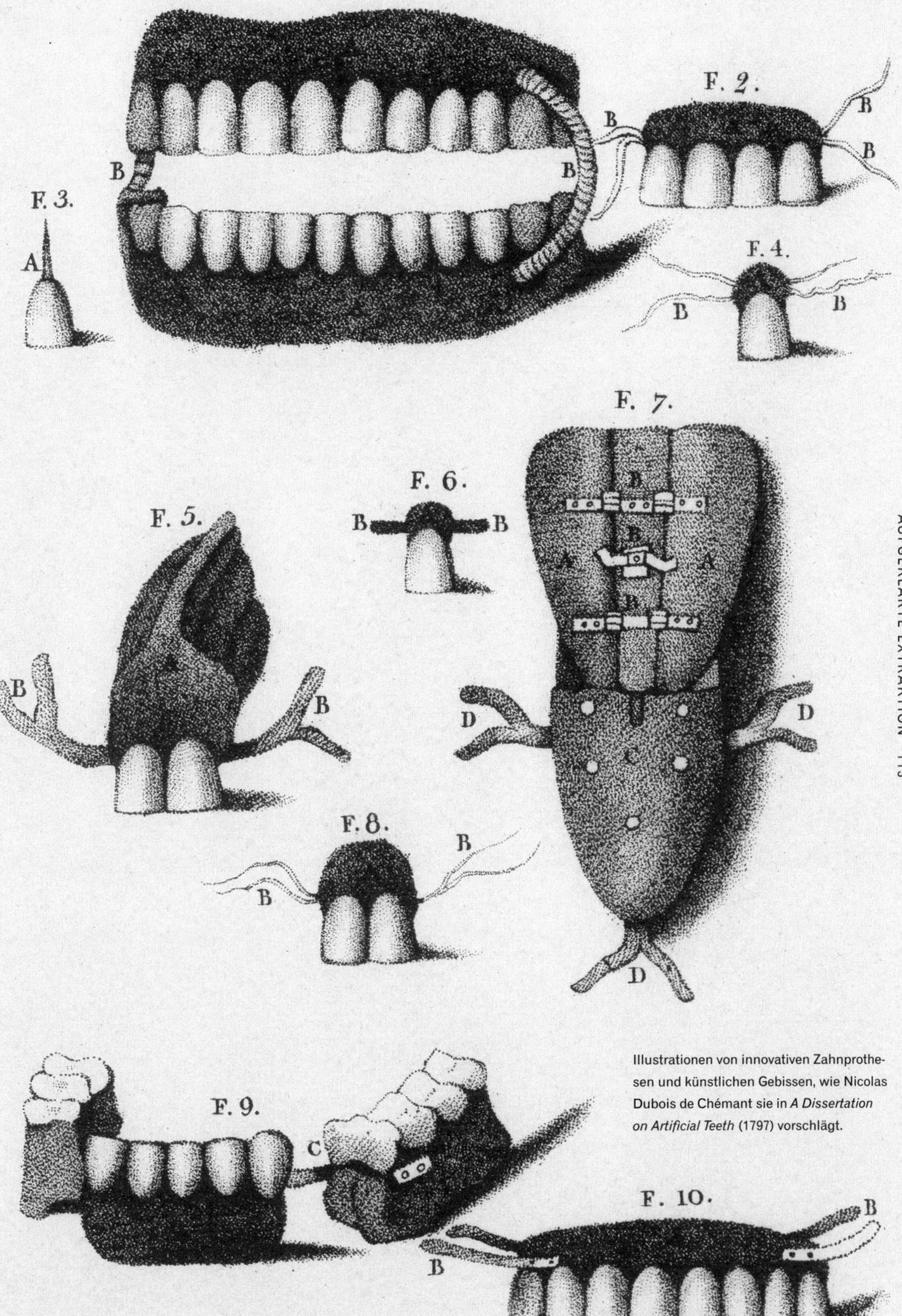

Illustrationen von innovativen Zahnprothesen und künstlichen Gebissen, wie Nicolas Dubois de Chémant sie in *A Dissertation on Artificial Teeth* (1797) vorschlägt.

MINERAL PA

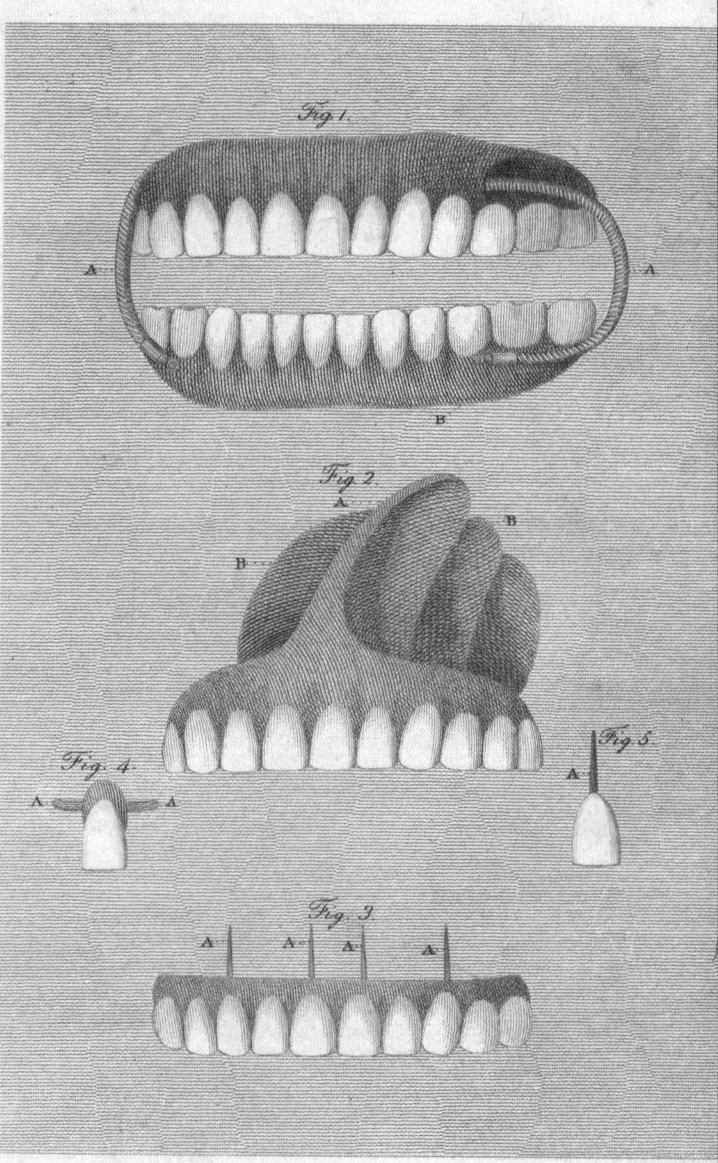

Published by Mr Dubois de C

STE TEETH

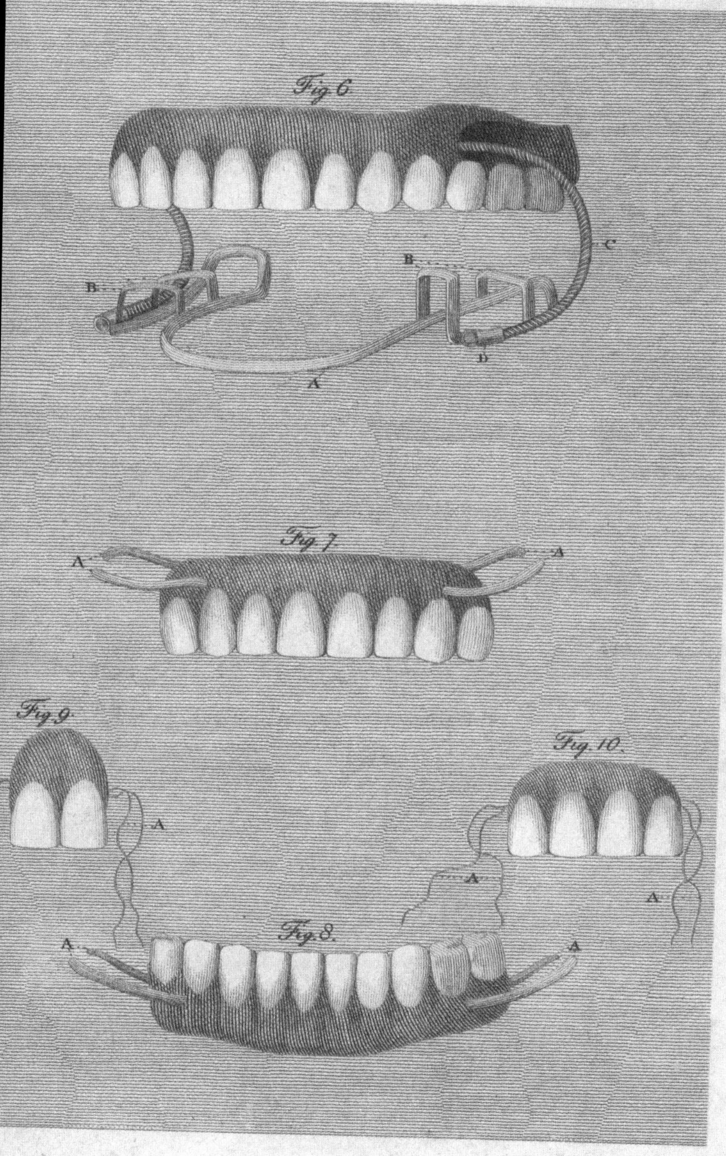

t Surgeon Oct.r 1.st 1802.

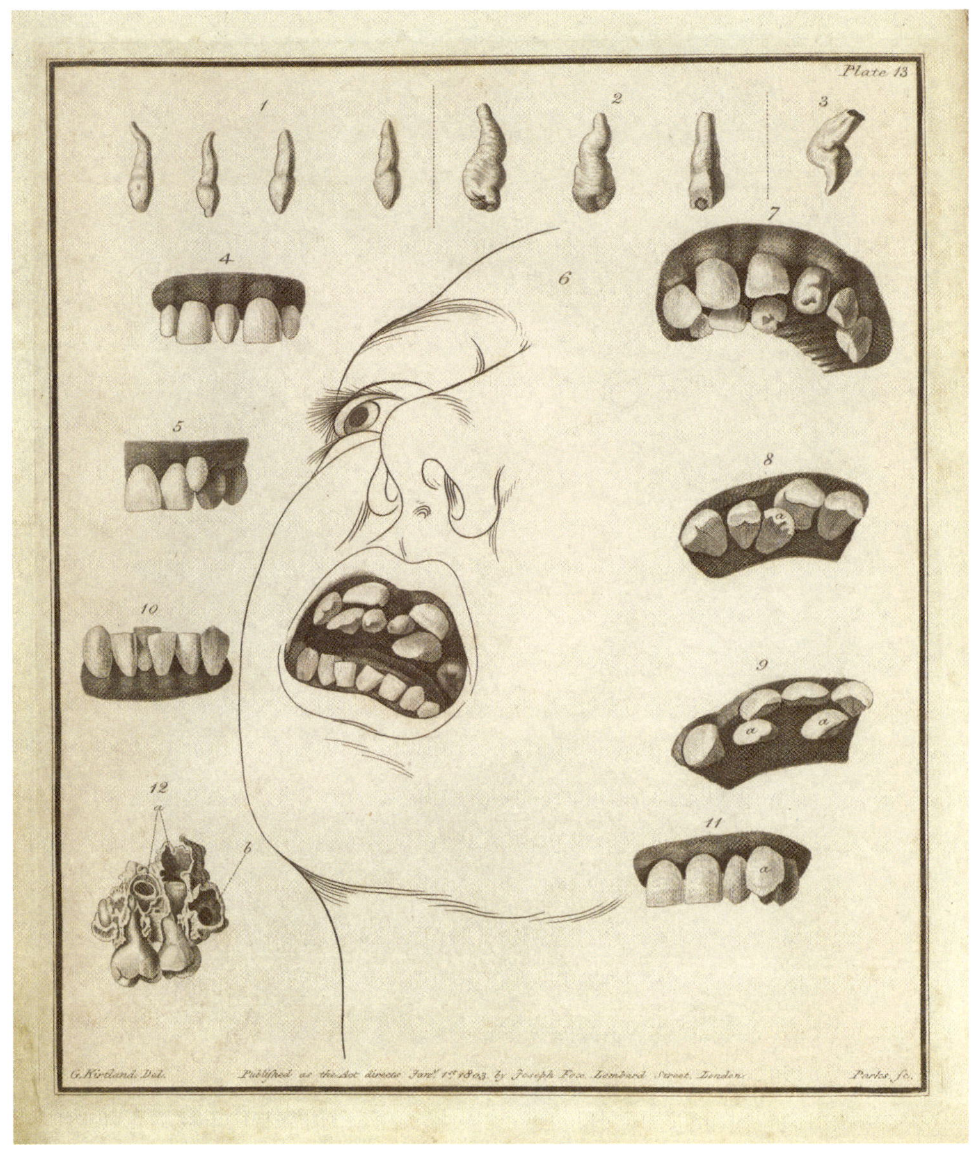

SEITE 114–115 | „Zähne aus Mineralpaste" – verschiedene Typen von Zahnprothesen. Aus Nicolas Dubois de Chémants *A Dissertation on Artificial Teeth*.

OBEN | Diese Seite aus der zweiten Auflage von *The Natural History and Diseases of the Human Teeth* (1814) von Joseph Fox zeigt einen Fall von Hyperdontie, einer Zahnüberzahl. Die zusätzlichen Zähne können in jedem Teil des Gebisses auftreten.

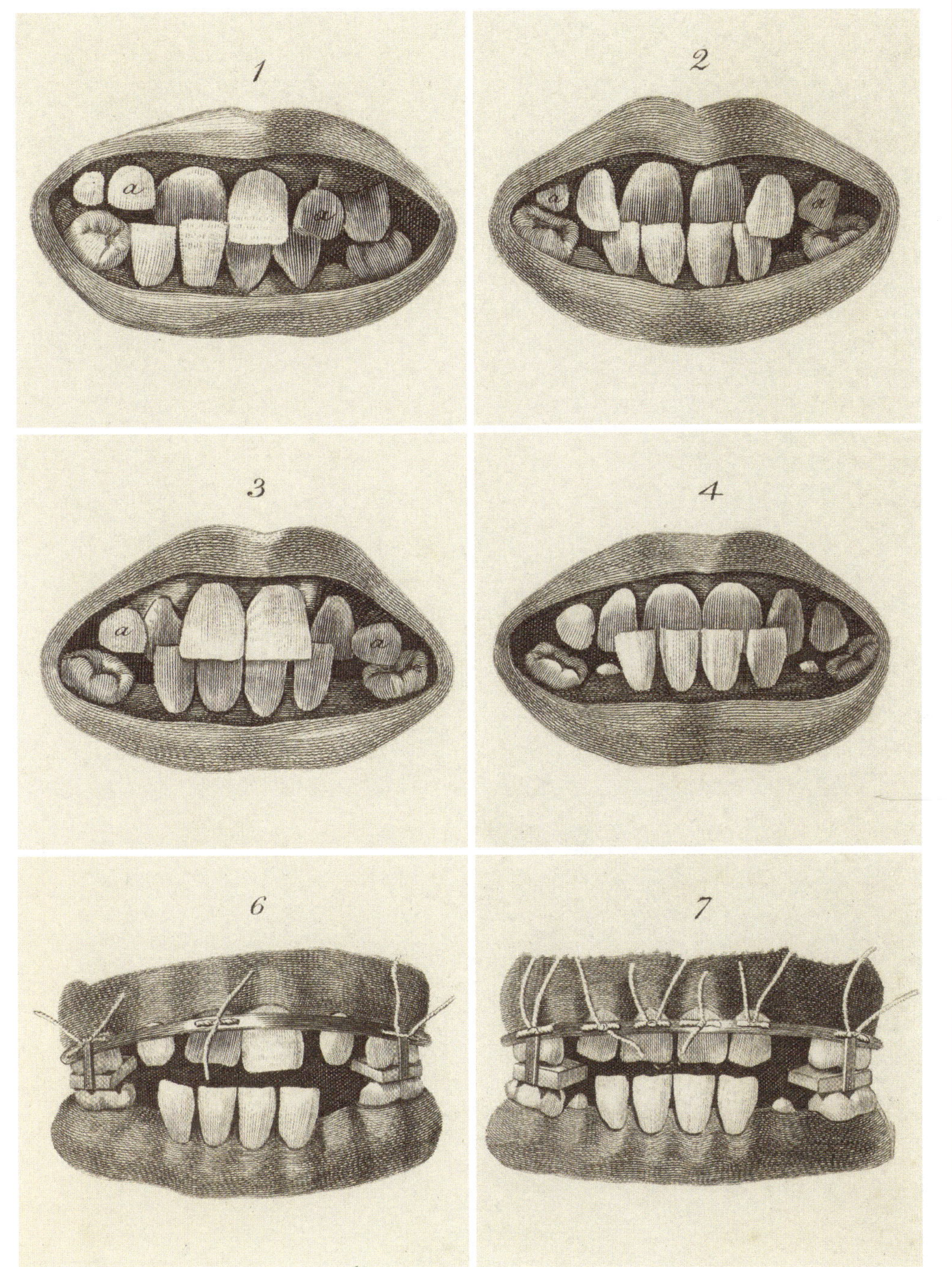

OBEN | *The Natural History and Diseases of the Human Teeth* von Joseph Fox illustriert eine Auswahl von Zahnfehlstellungen und zeigt, wie diese mithilfe von Zahnspangen korrigiert werden können.

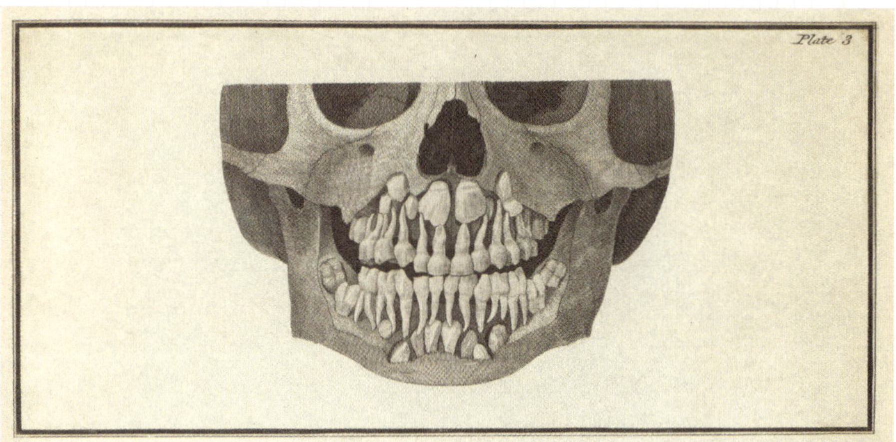
Plate 3

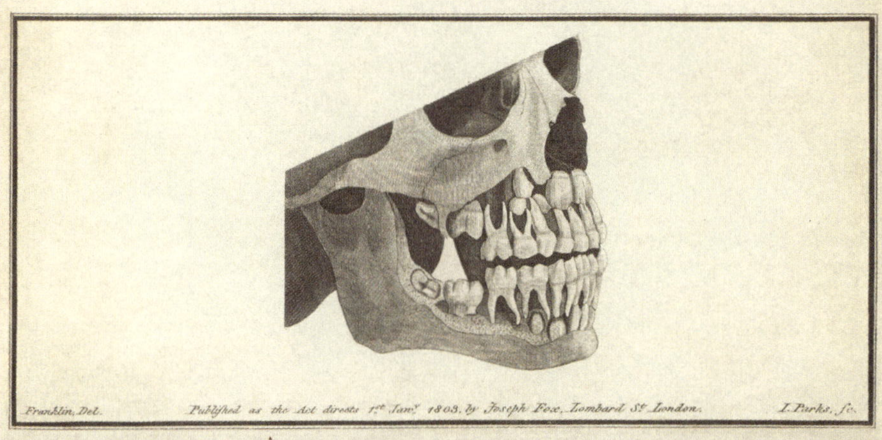
Franklin, Del.
Publifhed as the Act directs 1st Jan.y 1803, by Joseph Fox, Lombard St London.
I. Parks, fc.

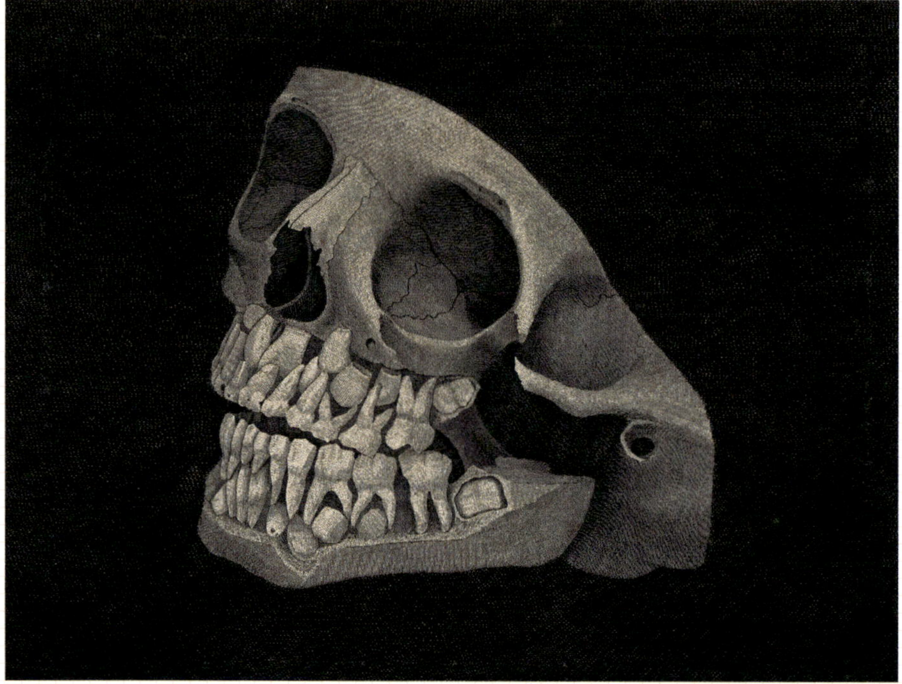

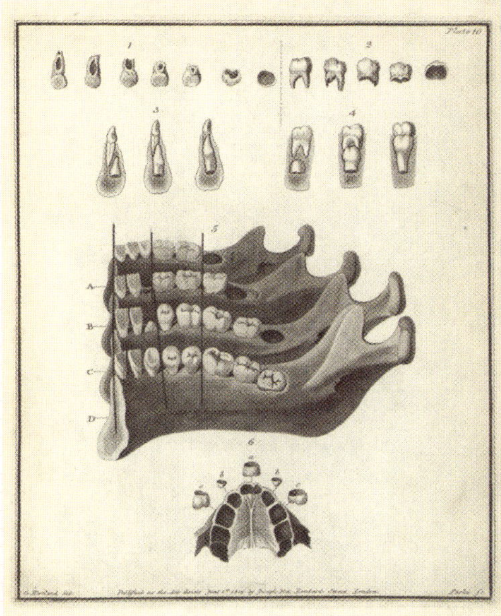

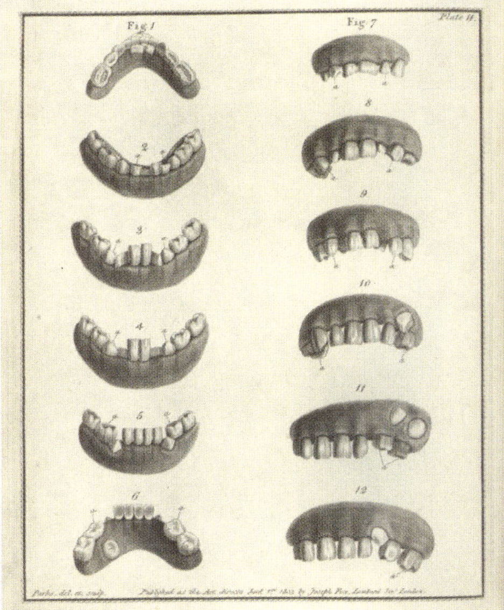

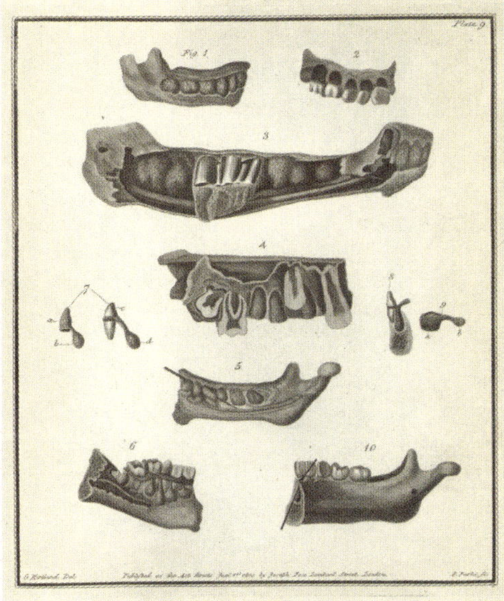

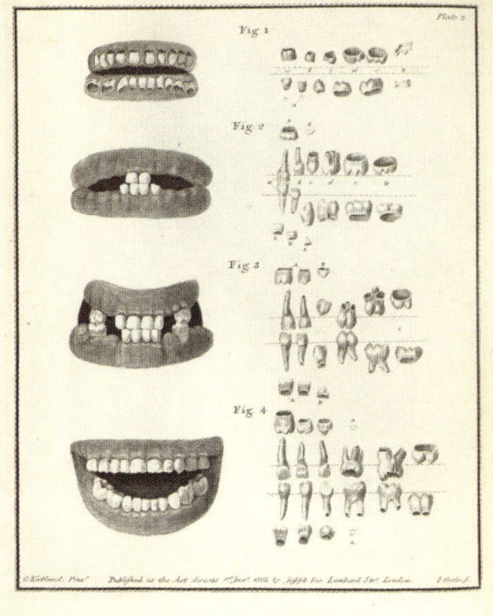

GEGENÜBER OBEN UND MITTE | Vorder- und Seitenansicht der Zähne eines vier- bis fünfjährigen Kindes. Radierung von I. Parks aus Joseph Fox, *The Natural History and Diseases of the Human Teeth*.
GEGENÜBER UNTEN | Kiefer und Teil des Schädels eines Tieres. Radierung von I. Parks nach George Kirtland (um 1805) aus Joseph Fox, *The Natural History and Diseases of the Human Teeth*.

OBEN | Aus Joseph Fox, *The Natural History and Diseases of the Human Teeth*: Veränderungen, die in verschiedenen Wachstumsphasen stattfinden (oben links); Beispiele für zweite Zähne mit unregelmäßigem Wuchs (oben rechts); die Entwicklung der Zähne von Geburt an mit Darstellung der Gefäßmembrane (unten links); die Entwicklung der Zähne von der Geburt bis zum Alter von zwei bis drei Jahren (unten rechts).

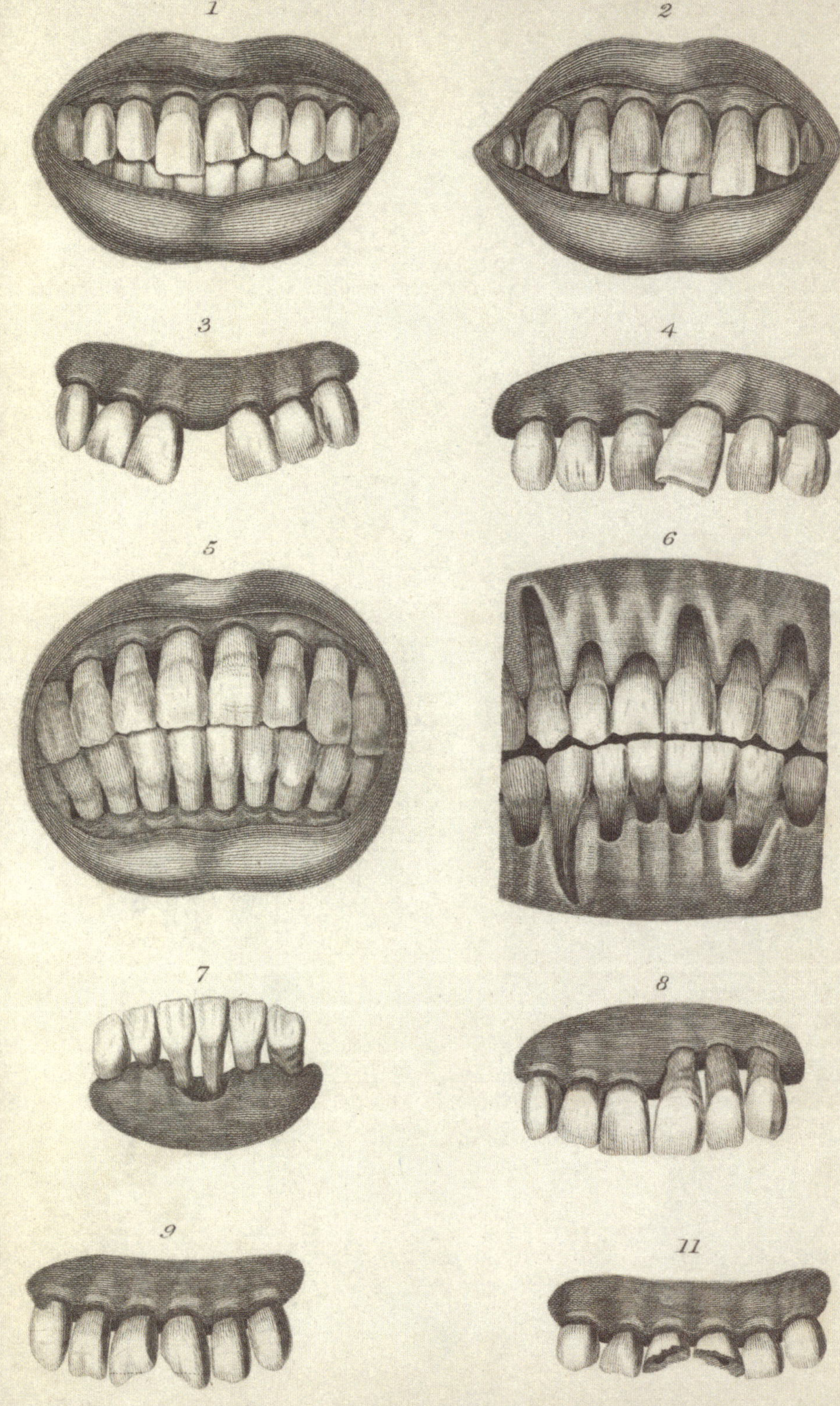
1
2
3
4
5
6
7
8
9
11

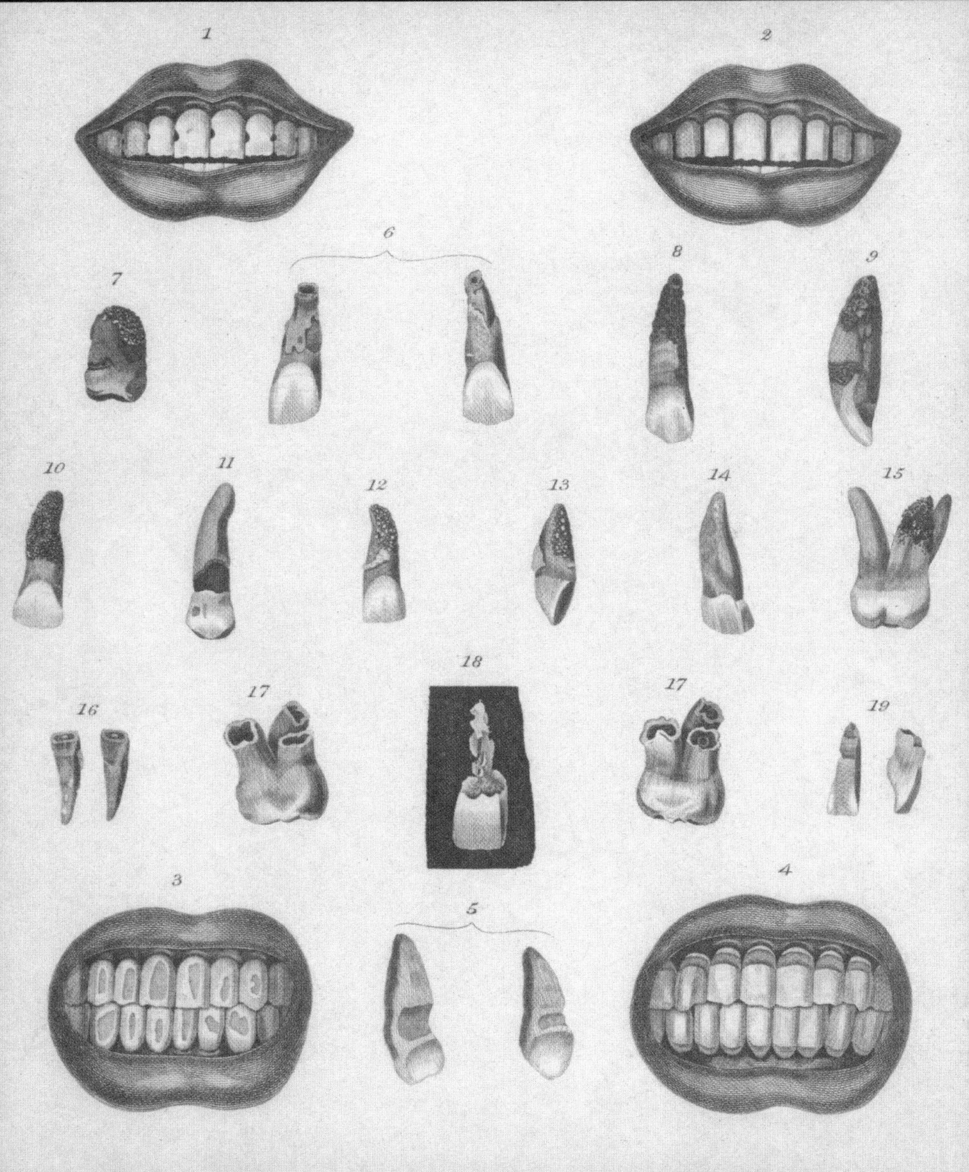

Kupferstiche aus der zweiten Auflage von Joseph Fox, *The Natural History and Diseases of the Human Teeth.*
GEGENÜBER | Verschiedene Beispiele für Zähne, die unter Karies und anderen Krankheiten leiden oder durch Verletzungen beschädigt wurden (untere Reihe).

OBEN | Beispiele für Zahnkrankheiten, darunter Karies an den Seiten der Schneidezähne (Abb. 1), Zähne mit weggefeilter Karies (Abb. 2), Verlust des Zahnschmelzes an der Zahnvorderseite (Abb. 3), Verlust des Zahnschmelzes am Zahnhals (Abb. 4 und 5).

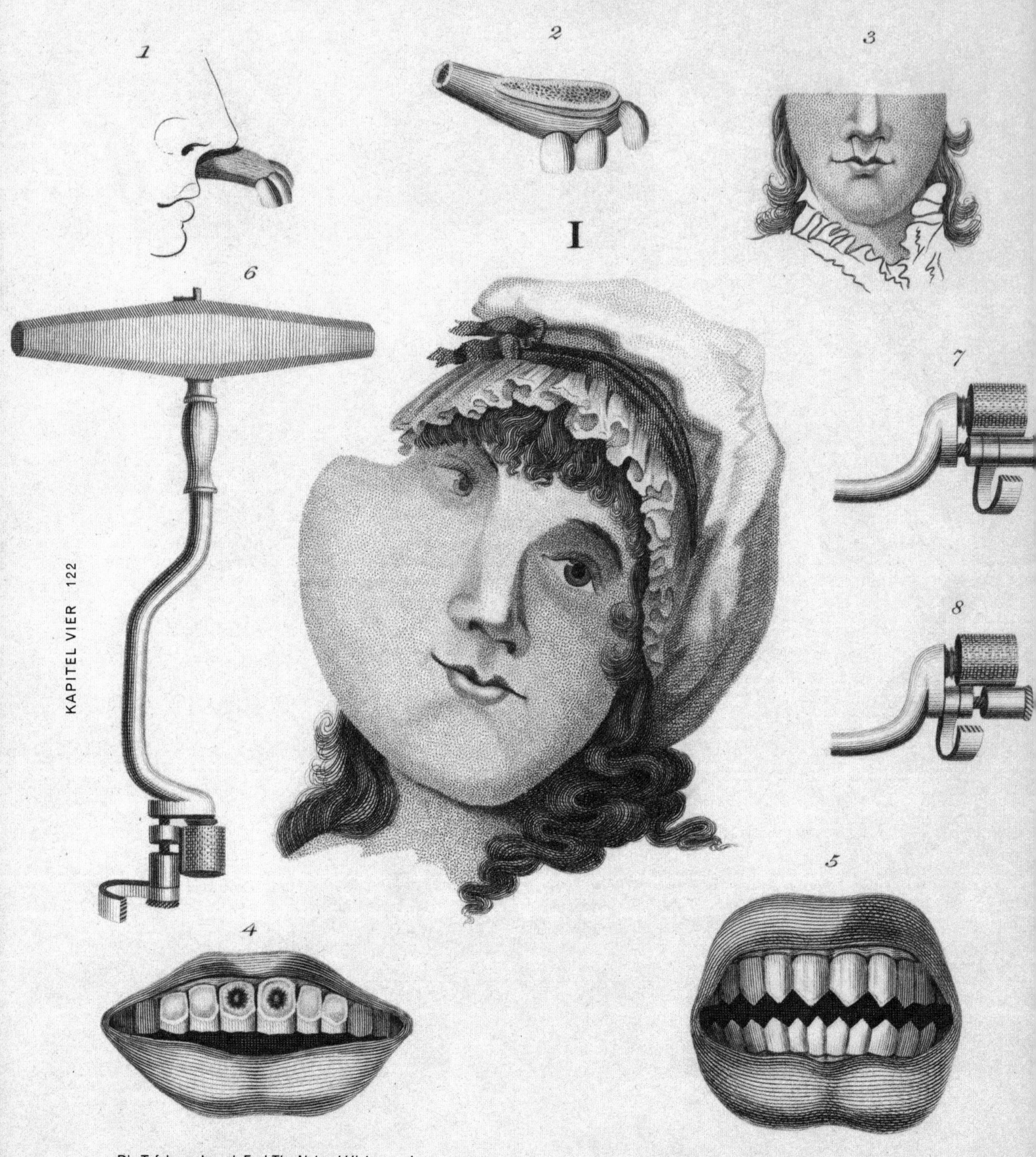

Die Tafel aus Joseph Fox' *The Natural History and Diseases of the Human Teeth* zeigt eine Frau mit einem Tumor in der rechten Kieferhöhle, das Profil eines jungen Mannes mit einer Verwachsung des Oberkiefers in Kombination mit einer Hasenscharte, gefeilte spitze Zähne und verschiedene Ansatzpositionen für die Klaue eines Zahnschlüssels.

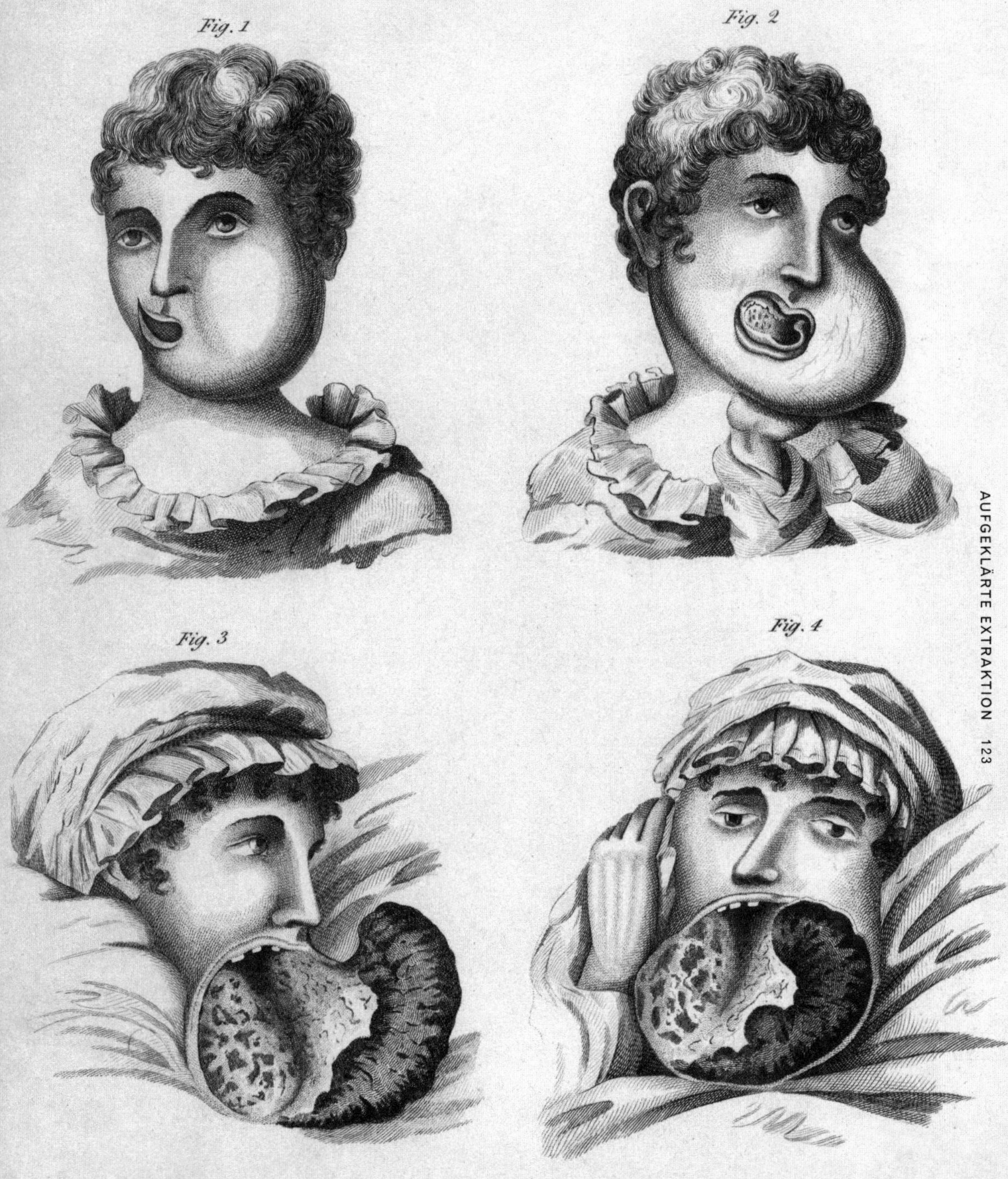

Die Progression eines aggressiven Gesichtstumors bei einer 13-jährigen Patientin, die in das Londoner Guy's Hospital eingewiesen wurde. Tafel aus Joseph Fox' *The Natural History and Diseases of the Human Teeth*.

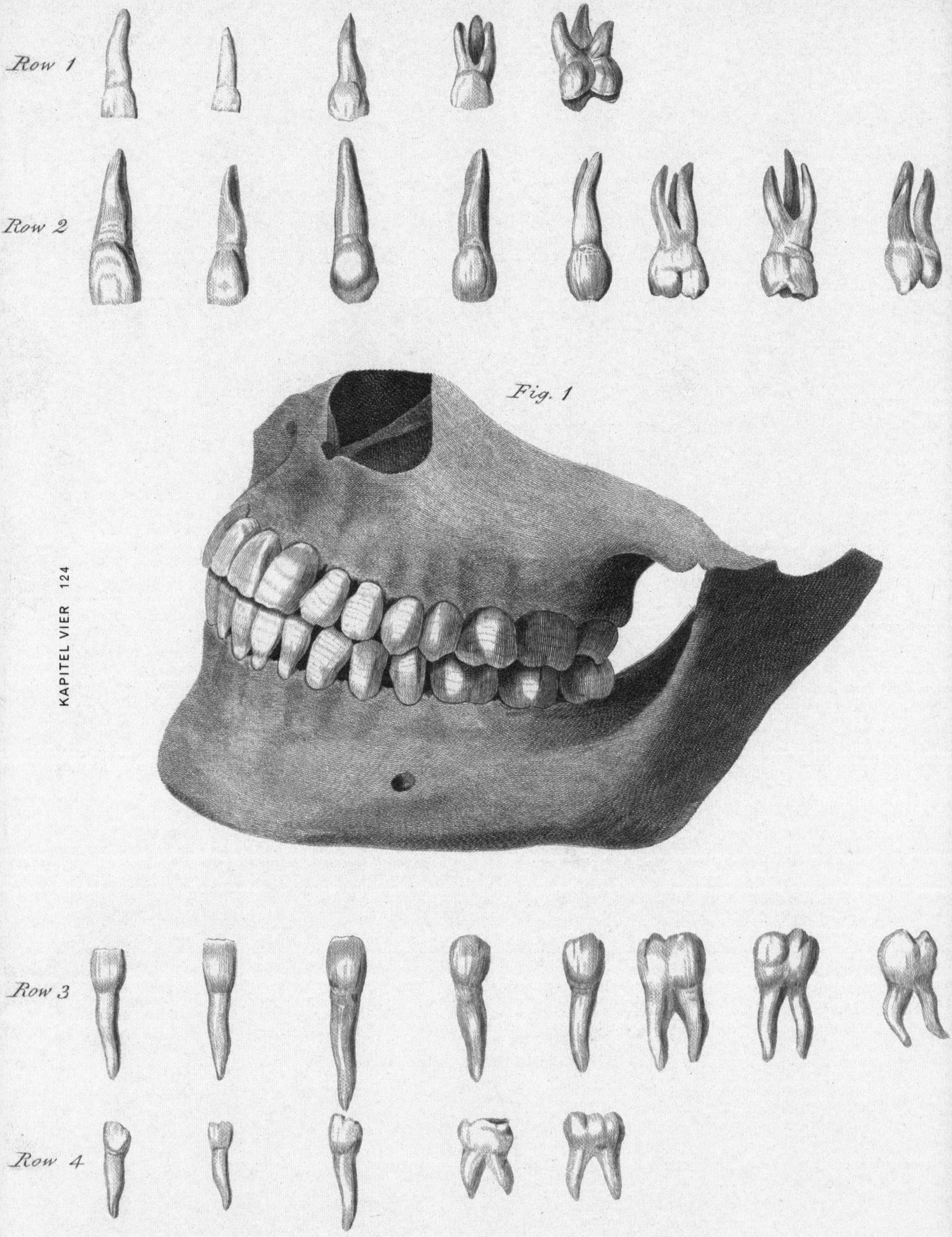

Row 1

Row 2

Fig. 1

Row 3

Row 4

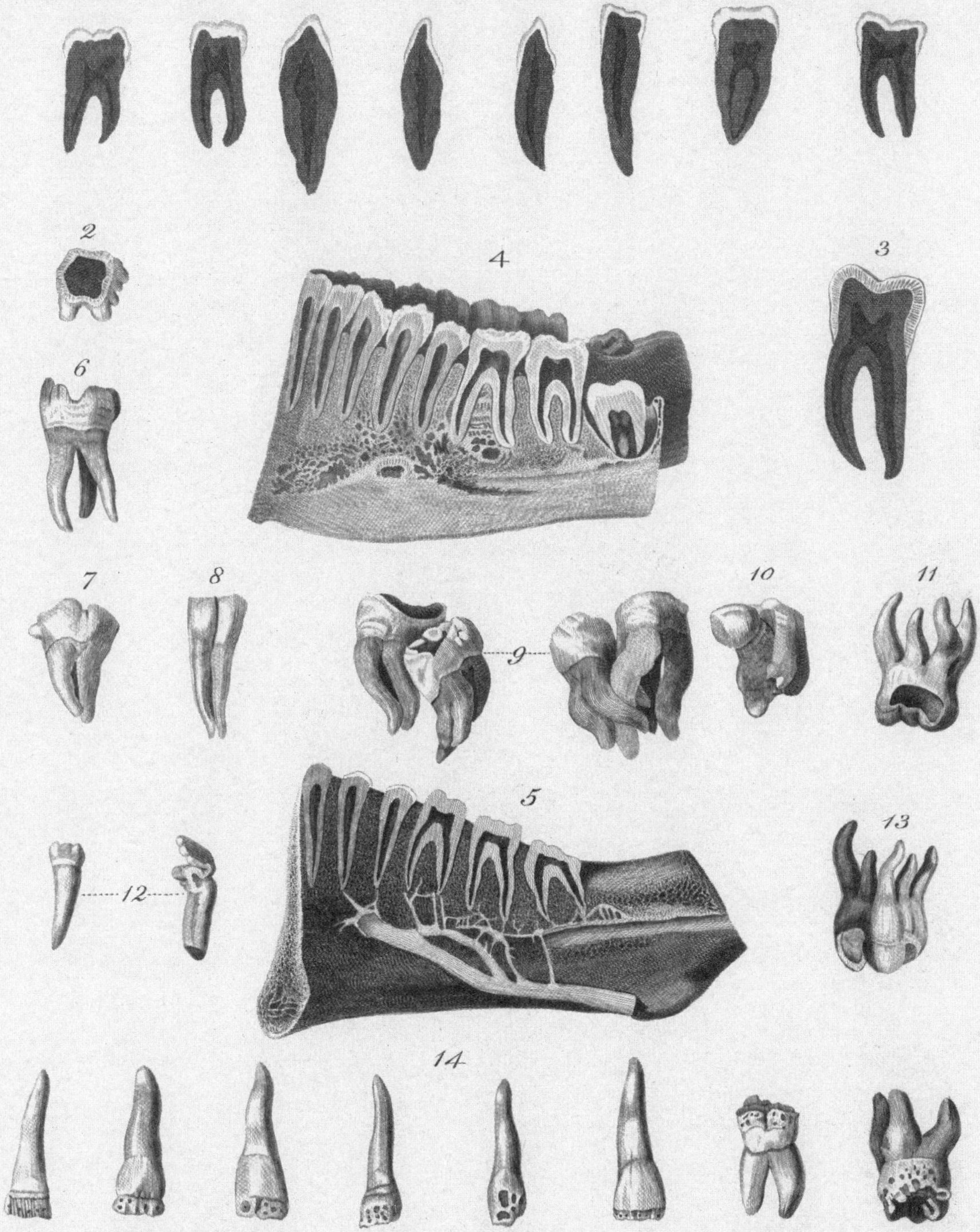

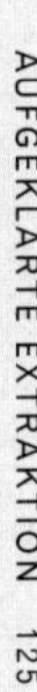

Kupferstiche aus der zweiten Auflage von Joseph Fox' *The Natural History and Diseases of the Human Teeth.* GEGENÜBER | Die Milchzähne des Oberkiefers (Reihe 1) und Unterkiefers (Reihe 4); die zweiten Zähne des Oberkiefers (Reihe 2) und des Unterkiefers (Reihe 3). OBEN | Querschnitte der Zähne und des Unterkiefers.

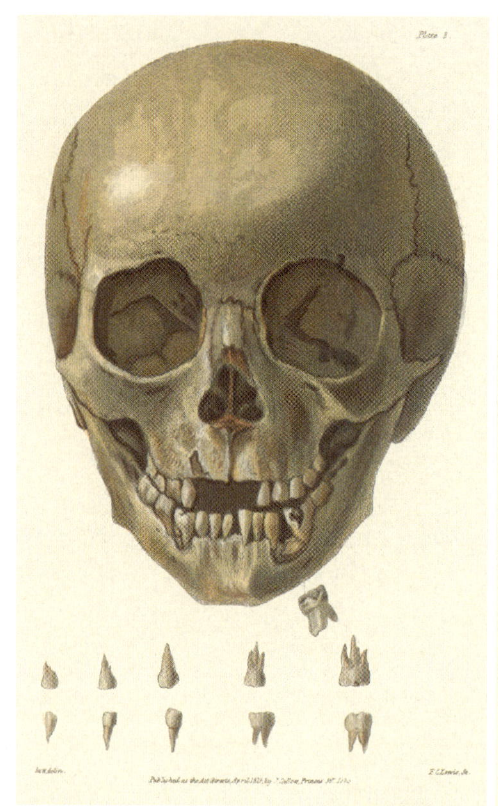
Plate 1.

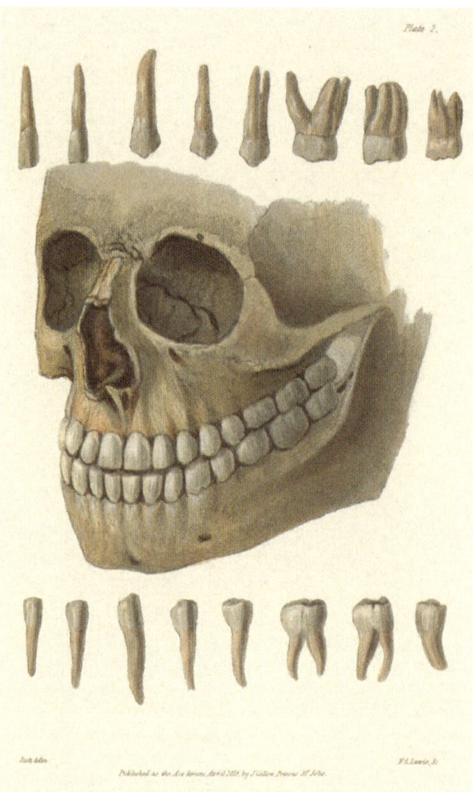
Plate 2.

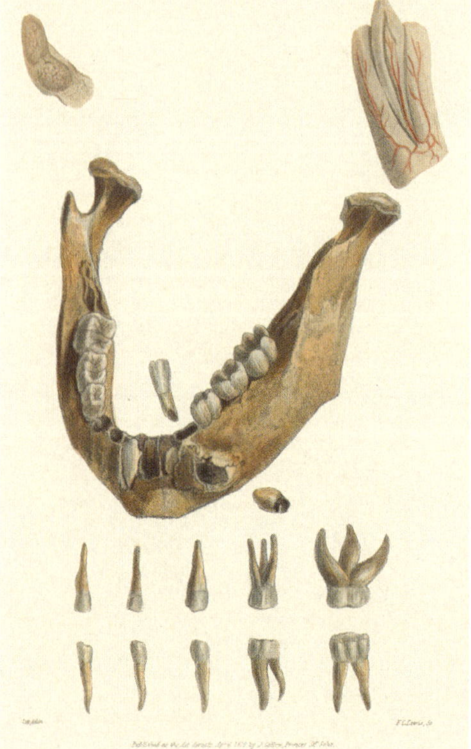

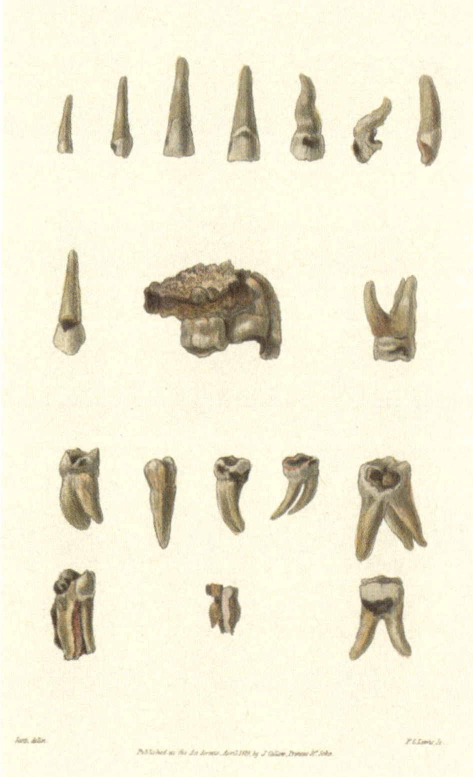

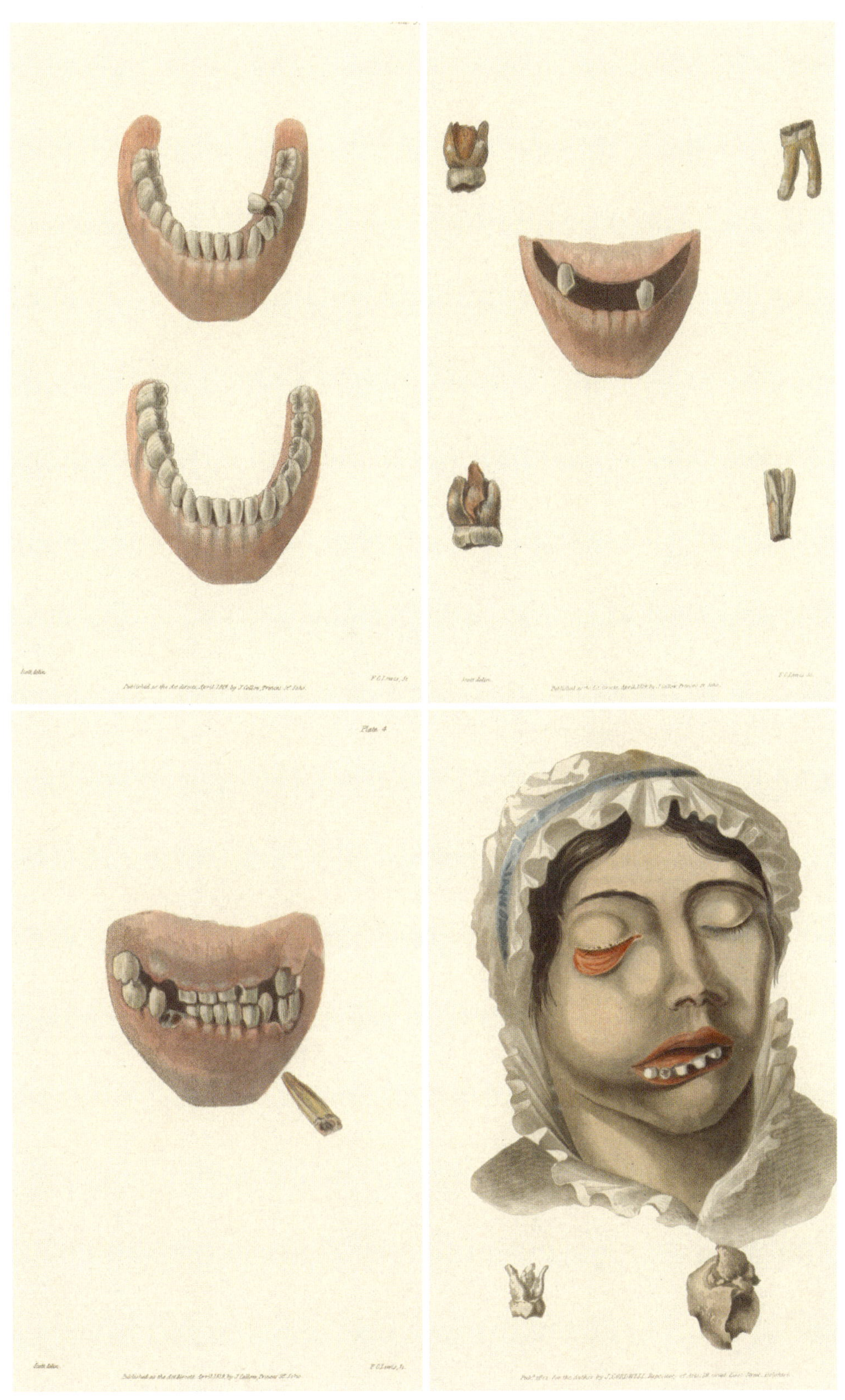
Plate 4

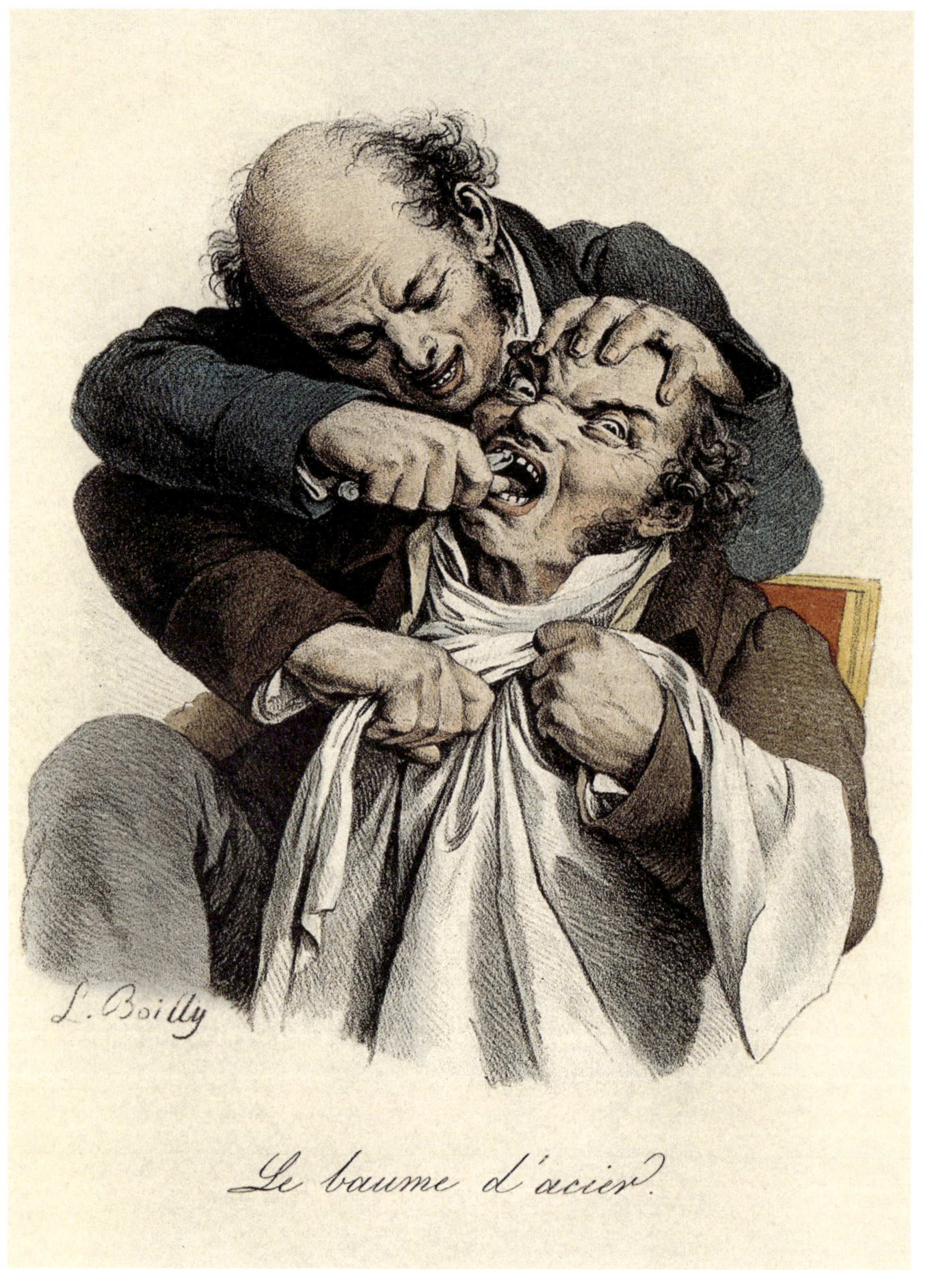

SEITE 126–127 | Tafeln aus *Opinions on the Causes and Effects of Diseases in the Teeth and Gums* (1819) von Charles Bew. Die Frau (rechts) starb im Alter von 35 Jahren an einer Geschwulst in Mund und Gesicht. Die Krankheit wurde ausgelöst durch den fehlgeschlagenen Versuch, einen oberen Backenzahn zu ziehen.

OBEN | Ein Zahnzieher extrahiert einen Zahn aus dem Mund eines sichtlich leidenden Patienten. Kolorierte Lithografie aus dem 19. Jahrhundert von D. Alexander nach Louis Boilly. Der Titel *Le baume d'acier* bedeutet so viel wie „Balsam aus Stahl“.

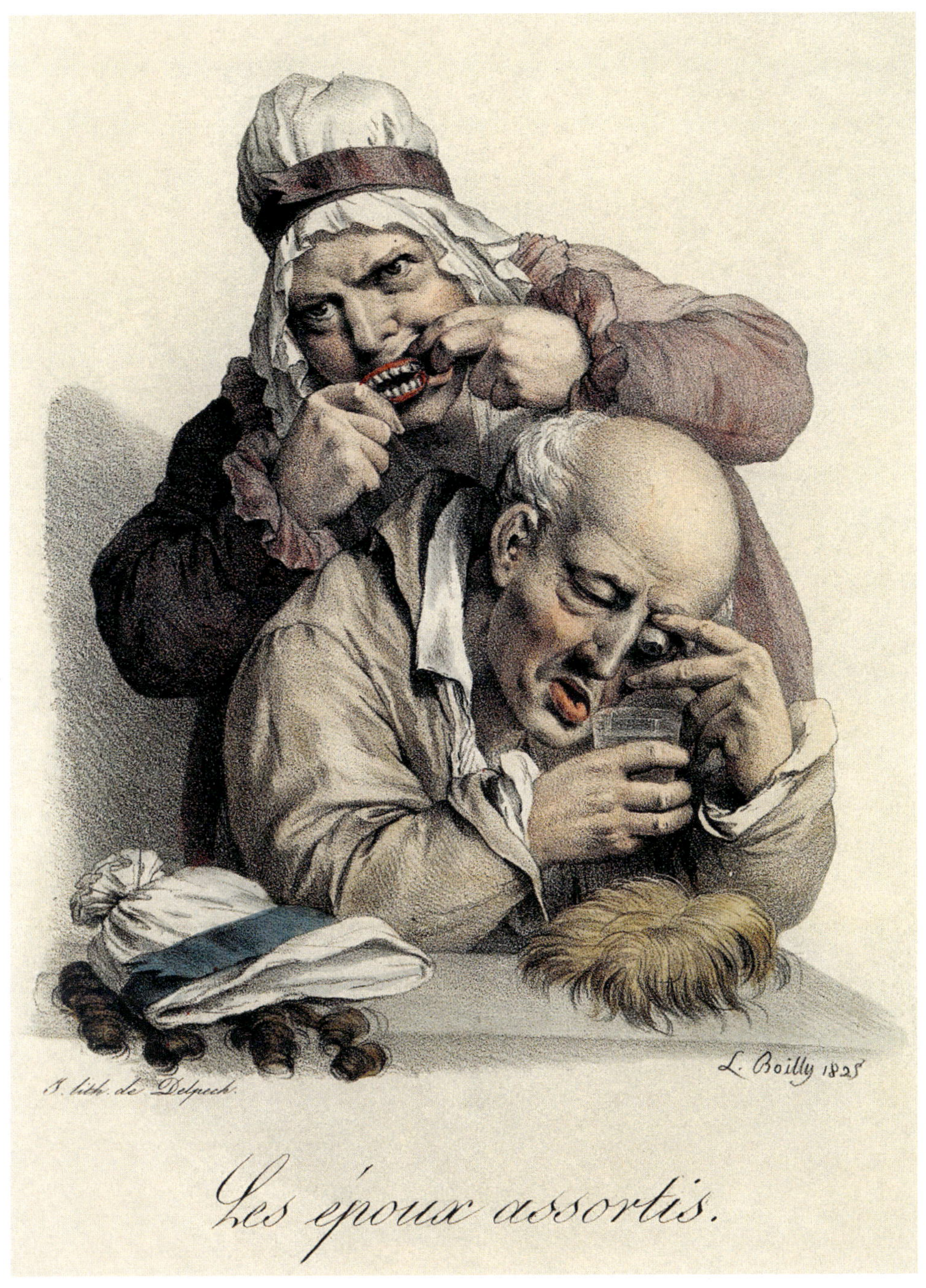

OBEN | Ein Paar entfernt seine falschen Körperteile. Beide haben bereits ihre Perücken abgelegt. Der Mann nimmt sein Glasauge raus, um es in eine Lösung zu legen. Die Frau entfernt ihr künstliches Gebiss. Kolorierte Lithografie von François Séraphin Delpech nach Louis Boilly (1825).

SEITE 130–131 | Diese Seite aus *Traité complet de l'anatomie de l'homme comprenant la médecine opératoire* (1831–1854) von Jean-Baptiste Marc Bourgery gibt die Zahnreihen aus dem Ober- und Unterkiefer wieder. Verschiedene Zähne (Abb. 7–16) zeigen angeborene Zahnanomalien und -pathologien.

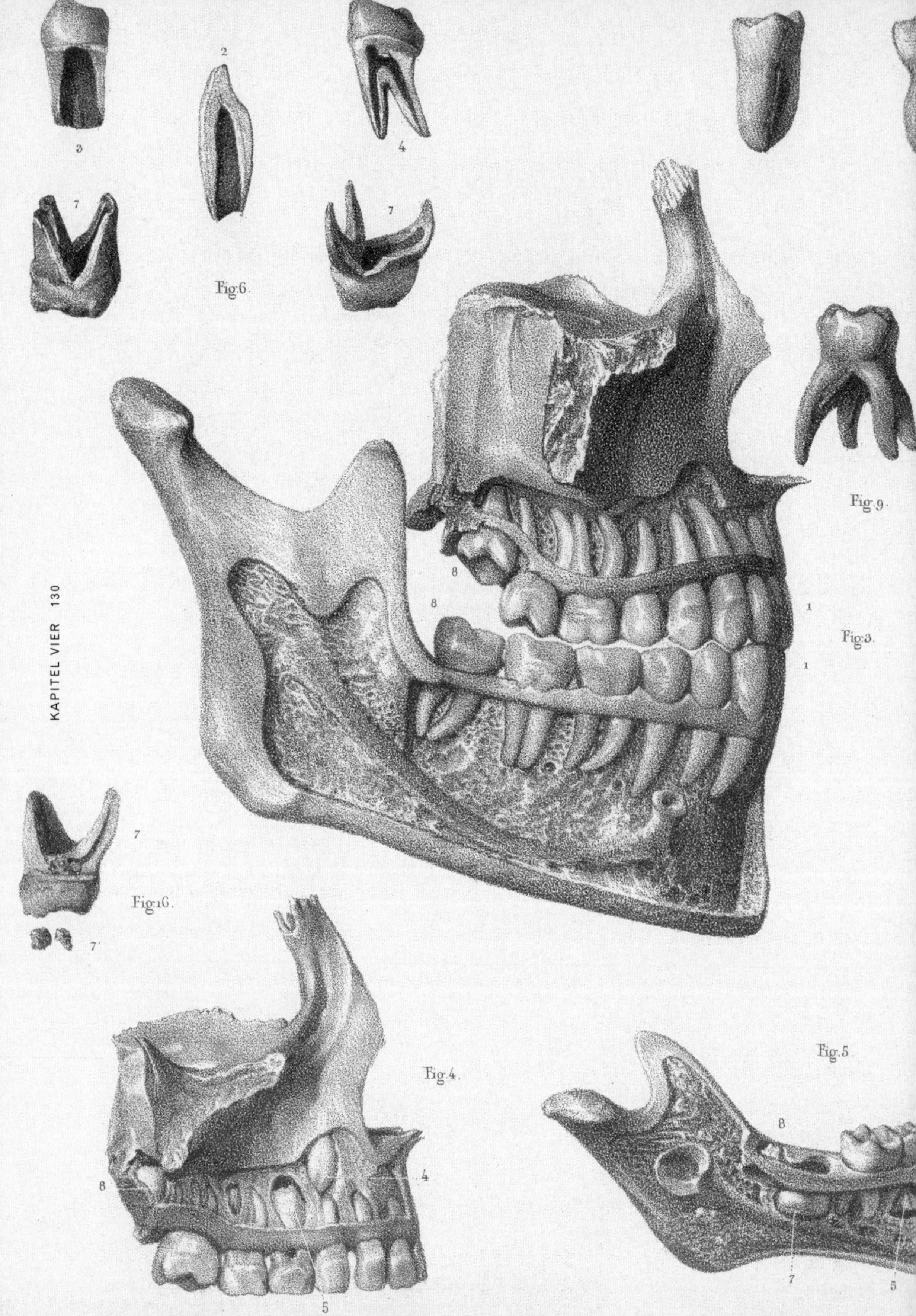

2
3
4
7
7
Fig.6.
Fig.9.
8
8
1
1
Fig.3.
7
Fig.16.
7'
Fig.4.
8
4
5
Fig.5.
8
7
5

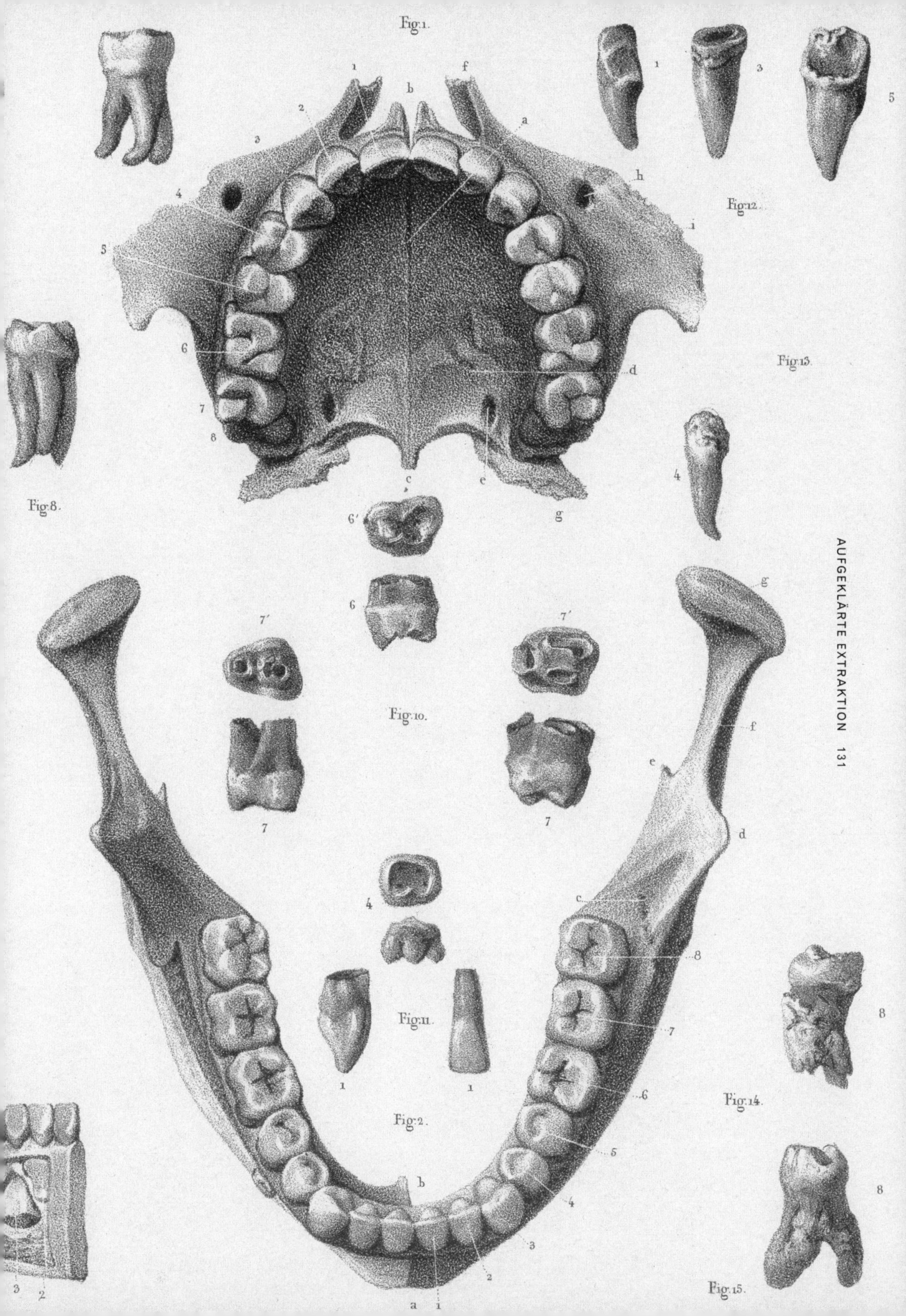
Fig:1.
Fig:2.
Fig:8.
Fig:10.
Fig:11.
Fig:12.
Fig:13.
Fig:14.
Fig:15.

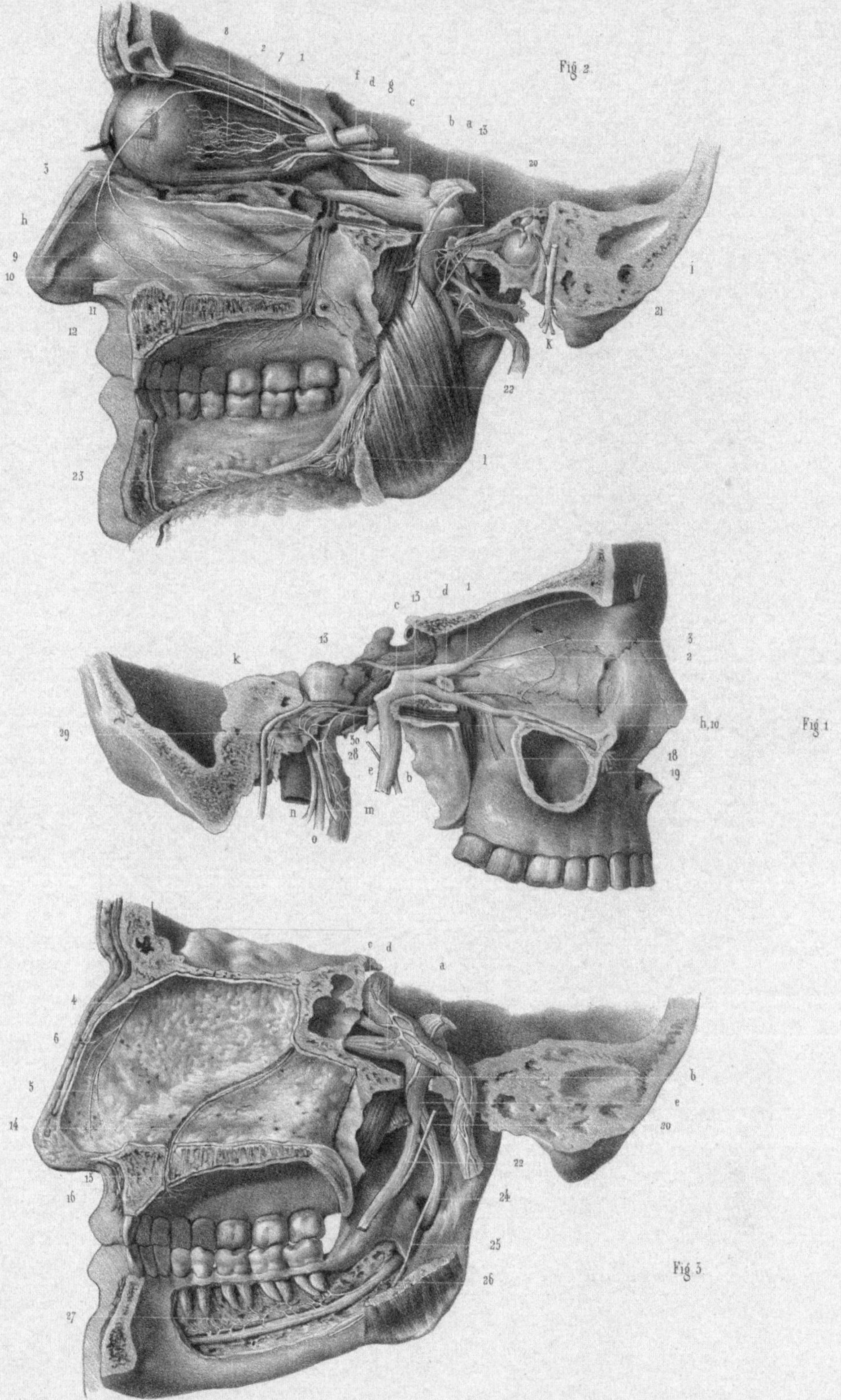

N. H. Jacob direxit

Dessiné d'après nature par Roussin
préparation par Ludovic.

Imp. Lemercier, à Paris.

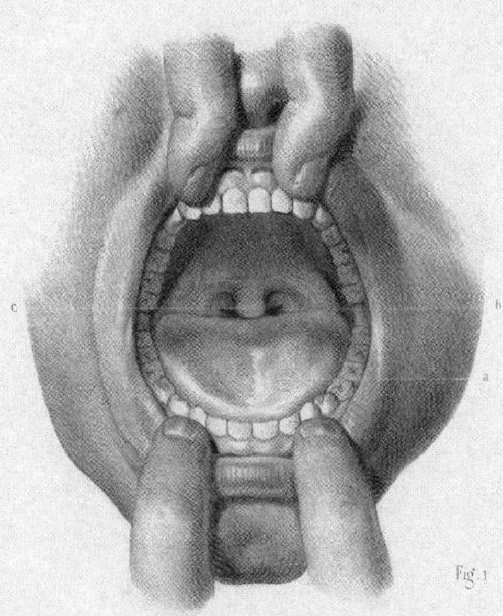

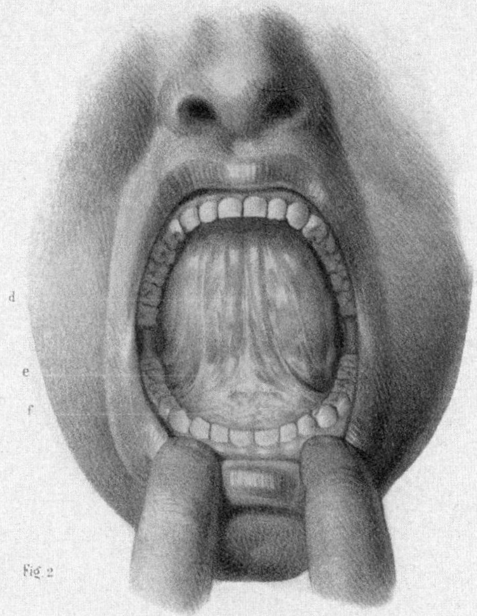

Diese Seiten aus Jean-Baptiste Marc Bourgerys *Traité complet de l'anatomie de l'homme comprenant la médecine opératoire* zeigen die Hirnnerven, den Nervus trigeminus, den Oberkiefernerv und den Unterkiefernerv (gegenüber) sowie die Anatomie der Mundhöhle (oben und unten).

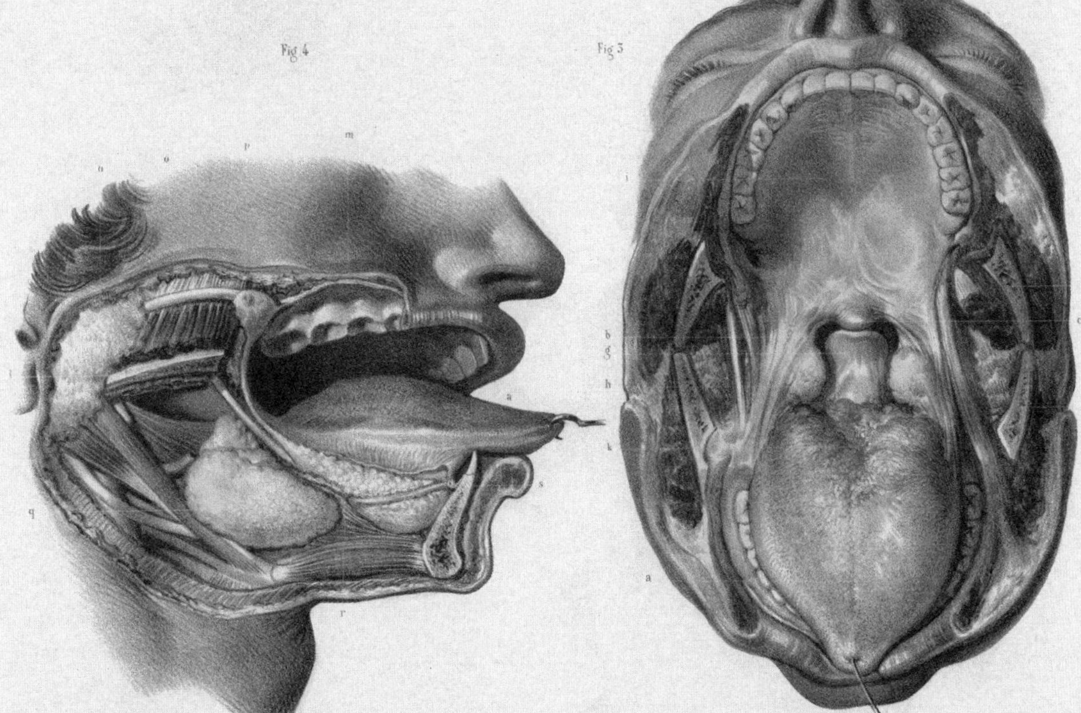

Fig. 3

Fig. 2

Fig. 1

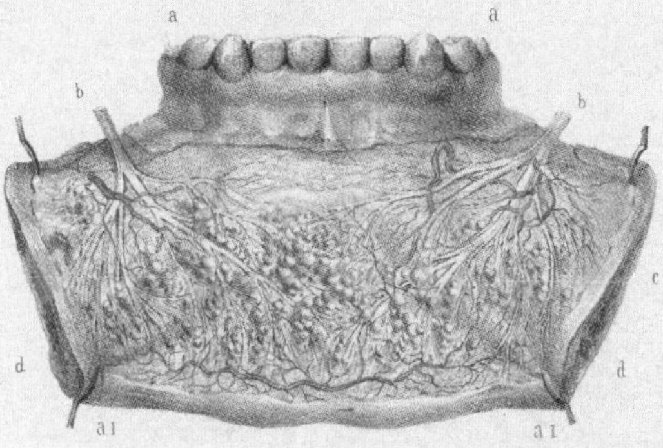

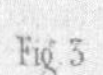

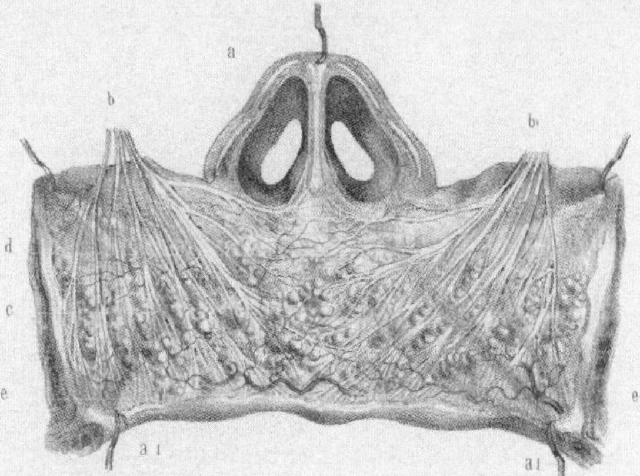

Seiten aus Jean-Baptiste Marc Bourgerys *Traité complet de l'anatomie de l'homme comprenant la médecine opératoire.*

OBEN | Seitenansicht und Details des Gesichts mit Speicheldrüsen.

GEGENÜBER | Nerven der Mundhöhle und der Zunge.

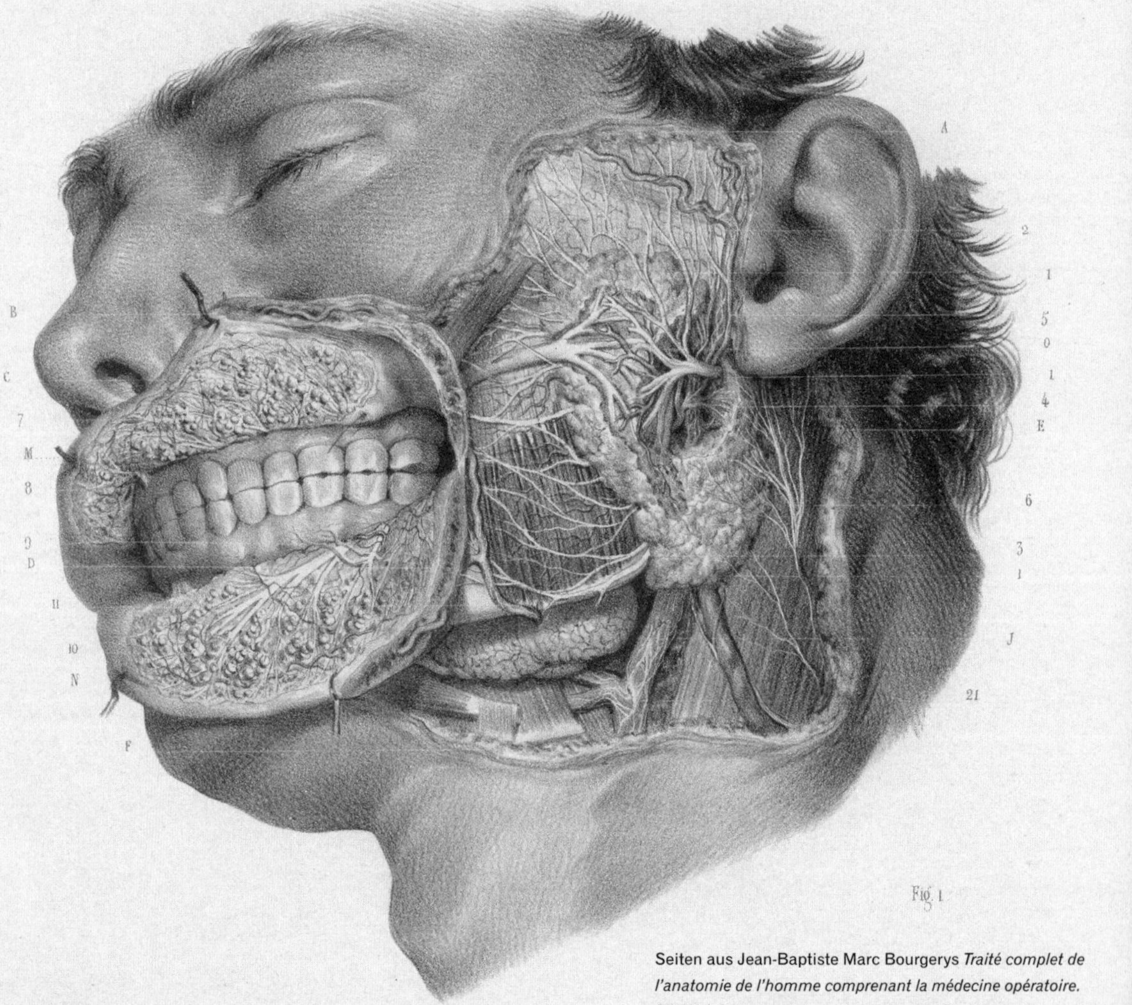

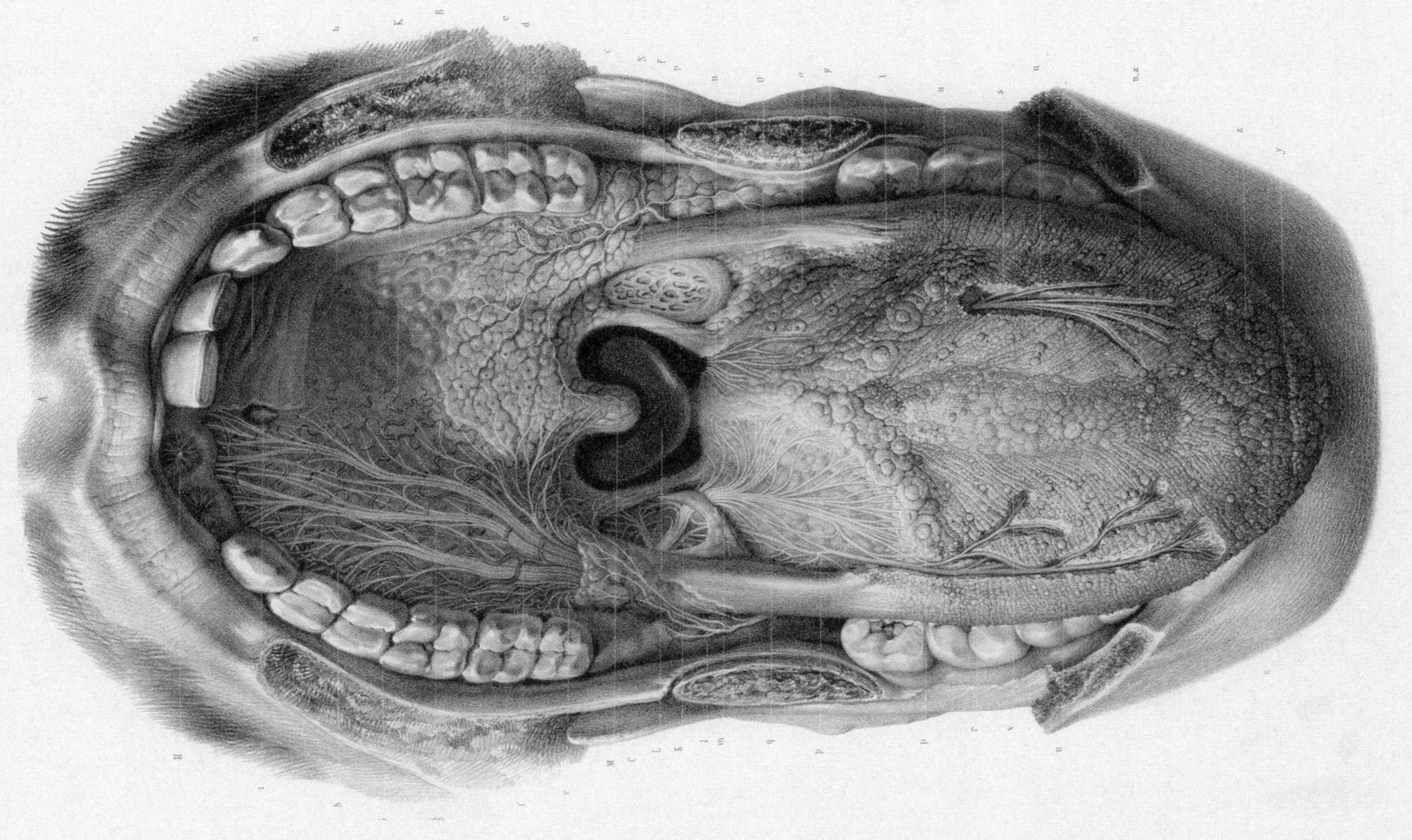

Dessiné d'après nature par N.H. Jacob.

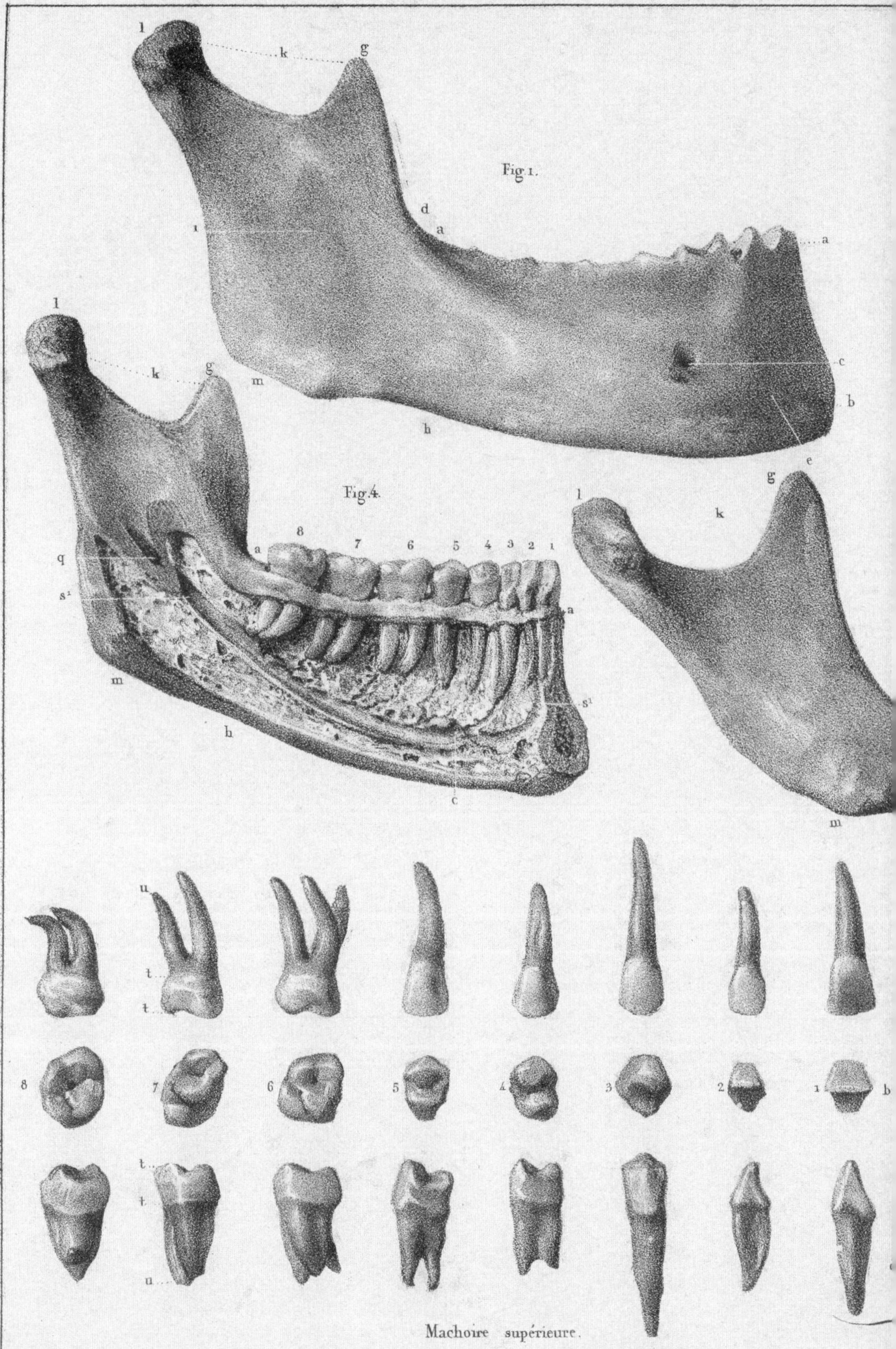

Lith. de Delaporte.

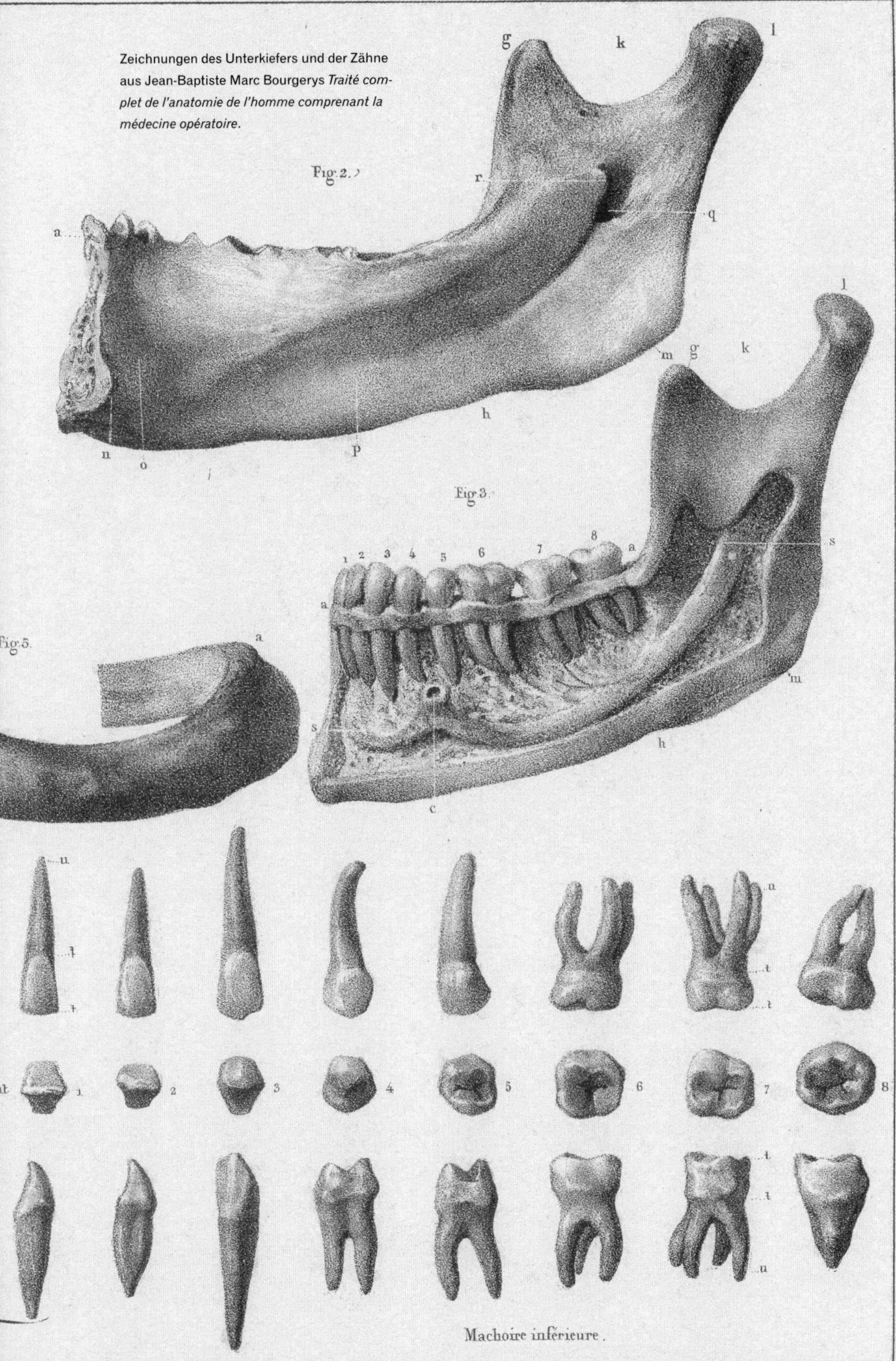

Zeichnungen des Unterkiefers und der Zähne aus Jean-Baptiste Marc Bourgerys *Traité complet de l'anatomie de l'homme comprenant la médecine opératoire*.

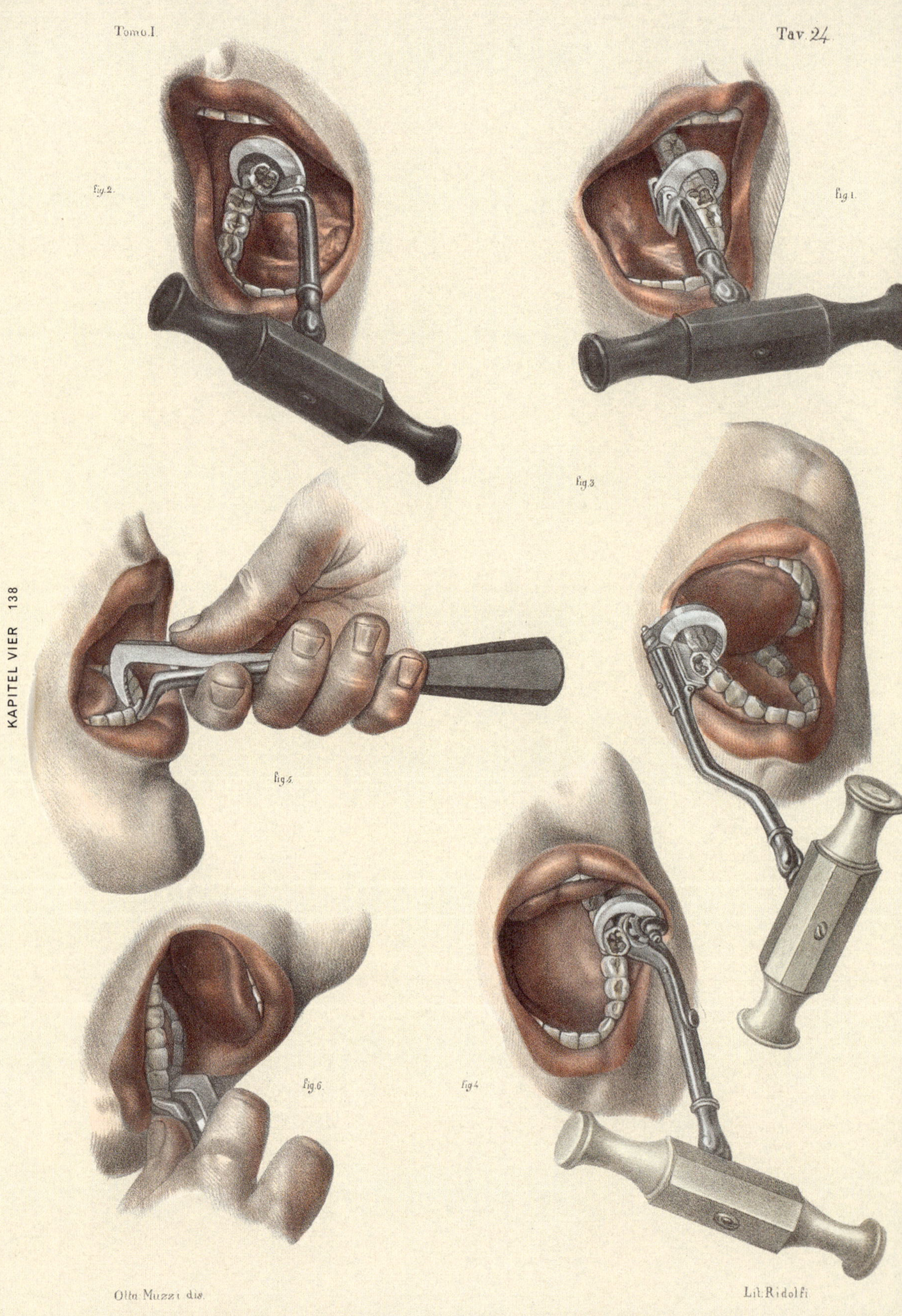

Otta Muzzi dis. Lit. Ridolfi

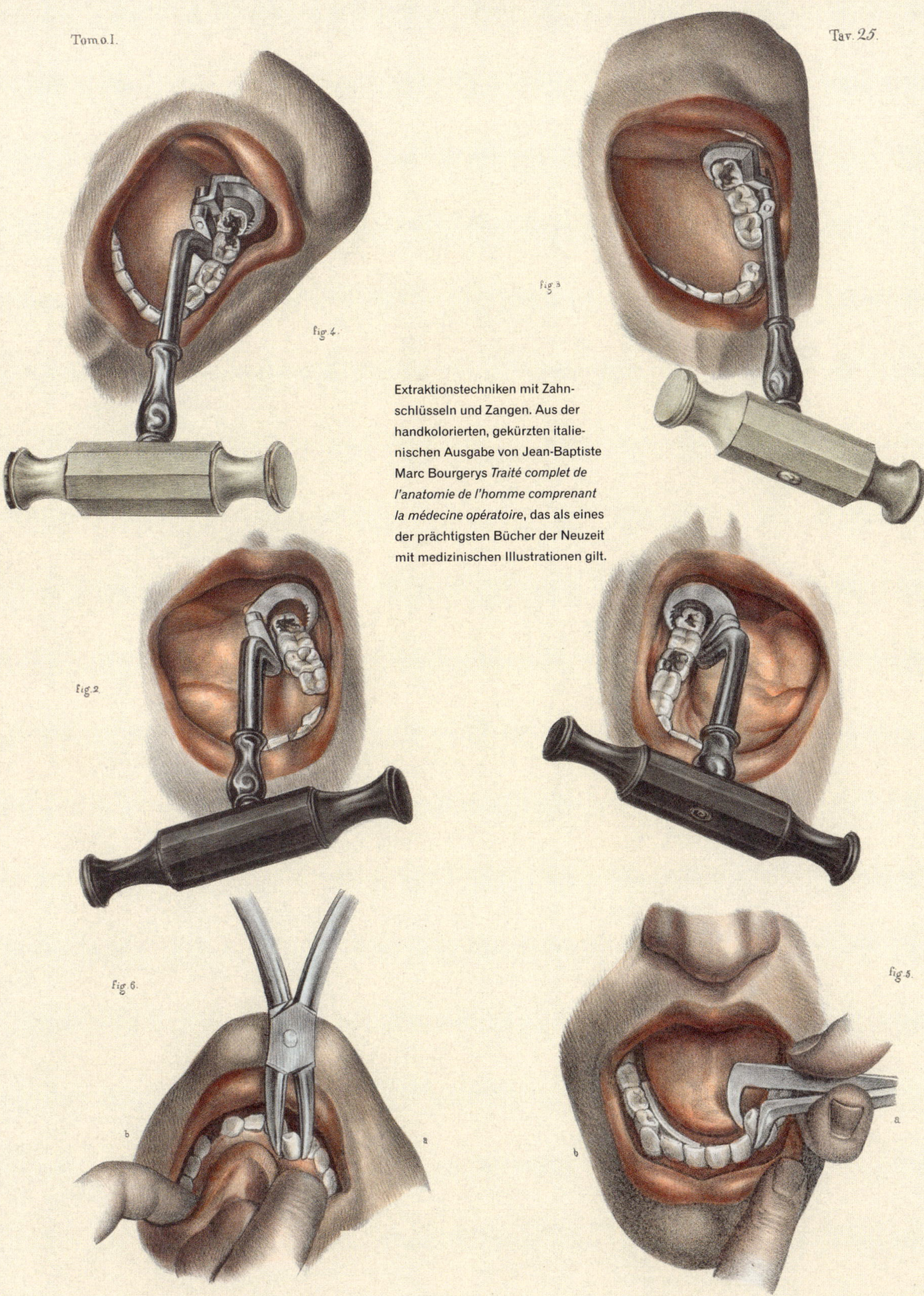

Extraktionstechniken mit Zahnschlüsseln und Zangen. Aus der handkolorierten, gekürzten italienischen Ausgabe von Jean-Baptiste Marc Bourgerys *Traité complet de l'anatomie de l'homme comprenant la médecine opératoire*, das als eines der prächtigsten Bücher der Neuzeit mit medizinischen Illustrationen gilt.

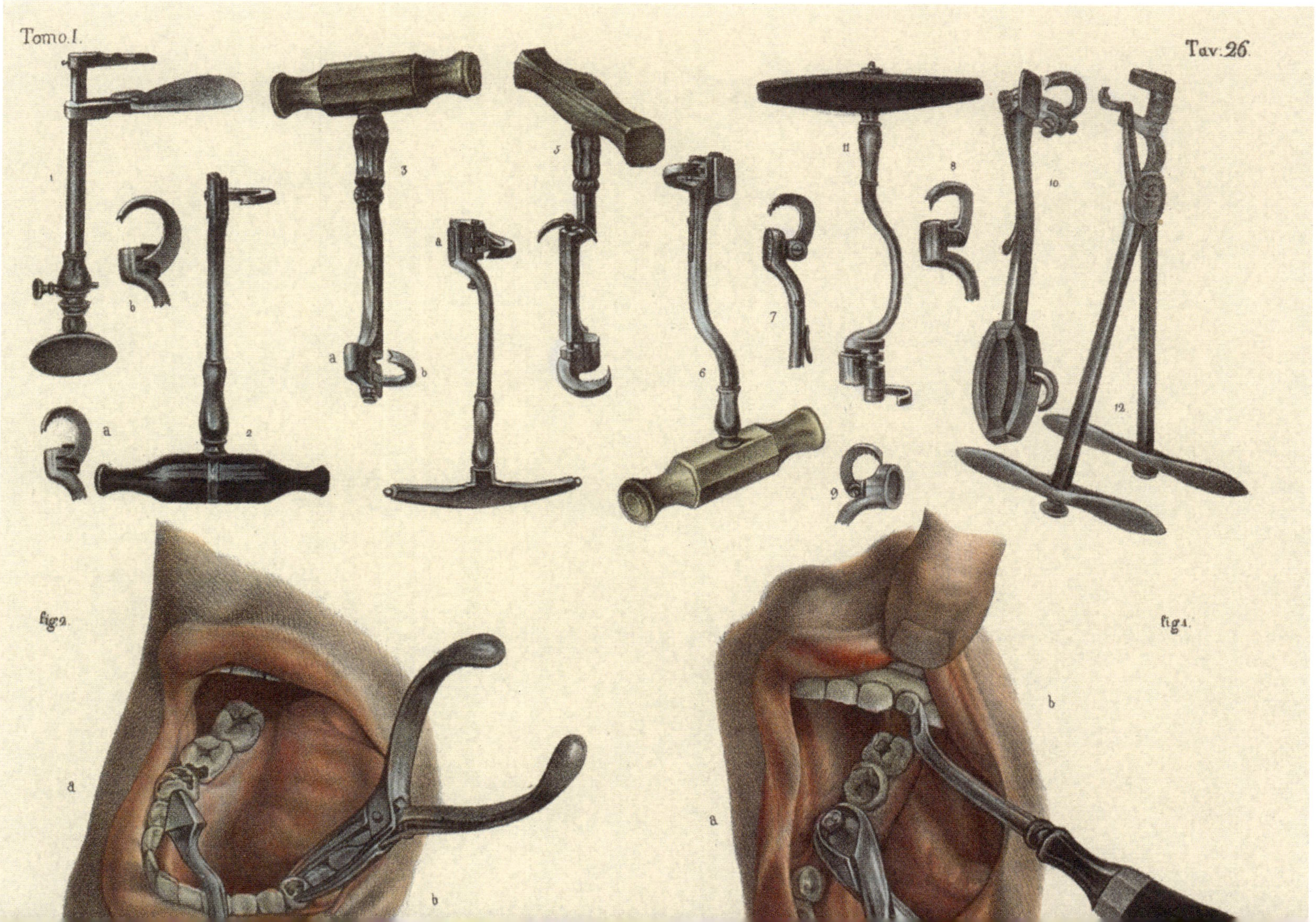

Tomo. I. Tav. 26.

1 a b 2 3 a b a 5 6 7 11 8 9 10 12

fig. 2. a b

fig. 1. a b

Otta: Muzzi dis.

Lit: Ridolfi.

13. 14. 15. 16. 17. 18. 19. 20. 21. 22. 23. 24. 25. 26. 27. 28. 29. 30.

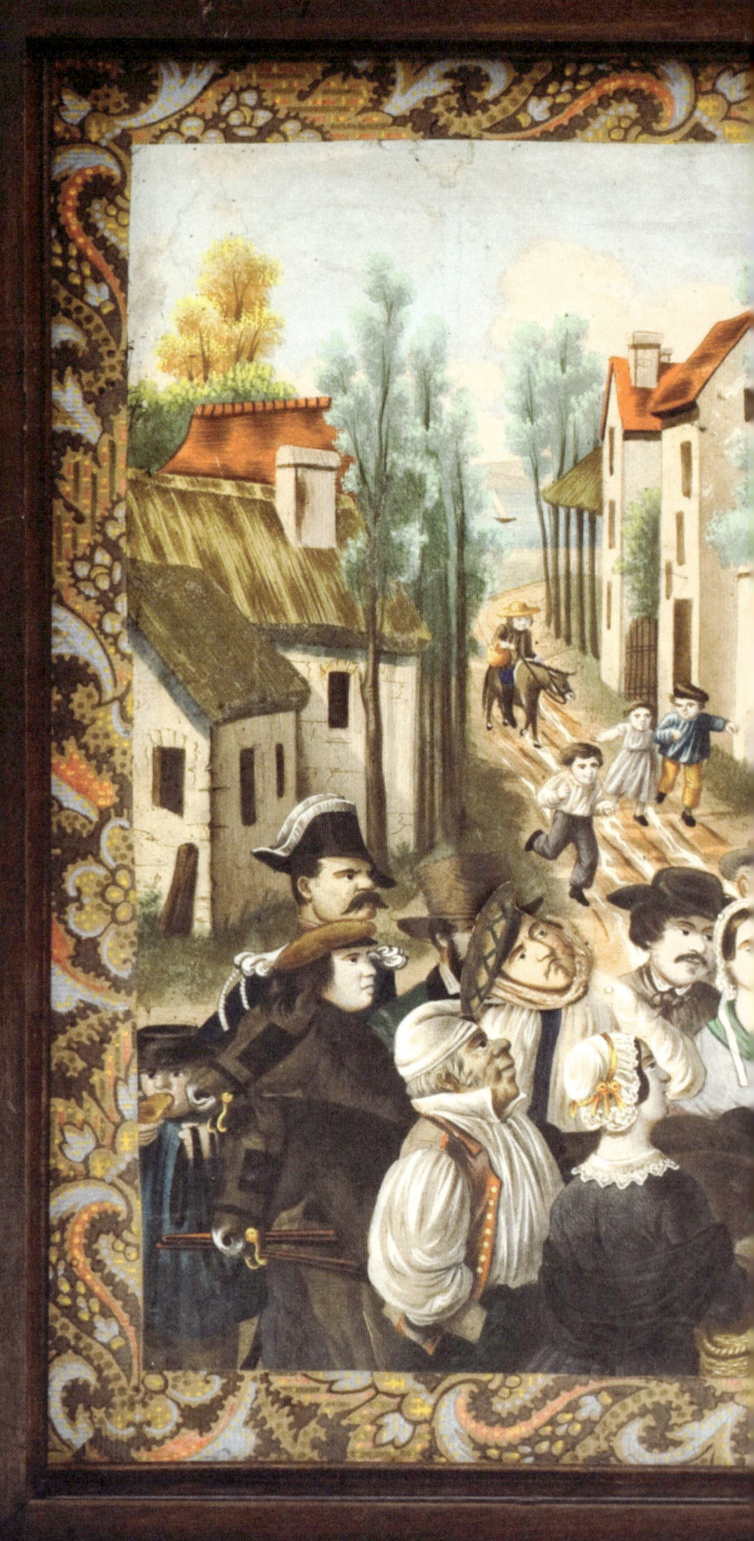

SEITE 140–141 | Die Seiten aus Jean-Baptiste Marc Bourgerys *Traité complet de l'anatomie de l'homme comprenant la médecine opératoire* zeigen zwei Vorgänge: eine Zahnextraktion mit Zange und das Entfernen einer Zahnwurzel mit einem Drehmeißel sowie das Entfernen einer kariösen Doppelwurzel mit einem Zahnschlüssel. Zu den abgebildeten Dentalinstrumenten gehören ein Oral-Spekulum, Zahnschlüssel und Beißzangen.

RECHTS | Bild eines fahrenden Dentisten, der in einem französischen Dorf eine Extraktion vornimmt (um 1800–1850). Er wird von einem Trommler begleitet, der die Schreie der Patienten übertönen soll.

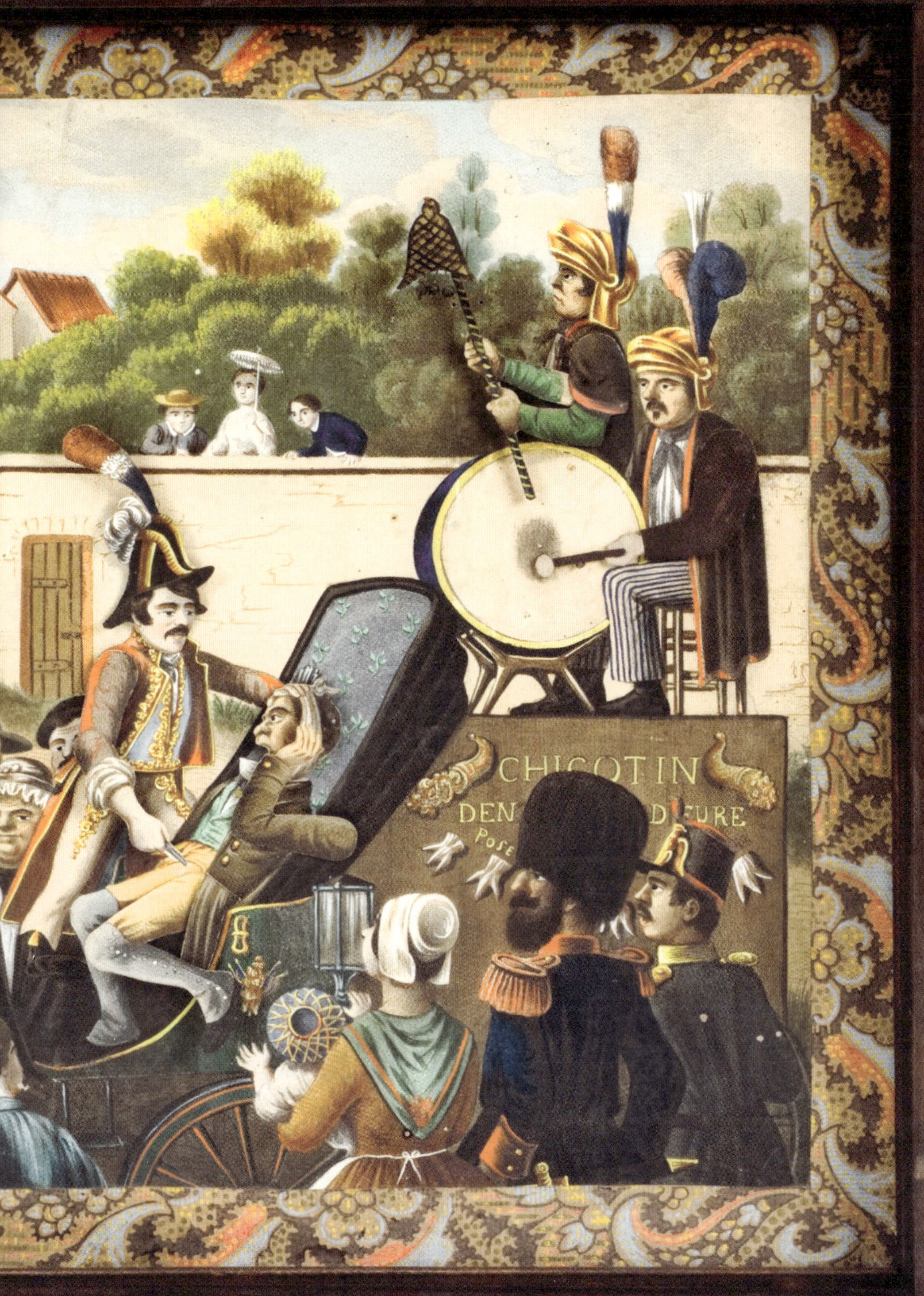
CHICOTIN

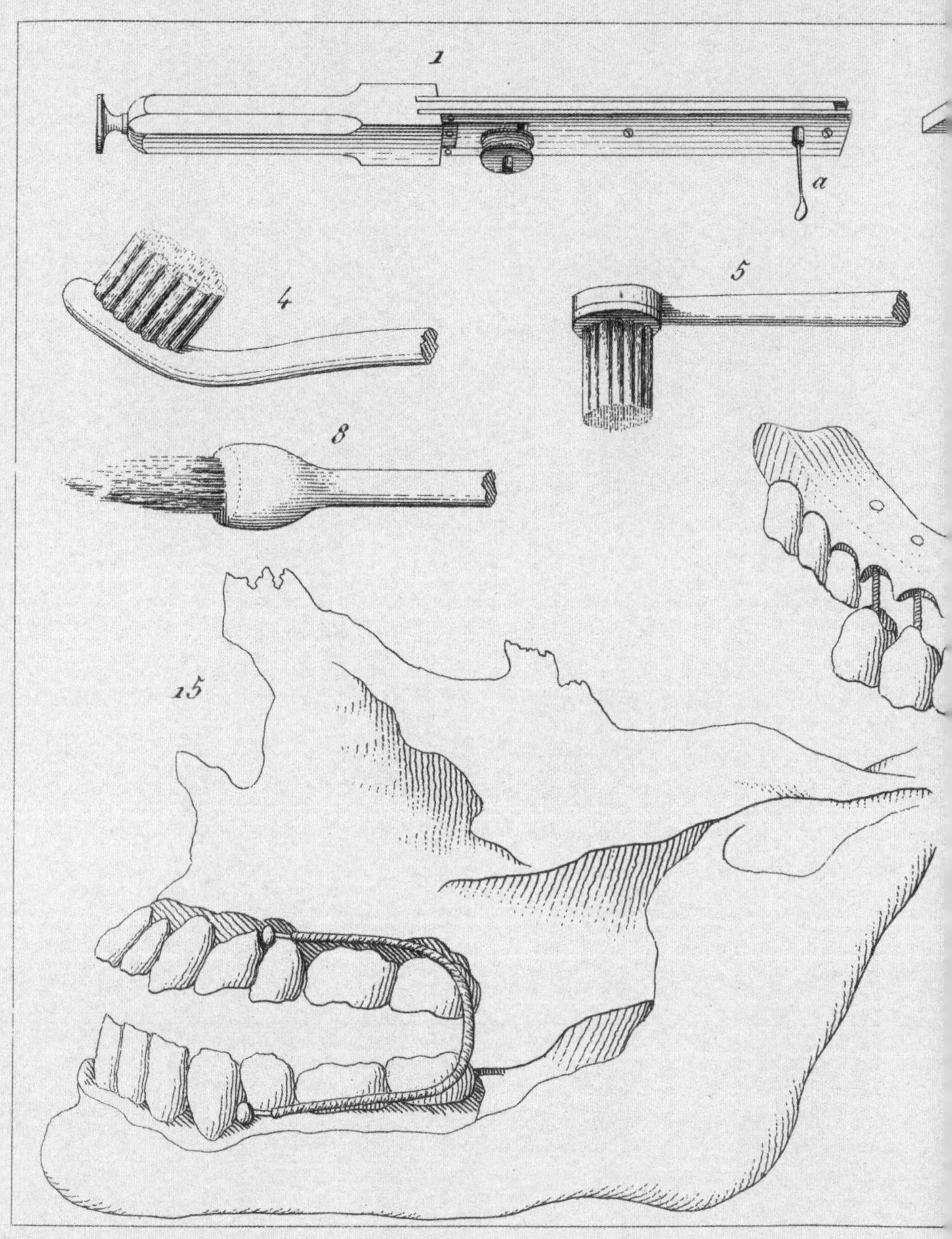

Abbildung von Zahnprothesen und -bürsten sowie Dentalinstrumenten. Aus *Il Dentista Istruito* (1834) von J. C. F. Maury.

Maury. Il Dentista instruito. Tav. II

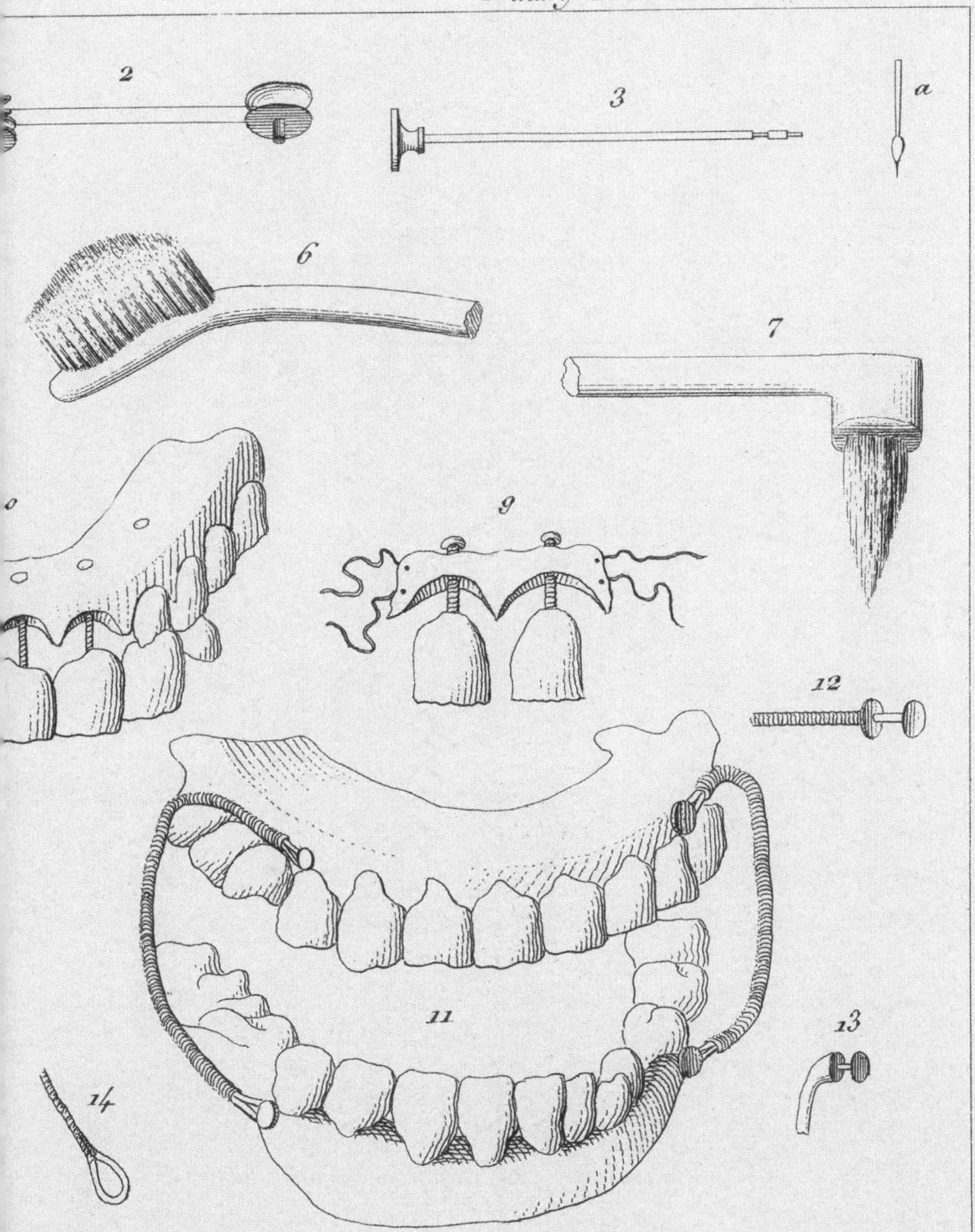

2 3 a

6 7

0 9

12

11 13

14

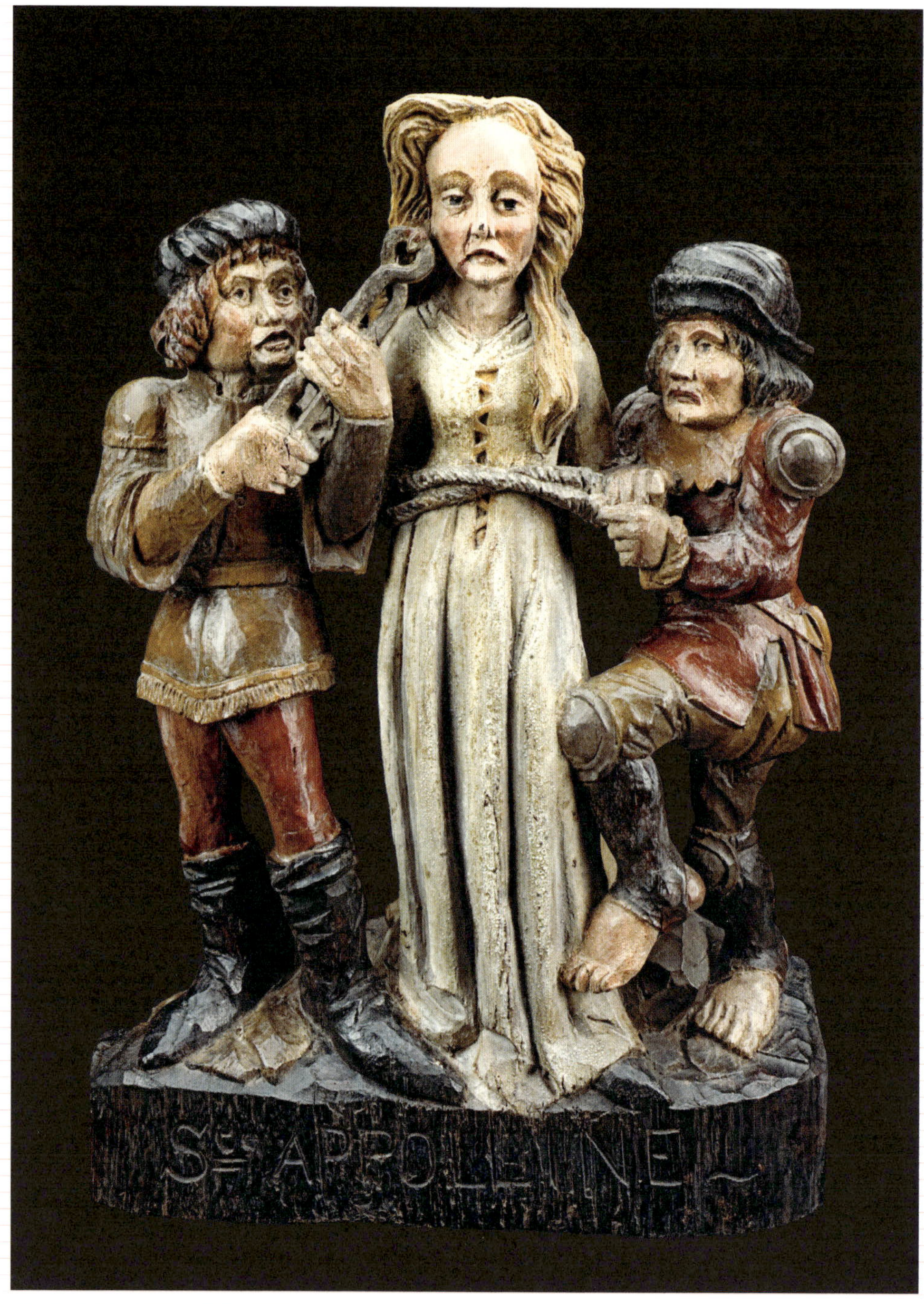

OBEN | Holzstatue der heiligen Apollonia mit Folterknechten (19. Jahrhundert). Apollonia wurde auf eine äußerst schmerzhafte Weise gefoltert: Man zerbrach ihre Zähne und riss sie ihr dann einzeln mit einer Zange aus dem Mund. Daher wird sie als Schutzheilige der Zahnärzte und an Zahnschmerzen Erkrankten verehrt. Die Skulptur stellt die Kopie einer Statue aus der Chapelle de la Houssaye im französischen Pontivy dar.

GEGENÜBER | Aus Eichenholz geschnitzte Gedenktafel mit der Darstellung dentaler und chirurgischer Eingriffe (1801). Zu sehen sind eine schmerzhafte Zahnextraktion sowie eine Operation am Kopf.

SEITE 148–149 | Dentalinstrumente zum Extrahieren der Zähne, darunter Zahnschlüssel, Zangen und Pelikane. Aus dem Buch *Armamentarium chirurgicum* (1835–1836) des deutschen Chirurgen Albert Seerig.

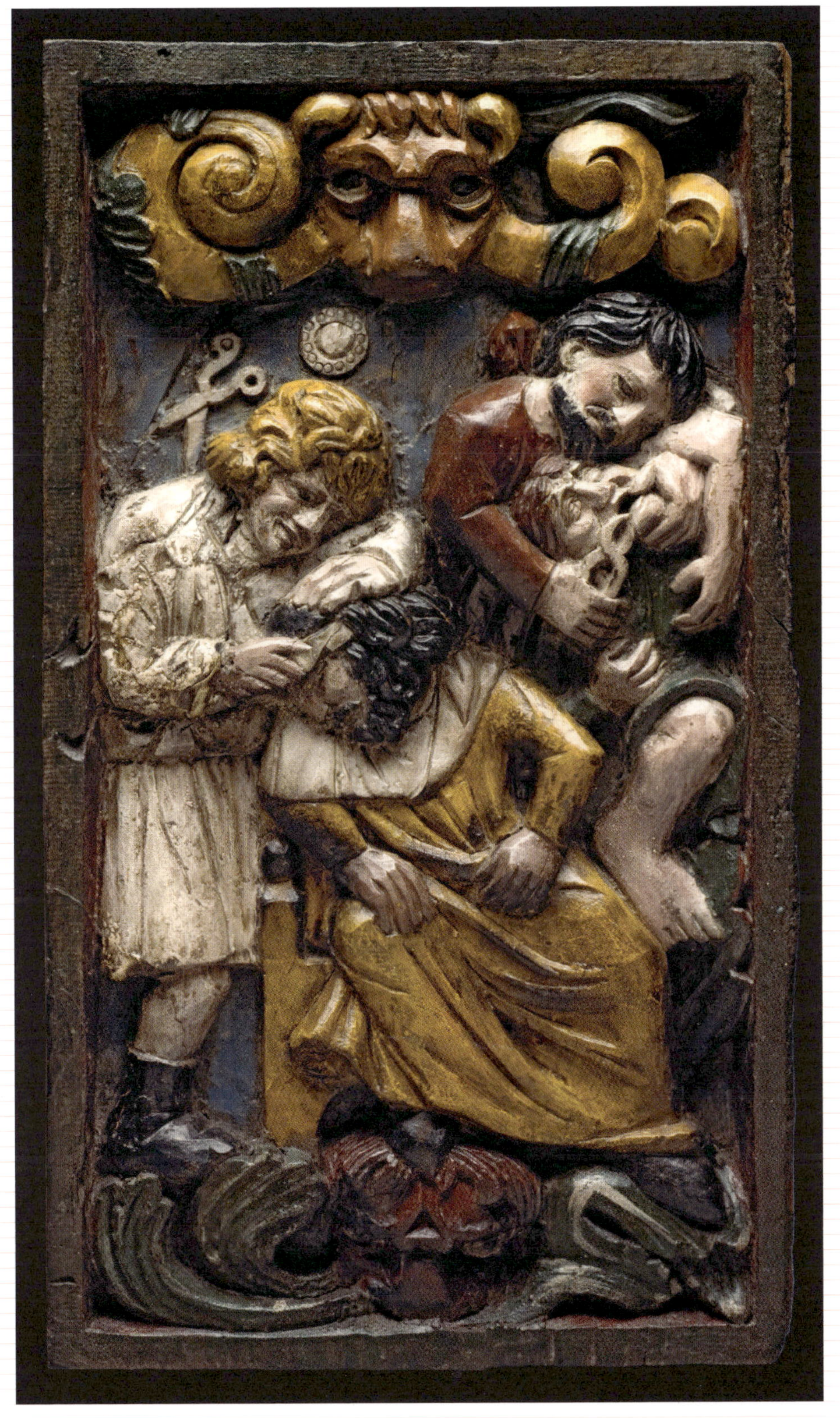

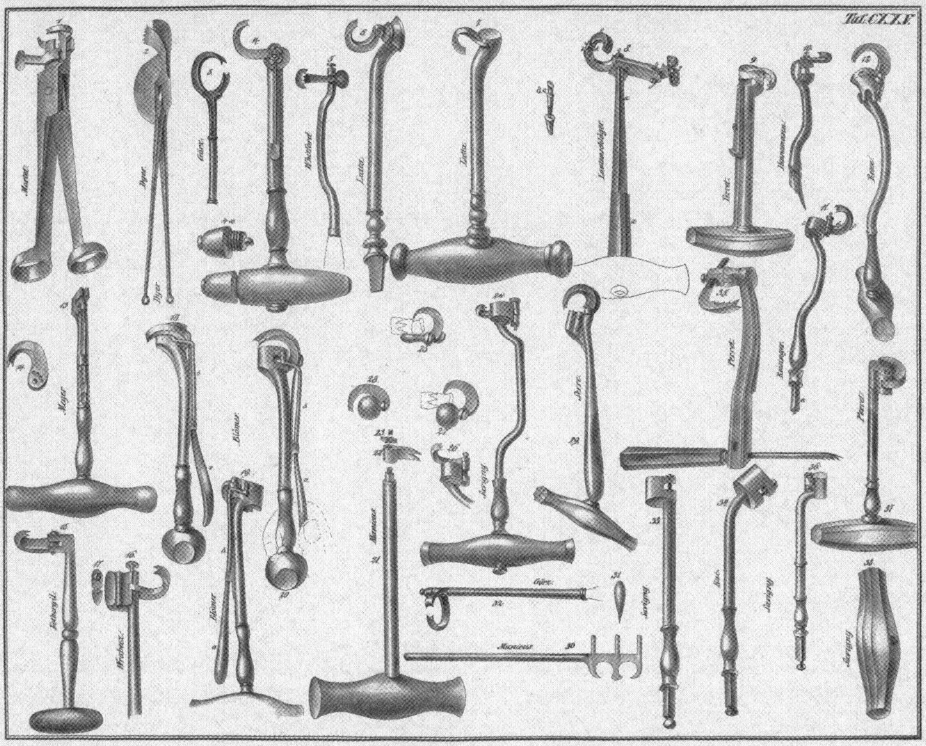

Taf. CXXV.

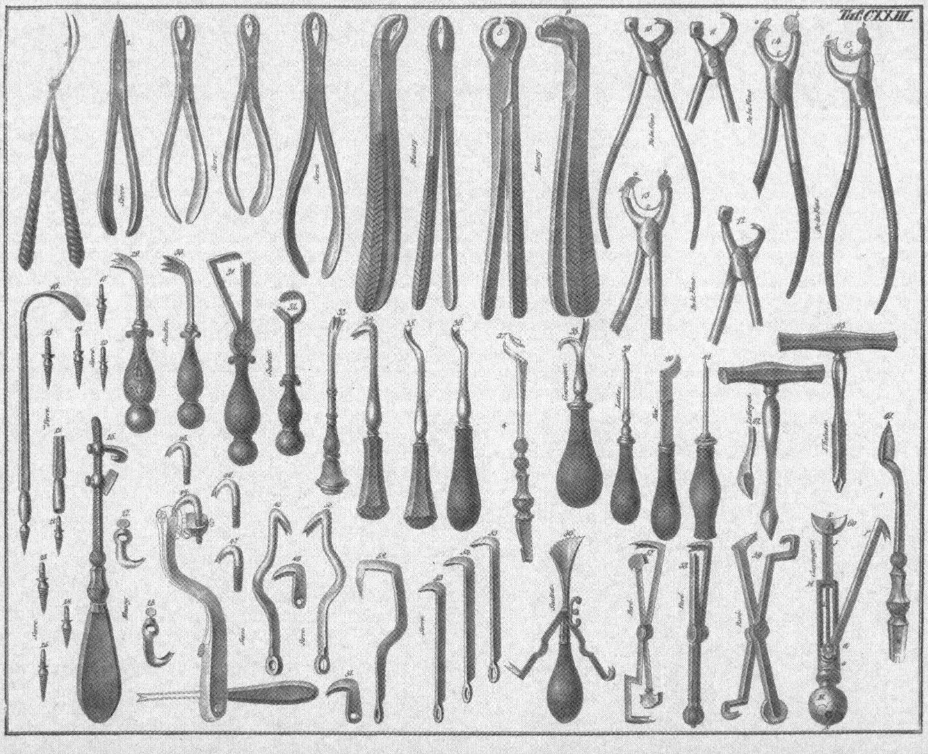

Taf. CXXIII.

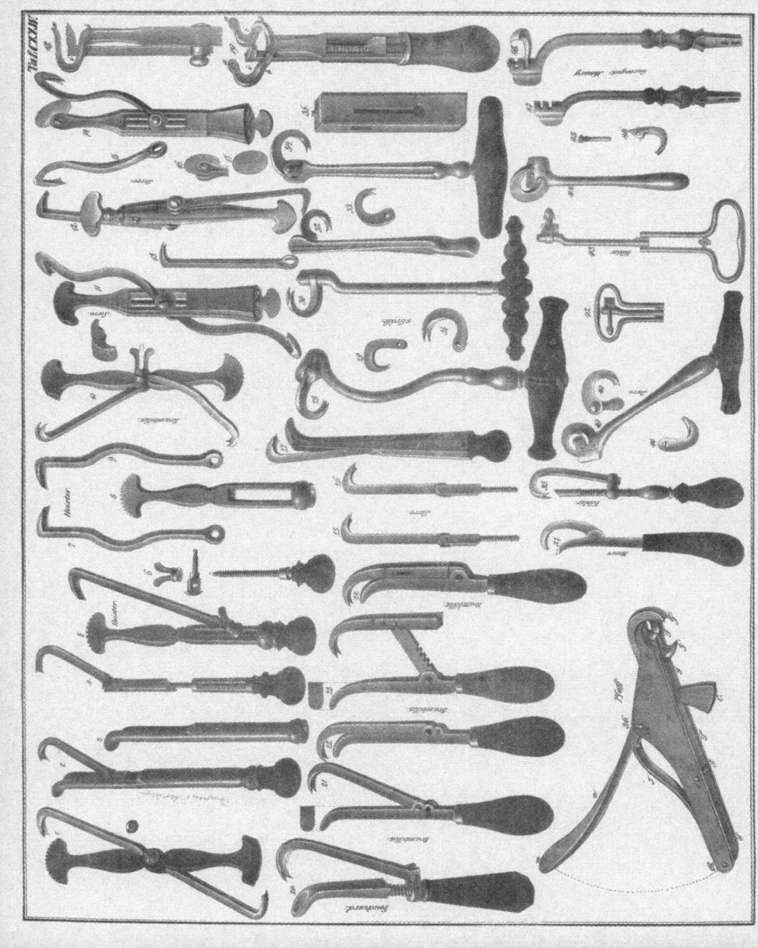

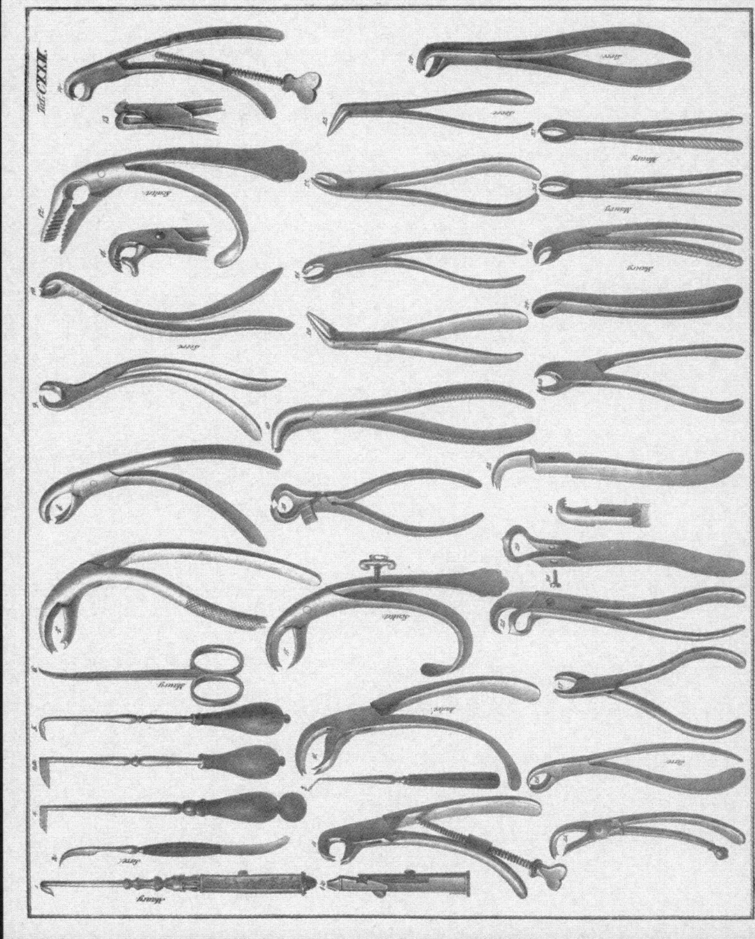

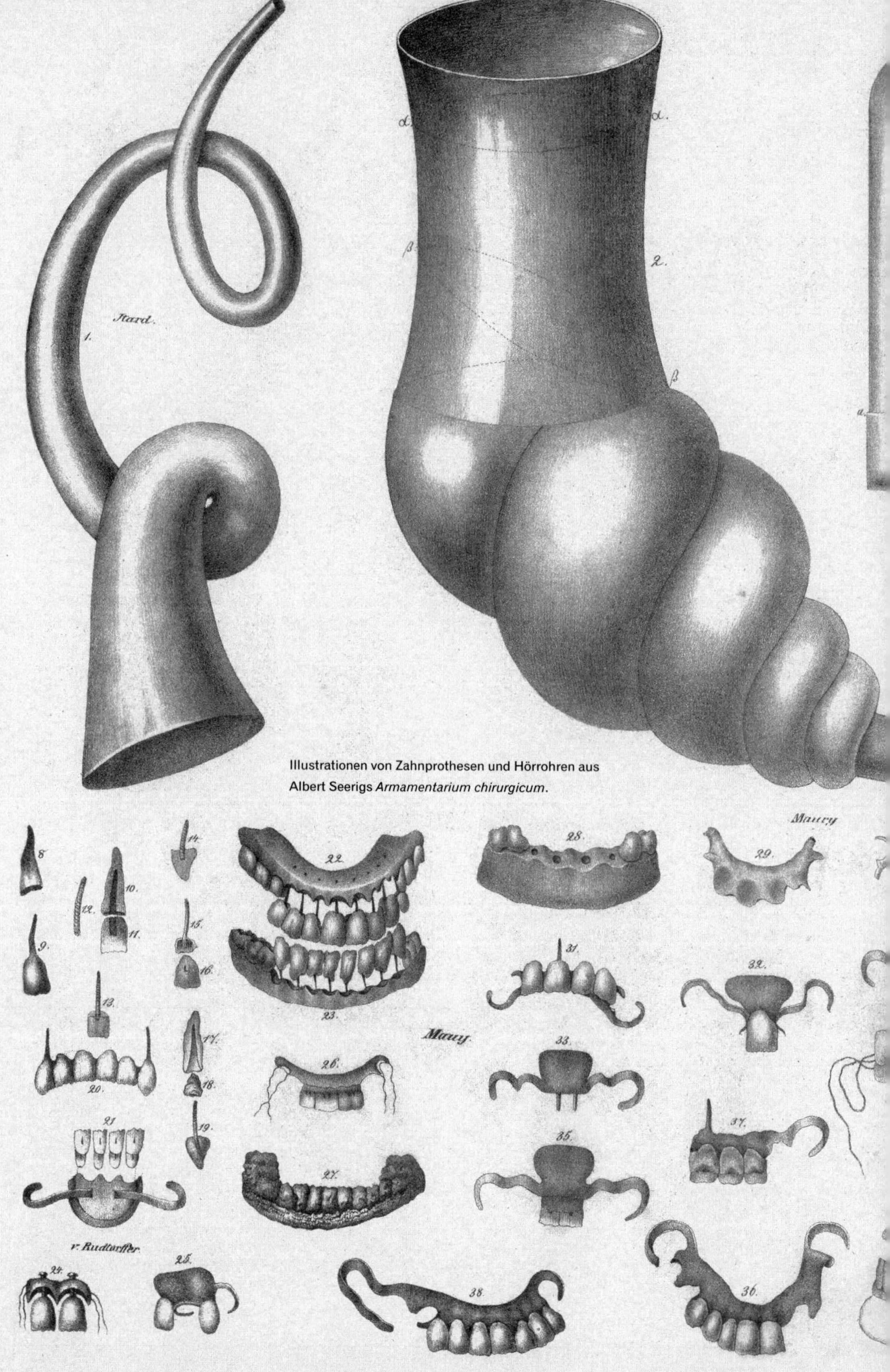

Illustrationen von Zahnprothesen und Hörrohren aus Albert Seerigs *Armamentarium chirurgicum*.

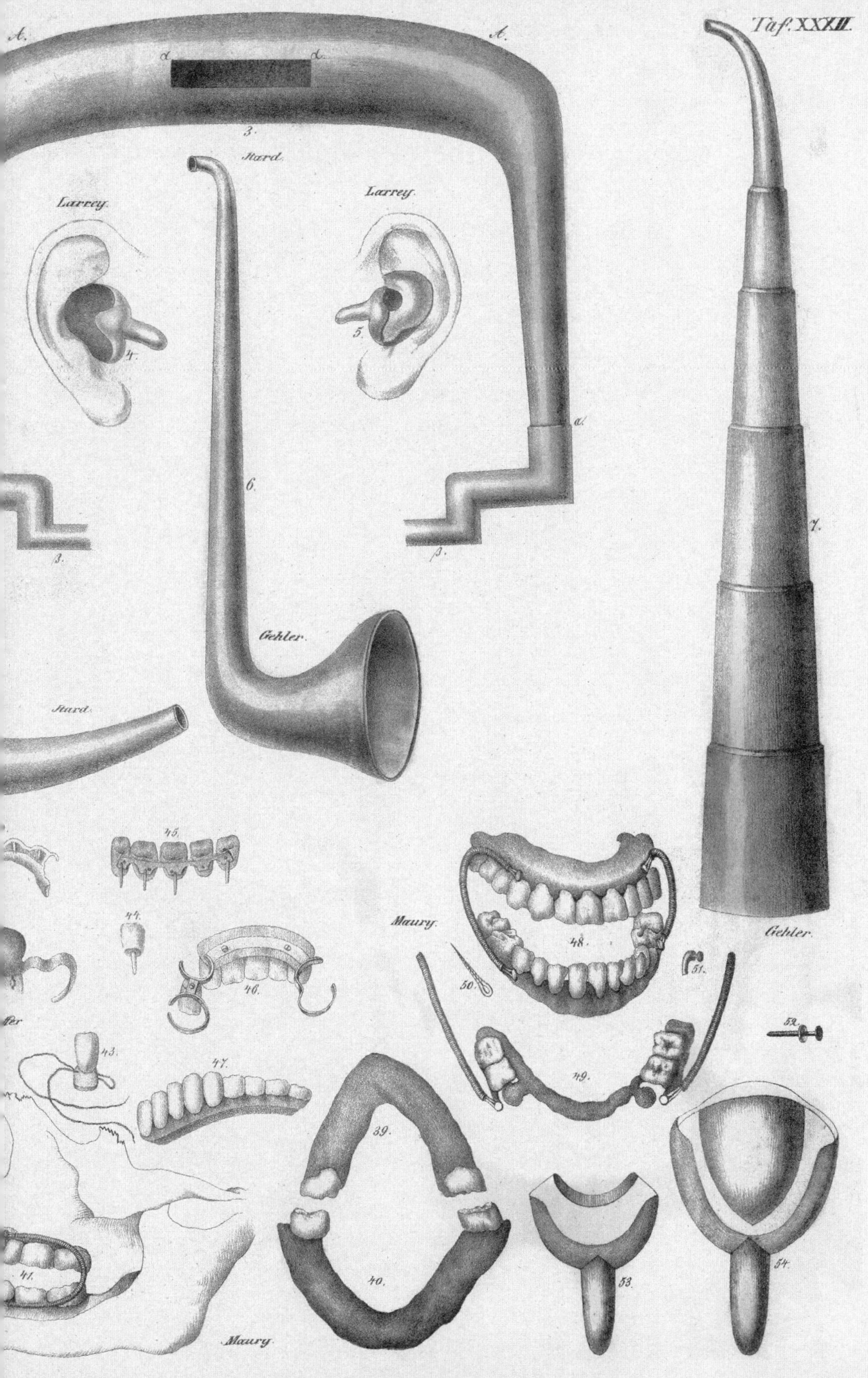
Taf. XXXII.
Larrey.
Larrey.
Itard.
Itard.
Gehler.
Gehler.
Maury.
Maury.

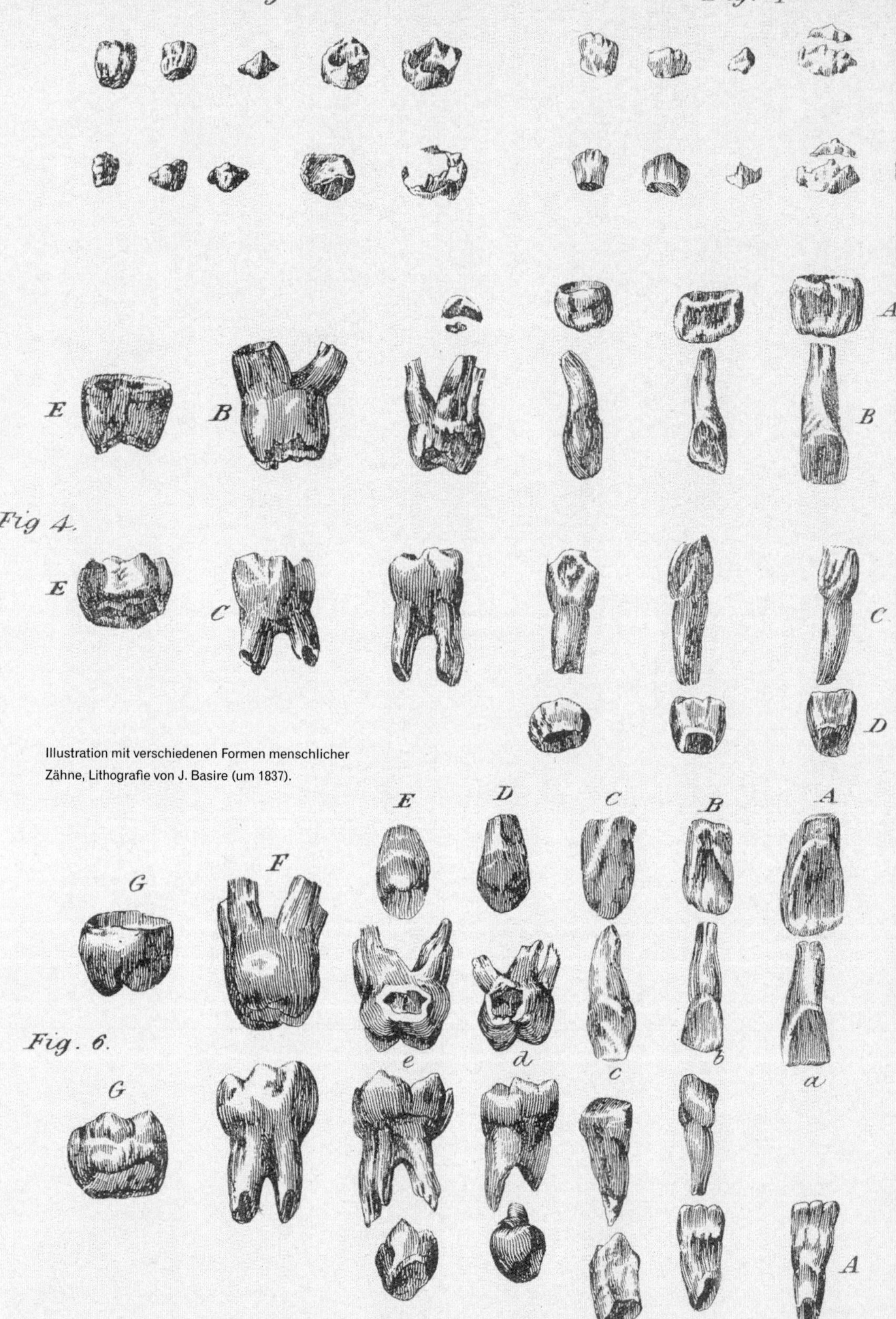

Illustration mit verschiedenen Formen menschlicher Zähne, Lithografie von J. Basire (um 1837).

PLATE VII.

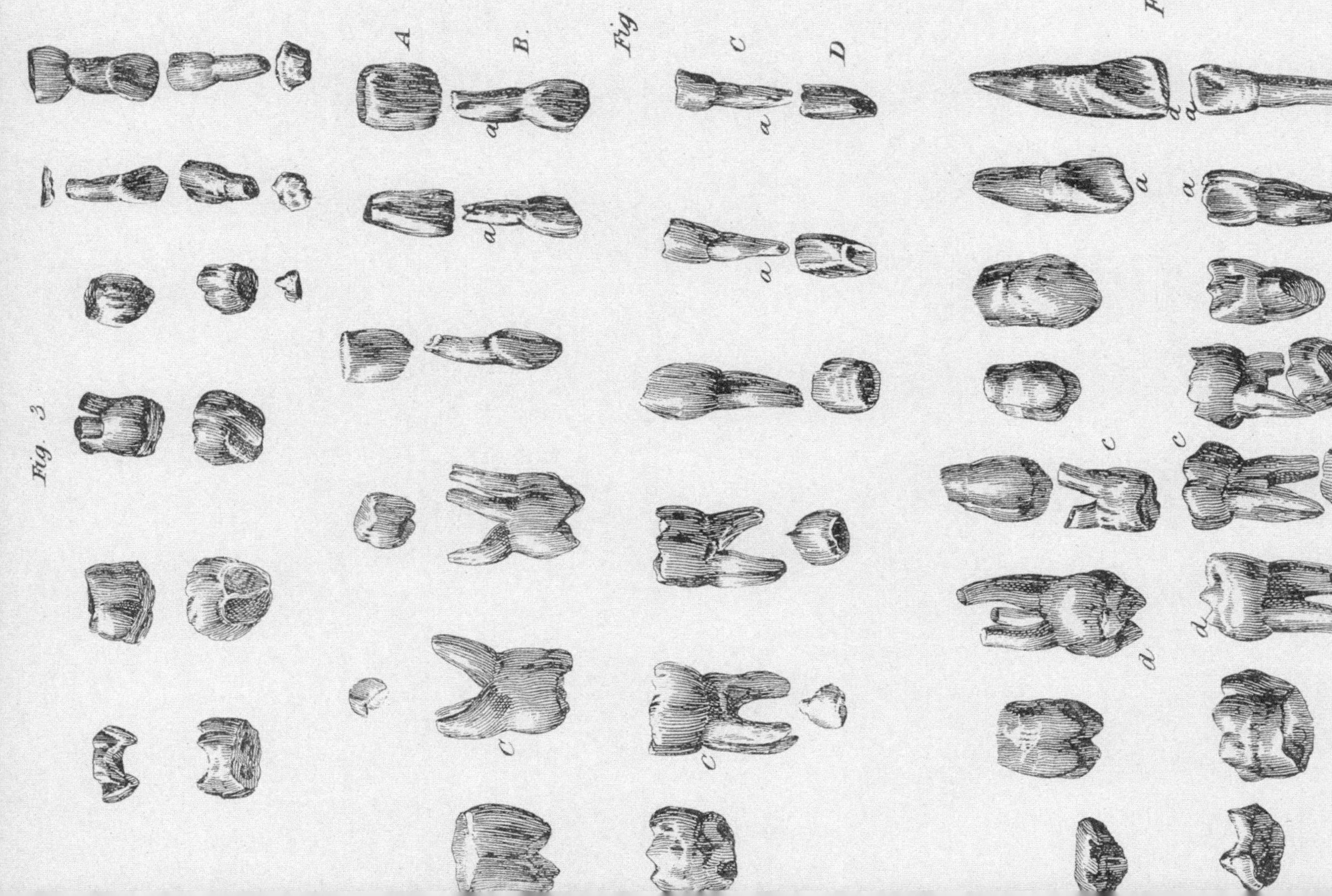

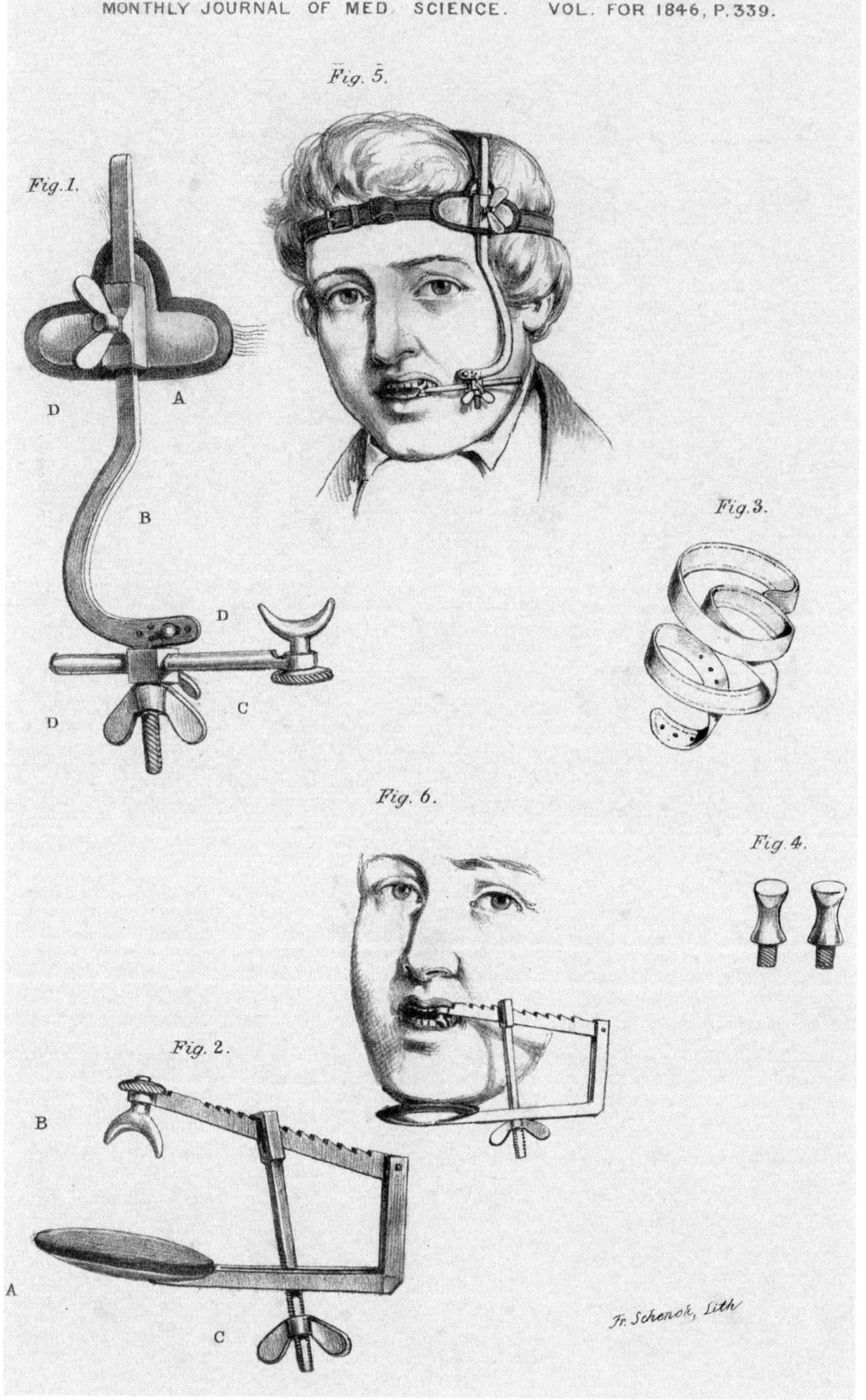
MONTHLY JOURNAL OF MED. SCIENCE. VOL. FOR 1846, P.339.
Fig. 5.
Fig. 1.
D
A
B
D
D
C
Fig. 3.
Fig. 6.
Fig. 4.
Fig. 2.
B
A
C
Fr. Schenck, Lith

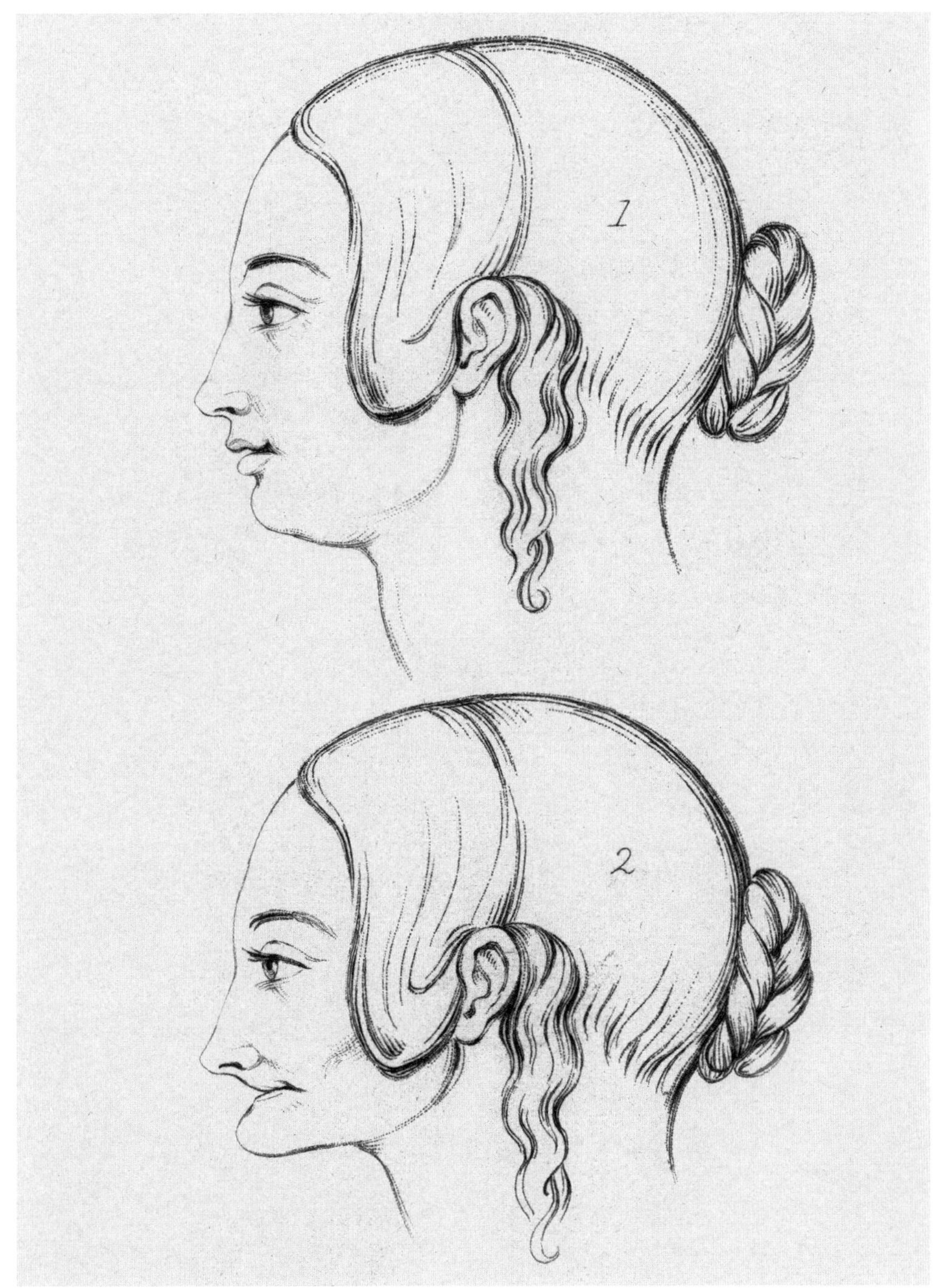

GEGENÜBER | Illustration von William Alfred Roberts, die einen Apparat zum Blutstillen nach einer Zahnextraktion zeigt. Aus *Monthly Journal of Medical Science* (1846).

OBEN | Zwei Frauenprofile, das erste mit, das zweite ohne Zähne. Aus der zweiten Auflage von *The Surgical, Mechanical and Medical Treatment of the Teeth* (1846) von James Robinson.

SEITE 156–157 | 45 verschiedene Szenen erzählen die Geschichte eines Mannes mit Zahnschmerzen: seine Versuche, sich selbst zu kurieren und schließlich sein Gang zum Zahnarzt. Holzschnitt von George Cruikshank nach Horace Mayhew.

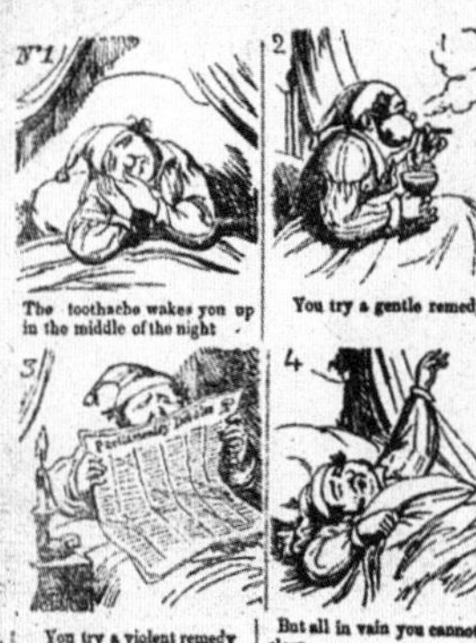

The toothache wakes you up in the middle of the night

You try a gentle remedy

You try a violent remedy

But all in vain you cannot sleep

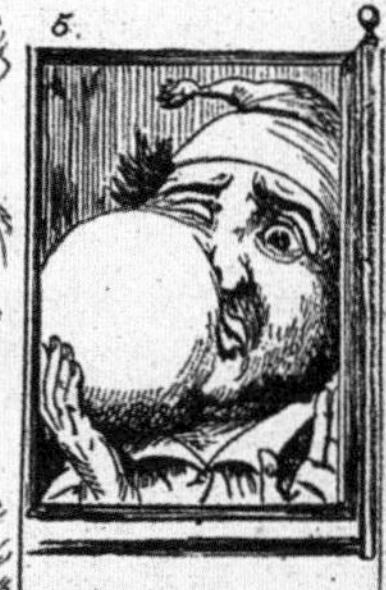

Your first feeling as the morning comes round is to look at yourself in the glass

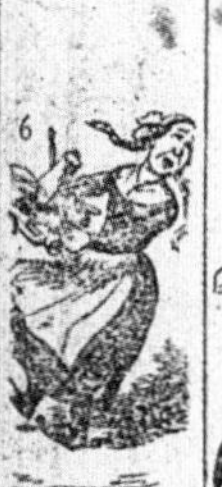

The Servant brings in your breakfast and is quite taken aback

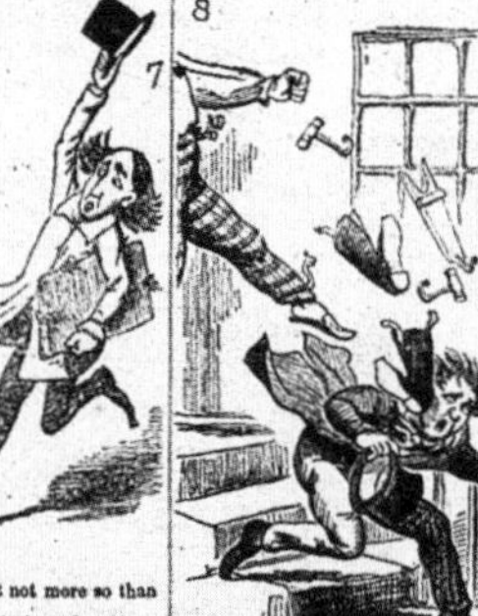

But not more so than the Artist, who comes to take your portrait

Your boot maker presents his little bill for the pair of tight boots, you give him something on account

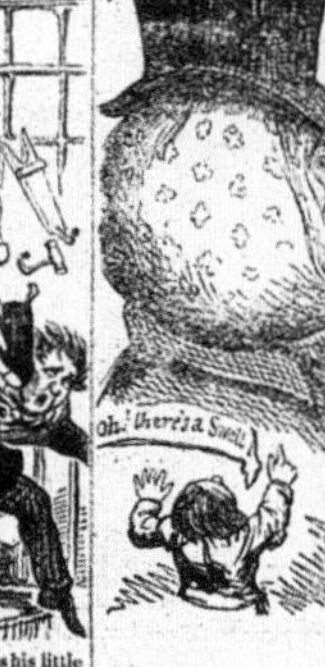

You go to the Chemists

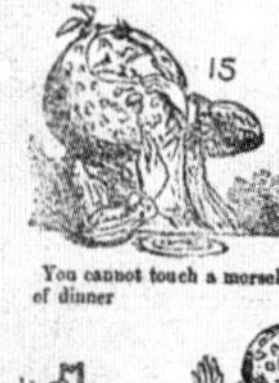

You cannot touch a morsel of dinner

When a friend opportunely drops in and brings a few walnuts and alberts

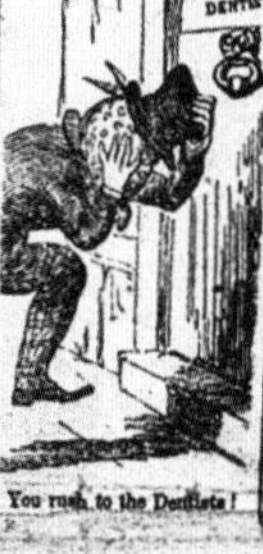

You rush to the Dentists!

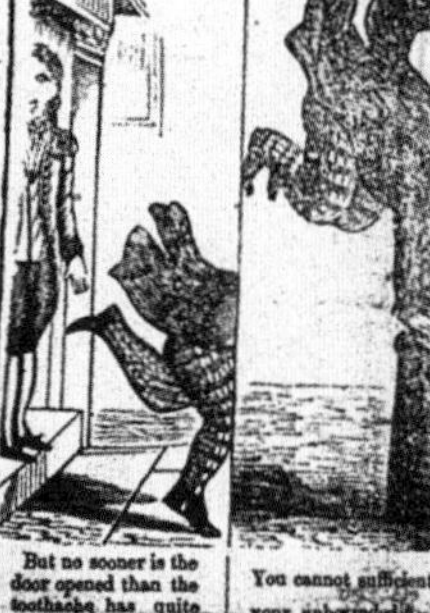

But no sooner is the door opened than the toothache has quite left you, and

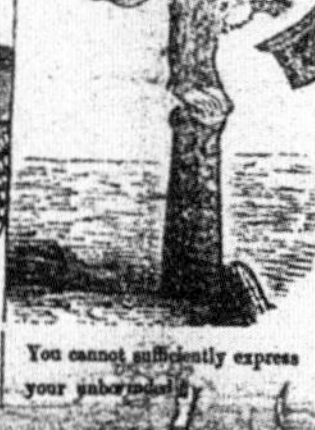

You cannot sufficiently express your unbounded joy

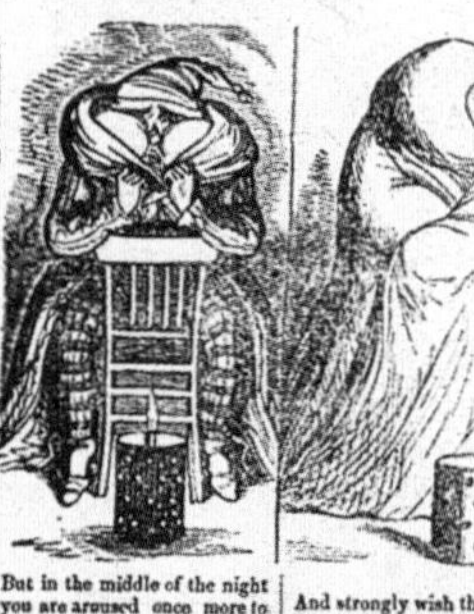

But in the middle of the night you are aroused once more to the painful nature of your position

And strongly wish that the Dentist had just looked at your tooth

At last, just as your boots and
you fall asleep and have the

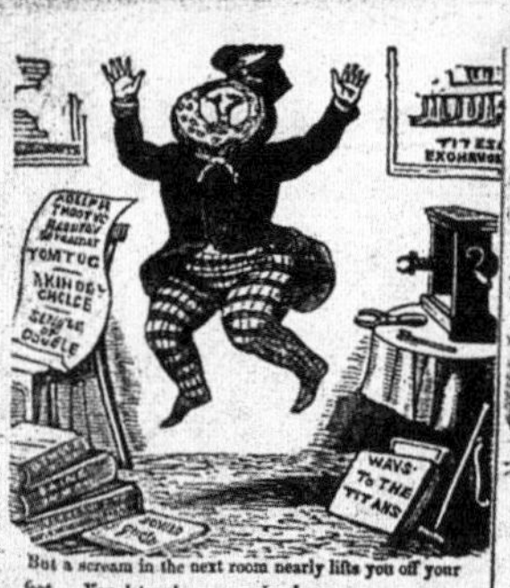

But a scream in the next room nearly lifts you off your feet. You determine upon going home

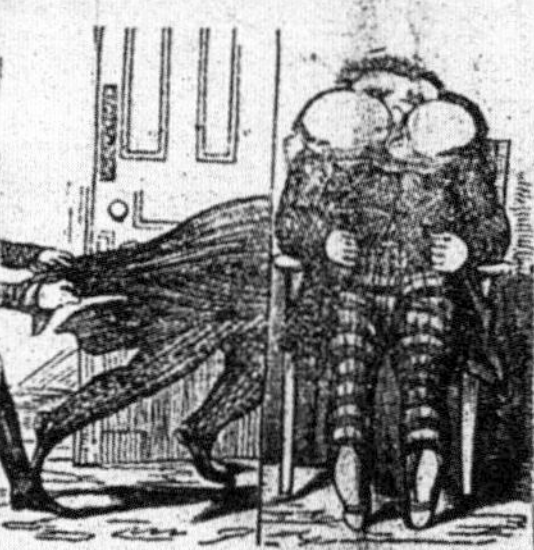

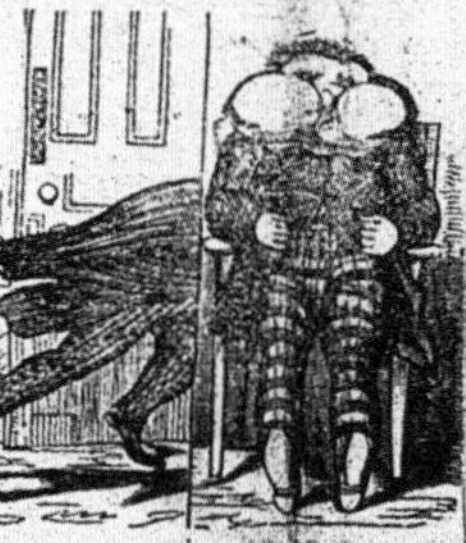

When a strong feeling of shame pulls you back and

You are requested to sit down for a few minutes and make yourself comfortable

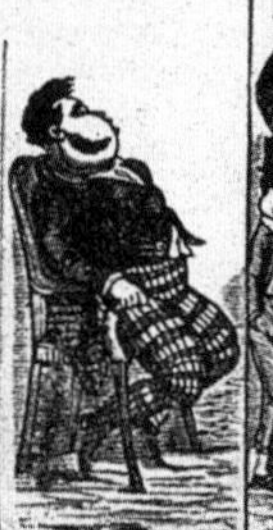

You are asked to be very particular in pointing out the Tooth, as yesterday the Dentist pulled out a wrong one by mistake

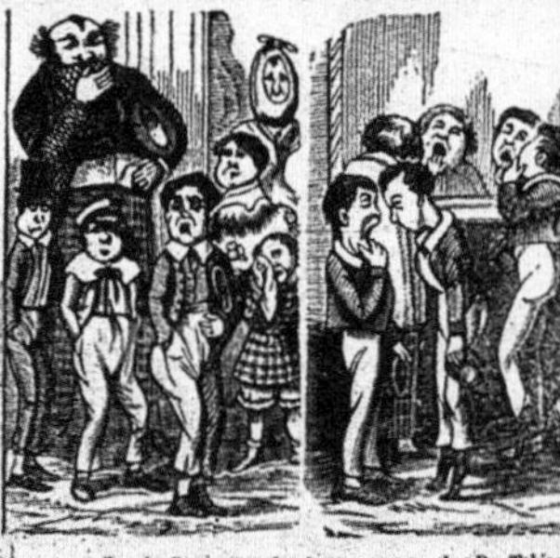

But the Servant coming in to announce that Dr. Tobias
young pupils to pass their half-yearly dental examination you
to be a man, and please make haste

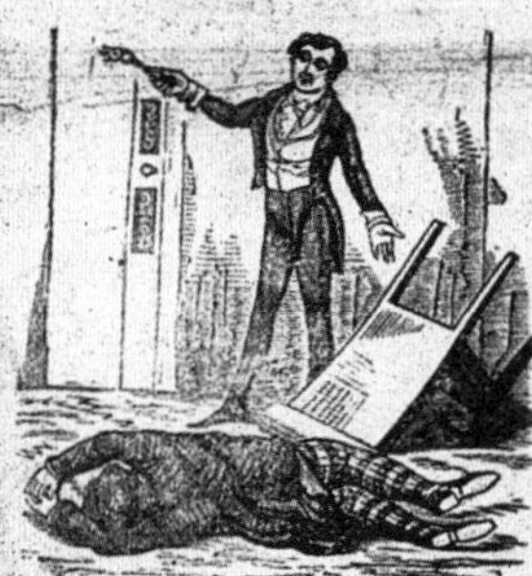

But, AT LAST IT IS OUT!!

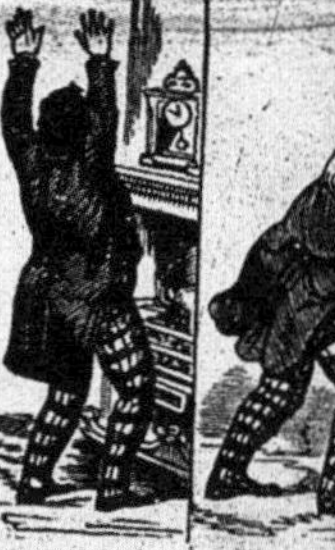

When you are astonished to find that the operation has lasted less than a minute

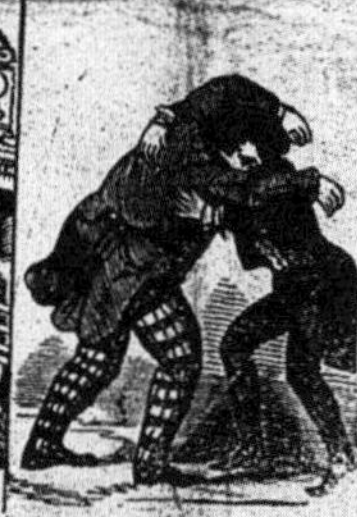

You bless the Dentist

THE TOOT

IMAGINED B

REALIZED BY

PRICE: 3s. Coloured,

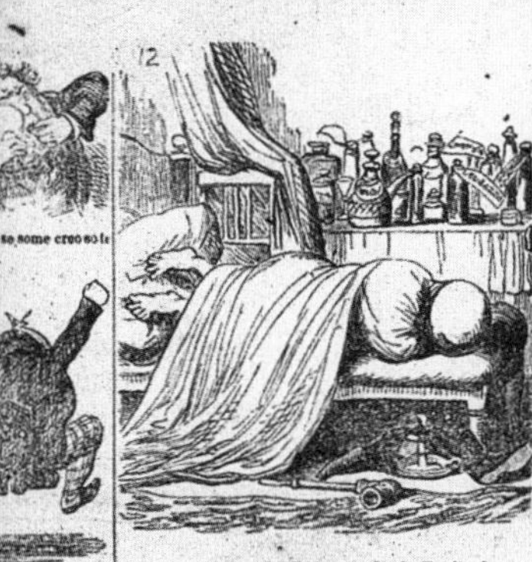

…s so, some creosote

…es not give you …f

After trying the 240 Infallible cures for the Tooth-ache you go to bed again, and enjoy a few moments of quiet rest

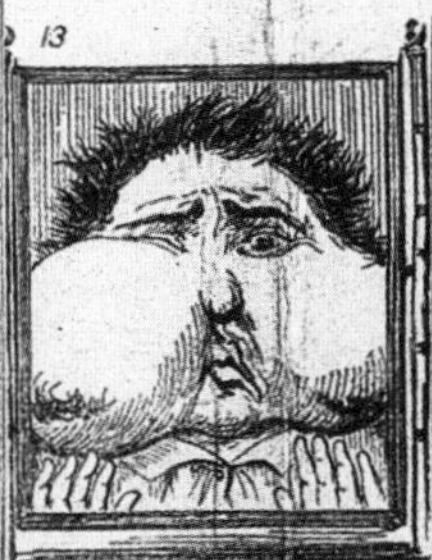

But the evenings amusement scarcely bears the mornings reflection. Every attempt to shave is hopeless upon the face of it

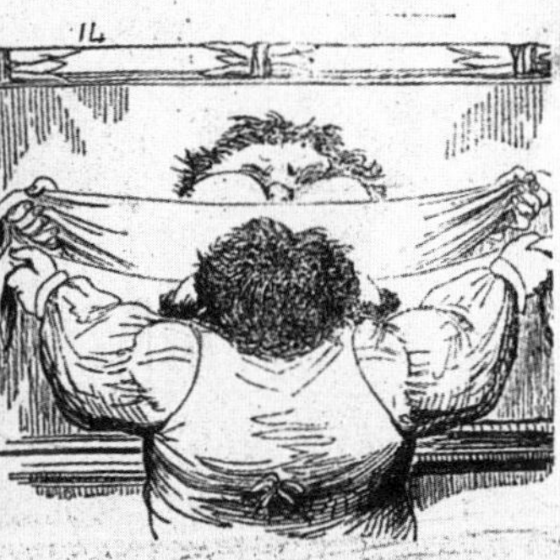

You console yourself with a poultice

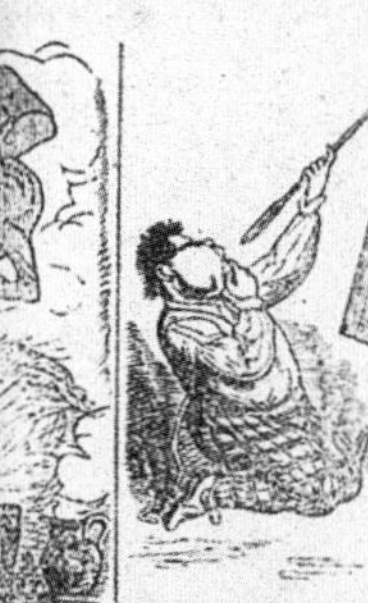

…e brought in …dreams

The first thing in the morning you try another infallible remedy

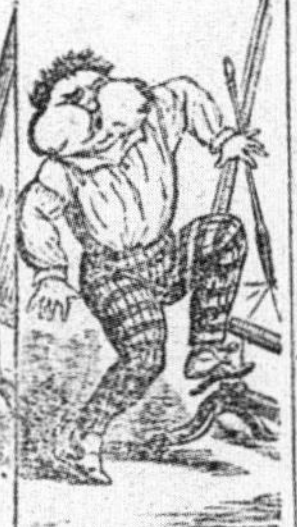

But instead of destroying the nerve, you only succeed in burning your fingers

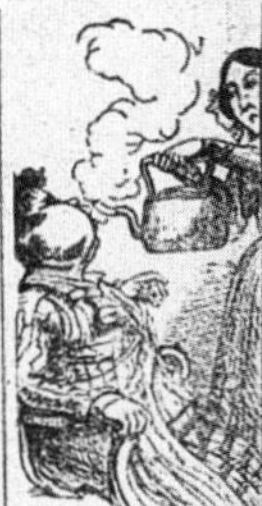

Having heard of some most wonderful cases of tooth-ache being effectually cured by Steam you inhale it for half an hour

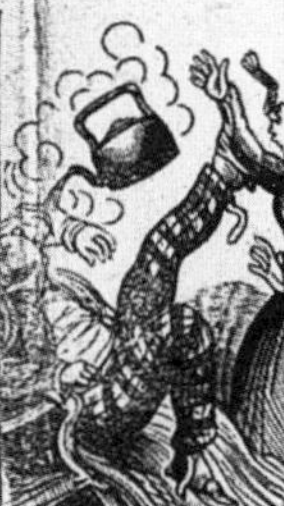

But stupidly pausing to take breath, you are completely overwhelmed by the consequences

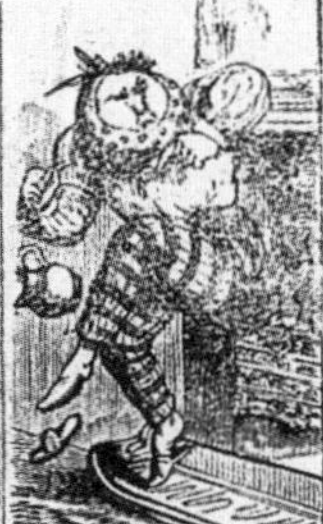

Being told by an old woman that filling your mouth with cold water and sitting on the hob till it boils is a certain cure, you take your seat and oath accordingly, but want the firmness and coolness to persevere

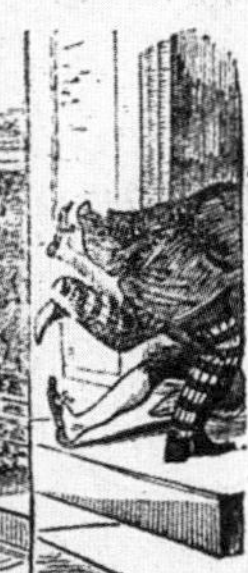

You rush to the Dentists once more, and plunge head long in

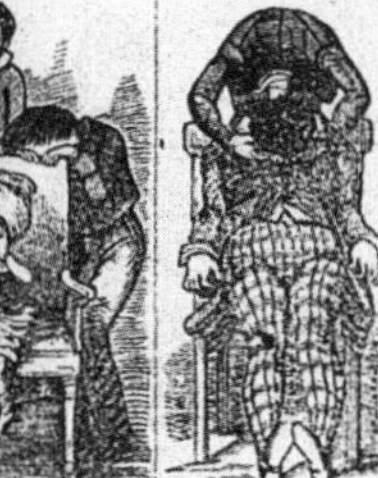

…ed with his …y requested

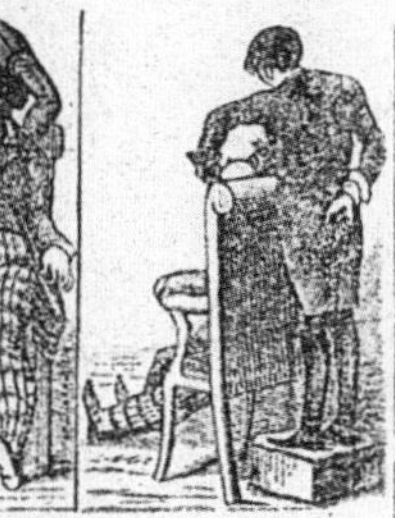

You resign yourself boldly to your fate

Once in the hands of the Dentist the time seems interminable

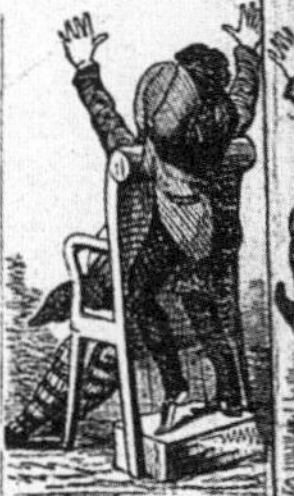

This is the first quarter of an hour !

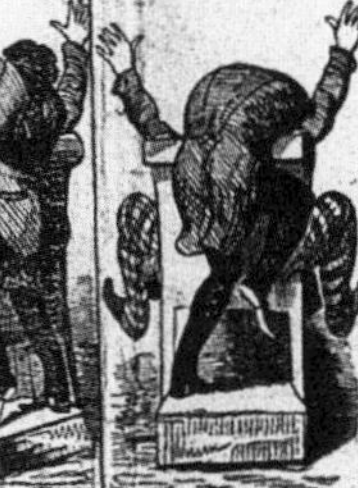

The second quarter of an hour ! !

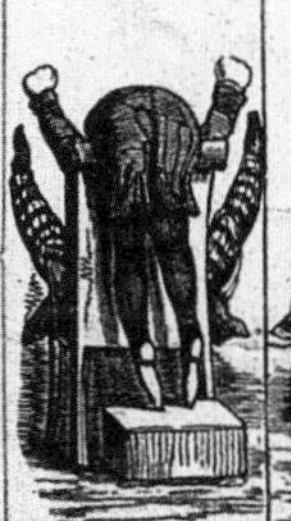

The third quarter of an hour ! ! !

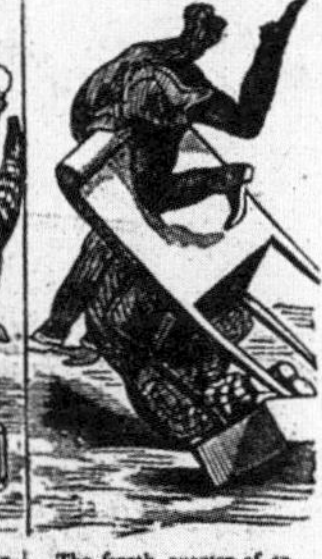

The fourth quarter of an hour ! ! ! !

…ACHE

…MAYHEW.

…IKSHANK.

1s. 6d. Plain.

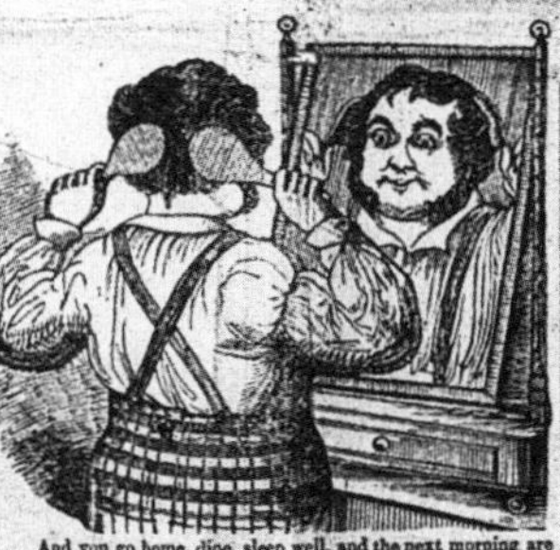

And you go home, dine, sleep well, and the next morning are delighted to find that you are none the worse for the Tooth-ache

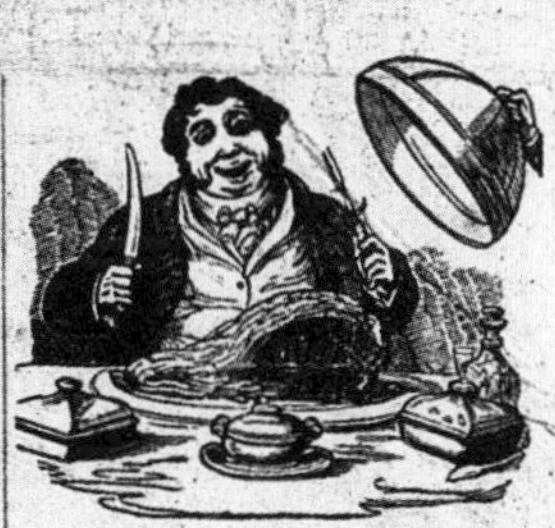

The end of the Tooth-ache, "All's well that ends well."

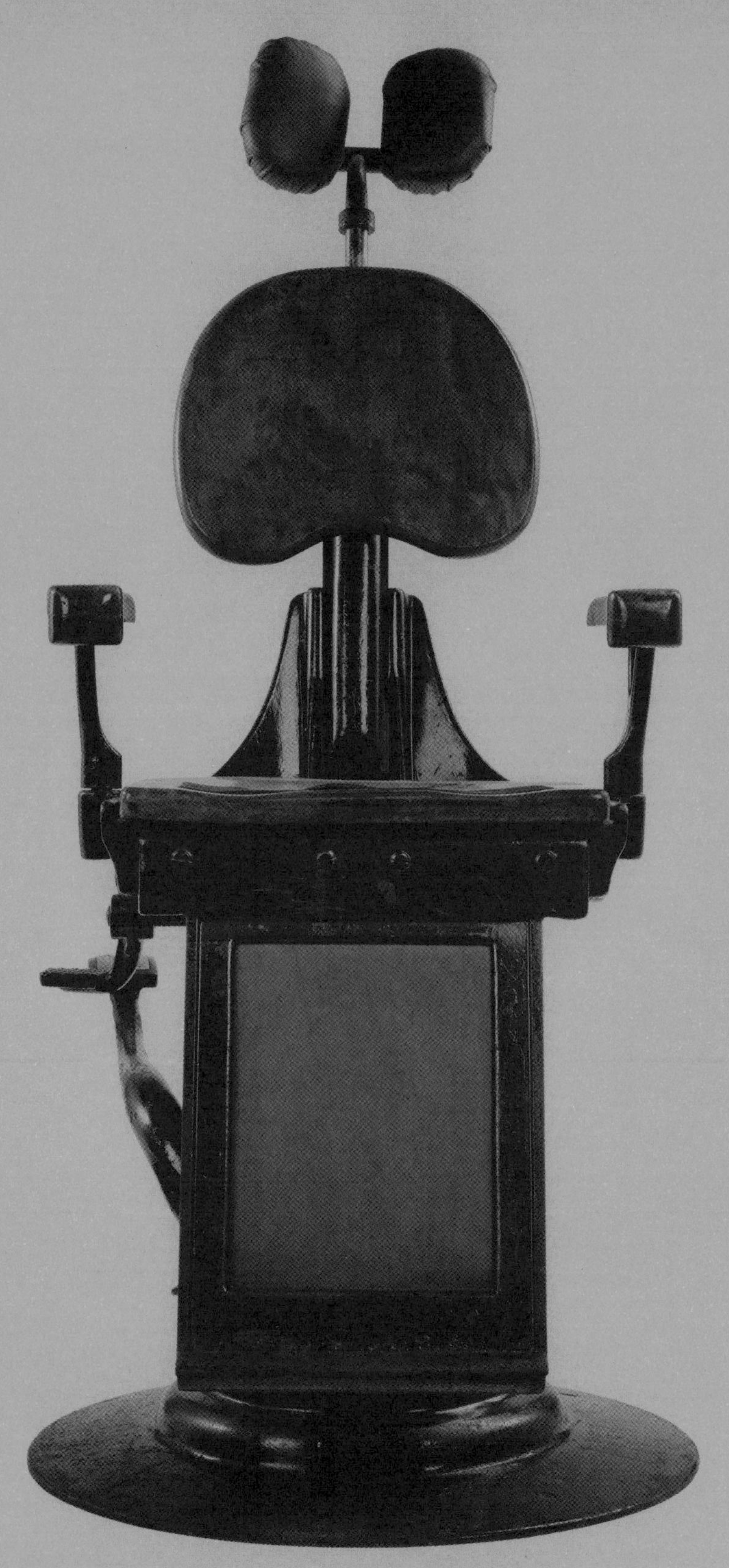

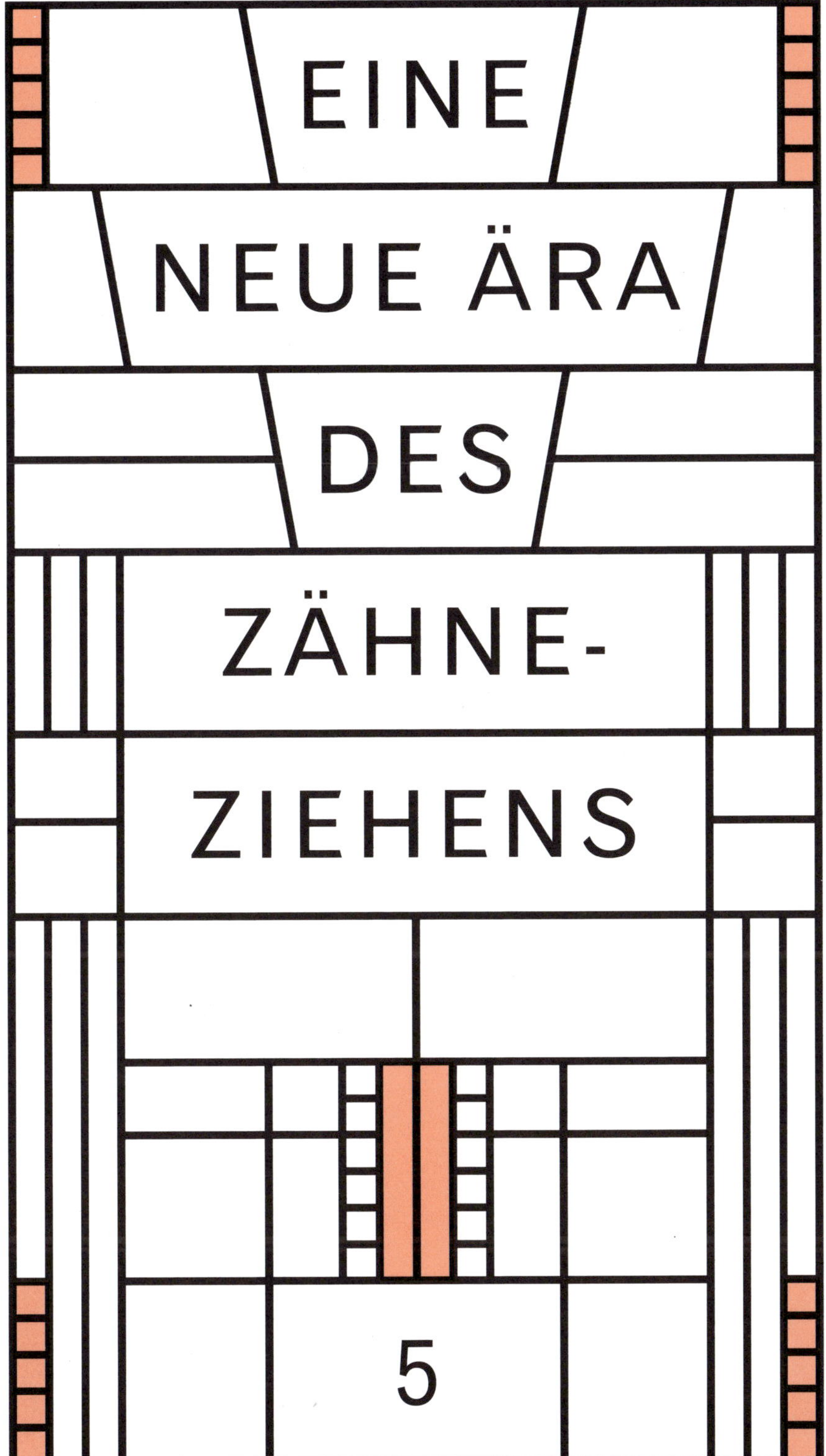
EINE
NEUE ÄRA
DES
ZÄHNE-
ZIEHENS
5

Im Sommer des Jahres 1799 wurde der junge Humphry Davy, ein Laboraufseher in Thomas Beddoes' Pneumatic Institution, durch entzündete Weisheitszähne von seinen Versuchen abgelenkt – ein „großer Schmerz, der die Kraft der Erholung sowie der konsequenten Tätigkeit gleichermaßen störte". Eine von Davys Aufgaben in der medizinischen Forschungsanstalt bestand darin zu bestimmen, welche Wirkung das Inhalieren diverser Gase habe, und irgendwann im August, „am Tag, als die Entzündung sich am deutlichsten bemerkbar machte", atmete er drei große Dosen Distickstoffmonoxid ein. Der Schmerz verschwand immer nach den ersten vier oder fünf Zügen; ein Rausch setzte ein, und Ängste lösten sich für einige Minuten in Wohlbefinden auf.

Im Bericht über seine Forschungsergebnisse (*Researches, Chemical and Philosophical, Chiefly Concerning Nitrous Oxide*, 1800) vermerkte Davy, dass dieser seltsame Effekt nur temporär und der Schmerz sogar „nach dem Experiment stärker als zuvor" sei. Mit seinem Versuch schrieb Davy das erste Kapitel in der Geschichte der modernen Anästhesie, doch seine Forschung hinterließ mehr Fragen als Antworten. Wenn er bereits 1799 die sedierende Eigenschaft von Distickstoffmonoxid (besser bekannt als Lachgas) entdeckte, warum dauerte es dann noch ein halbes Jahrhundert, bis die Anästhesie landläufig anerkannt wurde? Und warum wurden die ersten Narkosen nicht in den Laboren britischer Naturphilosophen verabreicht, sondern in den Behandlungsräumen amerikanischer Zahnärzte?

Das Aufkommen der Anästhesie war eng mit dem Ehrgeiz der Dentisten verbunden, der geprägt war von einer für das 19. Jahrhundert typischen Mischung aus menschlicher Neugier und skrupellosem Geschäftssinn. Eine breite und betuchte industrialisierte Mittelschicht, der es – wie schon ihrem Pendant im 18. Jahrhundert – um Erfolg und gesellschaftlichem Status ging, war nun bereit, für schmerzfreie Zahnbehandlungen durch angesehene Fachkräfte tief in die Tasche zu greifen. Zudem erwartete diese Klientel immer häufiger eine gewisse durch staatliche und universitäre Diplome und Berufsregister garantierte Fachkompetenz. Die Dentisten gewannen damit, wie ihre Kunden, an Status und Wohlstand. In diesem Jahrhundert der Transformation tauchten zum ersten Mal viele Dinge auf, die für uns heute zur modernen Zahnmedizin gehören: Dentalbohrer, Behandlungsstühle mit Apparaturen, ein gerahmtes Zertifikat oder eine Lizenz an der Wand und vor allem die Aussicht auf schmerzfreie Füllungen und Extraktionen.

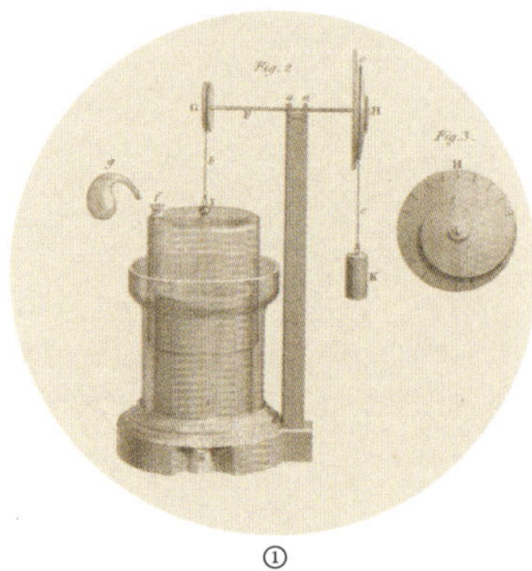
①

SEITE 158 | Hydraulischer Behandlungsstuhl für Kinder, hergestellt von The Dental Manufacturing Co. (1910–1930). ① Quecksilberhaltiges Beatmungsgerät. Tafel aus *Research 1: Concerning the Analysis of Nitric Acid and Nitrous Gas and the Production of Nitrous Oxide* (1800) von Humphry Davy. ② Foto der ersten Demonstration einer chirurgischen Anästhesie, Boston, 16. Oktober 1846. ③ Zylinder mit Distickstoffmonoxid (1840–1868).

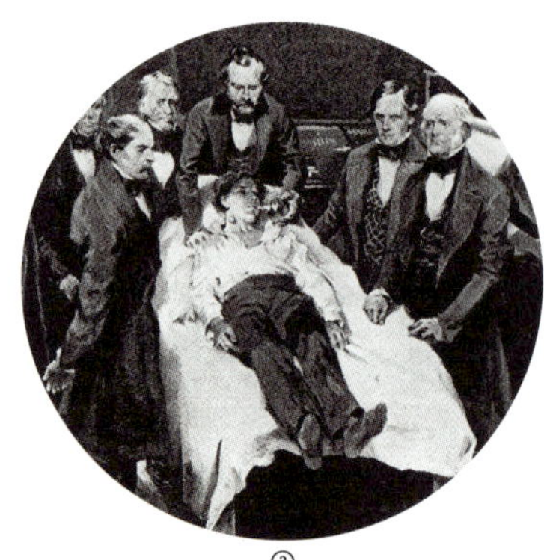
②

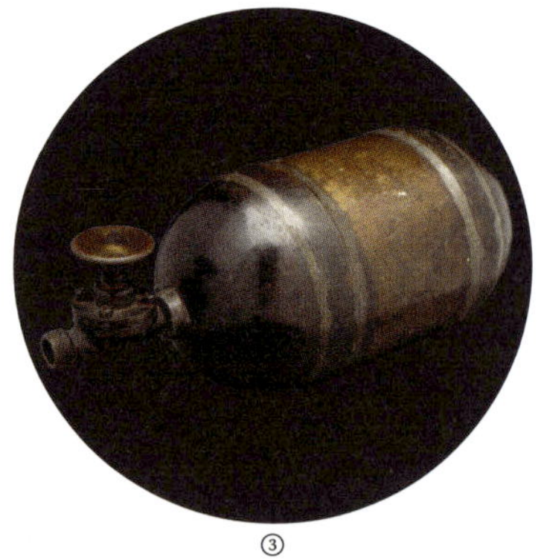
③

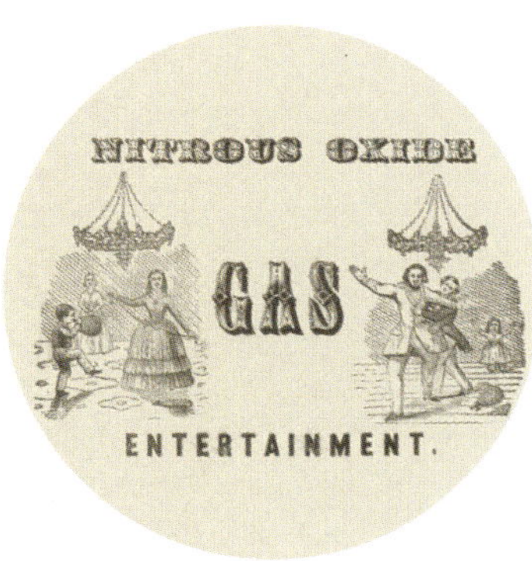

④

④ Eine Karte von Gardner Quincy Colton, die eine Vorführung mit Distickstoffmonoxid (Lachgas) bewirbt (um 1846). ⑤ Die Verabreichung von Lachgas, aus *The Discovery of Modern Anaesthesia* (1894) von L. W. Nevius. ⑥ Joseph Clover verwendete sowohl Lachgas als auch Äther und behauptete, dass seine Apparatur Patienten schnell sediere, kostengünstig sei und das Narkotikum dosiert verabreichen könne.

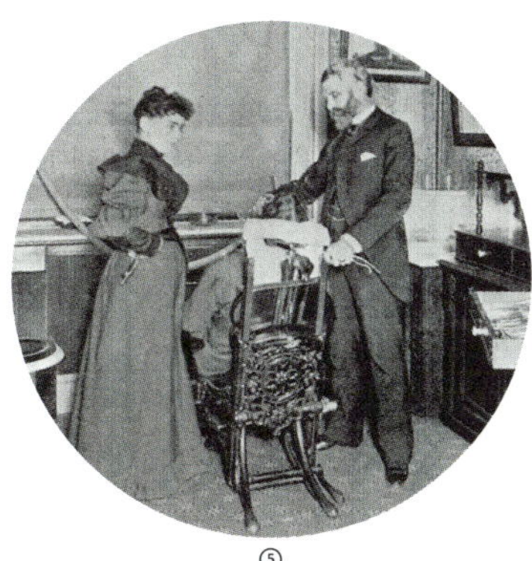

⑤

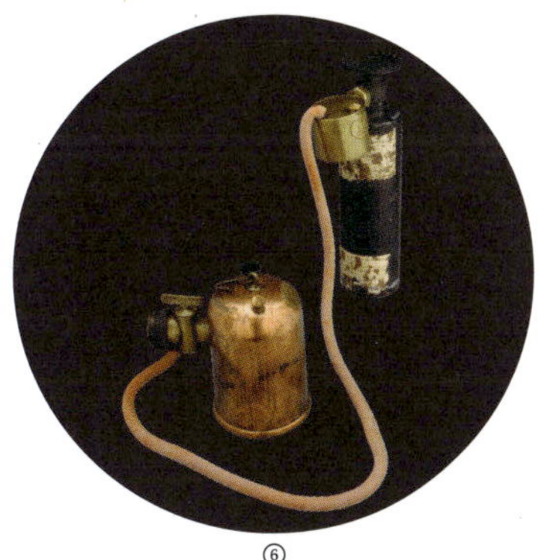

⑥

In der ersten Hälfte des 19. Jahrhunderts fanden die meisten Begegnungen mit Lachgas noch auf Jahrmärkten statt, in Form von Späßen, die reisende Schausteller und Scharlatane veranstalteten. Ein Plakat von 1845 in New York mit der Überschrift „Große Vorführung der Wirkung, die durch das Einatmen von … Lachgas entsteht“ lässt die wilde, beinahe psychedelische Atmosphäre solcher Veranstaltungen erahnen:

> MÄNNER AUS DEM PUBLIKUM WERDEN DAZU AUFGEFORDERT, JENE, DIE UNTER DEM EINFLUSS DES GASES STEHEN, DAVON ABZUHALTEN, SICH ODER ANDERE ZU VERLETZEN. DIESE MASSNAHME WIRD ERGRIFFEN, DAMIT KEINER DER ANWESENDEN GEFAHREN ZU BEFÜRCHTEN HAT.

Im Dezember des Jahres zuvor hatte der Bostoner Zahnarzt Horace Wells einer dieser Lachgasnummern beigewohnt, die vom amerikanischen Anästhesisten Gardner Quincy Colton in Hartford, Connecticut, aufgeführt wurde. Wells war vor allem vom Verhalten eines Probanten aus dem Publikum beeindruckt, der nach Einatmen des Gases wie wild über die Bühne sprang und gegen das Mobiliar stieß, offensichtlich ohne dabei Schmerzen zu verspüren. Der Zahnarzt lud Colton ein, „einen Sack Gas“ in seine Praxis zu bringen, und am nächsten Morgen führte Wells die erste aufgezeichnete Zahnextraktion unter Narkose durch. Der Zahn ließ sich problemlos entfernen, und der Patient rief angeblich, nachdem er das Bewusstsein wiedererlangt hatte: „Eine neue Ära des Zähneziehens! Es hat nicht mehr weh getan als das Pieksen einer Nadel.“

Wells führte noch einige weitere Extraktionen mit Distickstoffmonoxid durch, doch als sein ehemaliger Student William Thomas Green Morton 1845 für die Dental Society of Boston im Massachussetts General Hospital eine Vorführung der neuen Technik arrangierte, kam es zum Eklat. Aus Sorge vor einer Überdosierung ließ Wells seinen kräftigen studentischen Patienten nur wenige Züge des Gases einatmen, bevor er sich an die Extraktion eines verfaulten Zahns machte. Von einem Zuschauer ist überliefert, was sich daraufhin abspielte:

> DER PATIENT FING AN ZU BRÜLLEN UND WILD ZU GESTIKULIEREN, WOBEI ER DR. WELLS FAST ZU BODEN RISS. DIE BEIDEN ZAHNÄRZTE VERSUCHTEN VERGEBLICH, IHN ZURÜCKZUHALTEN, DOCH ER WAR ZU STARK FÜR SIE. ER STIESS DEN STUHL

BEISEITE UND SCHLEUDERTE DIE INSTRUMENTE AUF DEN BODEN, UND ER GING AUF WELLS LOS, ERPICHT DARAUF, SICH FÜR DEN STREICH ZU RÄCHEN, DER IHM GESPIELT WORDEN WAR. UND DAS PUBLIKUM TAT ES IHM NACH. „HUMBUG, SCHWINDEL!“, RIEFEN SIE. „WERFT IHN RAUS! DAS IST EINE UNIVERSITÄT, KEIN ZIRKUS.“

Diese Episode – die Wells' Karriere als Zahnarzt jäh ein Ende setzte – veranschaulicht das Hauptproblem bei den frühen Experimenten mit Distickstoffmonoxid: Der Erfolg der öffentlichen Darbietungen basierte auf den unvorhersehbaren und skurrilen Auswirkungen des Lachgases auf die freiwilligen Versuchsopfer und verdeutlichte, dass das Narkotikum extrem schwer dosierbar war – vor allem, wenn es aus einem großen Gummisack verabreicht wurde. Der Durchbruch in der Dentalanästhesie wurde erst erzielt, als Morton anfing, mit einer anderen Substanz zu experimentieren. 1844 hatte er an der Harvard Medical School Vorlesungen des Arztes Charles Thomas Jackson besucht. Jackson hatte dabei demonstriert, dass Äther Menschen in Bewusstlosigkeit versetzen konnte, und er pflegte diesen auch tropfenweise einzusetzen, um Zahnschmerzen zu betäuben. Morton überzeugte Eban Frost, einen seiner Patienten, das neue Mittel zu testen. Am Abend des 30. September 1846 beträufelte Morton ein Seidentuch mit Äther, den Frost inhalierte. Hinterher berichtete der Patient, dass er innerhalb etwa einer Minute „in Schlaf versunken“ war, jedoch „einen Moment später erwachte ich und sah meinen Zahn auf dem Boden liegen. Ich verspürte dabei nicht den geringsten Schmerz.“

Zusammen mit Jackson ließ sich Morton daraufhin Äther als Anästhetikum patentieren und ging eine lukrative Partnerschaft mit dem Zahnarzt Nathan Cooley Keep ein, der nun in Boston schmerzlose Extraktionen anbieten konnte. Zum Jahresende erhielt Morton sein Patent, und die Nachricht von seiner Entdeckung ging um die Welt. In London erreichte den amerikanischen Arzt Francis Boott ein Brief seines Freundes Jacob Bigelow, der Zeuge von Mortons eindrucksvoller Demonstration geworden war. Boott wiederum gab die Beschreibung an seinen Nachbarn James Robinson weiter, einem in hohen Kreisen verkehrenden Zahnarzt, und am 19. Dezember führte Robinson die erste britische Vollnarkose durch, bei der er einen morschen Zahn zog.

Obwohl Morton sich sein Narkotikum hatte patentieren lassen, gelang es ihm nicht, daraus Kapitel zu

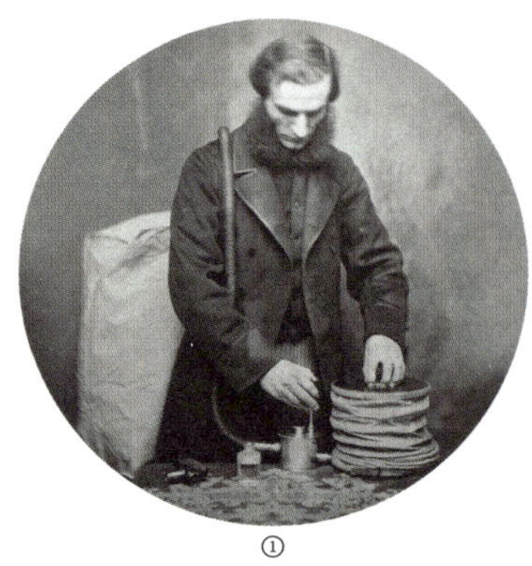

①

① Porträt von Joseph Clover beim Vorbereiten seines Chloroform-Inhalators (um 1862). ② Ein früher Inhalator für Äthernarkosen (1847–1848). In Äther getränkte Schwämme wurden in den Glasbehälter gelegt, und ein flexibler Schlauch verband das Ventil mit der Gesichtsmaske, durch die der Patient das Gas einatmete. ③ Eine der ersten Operationen, bei denen Äther als Anästhetikum verwendet wurde, ausgeführt am Massachussetts General Hospital (1897).

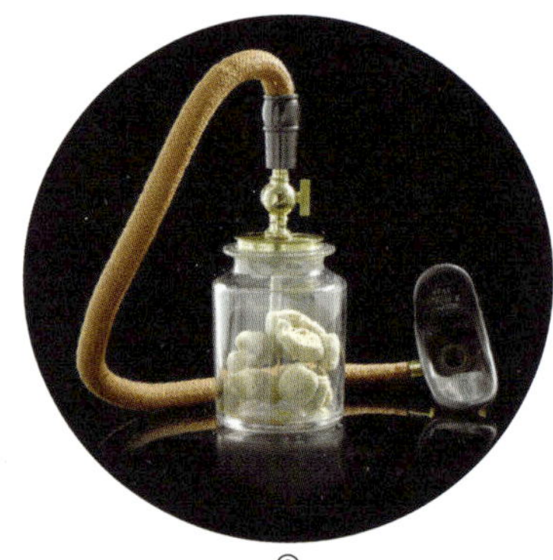

②

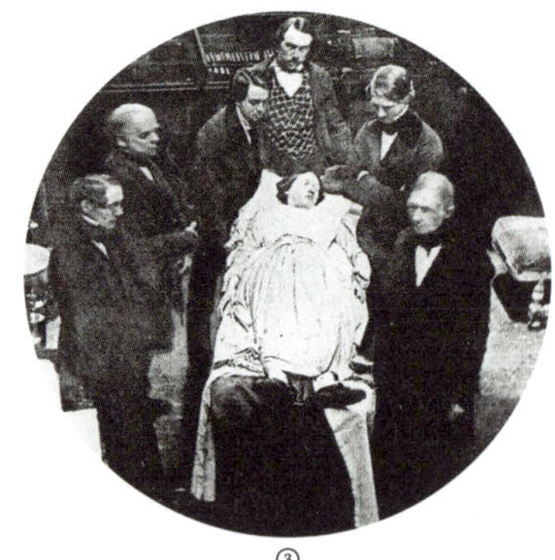

③

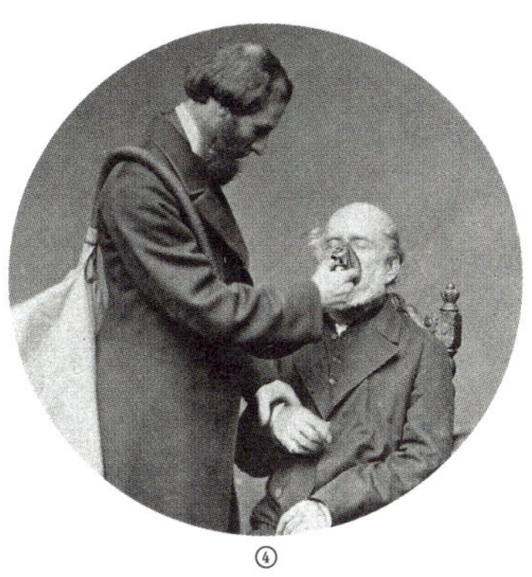

④

④ Porträt von Joseph Clover bei der Vorführung seines Chloroform-Inhalators (um 1862). ⑤ Mit dem Richardson-Spray (1866–1884) wurde Äther für Lokalanästhesien verabreicht, vor allem bei Zahnextraktionen. Die durch die Handpumpe in den Behälter gedrückte Luft lässt die Flüssigkeit durch die Sprühdüse austreten. ⑥ Eine abgeänderte Variante des Mundspreizers von Mason für Operationen im Mund- und Nasenbereich (1922).

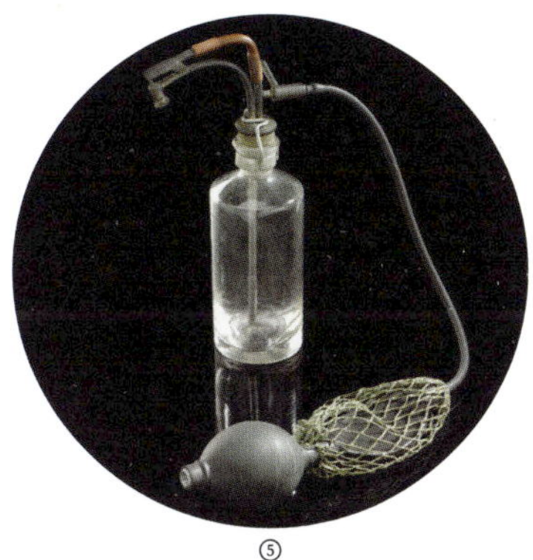

⑤

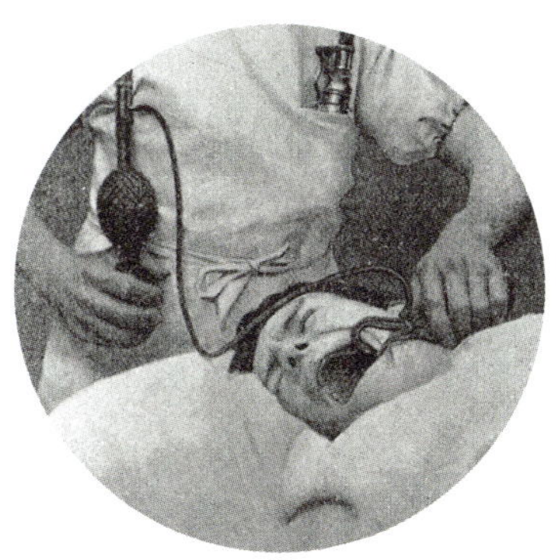

⑥

schlagen, denn viele Chirurgen sahen nicht ein, warum sie für die Verwendung dieses wirkungsvollen neuen Mittels eine Lizenzgebühr zahlen sollten. Ihre Position wurde gestärkt, als herauskam, dass das, was Morton als „Letheon" vermarktete, eigentlich nur parfümierter Äther war. Ein ursprünglich vom Kongress ausgelobter Preis über 100 000 Dollar für den Erfinder der Anästhesie wurde nicht vergeben, nachdem es sich als unmöglich erwies, die wahre Urheberschaft zu ermitteln, die neben Morton, Wells und Jackson nun auch ein Chirurg aus Georgia namens Crawford Long für sich reklamierte, der schon seit 1842 mit Äther Amputationen durchführte. Wells, inzwischen chloroformsüchtig, beging Selbstmord im Gefängnis, wo er einsaß, weil er im Rausch zwei Frauen auf der Straße mit Säure bespritzt hatte. Morton starb 1868 im Alter von 48 fast mittellos, sein Ruf war durch den Rechtsstreit ruiniert.

Der Durchbruch der Anästhesie spiegelte die Umwälzungen, denen die Zahnmedizin Mitte des 19. Jahrhunderts ausgesetzt war. Einerseits waren Zahnärzte nun erfolgreicher und zahlreicher als je zuvor. Doch die Weigerung von Ärzten und Chirurgen, die Anästhesie ernst zu nehmen, solange sie eine Domäne der Dentisten war, deutete auch an, auf welch wackligen Beinen die Reputation der Zahnarztzunft noch stand. In der Zeit von Mortons Ätherexperimenten fingen Zahnärzte auf beiden Seiten des Atlantiks an, für mehr Anerkennung zu kämpfen, waren sich jedoch in manchen Fragen uneinig: Sollten Dentisten sich den Regulierungen der etablierten Universitäten, das heißt den Fakultäten für Medizin und Chirurgie unterwerfen? Und würde die studierte Elite bereit sein, sich auf eine Stufe mit Praktikern zu stellen, die sie bisher in der Regel als ungebildete Handwerker abgetan hatte?

In Großbritannien spaltete sich die Reformbewegung in zwei gegnerische Lager. Die „Memorialisten" wollten die Zahnmedizin als Teil der Chirurgie sehen, die Ausbildung sollte vom Royal College of Surgeons (RCS) überwacht werden. Die „Unabhängigen" hingegen wollten eine autonome Struktur aufbauen. Schließlich wurde 1858 ein Gesetz erlassen, das es dem RCS gestattete, eine Ausbildung in Zahnheilkunde anzubieten.

1878 wurde ein Gesetz (der Dentists Act) verabschiedet, das die Einrichtung eines Zahnarztregisters nach dem Vorbild des Ärzteregisters vorsah. Die britischen Zahnärzte waren nun offiziell dem General Medical Council unterstellt. Die zwei Jahre später gegründete British Dental Association spiegelte den zunehmenden

Einfluss der Chirurgie wider: Der Vorstand setzte sich vor allem aus langjährigen Mitgliedern der Odontological Society und des RCS zusammen. Die große Ironie dieses langen Kampfes um Anerkennung bestand für die Mitglieder der British Dental Association darin, dass die Zahnmedizin nach Ansicht der Historikerin Christine Hillam zur „Kolonie einer medizinischen Zunft geworden war, die nicht nur kein Interesse an ihr hatte, sondern sie auch als minderwertige Berufssparte ansah".[1]

Als der Dentists Act in Großbritannien in Kraft trat, hatten amerikanische Zahnärzte bereits seit über 40 Jahren Reformen gefordert. Der amerikanische Autor James Wynbrandt schreibt, dass das Jahr 1839 als das „Geburtsjahr der organisierten Zahnheilkunde" in den USA bezeichnet werden könne, da in diesem Jahr in Baltimore das erste College für Zahnmedizin entstand, mit dem *American Journal of Dental Science* das erste Journal für Zahnmedizin erschien und die erste nationale Organisation für Zahnärzte, die American Society of Dental Surgeons, gegründet wurde.[2] Die amerikanischen Dentisten strebten die Unabhängigkeit ihres Berufsstandes an: Die 1859 gegründete American Dental Association (ADA) setzte sich sowohl für eine offizielle Regulierung der zahnärztlichen Leistungen ein als auch für das Recht der amerikanischen Zahnärzte, ihren Beruf ohne Einmischung durch das medizinische Establishment auszuüben.

Zu welcher Gruppe sie auch tendierten: Alle Zahnheilkundler des ausgehenden 19. Jahrhunderts arbeiteten mit neuen Techniken in neuen Räumlichkeiten, die die Erwartungen ihrer Patienten und die allgemein um sich greifende Urbanisierung und Industrialisierung reflektierten. Traditionell hatten Zahnzieher ihre Arbeit im Sitzen oder auf Knien ausgeführt, während die Patienten der *dentistes* auf einer Chaiselongue lagen. Anfang des 19. Jahrhunderts standen in Zahnarztpraxen Sessel mit hohen Rückenlehnen, und 1850 brachte die S. S. White Dental Manufacturing Company in Philadelphia die ersten massenproduzierten verstellbaren Dentalstühle auf den Markt. Und so wie Zahnärzte in zunehmendem Maße die Ideen der aseptischen Chirurgie aufgriffen, veränderte sich auch das Aussehen ihrer Praxen. Gegen Ende des 19. Jahrhunderts sah es in der Praxis eines fortschrittlichen Zahnarztes aus wie in einem Labor: überall weiße Kacheln, Edelstahl und sterilisierte Kittel.

Die Zahnmediziner, die an diesen antiseptischen Orten arbeiteten, verbrachten einen Großteil ihrer Zeit

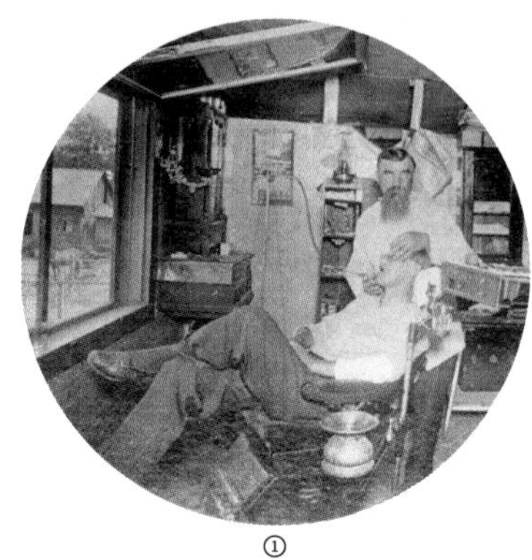
①

① Ein Zahnarzt behandelt in den frühen 1890ern einen Patienten in einer gut ausgestatteten Praxis in Jacksonville, Oregon. ② Die Dental Hall der University of Pennsylvania (hier ein Bild um 1904) wurde 1895 im Zuge der Ausweitung des zahnmedizinischen Programms eröffnet. ③ Eine zahnärztliche Behandlung im Werkskrankenhaus der Hood Rubber Company in Cambridge, Massachusetts. Die Firma war die zweite in den USA, die vor Ort die Dienste eines Zahnarztes anbot.

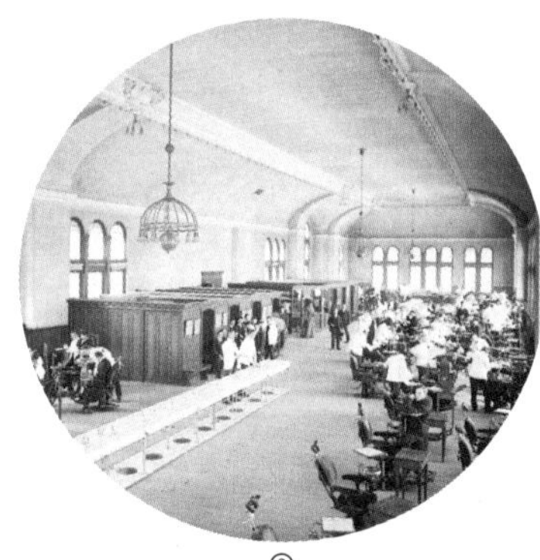
②

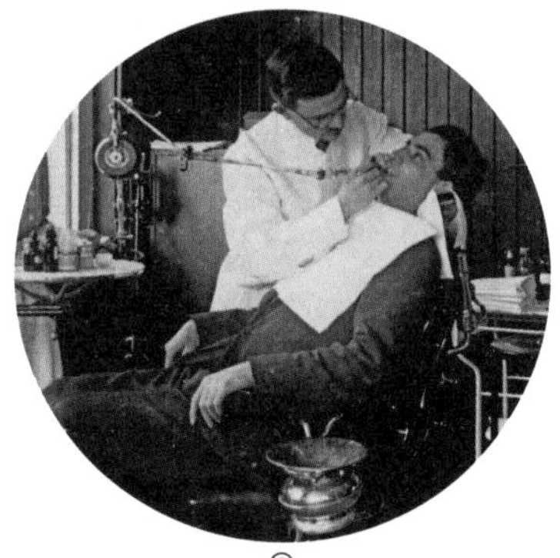
③

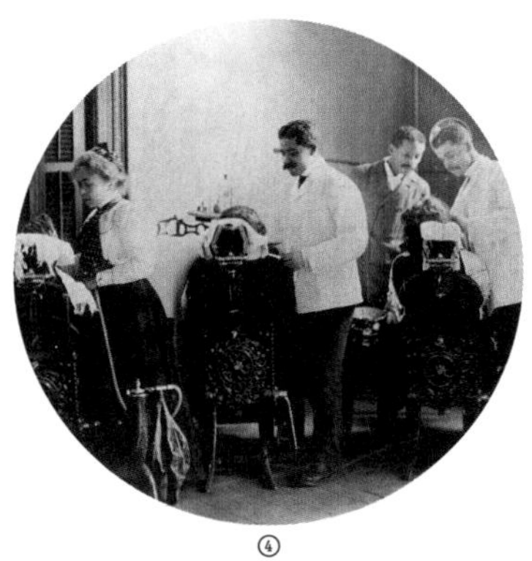

④

④ Männliche und weibliche Zahnarztpraktikanten üben um 1900 an der Howard University in Washington, D.C., unter Aufsicht eine Reihe von technischen Abläufen. ⑤ Eine Klasse von Studenten der Zahnmedizin vor dem Institut Dentaire Franco-Américain in Montreal. ⑥ Junge amerikanische Zahnärzte lernen auf einem speziellen Lehrgang neue Techniken kennen. Das Foto wurde zwischen 1860 und 1920 aufgenommen.

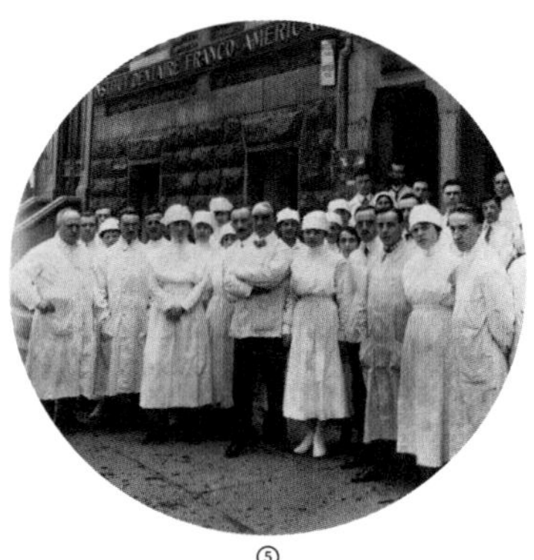

⑤

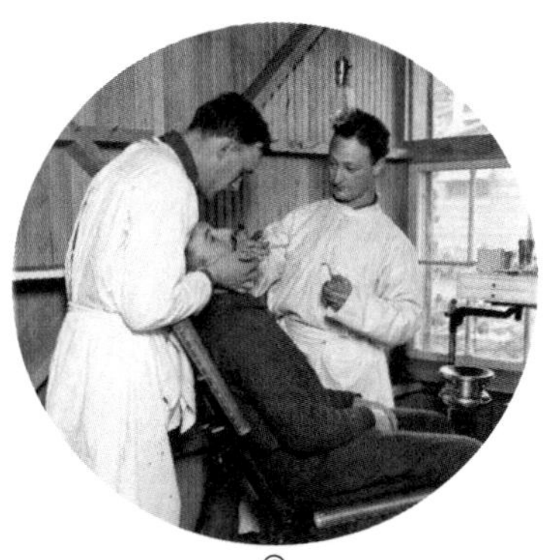

⑥

damit, Zahnprothesen herzustellen und anzupassen. Dank industrieller Massenproduktion kostete ein Gebiss aus Porzellan kein Vermögen mehr, und aufgrund der nun vorhandenen Narkose waren Patienten immer seltener gewillt, sich mit Zahnschmerzen abzufinden. Doch auch dieser erschwingliche neue Zahnersatz musste gut gepflegt werden, wie John Tomes in seiner Abhandlung *Instructions in the Use and Management of Artificial Teeth* (1851) schrieb:

> ES IST VON GROSSER WICHTIGKEIT, DASS SIE WISSEN, WIE MAN FALSCHE ZÄHNE PFLEGT, DA SIE SONST SCHON BALD ZERSTÖRT UND NOCH BALDIGER FÜR ANDERE ZUR GERUCHSBELÄSTIGUNG WERDEN. DER GEBISSTRÄGER IST SICH ERSTAUNLICH OFT NICHT BEWUSST, WELCH UNANGENEHMER GERUCH VON VERNACHLÄSSIGTEN ZÄHNEN AUSSTRÖMT – GANZ ANDERS JEDOCH DIE UMSTEHENDEN PERSONEN, DIE VON DEM ABSTOSSENDEN MUNDGERUCH IHRES NACHBARN FAST VERGIFTET WERDEN.

Die Zahnindustrie des 19. Jahrhunderts bot auch eine Lösung für die älteste Problematik an, mit der Gebissträger sich bis dato herumschlagen mussten. Im 18. Jahrhundert neigten mit Federn zusammengehaltene dritte Zähne dazu, aus dem Mund zu fallen oder die Backen und Gaumen zu verletzen, wenn sie kaputtgingen. Doch als Elfenbein, Gold und Porzellan dem durch die Vulkanisation von Kautschuk entstandenen Material Gummi wichen – eine Technik, die der amerikanische Erfinder Charles Goodyear in den frühen 1840ern perfektionierte –, konnten Zahnprothesen präzise an Kiefer und Gaumen ihrer Träger angepasst werden. Gebisse aus Hartgummi besaßen einen viel größeren Tragekomfort, benötigten keine Federn und konnten farblich dem Zahnfleisch des Patienten angeglichen werden. In Großbritannien wurden sie zum Standard, bis man nach dem Ersten Weltkrieg Polymethylmethacrylat (Acrylglas) entwickelte. Bis ins Jahr 1879 mussten sich die amerikanischen Zahnärzte allerdings juristisch mit dem Goodyear-Angestellten Josiah Bacon herumschlagen, der in den Besitz der Vulkanisationspatente gekommen war und die Ärzte nun aggressiv mit Gerichtsverfahren überzog. Nachdem er Dutzende von Zahnärzten, die Prothesen aus Hartgummi herstellten, verklagt hatte, wurde Bacon von einem der Angeklagten in einem Hotelzimmer in San Francisco erschossen.

Die neuen Zahnarztpraxen hatten eine charakteristische Geräuschkulisse: das metallische Surren eines Bohrers. Der von Charles Merry 1858 entwickelte Dentalbohrer wurde mit einer Tretkurbel betrieben. Mit ihm ließen sich Zahnlöcher viel schneller von Karies befreien als früher, als die Löcher noch mühsam unter Zuhilfenahme löffelförmiger Schaber ausgekratzt werden mussten. Etwa um diese Zeit deckten Zahnärzte und Wissenschaftler dank der Bakterienforschung auch den Zusammenhang zwischen Zucker, Bakterien und Karies auf. Indem sie das angegriffene Zahnbein entfernten und das Loch dann mit einer beständigen Substanz versiegelten, konnten Zahnmediziner Bakterien und das von ihnen erzeugte saure Milieu beseitigen und den Zahn erhalten – neue Argumente für die alte Praxis der Goldfüllung. Preiswertere Amalgamfüllungen tauchten bereits im späten 18. Jahrhundert auf, lösten in der Anfangsphase ihres Einsatzes jedoch heftige Kontroversen aus.

Eine Familie, die sich die Crawcours nannte, hatte ursprünglich in Frankreich, dann in Großbritannien und zuletzt in den USA Hunderte von Zähnen mit ihrem „Royal Mineral Succedaneum" gefüllt, einer Paste aus Quecksilber und den Spänen von Silbermünzen. In ihren Anzeigen behaupteten sie, dass ihre Füllungen ohne schmerzhafte Zahnaushöhlungen auskämen; in der Praxis bedeutete dies, dass sich bei ihren Patienten Abszesse entwickelten, weil die Karies sich unter den Füllungen weiter ausbreitete. Zudem hatte das Royal Mineral Succedaneum die unangenehme Eigenschaft, sich beim Aushärten auszuweiten, sodass die Zähne Risse bekamen und schwerer zu ziehen waren. In den 1830ern bildeten New Yorker Zahnärzte eine Vereinigung, um die Stümperei der Crawcours zu bekämpfen, und als die Familie schließlich wieder nach Europa zurückkehrte, hinterließ sie in Amerika nicht nur viele geschädigte Patienten, sondern auch eine lang anhaltende Skepsis gegenüber Amalgamfüllungen.

Der große Durchbruch für Füllungen kam erst, als im späten 19. Jahrhundert die Lokalanästhesie entwickelt wurde. Äther und später Chloroform hatten sich für einfache Extraktionen als unverzichtbar erwiesen, aber keines der beiden Mittel funktionierte bei längeren Eingriffen, während derer sich die Atemwege des Patienten verschließen konnten. 1860 war es dem deutschen Chemiker Albert Niemann gelungen, ein Alkaloid aus den Blättern des Cocastrauchs zu extrahieren, woraufhin einige deutsche Kliniken mit der Substanz, die Nie-

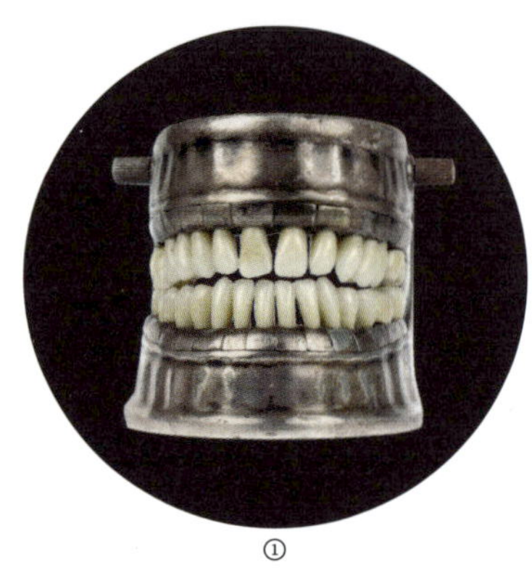

①

① Dieses Modell eines Gebisses wurde in den 1920ern von Vecabé hergestellt. Die Zähne sind aus Emaille und wurden sehr präzise geformt, um ein lebensechtes Modell zu erzeugen. ② Die Prothese besteht aus Aluminiumplatten. Die Zähne sind zum Teil aus Porzellan, zum Teil echte menschliche Exemplare (1858–1880). ③ Im Warenkatalog von Claudius Ash & Sons (1908) wird Ash's Imperial Amalgam als das beste auf dem Markt angepriesen.

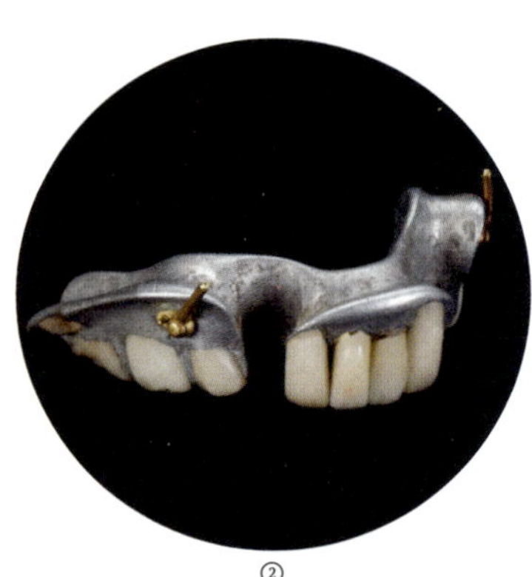

②

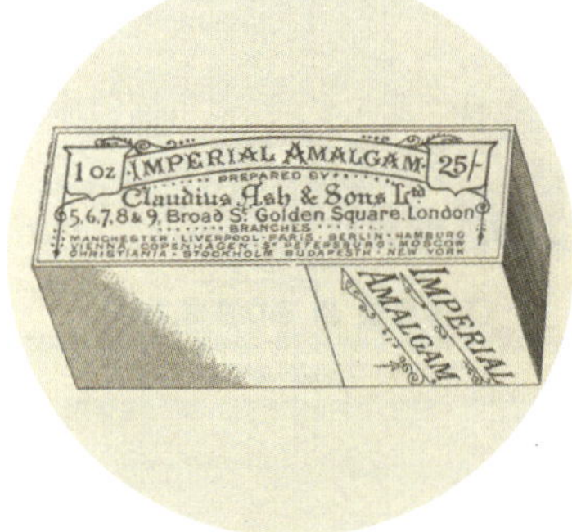

③

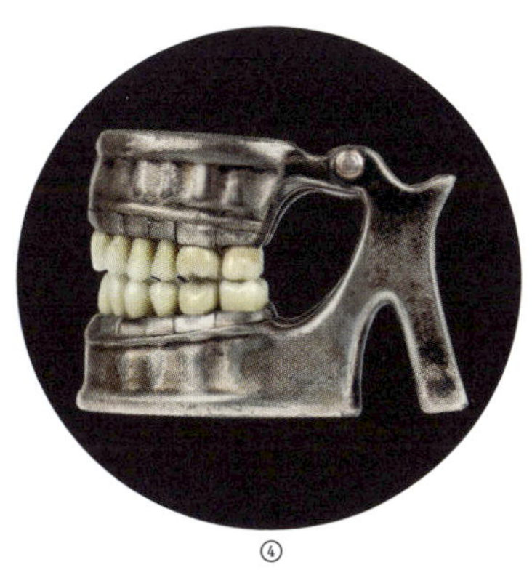

④

④ Jeder Zahn des Vecabé-Modells ist mit einem Bronzestift am Kiefer befestigt und lässt sich herausnehmen. Beide Zahnreihen liegen perfekt und anatomisch korrekt übereinander. ⑤ Die obere Zahnprothese besteht aus einer modellierten Hartgummiplatte, die mit Porzellanzähnen bestückt ist. ⑥ Eine amerikanische Anzeige für Kokainbonbons gegen Zahnschmerzen, hergestellt von der Lloyd Manufacturing Company (1885). Sie waren in allen Apotheken erhältlich.

mann Kokain nannte, experimentierten. Carl Koller, ein österreichischer ophthalmischer Chirurg, verkündete 1884, dass er Kokain erfolgreich bei einer Augenoperation eingesetzt habe, und kurz darauf führte der New Yorker Chirurg William Halsted eine Reihe von extremen Experimenten an einem Zahnarzt aus, dessen Kiefer er zuvor mit einer Kokain-Injektion betäubt hatte:

> NACH DREI MINUTEN SETZTE TAUBHEIT UND EIN PRICKELN DER HAUT EIN ... NACH SECHS MINUTEN WAR DIE LINKE HÄLFTE DER UNTERLIPPE KOMPLETT GEFÜHLLOS ... EINE VOLLSTÄNDIG DURCH DIE LIPPE GEZOGENE STECKNADEL VERURSACHTE KEINERLEI EMPFINDEN ... STARKE SCHLÄGE GEGEN DIE ZÄHNE MIT EINEM MESSERRÜCKEN VERURSACHTEN KEIN EMPFINDEN.

So wie das Aufkommen der Vollnarkose Patienten die Angst vor dem Zähneziehen genommen hatte, machte die Möglichkeit einer lokalen Betäubung Füllungen zu einer attraktiven Option für Menschen, die ihre natürlichen Zähne lieber erhalten als ersetzen wollten. Und zu einer lukrativen Einnahmequelle für Zahnärzte. Zur Zeit des Dentists Act von 1878 vermerkte ein Leitartikel im *British Medical Journal* verächtlich, dass die Medizin ein Beruf, die Zahnheilkunde jedoch ein Geschäft sei – und zwar eins, das zum Ende des 19. Jahrhunderts hin boomte. Eine respektable Zahnarztpraxis in einer britischen Provinzstadt konnte 600 Pfund im Jahr verdienen, ein Londoner Allgemeinmediziner nahm in der gleichen Zeit 400 Pfund ein.

1840 waren ungefähr zehn Prozent der insgesamt 1200 Zahnärzte in den USA Afroamerikaner. In den folgenden 50 Jahren stieg diese Zahl nur langsam an. Wenige Lehranstalten öffneten ihre Pforten für afroamerikanische Studenten, und auch Frauen sahen sich ähnlichen Widerständen ausgesetzt. So musste Emeline Roberts Jones, die erste amtliche Zahnärztin der USA, heimlich studieren, nachdem ihr Mann, ebenfalls Zahnarzt, sich geweigert hatte, sie zu unterrichten. (Später machte er sie zu seiner Praxisteilhaberin.)

Auch in dieser Ära der Regulierungen und Reformen florierte der Markt für Heilmittel und dentales Zubehör. 1869 baute Charles Foster in Maine eine Fabrik auf, die millionenfach Zahnstocher aus Holz produzierte, frühe massenproduzierte Zahnbürsten erhielten elegant klingende Namen wie Windsor, Philadelphia und Murray, und die aufkeimende Pharmaindustrie überzog den

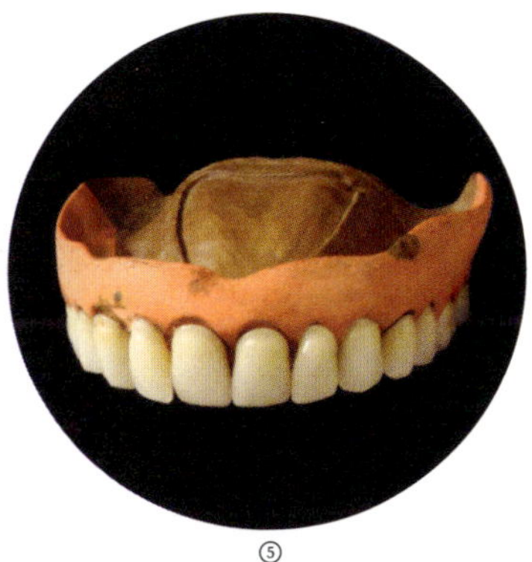

⑤

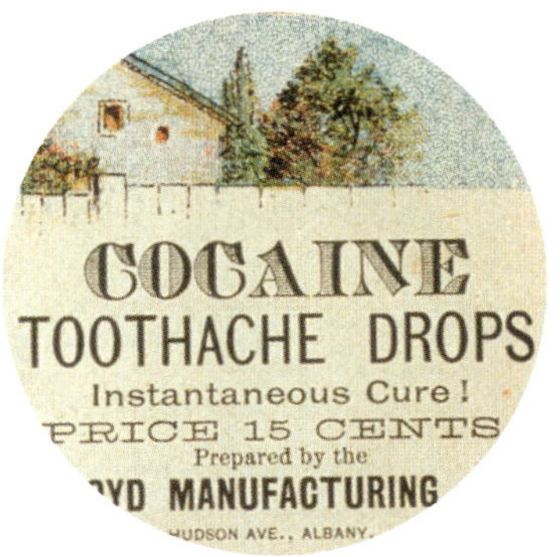

⑥

Markt mit Zahnpulvern, Zahnpasten und Mundwässern. In Anzeigen präsentierten die Firmen ihre Produkte als notwendige Accessoires eines gehobenen Lebensstils:

> DR. SHEFFIELDS CRÈME ANGELIQUE: MACHT DIE ZÄHNE WEISS WIE PERLEN. VERLEIHT DEM ATEM EINEN HERRLICHEN WOHLGERUCH. IST HÖCHST PRAKTISCH FÜR DEN KOSMETISCHEN GEBRAUCH. ENTHÄLT NICHTS SCHÄDLICHES.

Andere schlugen volkstümlichere Töne an:

> HO! MEINE ZÄHNE! SOZODONT ERHÄLT DIE ZÄHNE, SOZODONT REINIGT DIE ZÄHNE, SOZODONT VERSCHÖNERT DIE ZÄHNE, SOZODONT VERLEIHT DEN WOHLRIECHENDSTEN ATEM, SOZODONT ENTFERNT SÄMTLICHE BELÄGE VON DEN ZÄHNEN, SOZODONT HÄLT DEN ZAHNVERFALL AUF. DAS ZAHNFLEISCH WIRD DURCH SEINE VERWENDUNG ROSIG UND GESUND, UND PEINLICHER MUNDGERUCH WIRD UNTERBUNDEN.

Zahnende Babys konnten mit Dalby's Carminative oder Dr. Godfrey's General Cordial beruhigt werden (beide enthielten Opium und Alkohol) oder bekamen Mrs Winslow's Soothing Syrup eingeflößt – eine Tinktur aus Morphinsulfat, die 1911 von der American Medical Association als „Babykiller" verdammt wurde. Die Pratt-Batterie und der Oxydonor hingegen versprachen, dentale Abszesse mithilfe von Elektrizität und Sauerstoff zu kurieren.

Gegen Ende des 19. Jahrhunderts verkörperte ein Dentist mehr als alle anderen die Spannungen zwischen der theatralischen Vergangenheit und der technologischen Zukunft der Zahnmedizin: 1896 kündigte Edgar „Painless" (Schmerzfrei) Parker den Bewohnern der kanadischen Stadt St. John's sein Kommen auf eine Weise an, die eines Grand Thomas würdig gewesen wäre:

> KOSTENLOSE ZAHNEXTRAKTIONEN OHNE SCHMERZEN, DURCH EINE BESONDERE VON IHM SELBST ERFUNDENE METHODE, MIT PEITSCHEN, SCHWERTERN, LÖFFELN UND EBENFALLS VON IHM SELBST ERFUNDENEN INSTRUMENTEN. AMÜSANT! INTERESSANT! UNTERHALTSAM! ERSTAUNLICH! NICHTS, WAS DEN ANSTAND DER FEINFÜHLIGSTEN ODER ANSPRUCHSVOLLSTEN PERSON IN DIESER STADT VERLETZEN WÜRDE.

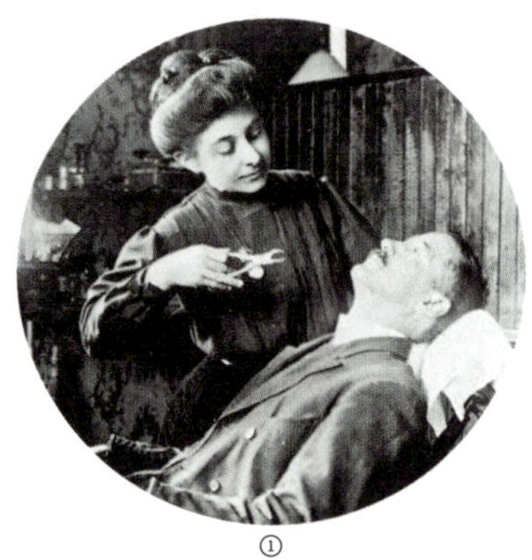

①

① Annie Praed war die erste Zahnärztin Australiens. Sie fing 1899 an zu praktizieren und eröffnete 1921 ihre eigene Praxis. ② Zeitschriftenbeilage (um 1885), die Dr. Pierres Zahnmittel bewirbt. ③ Der ewige Showman „Painless" Parker kooperierte mit P. T. Barnum, dem Gründer des Zirkus Barnum & Bailey, um sein Geschäft zu bewerben. Bei seinen Vorführungen spielte meist eine Band, um die Schreie der Patienten zu übertönen.

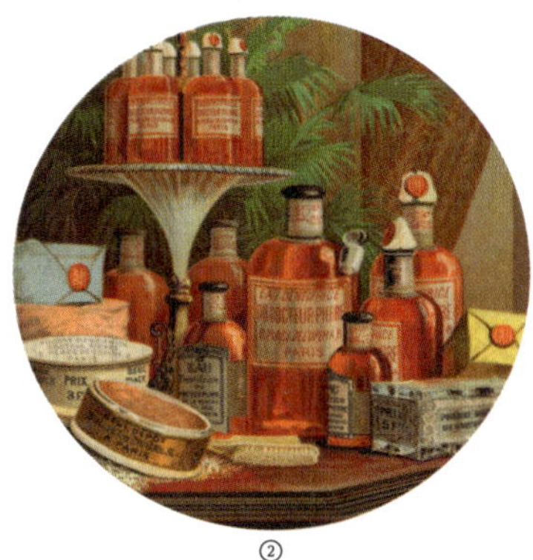

②

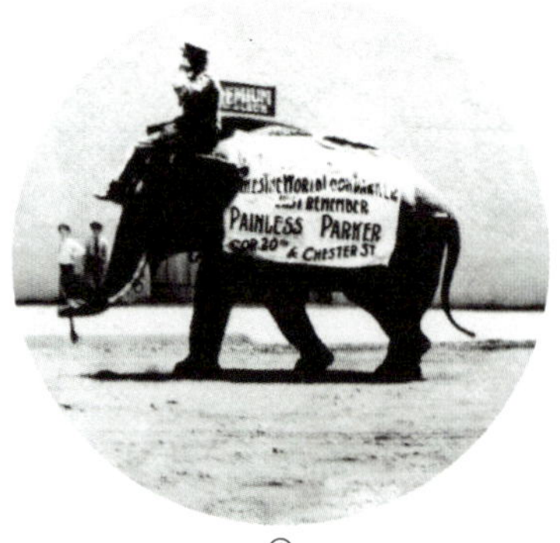

③

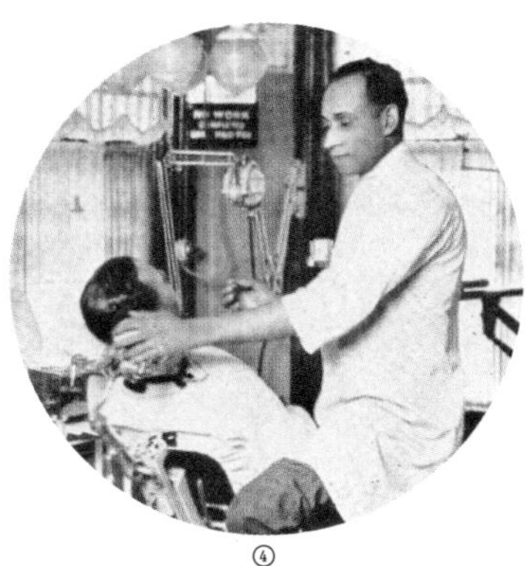

④

④ Dr. C. Jesse Davis, Absolvent des Meharry Medical College, operiert 1925 in seiner Praxis im Gebäude der Roosevelt Bank in Chicago. ⑤ Charles Fosters Zahnstocherfabrik (um 1900). ⑥ Außenansicht des Gebäudes in Brooklyn, in dem Dr. Edgar Parker seine Praxis hatte (um 1895). Auf der Fassade steht: „I am positively it in painless dentistry" (Ich bin das Nonplusultra in der schmerzfreien Zahnmedizin).

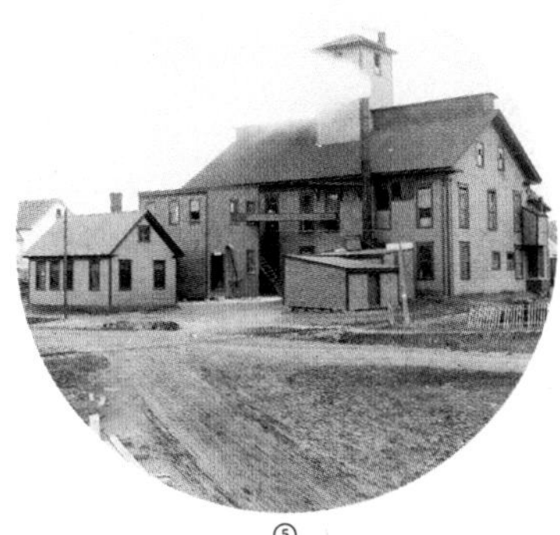

⑤

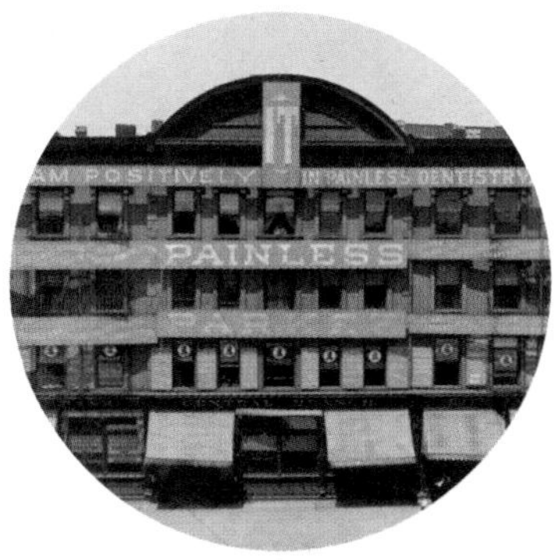

⑥

Der 1872 im kanadischen New Brunswick geborene Parker fuhr zur See, bevor er in seine Heimat zurückkehrte, um Medizin zu studieren. Seine Mutter, eine Anhängerin der Christian Science, bestand darauf, dass er einen Phrenologen aufsuchte, und dieser teilte ihm mit, dass er in der Zahnheilkunde besser aufgehoben wäre. So studierte er Zahnmedizin und kehrte nach seinem Studium schließlich nach New Brunswick zurück, wo er eine Zahnarztpraxis eröffnete und innerhalb von sechs Wochen gerade mal 75 Cents verdiente.

Nach diesem Misserfolg wurde er zum fahrenden Zahnarzt. Er pflegte an der Spitze einer ganzen Prozession in einen Ort einzufahren und die Bewohner mit Jongleuren, Sängern, Komikern und Akrobaten zu unterhalten. Obwohl er seine Patienten mit Whisky und einer Kokainlösung sedierte, waren die Extraktionen, die er im Rahmen seiner Medizinshow ausführte, nicht immer so schmerzfrei wie von ihm versprochen – daher seine Vorliebe für Blechblasorchester. Schließlich mietete er ein Gebäude auf der Flatbush Avenue in Brooklyn an und pflasterte dieses mit unwiderstehlich alliterativen Slogans zu: „Der Schmerzfrei-Parker, unübertroffen, exzellent, garantiert schmerzfreie Perfektion der Praxis und philanthropisch prädisponiert zu populären Preisen!"

Das neue zahnmedizinische Establishment hasste Parker. Er selbst gab zu, unethisch zu handeln und sich schamlos über das Werbeverbot der ADA hinwegzusetzen. Er unterbot seine Konkurrenten preislich und war stolz darauf, so viele Patienten in so kurzer Zeit wie möglich zu behandeln. Nach eigenen Angaben war er öfter verklagt worden, als er sich erinnern konnte, und hatte angeblich immer gewonnen. Aber sein Franchise-Unternehmen bot qualitativ hochwertige Zahnbehandlungen zu Preisen an, die die meisten Menschen sich leisten konnten. Und er ermutigte seine Patienten, ihre Zähne gut zu pflegen. Als der Staat Kalifornien ein Gesetz verabschiedete, nach dem Zahnärzte nur unter ihrem richtigen Namen praktizieren durften, änderte er seinen Vornamen offiziell zu „Painless" und machte munter weiter. Die Zahnmedizin des 20. Jahrhunderts verdankt seinem Beispiel mehr als die meisten Zahnärzte zuzugeben bereit sind.

① Christine Hillam, *James Robinson (1813–1862): Professional Irritant and Britain's First Anaesthetist*, Lindsay Society for the History of Dentistry, 1996, S. 39.

② James Wynbrandt, *The Excruciating History of Dentistry: Toothsome Tales & Oral Oddities from Babylon to Braces*, St Martin's Press, 1998, S. 126.

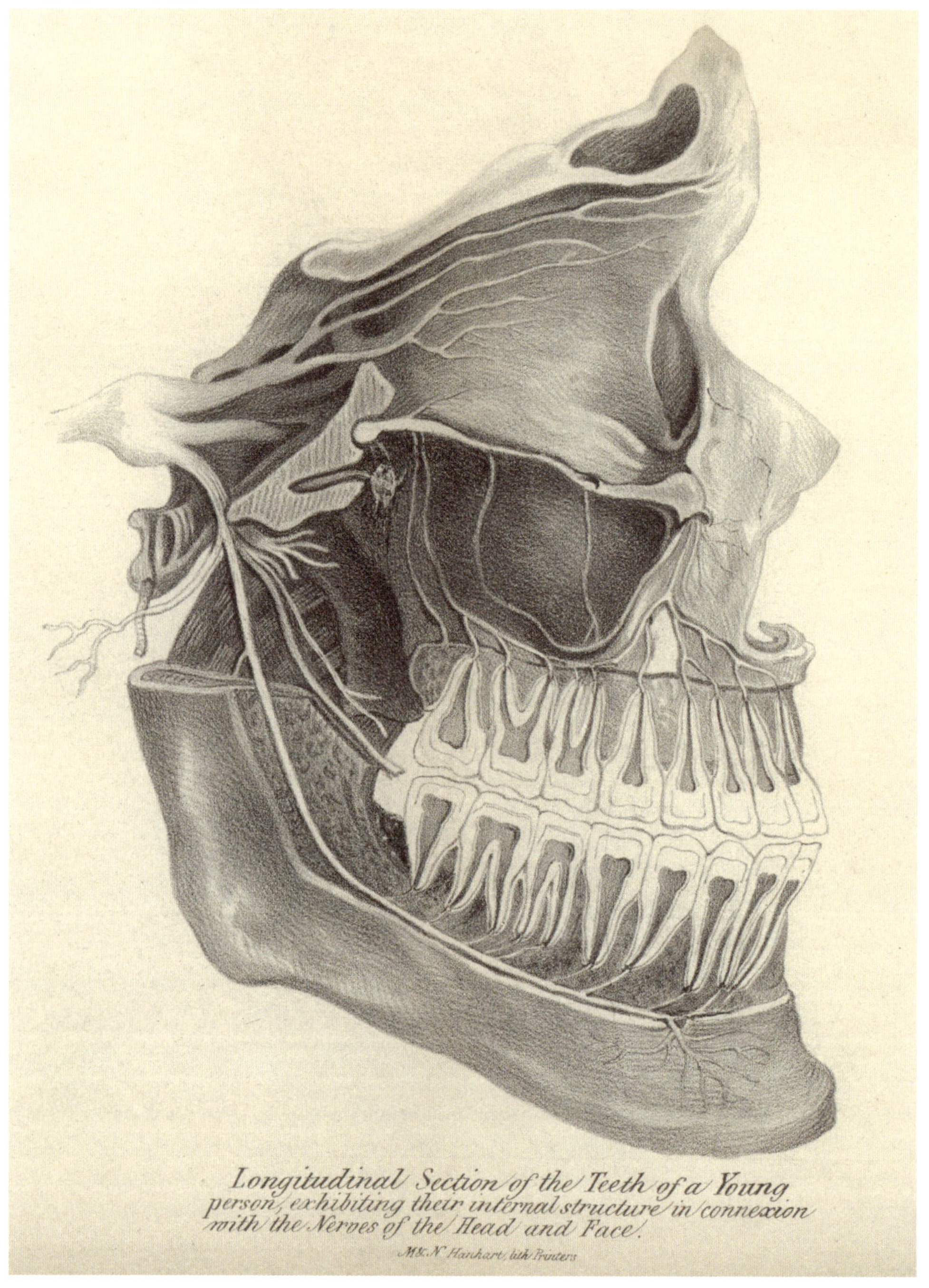

Illustrationen aus *The Surgical, Mechanical and Medical Treatment of the Teeth* (1846) von James Robinson. OBEN | Längsschnitt der Zähne eines jungen Menschen. Zu sehen ist, wie die Zähne mit den Kopf- und Gesichtsnerven verbunden sind.

GEGENÜBER | Ein kompletter Satz bleibender Zähne. Die Illustration zeigt die altersbedingte Entwicklung von allen zweiten Zähnen des Ober- und Unterkiefers.

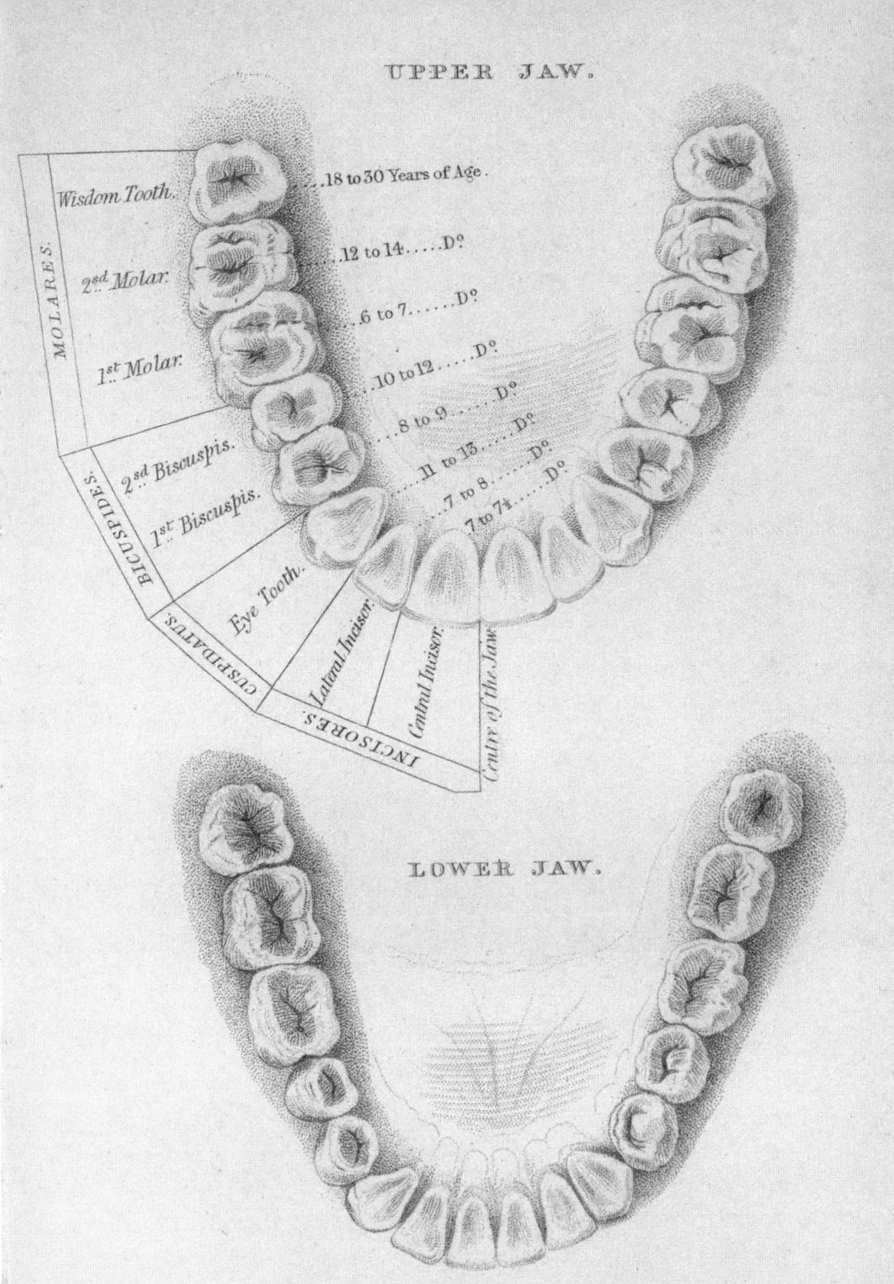

A COMPLETE SET OF PERMANENT TEETH.

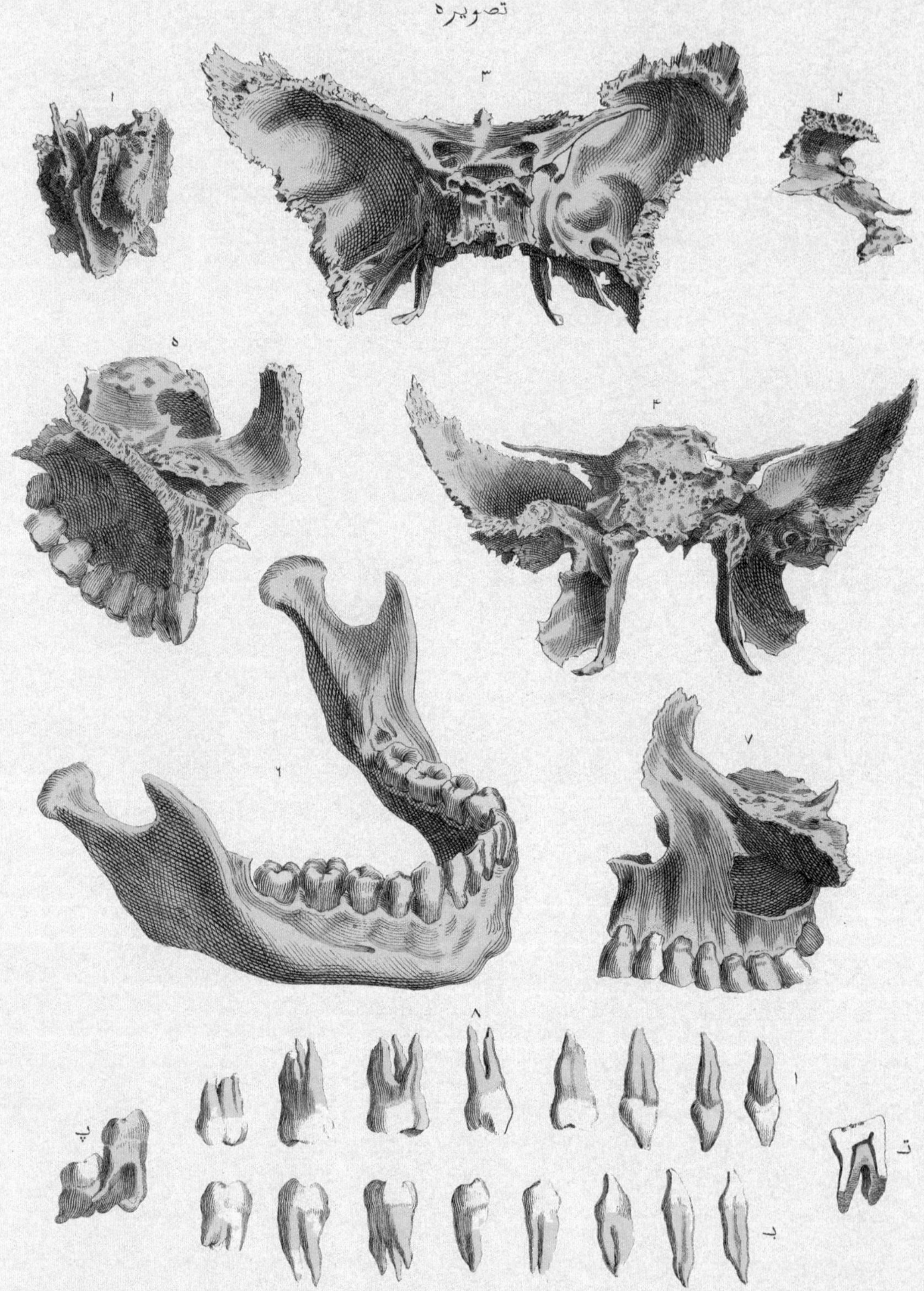
تصویر ۵
۱
۲
۳
۴
۵
۶
۷
۸
پ
ت

تصویر ۲۳

۱

۳

Seiten aus *An Atlas of Anatomical Plates of the Human Body* (1849) von Frederic John Mouat. Mouat lebte und arbeitete 30 Jahre lang in Indien, und dieser Band entstand im Rahmen seiner Arbeit als Lehrer für Medizin.

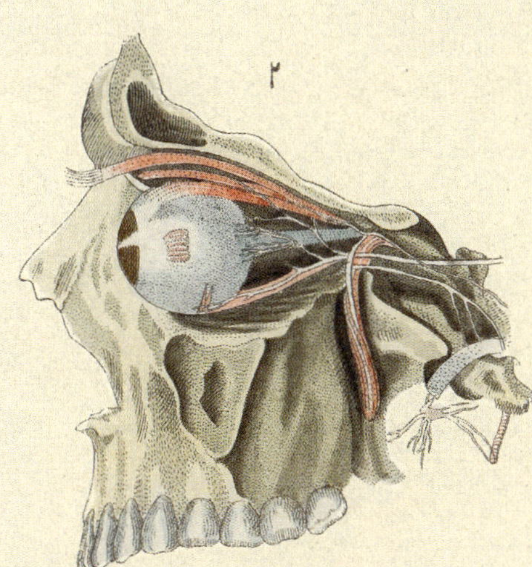

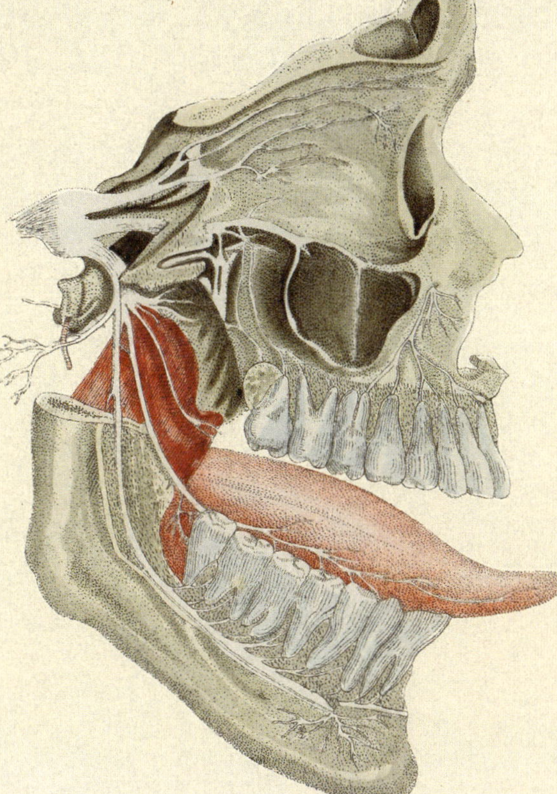

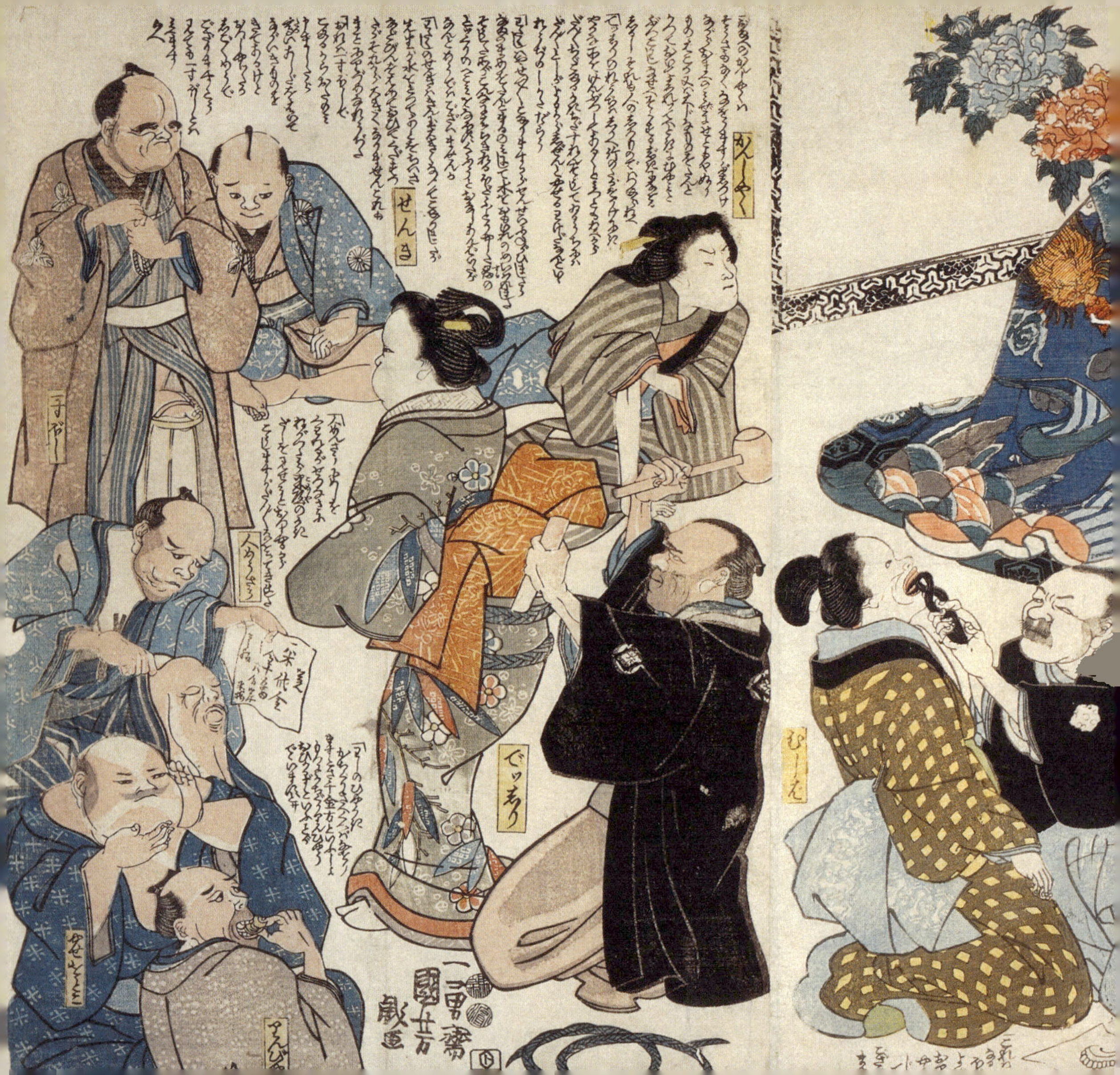
かんしやく
せんき
人めんそう
でッちり
ひぜん
一勇斎国芳戯画

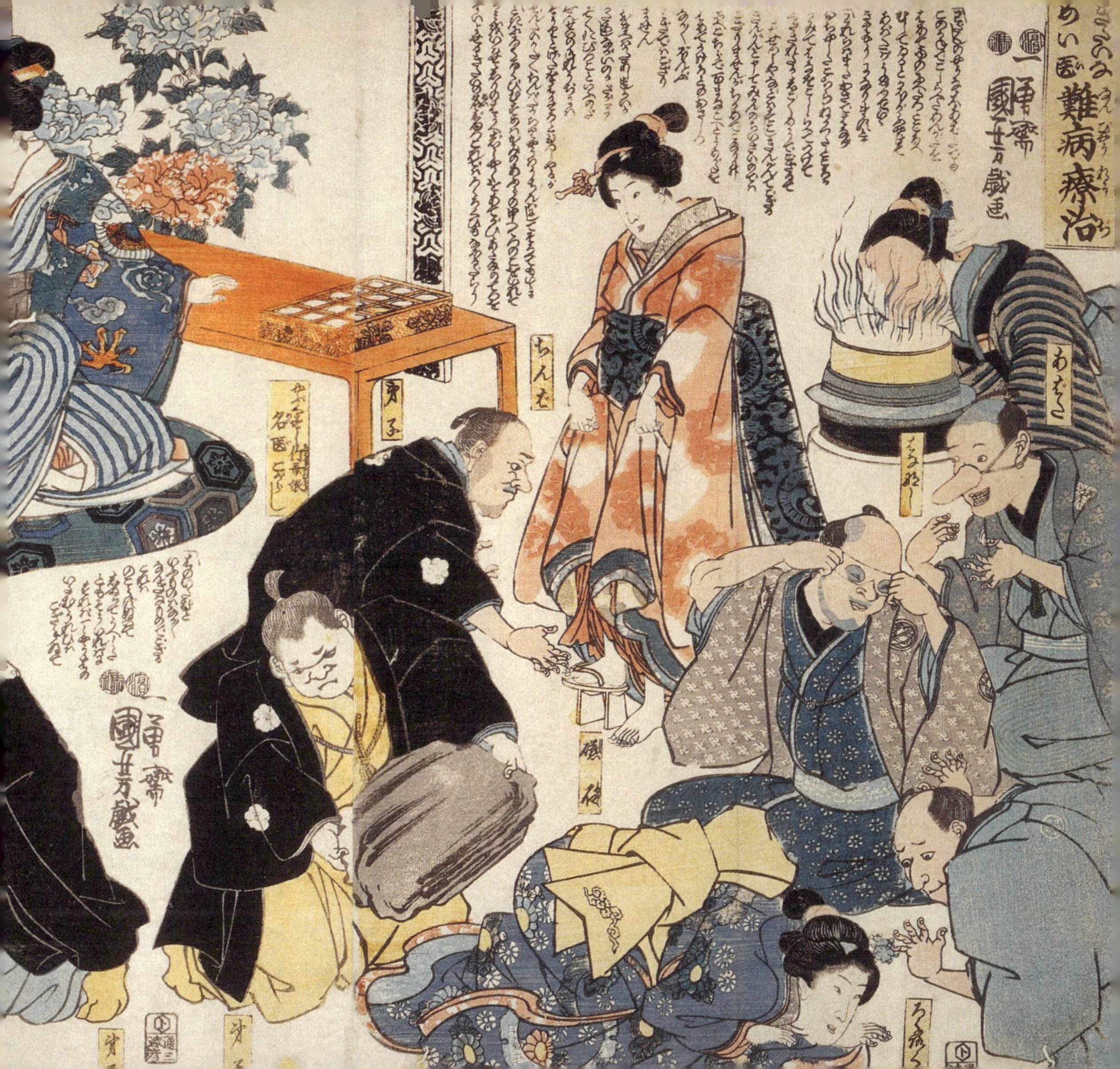
きたいなめい医難病療治
一勇斎国芳戯画

Der hohle Zahn.

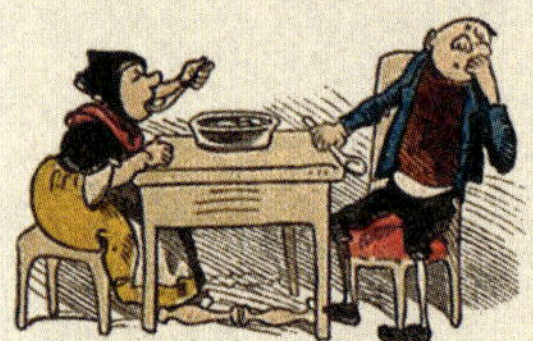

Oftmalen bringt ein harter Brocken
Des Mahles Freude sehr in's Stocken.

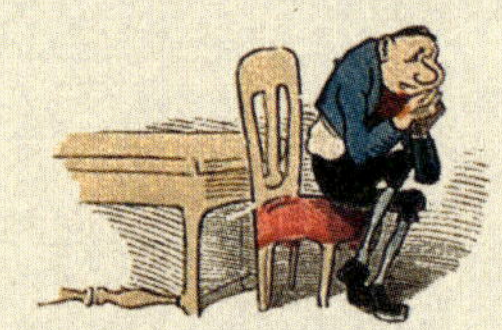

So geht's nun auch dem Friedrich Kracke;
Er sitzt ganz krumm und hält die Backe.

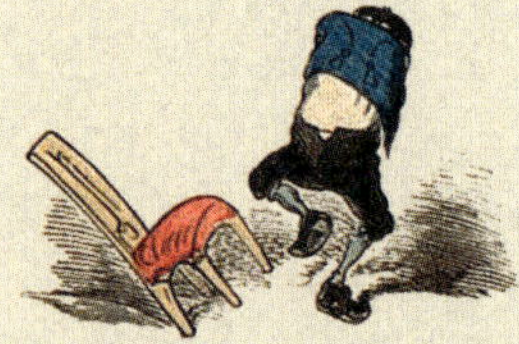

Um seine Ruhe ist's gethan;
Er biß sich auf den hohlen Zahn.

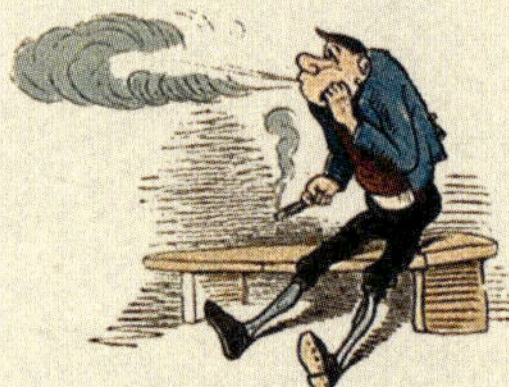

Nun sagt man zwar: Es hilft der Rauch!
Und Friedrich Kracke thut es auch;

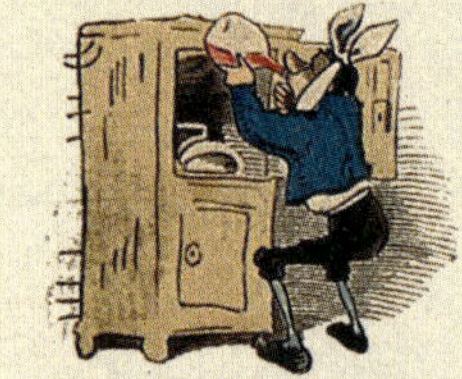

Allein schon treiben ihn die Nöthen,
Mit Schnaps des Zahnes Nerv zu tödten.

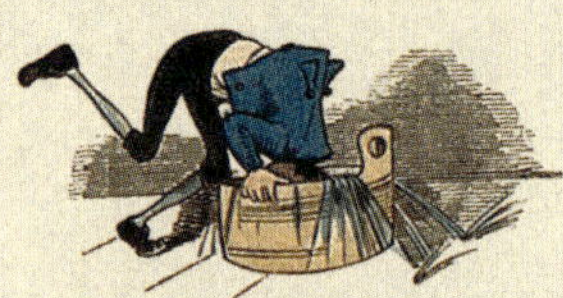

Er taucht den Kopf mit sammt dem Uebel
In einen kalten Wasserkübel.

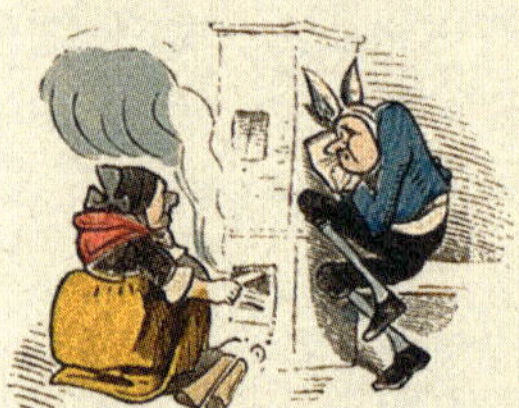

Jedoch das Uebel will nicht weichen,
Auf and're Art will er's erreichen.

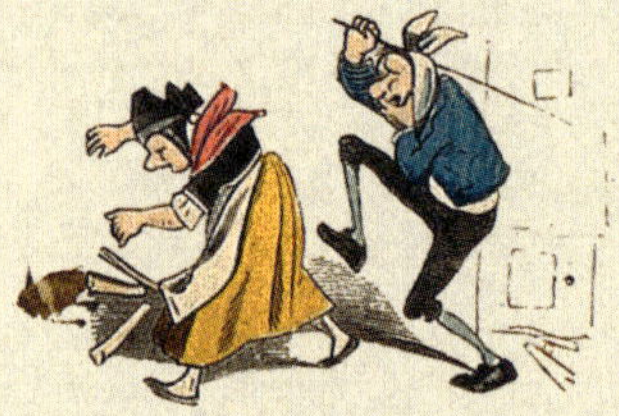

Umsonst — er schlägt, vom Schmerz bedrängt,
Die Frau, die einzuheizen denkt.

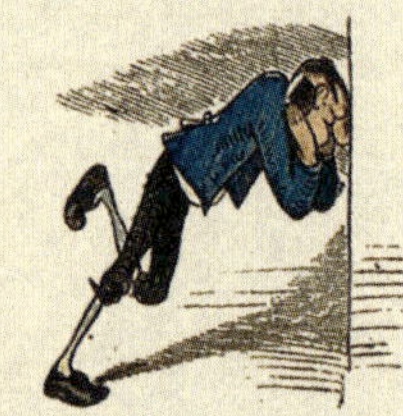

Auch zieht ein Pflaster hinter'm Ohr
Die Schmerzen leider nicht hervor.

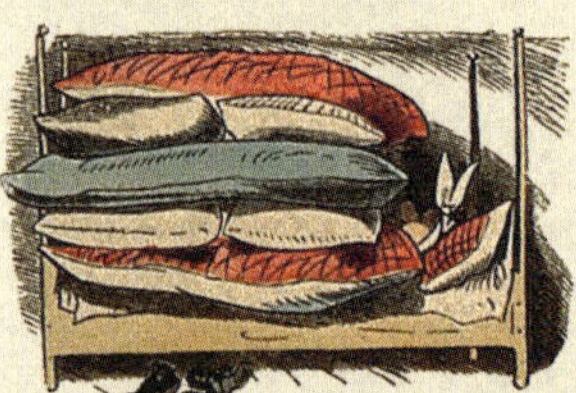

Vielleicht — so denkt er — wird das Schwitzen
Möglicherweise etwas nützen.

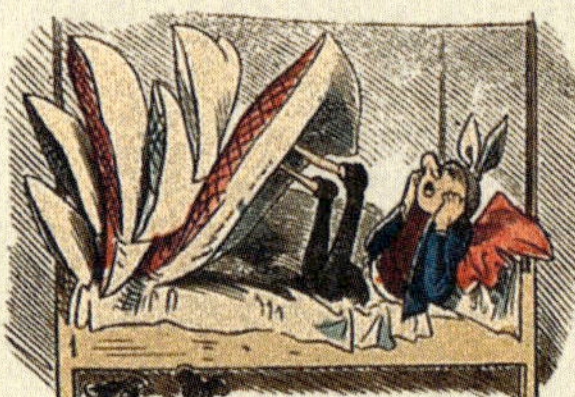

Indeß die Hitze wird zu groß,
Er strampelt sich schon wieder los;

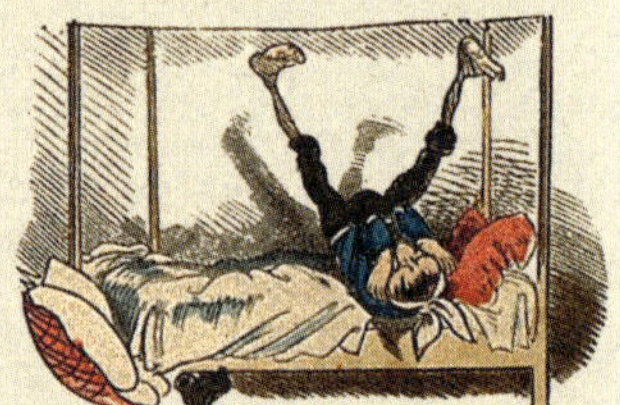

Und zappelnd mit den Beinen,
Hört man ihn bitter weinen.

OBEN UND GEGENÜBER | Dieser kolorierte Holzschnitt mit 24 Vignetten von Wilhelm Busch (1862) erzählt die Geschichte eines Mannes mit schrecklichen Zahnschmerzen. Er unternimmt mehrere fruchtlose Selbstheilungsversuche, bevor er endlich einen Zahnarzt aufsucht.

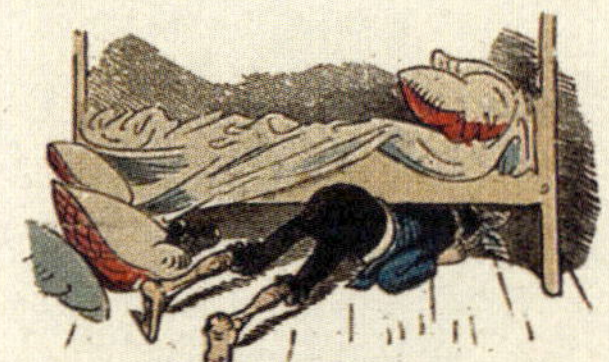

Jetzt sucht er unter'm Bette
Umsonst die Ruhestätte.

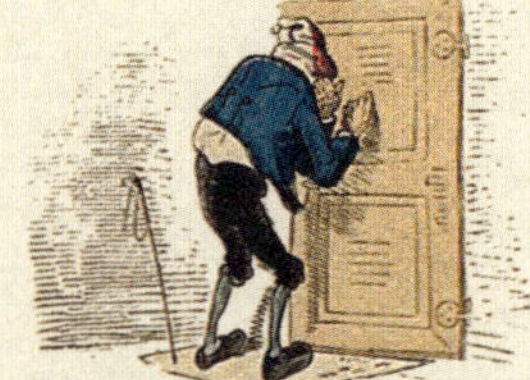

Zuletzt fällt ihm der Doctor ein.
Er klopft. Der Doctor ruft: Herein!

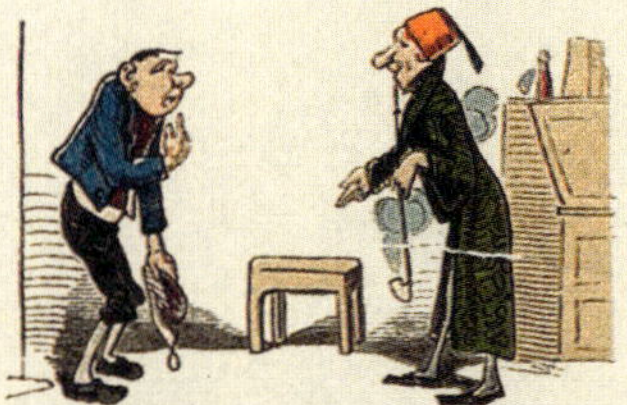

„Ei, guten Tag, mein lieber Kracke!
Nehmt Platz! Was ist's denn mit der Backe?"

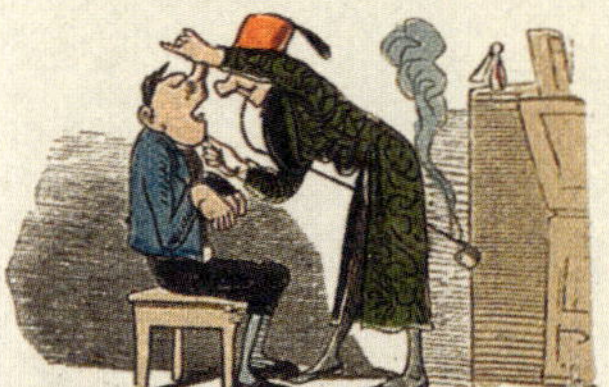

„Laßt seh'n! Ja ja! Das glaub ich wohl!
Der ist ja in der Wurzel hohl!"

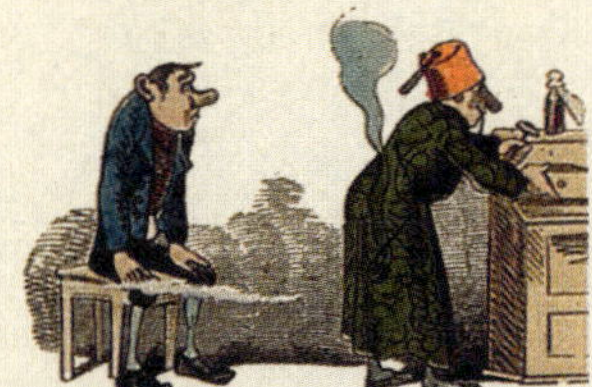

Nun geht der Doctor still beiseit.
Der Bauer ist nicht sehr erfreut.

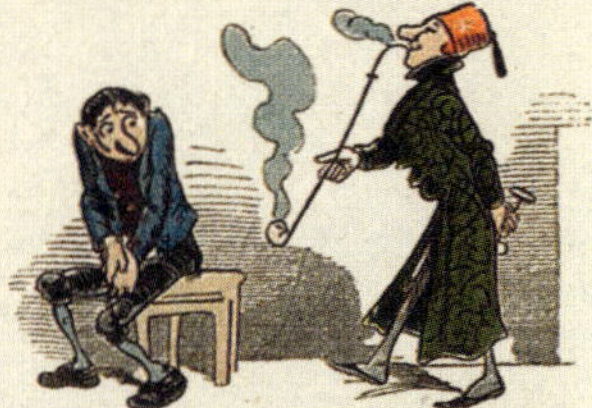

Und lächelnd kehrt der Doctor wieder.
Dem Bauern fährt es dur.h die Glieder.

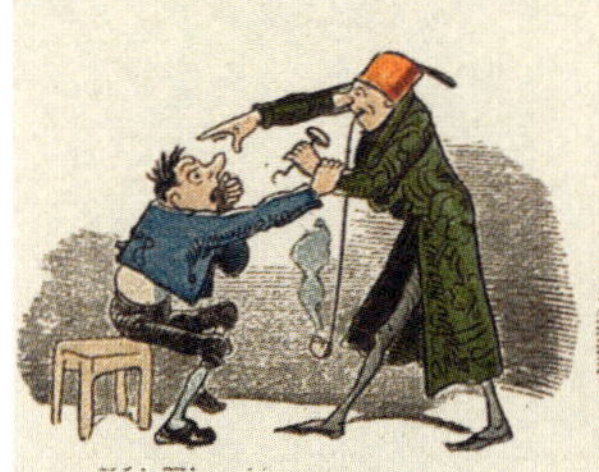

Ach! Wie erschrack er, als er da
Den wohlbekannten Haken sah.

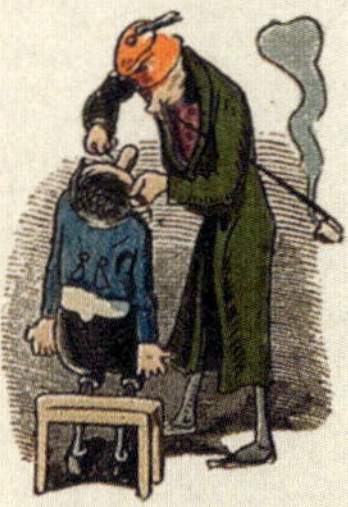

Der Doctor, ruhig und besonnen,
Hat schon bereits sein Werk begonnen.

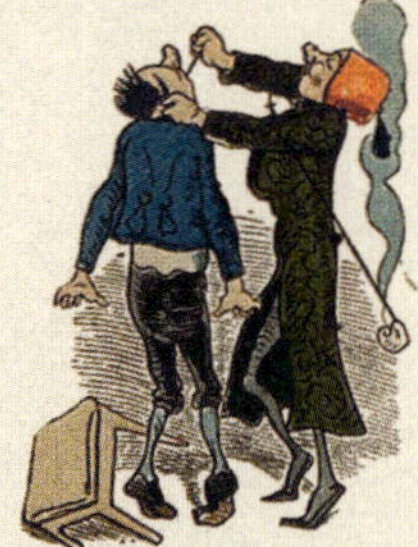

Und unbewußt nach oben
Fühlt Kracke sich gehoben.

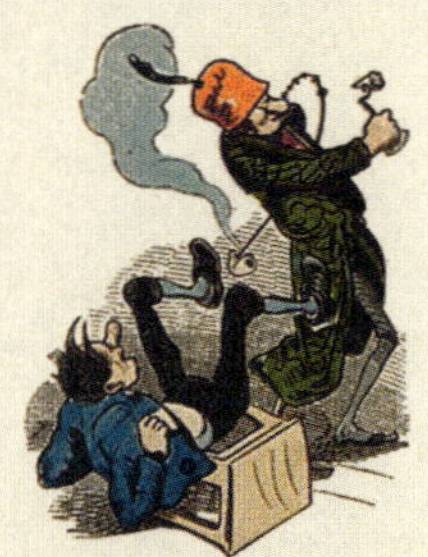

Und — rack! — da haben wir den Zahn,
Der so abscheulich weh gethan!

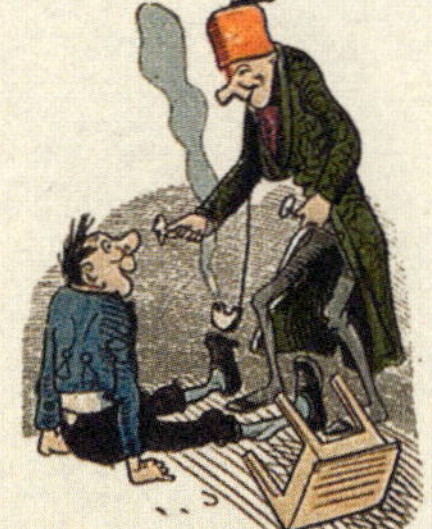

Mit Staunen und voll Heiterkeit
Sieht Kracke sich von Schmerz befreit.

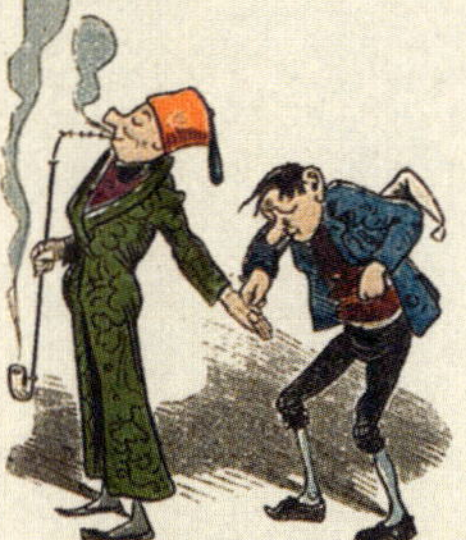

Der Doctor, würdig wie er war,
Nimmt in Empfang sein Honorar.

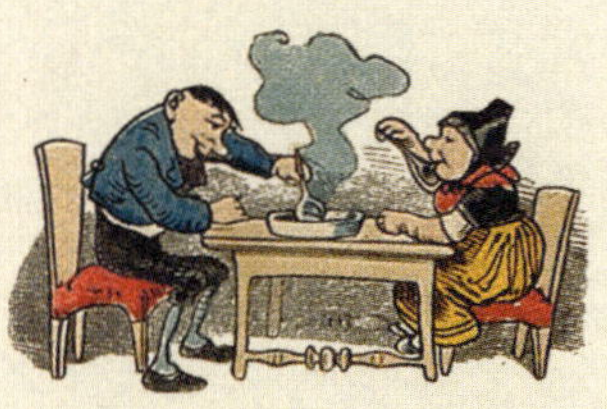

Und Friedrich Kracke setzt sich wieder
Vergnügt zum Abendessen nieder.

Münchener Bilderbogen. Nro. 330. Herausgegeben und verlegt von K. Braun und F. Schneider in München.

10. Auflage. Kgl. Hofbuchdruckerei von Dr. C. Wolf & Sohn in München.

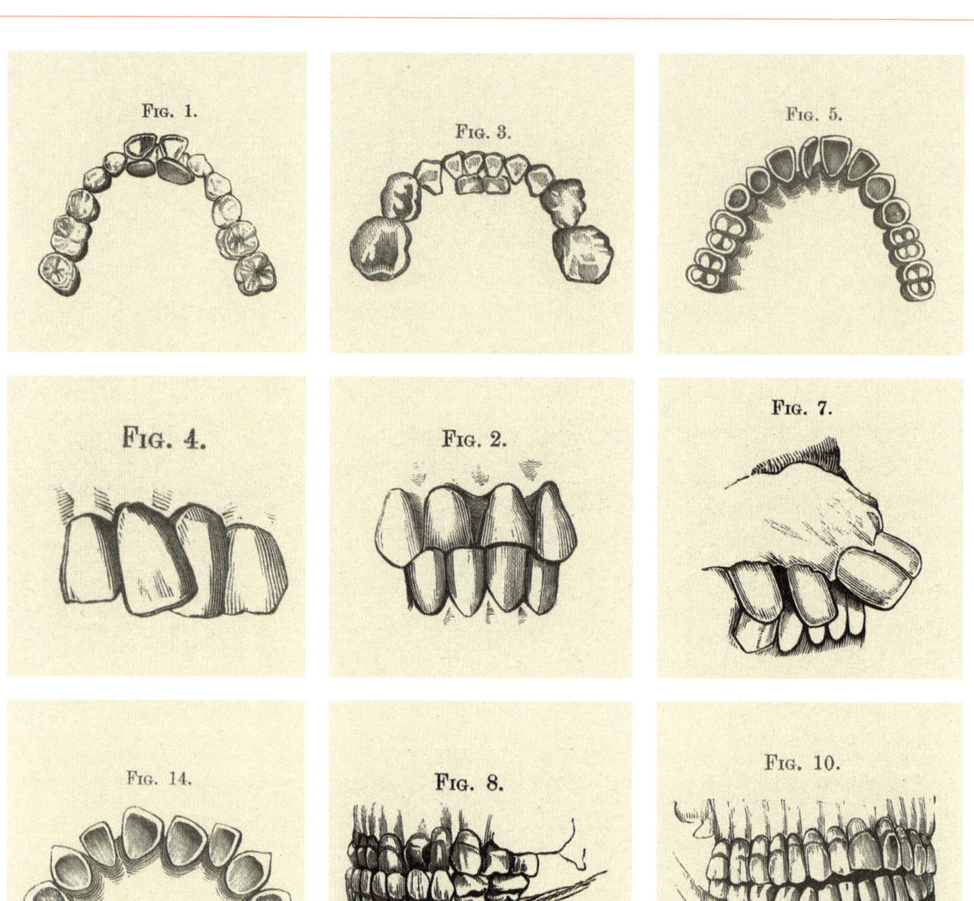

Illustrationen aus *Irregularities and Diseases of the Teeth* (1870) von Henry Sewill. OBEN | Abgebildet sind unter anderem zwei bleibende Schneidezähne, die im Oberkiefer hinter den Milchzähnen wachsen (Abb. 1), wodurch sich die Schneidezähne überlappen (Abb. 4), sowie das Hervorstehen der oberen Schneidezähne aufgrund einer abnormalen Entwicklung des Zwischenkieferbeins (Abb. 7).

GEGENÜBER | Zeichnungen aus Alfred Canes Patentschrift für Dentalspritzen (1896). Die Abbildung zeigt, welche Verbesserungen er bei den Instrumenten für Zahnfüllungen vorgenommen hat.

SEITE 180–181 | Umschlag und Innenseiten mit Chirurgenbesteck aus dem Katalog der Firma Arnold & Sons Instrument Manufactory (1885).

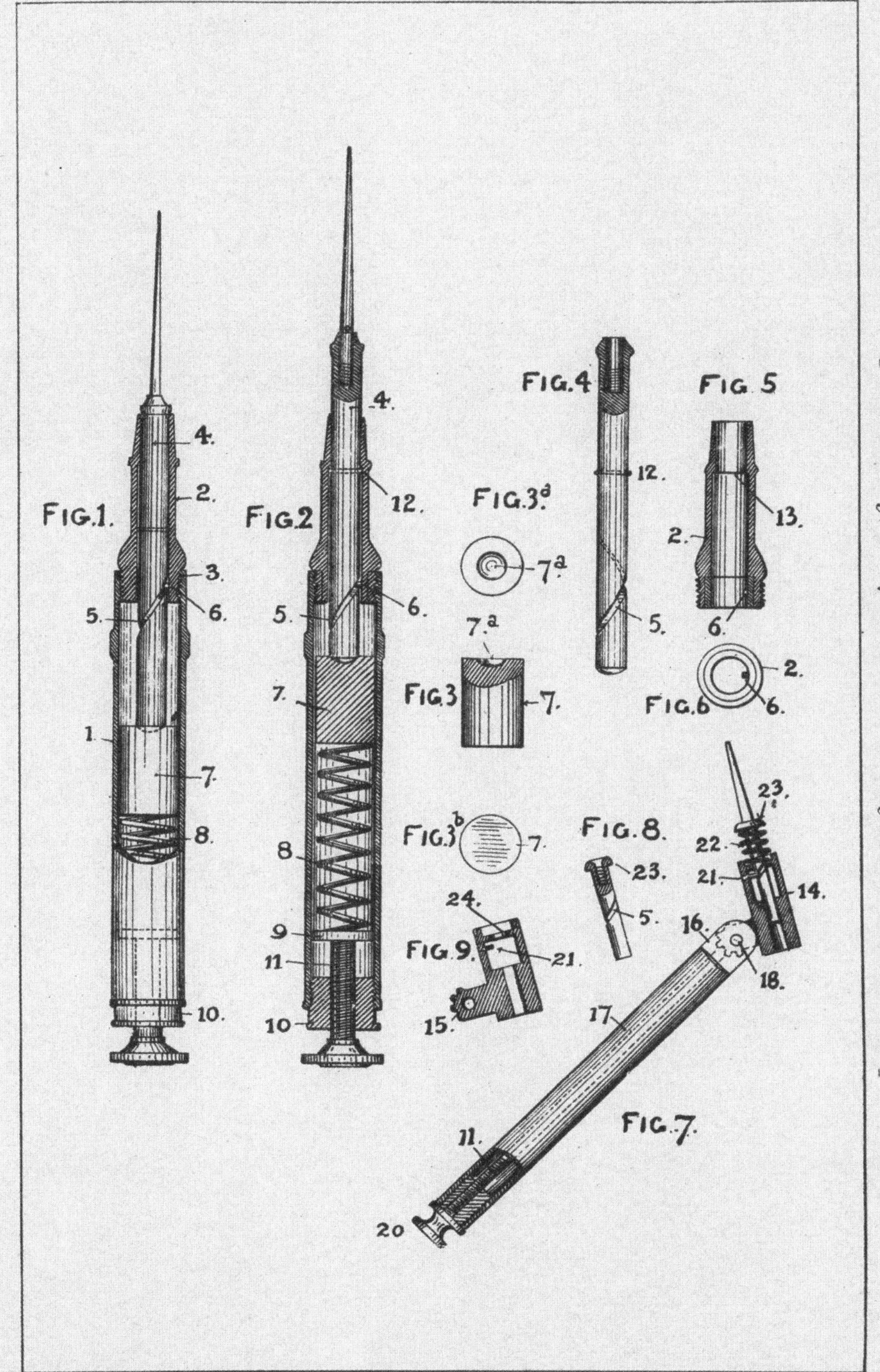
A.D. 1896. July 9. N° 15,265.
CANE'S Complete Specification.
(1 SHEET)
FIG.1.
FIG.2
FIG.3
FIG.3a
FIG.3b
FIG.4
FIG.5
FIG.6
FIG.7.
FIG.8.
FIG.9.
[This Drawing is a reproduction of the Original on a reduced scale]
Malby & Sons. Photo-Litho.

CATALOGUE OF SURGICAL INSTRUMENTS

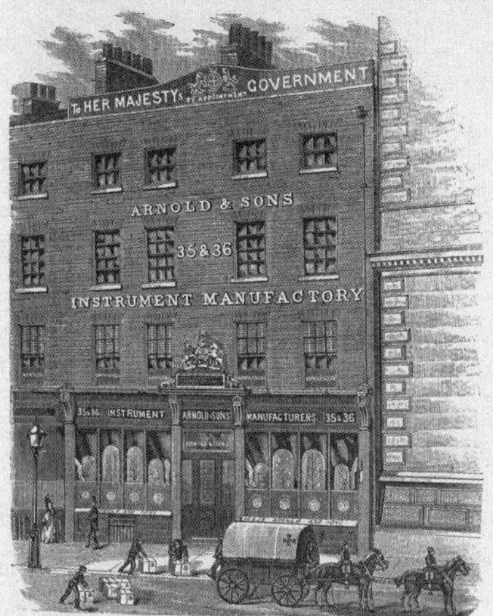

MANUFACTURED BY **ARNOLD AND SONS,** BY APPOINTMENT TO

HER MAJESTY'S GOVERNMENT; THE HONORABLE COUNCIL OF INDIA; THE ADMIRALTY; THE CROWN AGENTS FOR THE COLONIES; HER MAJESTY'S PRISONS; FOREIGN GOVERNMENTS; ST. BARTHOLOMEW'S HOSPITAL; THE SURGICAL AID SOCIETY; AND THE PRINCIPAL PROVINCIAL AND COLONIAL HOSPITALS, ETC., ETC.

35 & 36, WEST SMITHFIELD, LONDON.

1885.

Entered at Stationers' Hall.

274 *ARNOLD AND SONS, LONDON.*

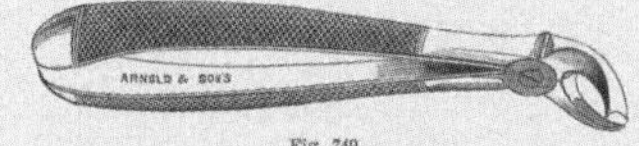

Fig. 749.

Lower Bicuspides, right, Fig. 749 ... ... £0 7 6

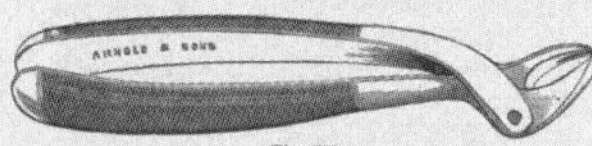

Fig. 750.

Lower Bicuspides Forceps, left, Fig. 750 ... ... 0 7 6

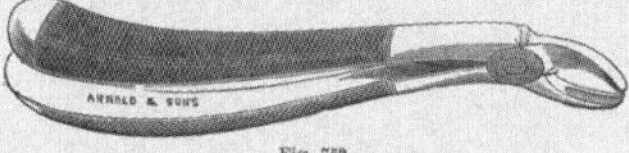

Fig. 751.

Lower Bicuspides Forceps, Fig. 751 ... ... 0 7 6

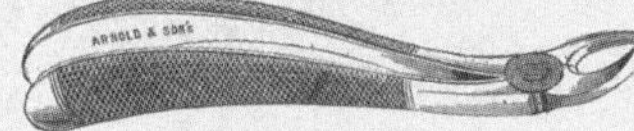

Fig. 752.

Upper Bicuspides Forceps right, Fig. 752 ... .. 0 7 6

Fig. 753.

Upper Bicuspides Forceps, left, Fig 753... ... ... 0 7 6

ARNOLD AND SONS, LONDON. 269

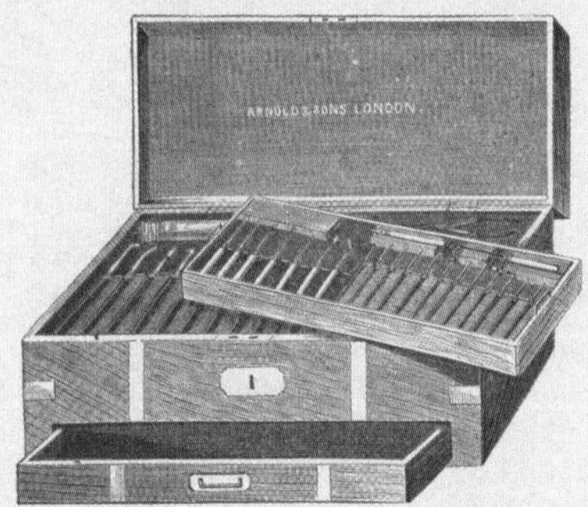

Fig. 731.

Arnold & Sons' Dental Cabinet, in rosewood, walnut, or mahogany, lined silk velvet, with Instrument Trays, etc., containing—

Twelve Scaling Instruments, in ivory handles.
Twelve Stopping ditto ditto.
Twelve Excavators, steel handles.
Twelve Drills, rose-heads, ditto.
One Mouth Mirror.
Spring Forceps for foil, cotton, etc.
Bottle for Stopping.
Bottle for Mercury.

The above set, complete £10 10 0

Arnold & Sons' Superior Dental Cabinet, in rosewood, walnut, or mahogany, lined silk velvet, with Trays and Drawers for Instruments, Gold Foil, etc., and Lower Drawer for extra Forceps, Fig. 731, containing—

Eighteen superior Scaling Instruments, in ivory handles.
Eighteen superior Stopping ditto ditto.

326 *ARNOLD AND SONS, LONDON.*

This instrument is intended to induce anæsthesia in part by the diminution of oxygen respired, and to regulate the strength of Æther vapour, so that it may with certainty produce the degree of quietude wanted, and not cause coughing or difficulty of respiration.

Portable Æther Inhaler (Morgan's) £1 12 0

Fig. 961.

Æther Inhaler (Ormsby's), complete, Fig. 961 ... ... 1 4 0

The chief advantages of the new Inhaler are as follows:
1. Simple in construction and application.
2. Not expensive.
3. Small quantity of æther used to produce anæsthesia (average quantity 1 oz.).
4. Prevents any loss or evaporation of ether vapour.
5. Its small size and great portability.
6. Short time required to produce complete anæsthesia (average time, two minutes).
7. The great safety to the patient during administration.

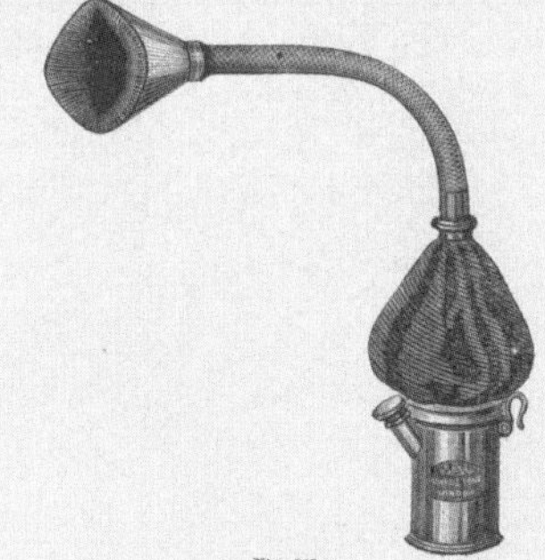

Fig. 962.

Lower Bicuspides Forceps, single joints.
Upper ditto ditto.
Curved Stump ditto ditto.
Fox's Tooth Key, with three claws.
Gum Lancet, in tortoiseshell.
Elevator.

The above set, complete £2 0 0

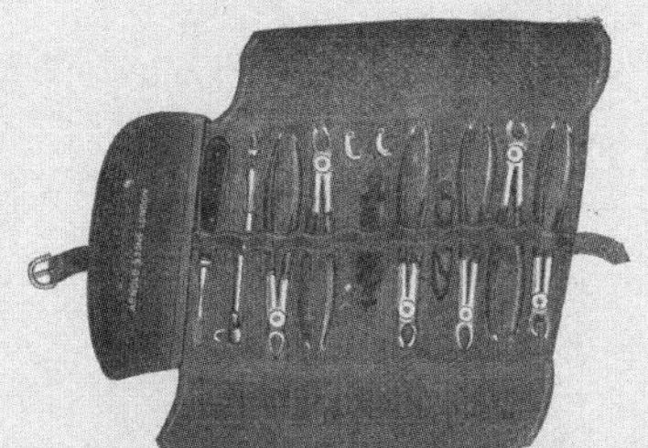

Fig. 726.

No. 3. Leather Pouch, with strap and buckle, Fig. 726, containing—

Upper Molar Forceps, Right (circular joints).
Ditto ditto Left ditto.
Lower ditto ditto.
Upper Bicuspides ditto ditto.
Lower ditto ditto ditto.
Curved Stump ditto ditto.
Fox's Tooth Key, with three claws.
Gum Lancet, in tortoiseshell.
Bell's Elevator.

The above set, complete 3 3 0

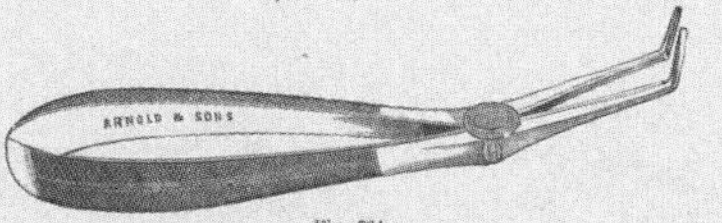

Fig. 764.

Lower Stump Forceps, left, Fig. 764 ... ... £0 7 6

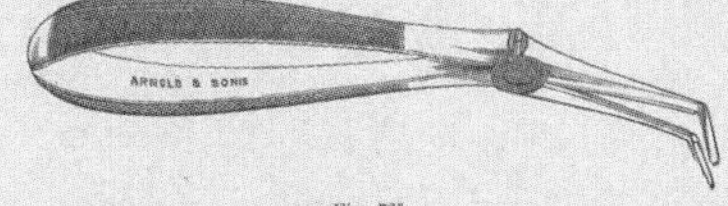

Fig. 765.

Lower Stump Forceps, right, Fig. 765 ... ... 0 7 6

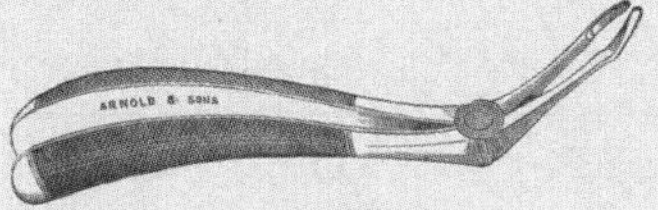

Fig. 766.

Upper Stump Forceps, right, Fig. 766 ... ... 0 7 6

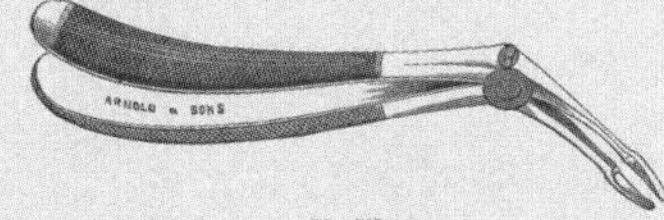

Fig. 767.

Upper Stump Forceps, left, Fig. 767 ... ... 0 7 6

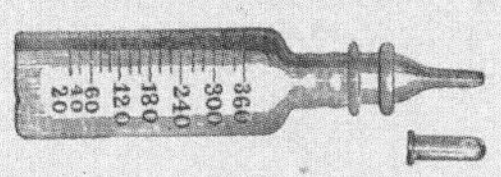

Fig. 970.

Chloroform Drop Bottle (Bloxam's), improved graduated, in leather case, size $4\frac{3}{4}$ in. × $1\frac{1}{4}$ in., Fig. 970 ... £0 3 6
Ditto, in boxwood case 0 4 6

Vide *British Medical Journal*, March 11th, 1871; the *Lancet*, March 18th, 1871; *Medical Times and Gazette*, February 4th and 25th, 1871; *Medical Press and Circular*, March 22nd, 1871.

The Graduated Chloroform Bottle is exceedingly portable and simple. No assistant is required in the administration. The chloroform being spread over a large surface of lint, the amount of atmospheric air is very great. It is much safer, as you do not rely upon complicated valves. The amount of chloroform administered can at once be ascertained by the graduated scale.

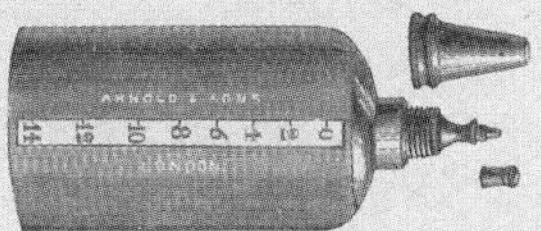

Fig. 971.

Chloroform Drop Bottle (Symons's), graduated with gilt double cap to prevent evaporation, covered with leather, as used at St. Bartholomew's, Fig. 971 ... 0 7 6
Ditto ditto (Skinner's), graduated, with metal drop stopper, covered with leather 0 4 6

Hypodermic Syringe, silver mounted, with three steel needles, in morocco case £1 5 0
Ditto ditto nickel-plated, with two steel needles 0 10 6
Ditto ditto two needles, mounted in vulcanite 0 5 6

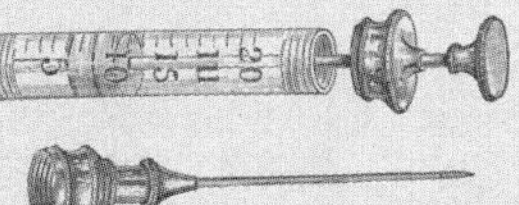

Fig. 953.

Hypodermic Syringe, Celluloid, Fig. 953 ... ... 0 12 6

This invention offers a very important advantage not possessed by any other Syringe—viz., the *Cylinder has the transparency of glass, and cannot be broken under ordinary circumstances.*

Hypodermic Syringe and Exploring Trocar, complete, in case 1 10 0

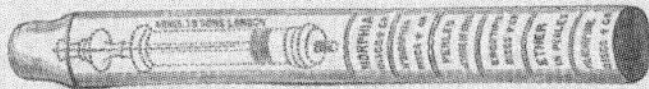

Fig. 954.

Emergency Case (Pearse's), Fig. 954 ... ... 0 17 6

Extract from *Lancet*, July 21st, 1883:—"This case, which is made of ebony, resembles in form a large drawing-pencil. It contains at one end a special hypodermic syringe, and at the other end is a series of compartments which contain discs and perles of such drugs as are most likely to be required on emergencies. The chief of these are—Morphia, to relieve sudden and acute pain; Apo-morphia, to excite vomiting quickly; Nitrite of Amyl, in perles, for employment in angina, etc.; and Ether, in perles, to be used as a rapid stimulant in cases of syncope, etc. Each compartment is labelled with the name and strength of the drug contained. The case, which is made by Messrs. Arnold & Sons, of London, is very compact and handy, and will be found very useful in most emergencies."

Discs and Perles for above ... ... per set 0 12 6

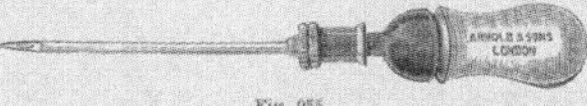

Fig. 955.

Hypodermic Injector (Cousins's), Fig. 955 ... ... 0 1 6

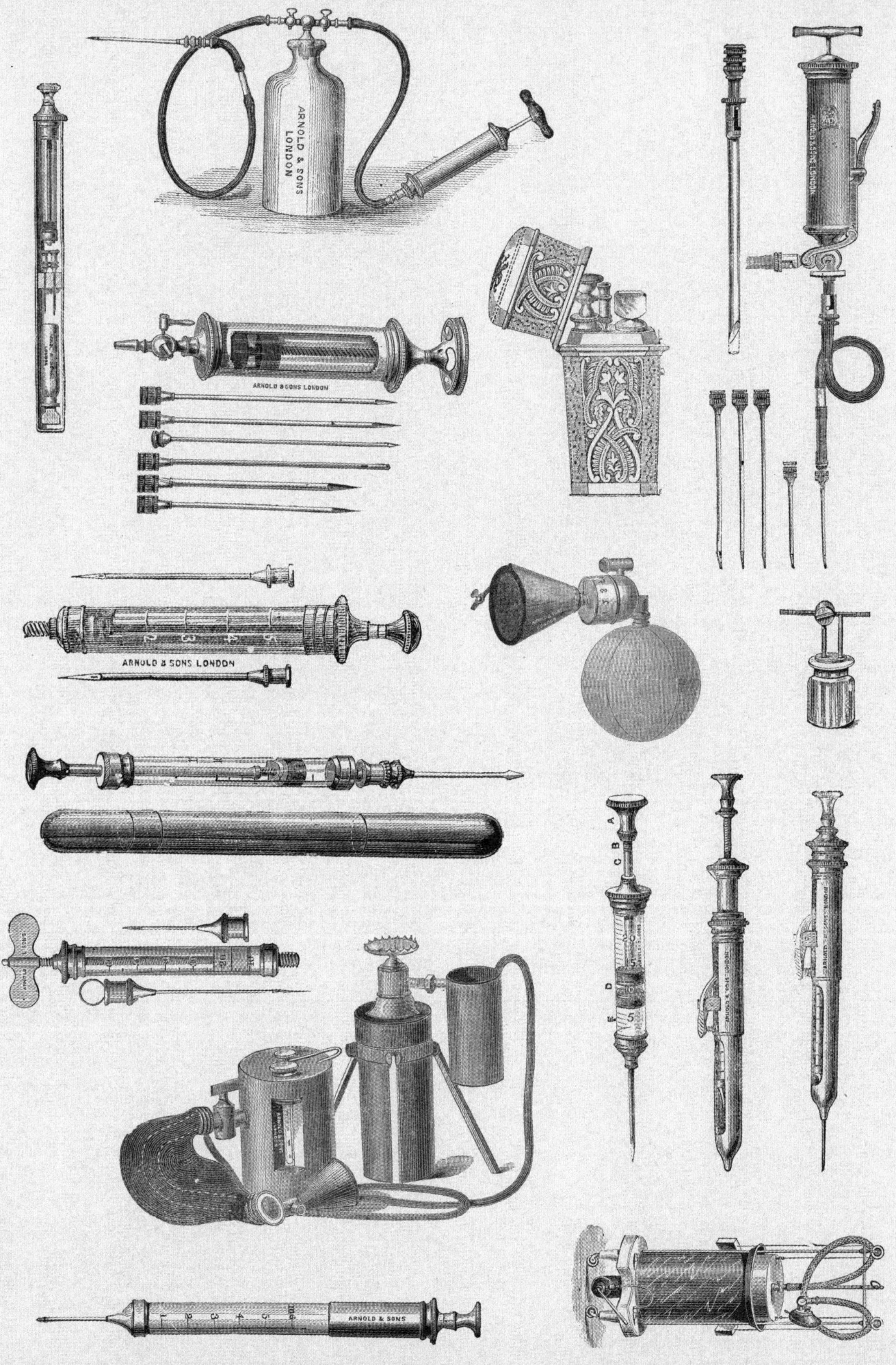
ARNOLD & SONS
LONDON
ARNOLD & SONS LONDON
ARNOLD & SONS LONDON
ARNOLD & SONS

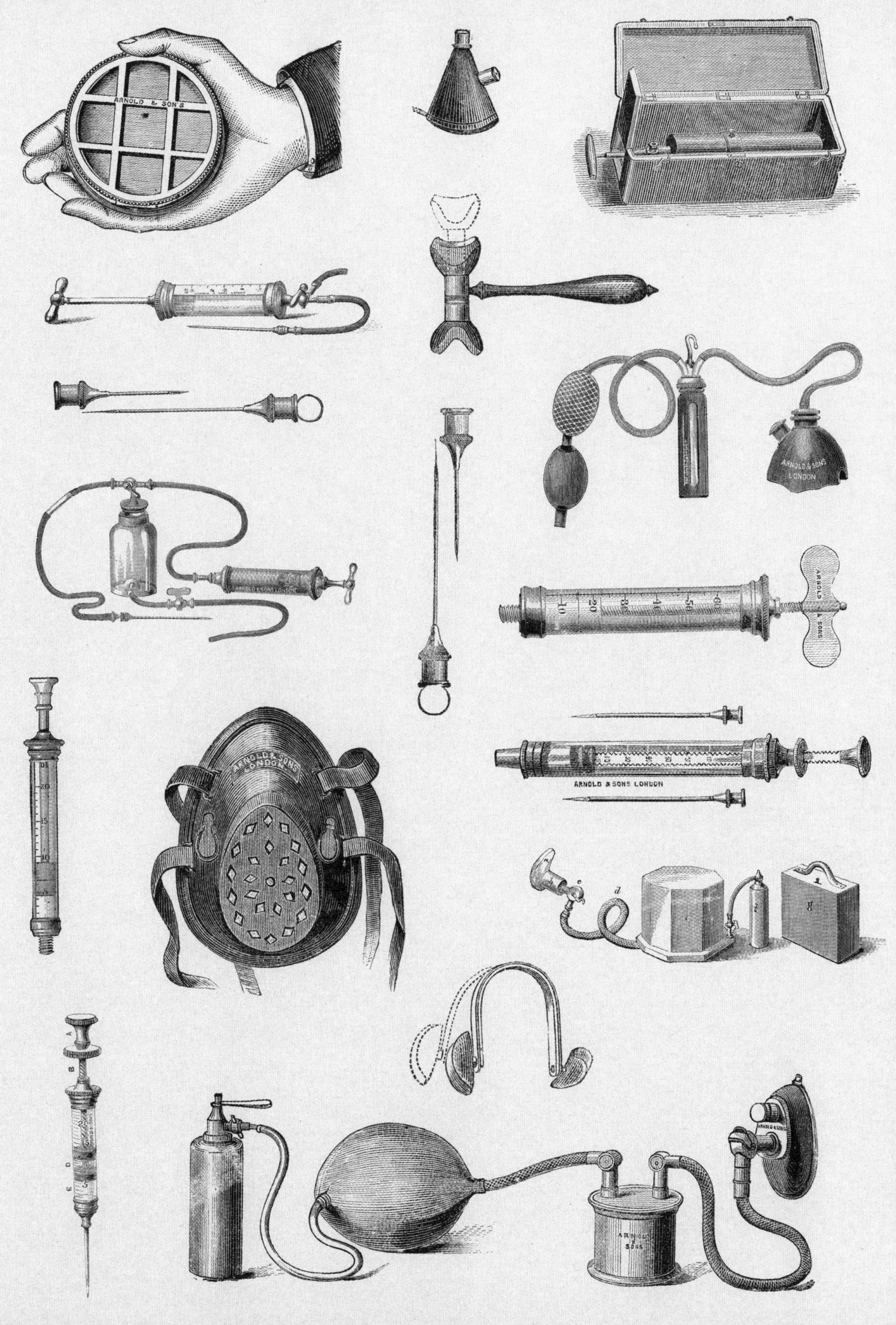
ARNOLD & SON'S
ARNOLD & SONS LONDON
ARNOLD & SONS
ARNOLD & SONS LONDON
ARNOLD & SONS LONDON

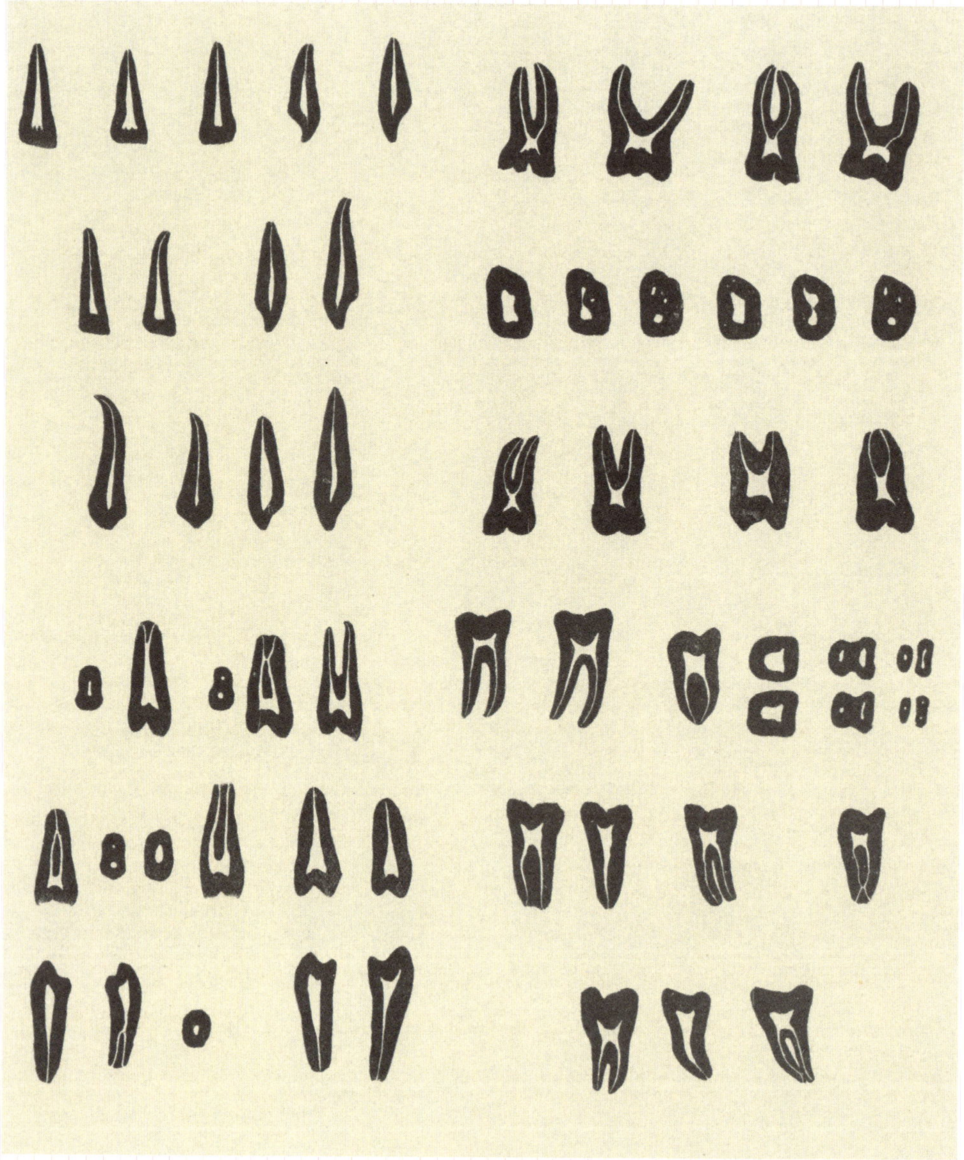

SEITE 182–183 | Dentalinstrumente aus dem Katalog von Arnold & Sons (1885), darunter Injektionsspritzen, Absauggeräte, ein Chloroform-Inhalator, ein Lachgasapparat, eine Mundsperre sowie ein naso-orales Inhaliergerät.

OBEN | Seiten aus *Descriptive Anatomy of the Human Teeth* (1892) von G. V. Black, die Querschnitte der Zahnhöhlen und Wurzelkanäle zeigen.
GEGENÜBER | Bilder aus *Methods of Filling Teeth: An Exposition of Practical Methods Which Will Enable the Student and Practitioner of Dentistry Successfully to Prepare and Fill All Cavities in Human Teeth* (1899) von Rodrigues Ottolengui.

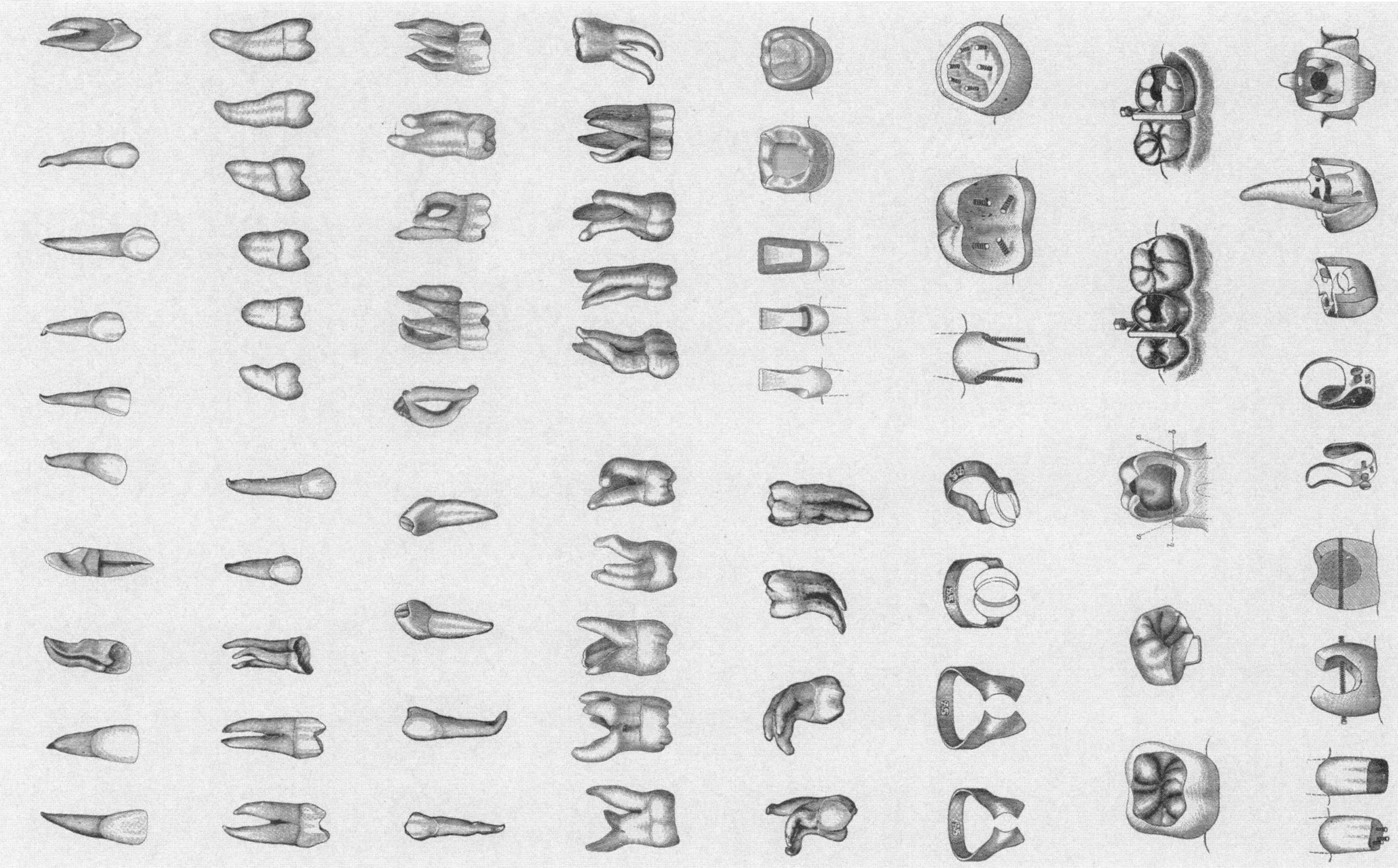

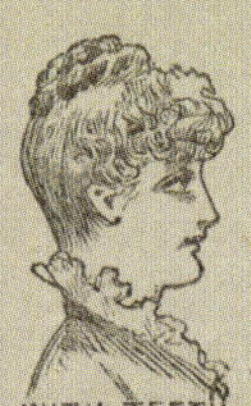

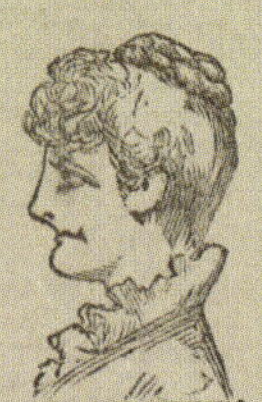

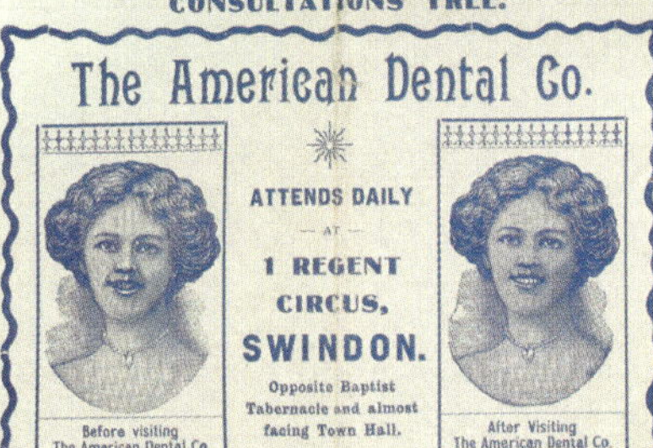

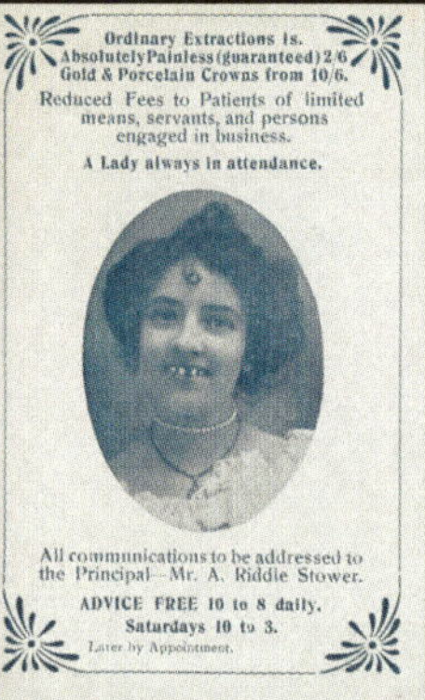

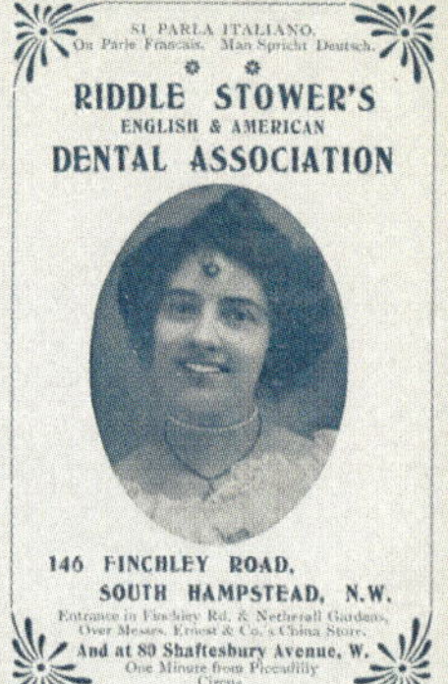

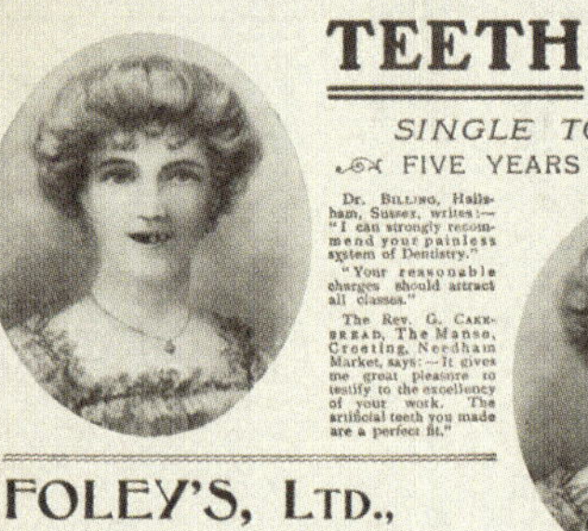

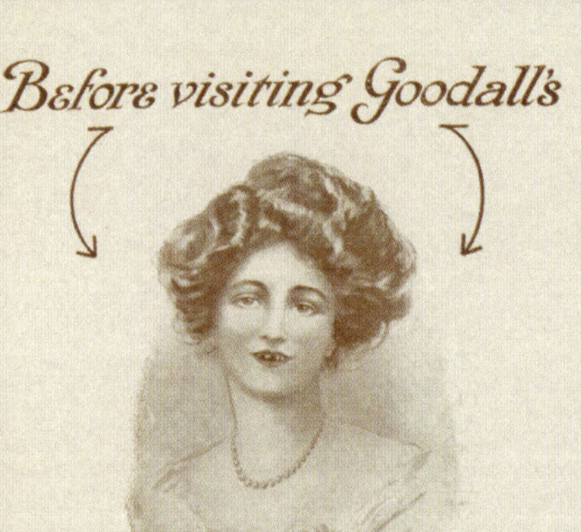

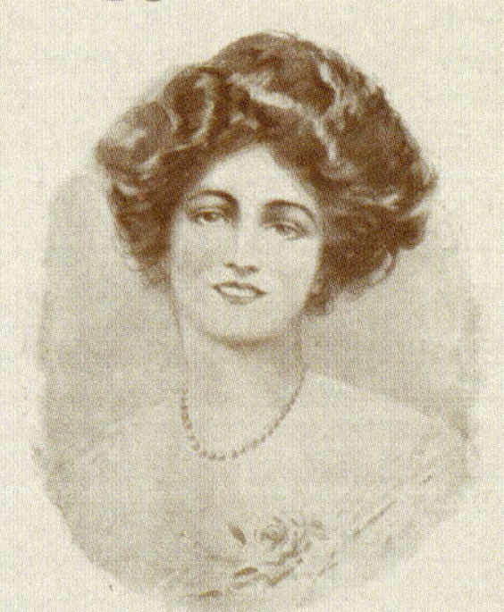

OBEN | Die Werbung von Déncace & Co. betont die Wirkung eines künstlichen Gebisses auf die Form des Kiefers (1885). Zahnärzte bewerben ihre Dienste mit Vorher-Nachher-Bildern (1900–1915). GEGENÜBER | (von oben links) Laut dieser Anzeige wird die Civil Service Dental Company von der Presse empfohlen (um 1895). Mr Davis bietet eine ganze Palette an Leistungen an (um 1913). Williams' Zahnchirurgie garantiert Kunden absolute Zufriedenheit (1900–1909). Mr Foley gewährt auf seine zahnärztlichen Leistungen eine fünfjährige Garantie (um 1896). Mr Gardner offeriert hochwertige künstliche Zähne zum niedrigsten Preis (um 1908). Mr Mallan preist die Vorzüge schmerzfreier Zahnbehandlungen (1895–1910). Mr Smedley bietet in London und Brighton Preisreduktionen an.

SEITE 188–189 | Seiten aus dem Katalog der Firma Claudius Ash & Sons für Zahngold, darunter Goldfolie, -pellets, -zylinder und Lötmittel für Füllungen, Kronen und Brücken (1908). Auf vielen Seiten sind pfenniggroße Goldmuster, passend für alle Budgets und Reparaturarten, abgebildet.

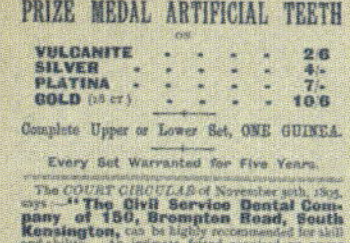
PRIZE MEDAL ARTIFICIAL TEETH
VULCANITE 2 6
SILVER 4/-
PLATINA 7/-
GOLD 10 6
Complete Upper or Lower Set, ONE GUINEA.
Every Set Warranted for Five Years.

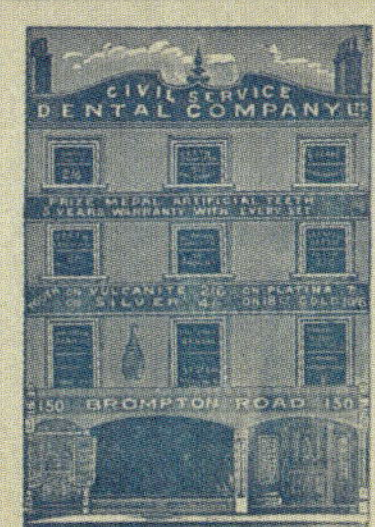
CIVIL SERVICE DENTAL COMPANY
150 BROMPTON ROAD 150

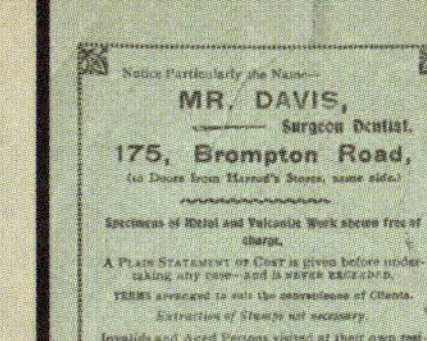
MR. DAVIS,
Surgeon Dentist,
175, Brompton Road,

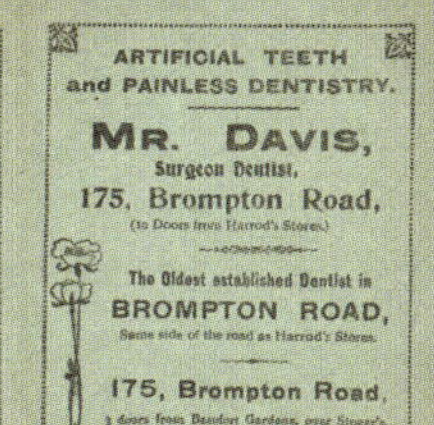
ARTIFICIAL TEETH
and PAINLESS DENTISTRY.
MR. DAVIS,
Surgeon Dentist,
175, Brompton Road,
The Oldest established Dentist in
BROMPTON ROAD,
175, Brompton Road,

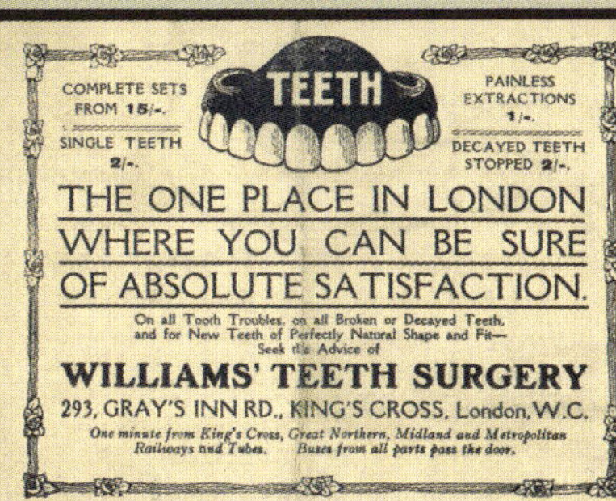
COMPLETE SETS FROM 15/-.
TEETH
PAINLESS EXTRACTIONS 1/-.
SINGLE TEETH 2/-.
DECAYED TEETH STOPPED 2/-.
THE ONE PLACE IN LONDON
WHERE YOU CAN BE SURE
OF ABSOLUTE SATISFACTION.
On all Tooth Troubles, on all Broken or Decayed Teeth, and for New Teeth of Perfectly Natural Shape and Fit— Seek the Advice of
WILLIAMS' TEETH SURGERY
293, GRAY'S INN RD., KING'S CROSS, London, W.C.
One minute from King's Cross, Great Northern, Midland and Metropolitan Railways and Tubes. Buses from all parts pass the door.

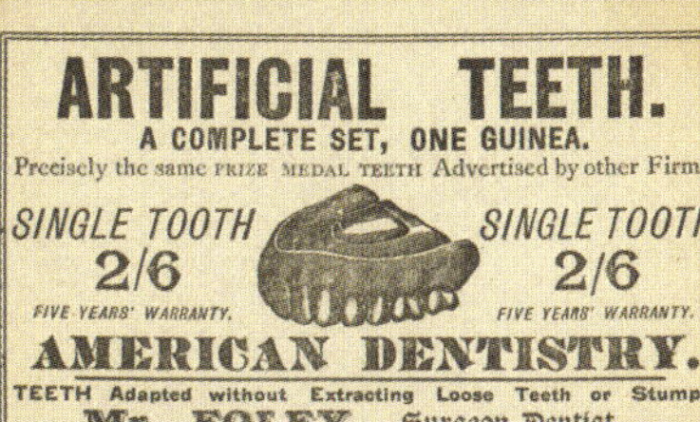
ARTIFICIAL TEETH.
A COMPLETE SET, ONE GUINEA.
Precisely the same PRIZE MEDAL TEETH Advertised by other Firms.
SINGLE TOOTH 2/6
SINGLE TOOTH 2/6
FIVE YEARS' WARRANTY.
FIVE YEARS' WARRANTY.
AMERICAN DENTISTRY.
TEETH Adapted without Extracting Loose Teeth or Stumps.
Mr. FOLEY, Surgeon Dentist,
21, High Street, Kensington.
OPPOSITE KENSINGTON PALACE GARDENS.
ILLUSTRATED PAMPHLET POST FREE.

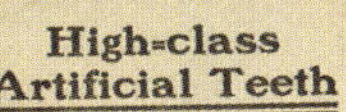
High-class
Artificial Teeth

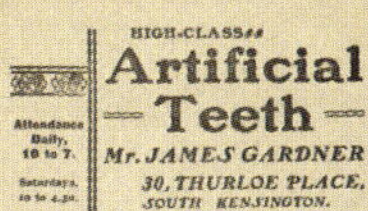
HIGH-CLASS
Artificial
Teeth

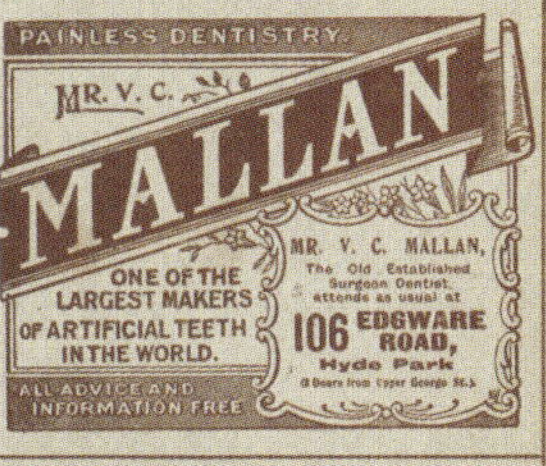
PAINLESS DENTISTRY.
MR. V. C.
MALLAN
ONE OF THE LARGEST MAKERS OF ARTIFICIAL TEETH IN THE WORLD.
MR. V. C. MALLAN,
106 EDGWARE ROAD,
Hyde Park
ALL ADVICE AND INFORMATION FREE.

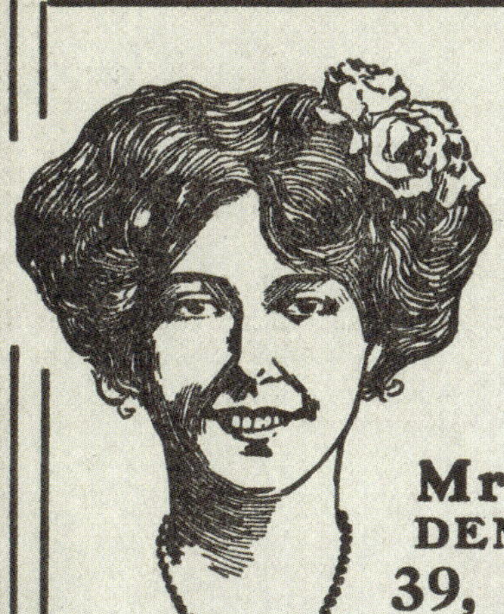
Modern
Dentistry
ASTOUNDING OFFER
A Complete Set of Teeth, mounted on 18-carat Gold Plate for £5 5s.
TEN YEARS' WARRANTY.
Mr. SMEDLEY'S
DENTAL SURGERY,
39, Beauchamp Place,
BROMPTON ROAD (near HARRODS),
LONDON, S.W.,
Constant Attendance or by Appointment.
and at 27, GRAND PARADE, BRIGHTON.
Reduced Fees to servants and others of limited means.

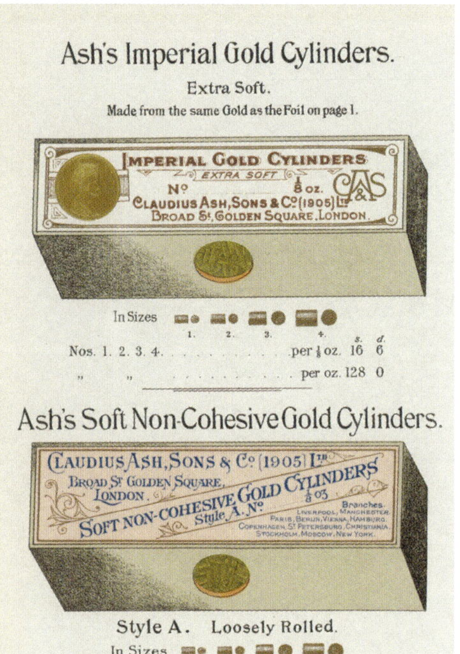

Ash's Imperial Gold Cylinders.

Extra Soft.

Made from the same Gold as the Foil on page 1.

In Sizes 1. 2. 3. 4.

		s.	d.
Nos. 1. 2. 3. 4.	per ⅛ oz.	16	6
„ „	per oz.	128	0

Ash's Soft Non-Cohesive Gold Cylinders.

Style A. Loosely Rolled.

In Sizes 1. 2. 3. 4.

		s.	d.
Nos. 1. 2. 3. 4.	per ⅛ oz.	16	6
„ „	per oz.	128	0

Style B. – Closely Rolled. Same sizes and same price per ounce as style A.

Not less than half an ounce supplied.

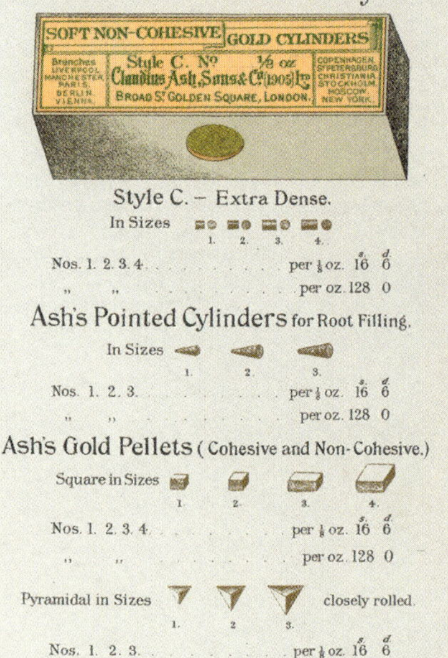

Ash's Soft Non-Cohesive Gold Cylinders.

Style C. – Extra Dense.

In Sizes 1. 2. 3. 4.

		s.	d.
Nos. 1. 2. 3. 4.	per ⅛ oz.	16	6
„ „	per oz.	128	0

Ash's Pointed Cylinders for Root Filling.

In Sizes 1. 2. 3.

		s.	d.
Nos. 1. 2. 3.	per ⅛ oz.	16	6
„ „	per oz.	128	0

Ash's Gold Pellets (Cohesive and Non-Cohesive.)

Square in Sizes 1. 2. 3. 4.

		s.	d.
Nos. 1. 2. 3. 4.	per ⅛ oz.	16	6
„ „	per oz.	128	0

Pyramidal in Sizes 1. 2. 3. closely rolled.

		s.	d.
Nos. 1. 2. 3.	per ⅛ oz.	16	6
„ „	per oz.	128	0

NOTE. All our Cylinders and Pellets can be made cohesive by annealing before using.

Ash's Soft Non-Cohesive Gold Foil.

Our Soft Non-Cohesive Gold Foil has found great favour with those operators who prefer to work with a Non-Cohesive Foil, its purity being unsurpassed. As it can be made Cohesive by annealing immediately before using, the operator is in possession of a Foil which is either Non-Cohesive or Cohesive as required.

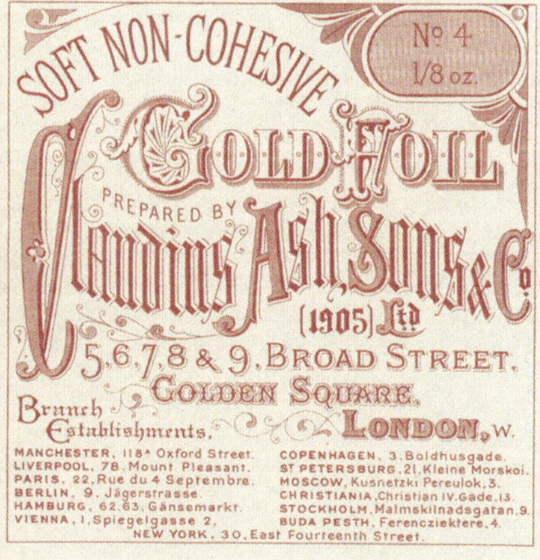

		s.	d.
Nos. 3. 4. 5. 6. 8.	per ⅛ oz.	16	3
„ „	per oz.	125	0

Higher numbers supplied to order.

Ash's Cohesive Gold Foil.

This Foil has proved its excellent qualities in the hands of the leading gold workers of the last fifty years, and is in use at all the Dental Schools; therefore, in mentioning it, we are only bringing to the notice of those who may not have tried it, a gold which is perfect as a Cohesive Foil and which cannot fail to give satisfaction.

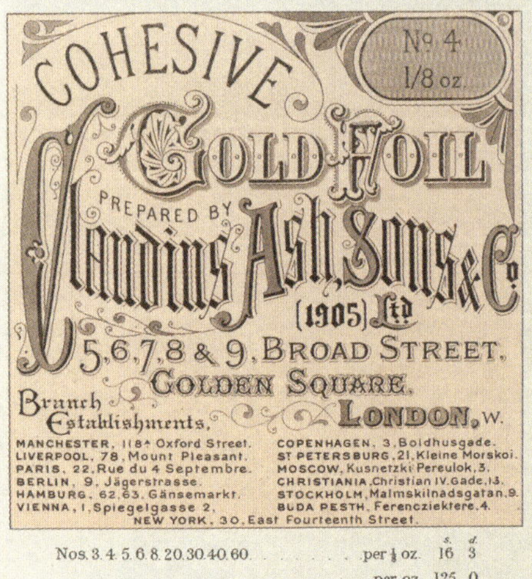

		s.	d.
Nos. 3. 4. 5. 6. 8. 20. 30. 40. 60.	per ⅛ oz.	16	3
„ „ „ „	per oz.	125	0

Nos. 30 and 40 are largely used for making the Matrix for porcelain inlays by those Operators who practise the burnishing-in method and who employ Mineral Bodies which are low-fusing enough to be fired in a Gold Foil Matrix.

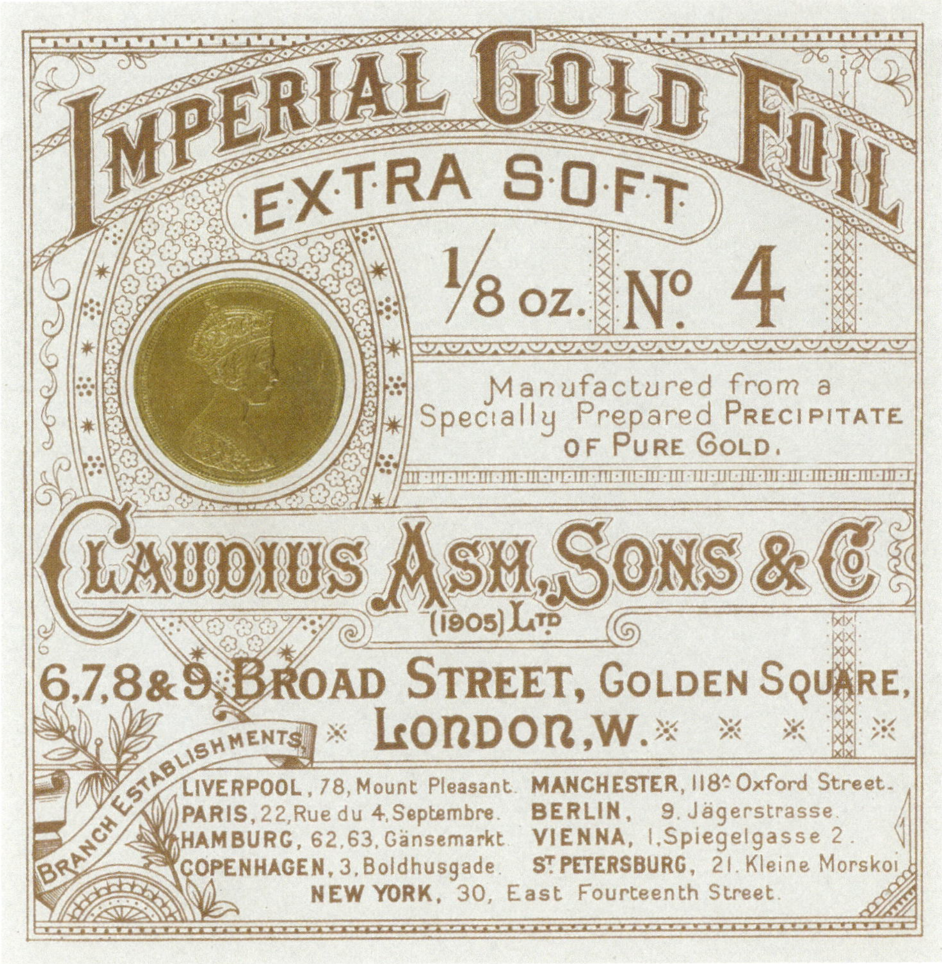
IMPERIAL GOLD FOIL
EXTRA SOFT
1/8 oz. No. 4
Manufactured from a Specially Prepared PRECIPITATE OF PURE GOLD.
CLAUDIUS ASH, SONS & Co
(1905) LTD
6,7,8 & 9, BROAD STREET, GOLDEN SQUARE,
LONDON, W.
BRANCH ESTABLISHMENTS.
LIVERPOOL, 78, Mount Pleasant.
MANCHESTER, 118A Oxford Street.
PARIS, 22, Rue du 4. Septembre.
BERLIN, 9. Jägerstrasse.
HAMBURG, 62, 63, Gänsemarkt.
VIENNA, I, Spiegelgasse 2.
COPENHAGEN, 3, Boldhusgade.
ST PETERSBURG, 21. Kleine Morskoi
NEW YORK, 30, East Fourteenth Street.

GOLD SOLDER
Claudius Ash, Sons & Co (1905) Ltd
Central Depôt,
5, 6, 7, 8 & 9,
BROAD STREET,
GOLDEN SQUARE
LONDON
ENGLAND.
CAS
Branches,
MANCHESTER.
LIVERPOOL.
PARIS.
BERLIN.
HAMBURG.
VIENNA.
COPENHAGEN.
CHRISTIANIA.
STOCKHOLM.
ST PETERSBURG.
MOSCOW.

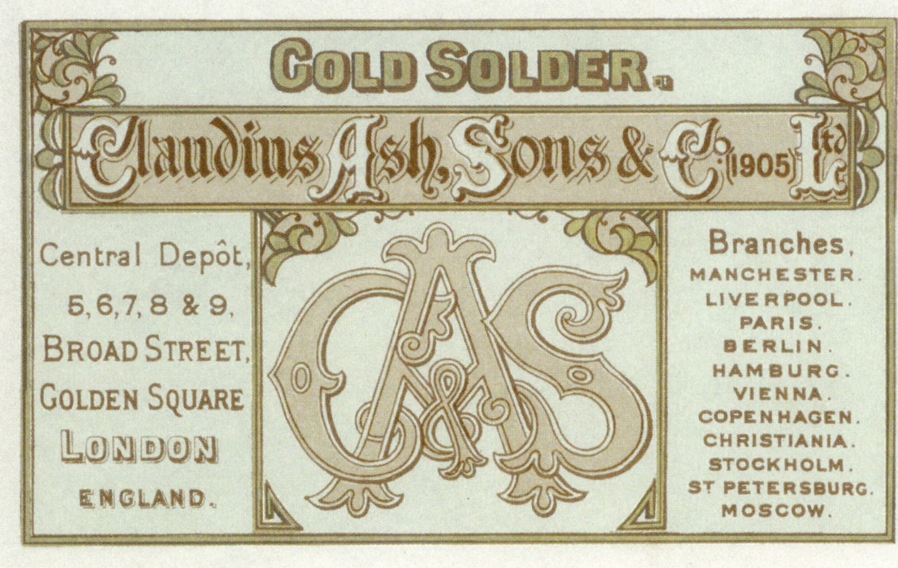

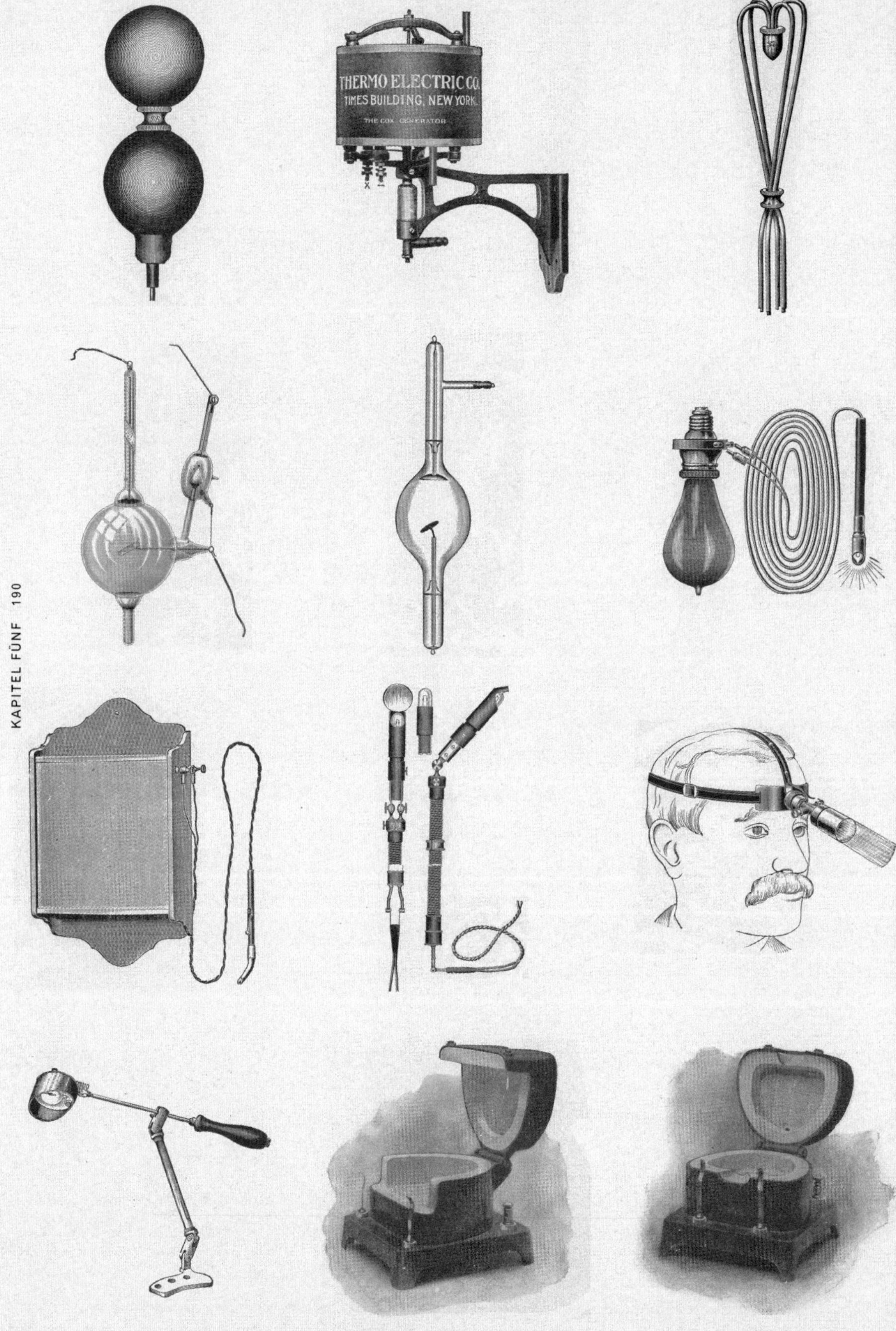
THERMO ELECTRIC CO.
TIMES BUILDING, NEW YORK.
THE COX GENERATOR

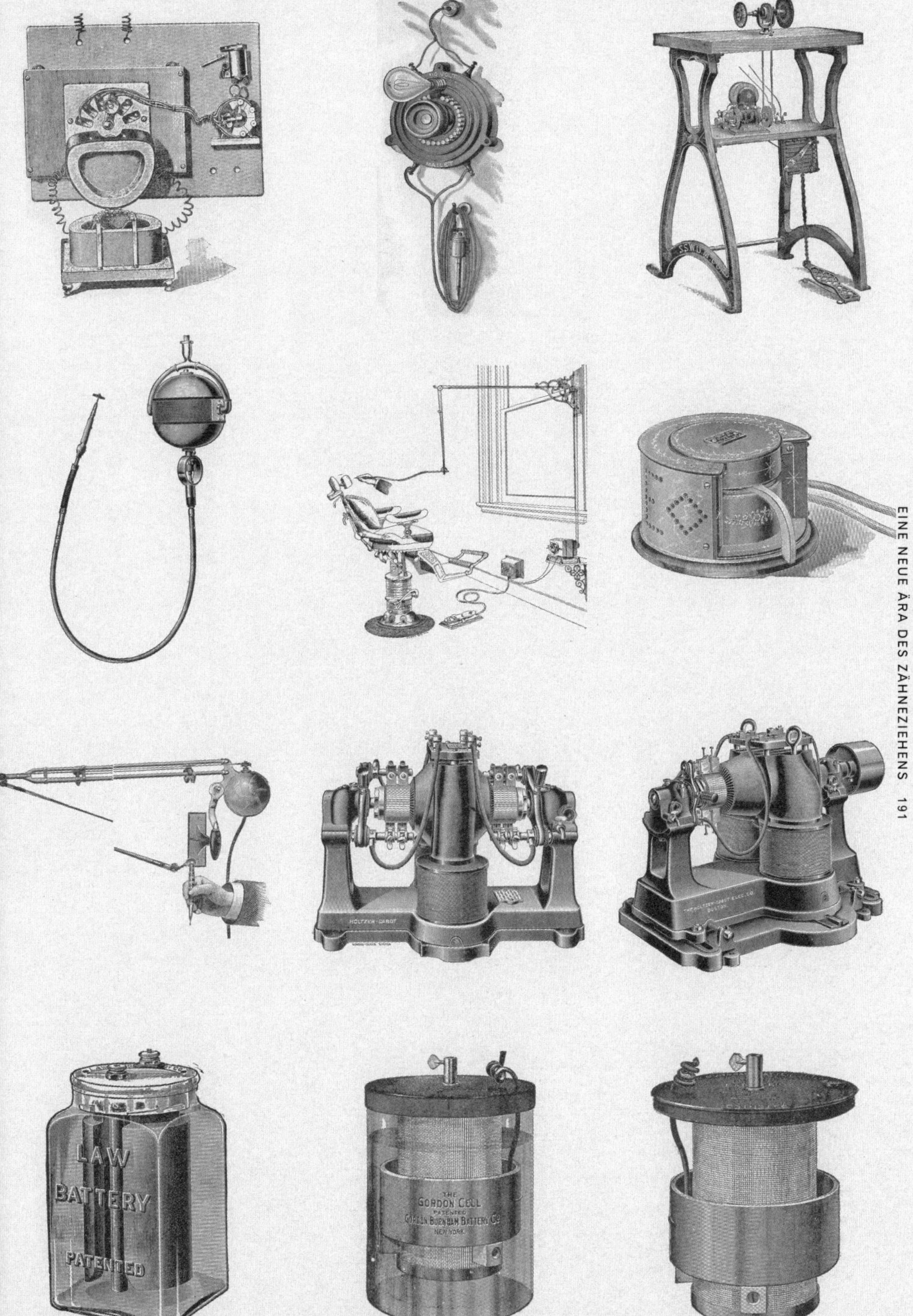
HOLTZER-CABOT
LAW
BATTERY
PATENTED
THE
GORDON CELL
PATENTED
GORDON BURNHAM BATTERY Co
NEW YORK

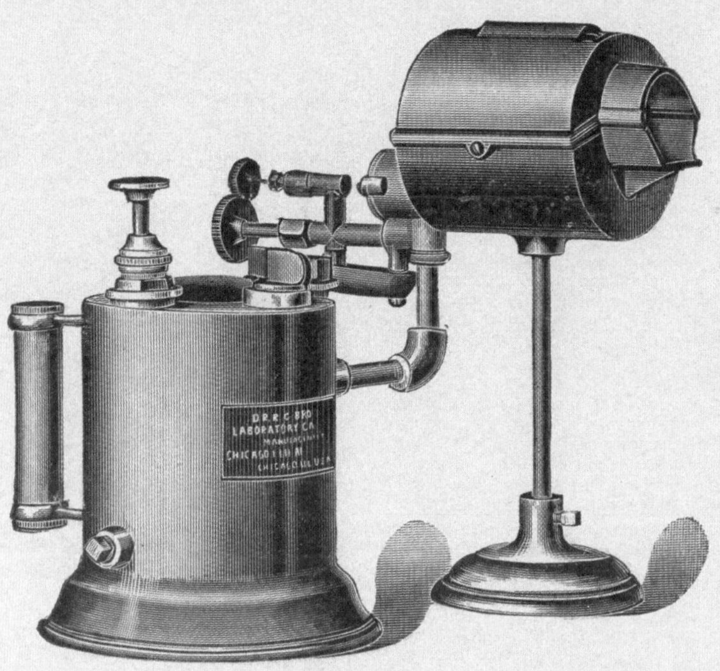

Fig. 208.

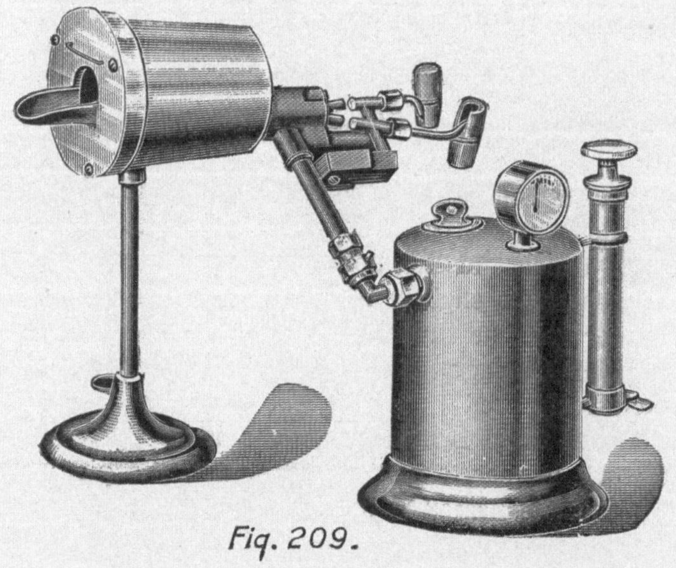

Fig. 209.

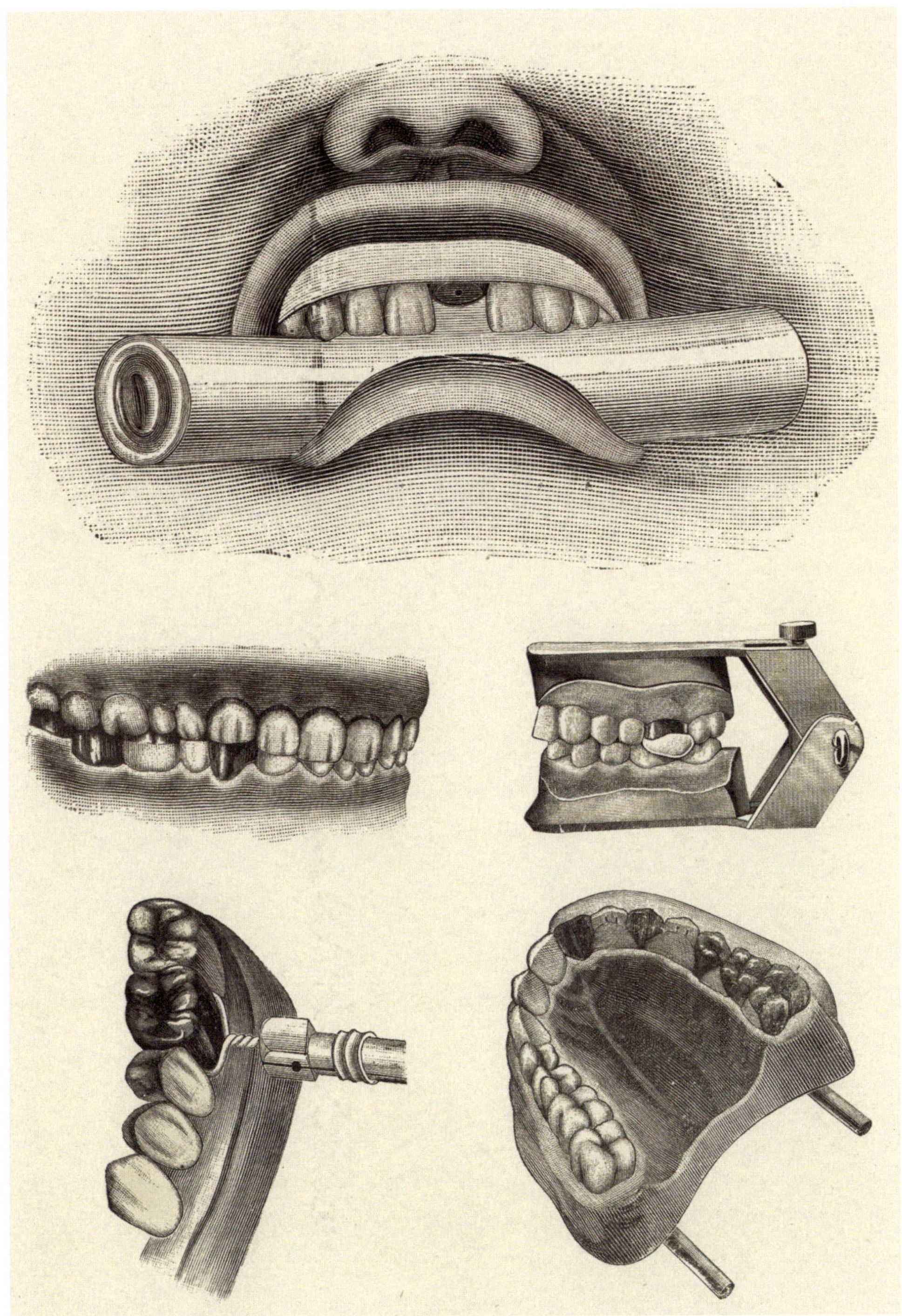

SEITE 190–191 | Beispiele für elektrische zahnärztliche Apparaturen, beschrieben in *Dental Electricity* (1901) von Levitt E. Custer. Zu den Gerätschaften gehören unter anderem ein automatischer Zeitschalter, Dynamos, Mundlampen und Dentalmotoren.

Seiten aus *Principles and Practice of Crowning Teeth* (1903) von Hart John Goslee.
GEGENÜBER | Gasschmelzöfen für die Herstellung von Kronen und Brücken. OBEN | Ein Artikulator, mit dem man Zahnabdrücke machen konnte.

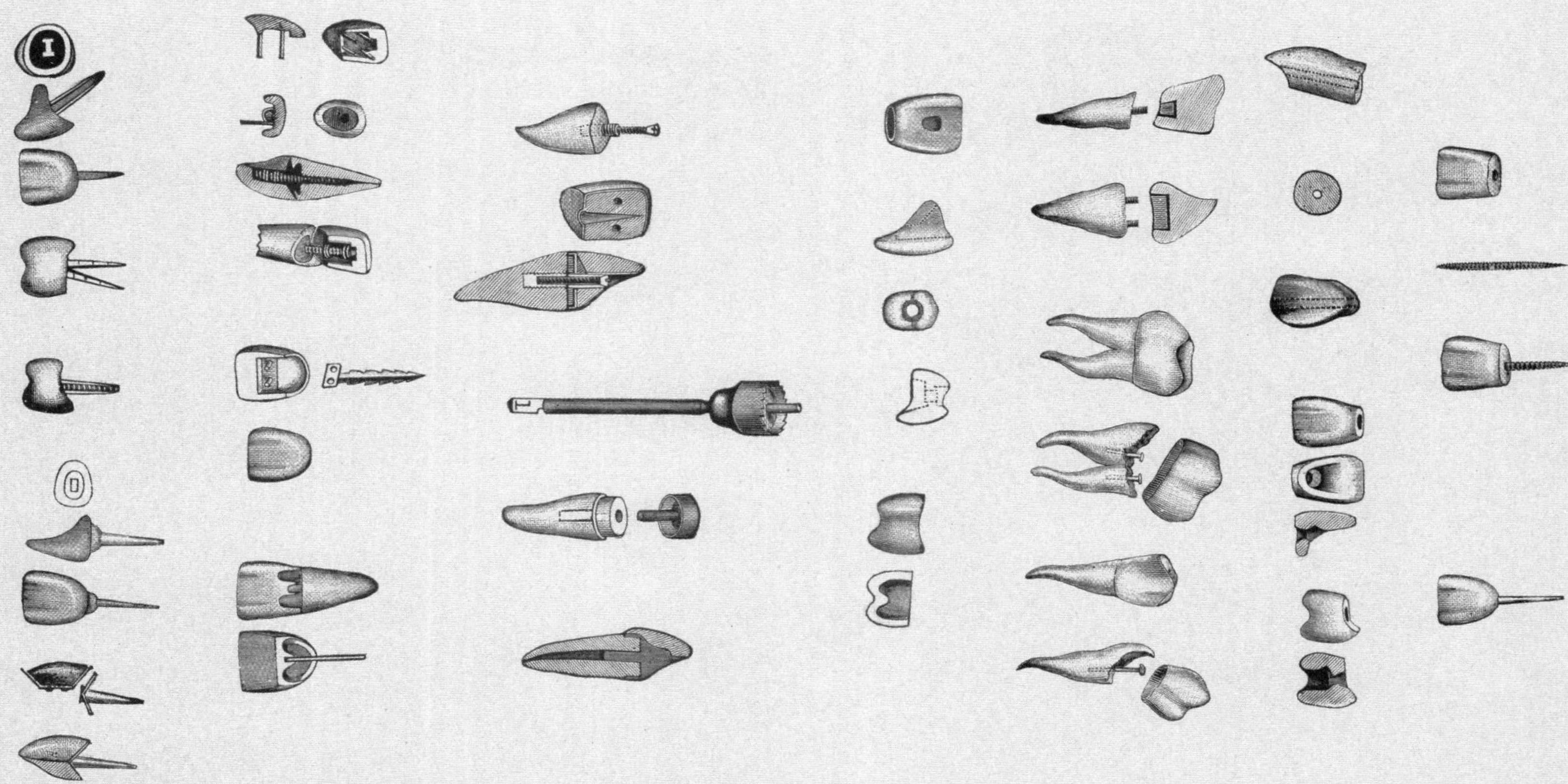

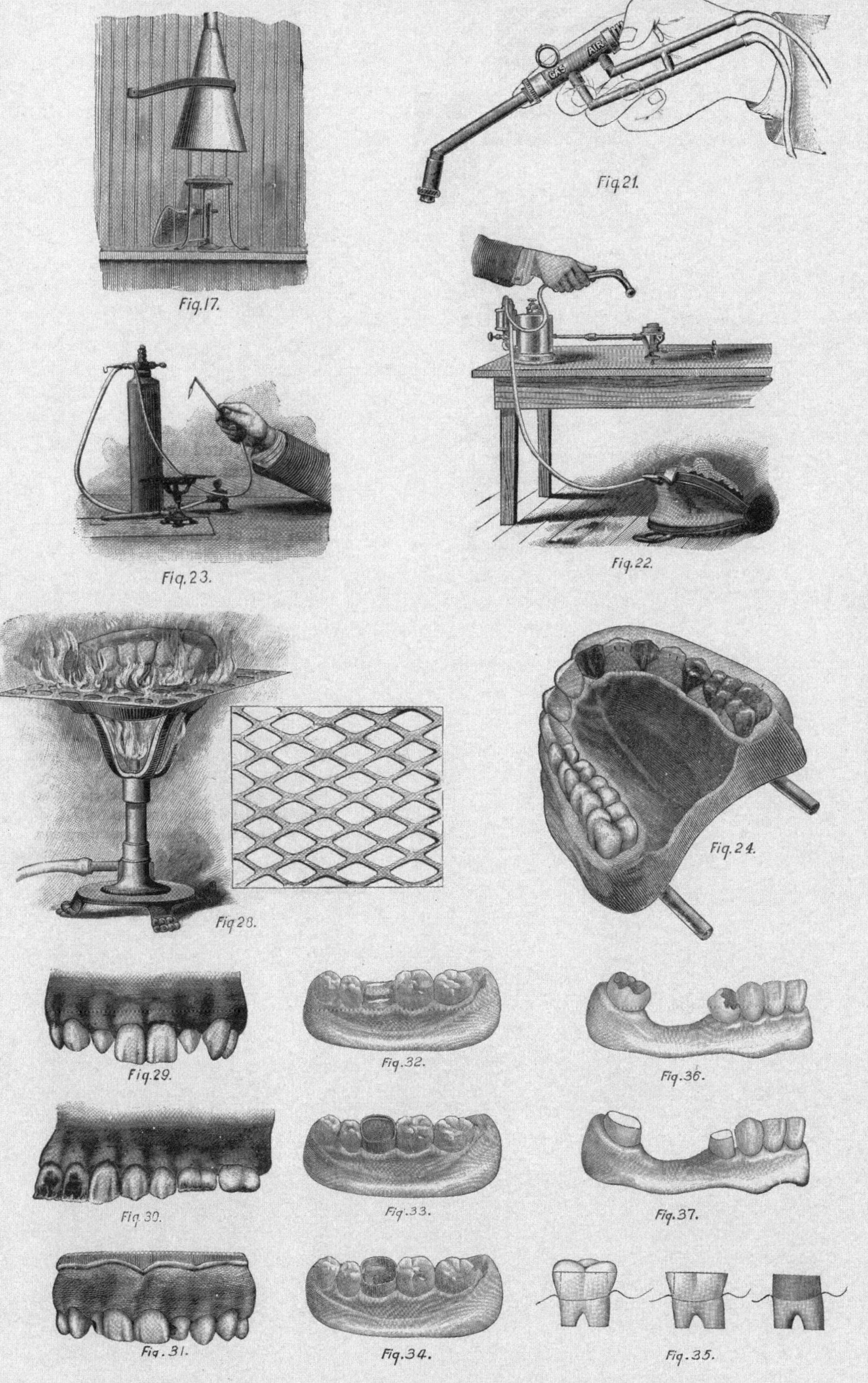

Fig. 17. Fig. 21. Fig. 23. Fig. 22. Fig. 28. Fig. 24. Fig. 29. Fig. 32. Fig. 36. Fig. 30. Fig. 33. Fig. 37. Fig. 31. Fig. 34. Fig. 35.

M 66 *Claudius Ash, Sons and Co., Limited.*

"INSIDE" AND "OUTSIDE" TOOTH BRUSHES.

BEST QUALITY.

Made with hard, medium, and soft bristles.

291

29C

		s.	d.
PRICE, in cardboard box	per pair	1	6
" " "	per doz.	9	0

Inside. Outside.

5.

Broad Street, Golden Square, London, W. M 67

OUTSIDE AND INSIDE TOOTH BRUSHES.

PIERREPONT'S THOROUGH-CLEANSING.

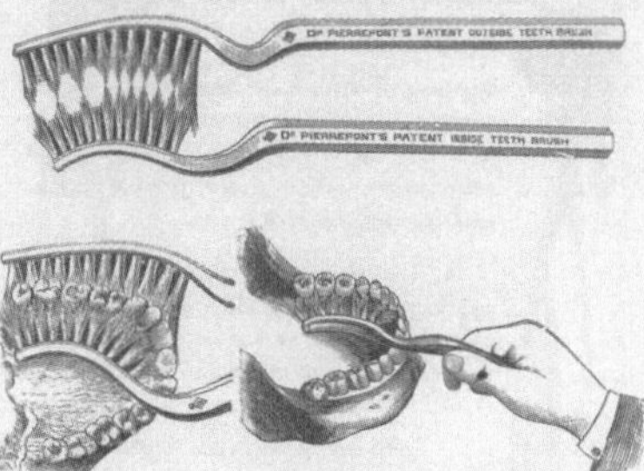

The illustrations show (1) an **"Outside"** and an **"Inside"** brush; (2) the same applied on an upper dental arch; and (3) an "Inside" brush applied on a lower dental arch.

The brushes are made in the following Grades and Sizes:—

GRADES:

With **Hard, Medium,** and **Soft** bristles.

SIZES:

"Outside"—A—FULL SIZE. C—SMALL.
B—MEDIUM. D—CHILD'S.

"Inside"—E—FULL SIZE. F—SMALLER SIZE.

In ordering, be careful to state grade and sizes required.

		s.	d.
PRICE, in cardboard boxes	per pair	1	9
" " "	per doz.	9	0

M F 2

M 64 *Claudius Ash, Sons and Co., Limited.*

TOOTH BRUSHES WITH BONE HANDLES.

(As shown on pages 65, 66.)

Made with **Hard, Medium,** and **Soft** Bristles.

FIRST QUALITY.

	per gross. s.	d.	per doz. s.	d.
Adults' . . . . (Figs. 1 to 3 and 5)	90	0	8	0
" . . . . (Fig. 4)	96	0	8	6
Children's . . . . (" 4)	84	0	7	6
" all forms except Fig. 4	57	0	5	3
Palate Brushes, round and square forms	90	0	8	0
Any of the above with **very hard** bristles, extra .	—		1	0
Double-ended Brushes in Composition Handles, one end for the teeth, the other for the plate . .	per doz.		11	0
Badger's-hair Brushes for solutions, Adults' . . .	"		14	0
" " " Children's . . .	"		8	0
Black Tooth Brushes, best quality, for tinctures and solutions; length of brush-head, 1½ inches, form of Fig. 1	"		8	0

Tooth Brushes made to Dentists' own patterns by the gross.
All forms of Tooth Brushes made or obtained to order.
Steel Punches, with name, title, etc., made to order, 6*d.* per letter.
Tooth Brushes stamped with name, etc., free of charge.

DENTURE BRUSH.

FOR CLEANING ARTIFICIAL DENTURES.

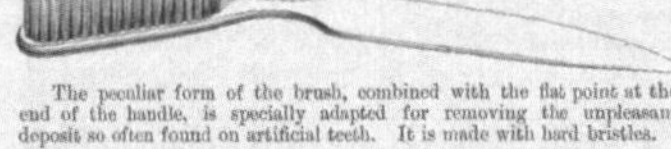

The peculiar form of the brush, combined with the flat point at the end of the handle, is specially adapted for removing the unpleasant deposit so often found on artificial teeth. It is made with hard bristles.

		s.	d.
PRICE	per doz.	9	0

DENTURE BRUSH (REGISTERED).

(MR. HENRY CARTER'S.)

		s.	d.
PRICE, Double-ended	each	1	0
" "	per doz.	10	6

Broad Street, Golden Square, London, W. M 65

FORMS OF TOOTH BRUSHES.

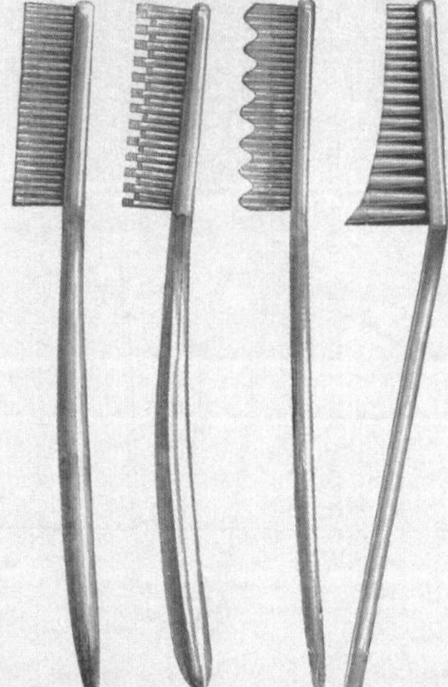

M F

SEITE 194–195 | Diese Seiten aus Goslees *Principles and Practice of Crowning Teeth* zeigen Kronen und ihre

OBEN | Seiten aus dem Katalog der Firma Claudius Ash & Sons (1908) mit Zahnbürsten für die Zahnaußen-

DR. HORSEY'S ORIENTAL FIBRE TOOTH BRUSH

(PATENTED).

The Oriental Fibre Tooth Brush is made from the fibre of a tree which grows in Arabia and the Soudan, and is known in Arabic as Al-Arak. This fibre has been used in the East for cleansing the teeth for thousands of years; probably as early as B.C. 3000.

The Brush is **sanitary, convenient, absorbent, very thorough in action, has a pleasant aromatic odour, is naturally astringent, and has a most healthful influence on the gums.**

SEND FOR DESCRIPTIVE BOOKLET.

		s.	d.
Handles, in bone or ebony	per dozen	12	0
Brushes, one dozen in box	per doz. boxes	10	6
Handles, in 6-dozen lots	per dozen	11	0
Brushes, in lots of 6-dozen boxes,	per doz. boxes	10	0

Holder, with Brush.

SOLE AGENTS

For the Dental Profession in all parts of the World except the United States and Canada:

CLAUDIUS ASH, SONS & CO., Limited.

To be obtained of all Dental Dealers.

HYGIENIC TOOTH BRUSHES.

Dr. G. HAHN'S.

(Patented in Germany.)

Dr. Hahn claims that these Tooth Brushes possess an advantage over all others in the market, in that they can be kept clean.

He holds that Brushes with solid heads are either very difficult to clean, or that they cannot really be thoroughly cleansed; that particles of food are forced between the bristles and remain there until they become putrid, and thus render such brushes dangerous to use.

In the Brushes here illustrated there are slits in the back—two in the Adults' size and one in the Children's size—by means of which the bristles can be thoroughly rinsed and kept sweet and clean; moreover, the air finds its way through all the tufts and helps to dry the bristles: this keeps the Brushes from becoming sodden, and prolongs their serviceableness.

		s.	d.
Adults' size, in celluloid handles	per doz.	18	0
Children's size, in celluloid handles	per doz.	12	0

Nach Zahnarzt Dr. G. Hahn. D.R.G. Musterschutz.

Adults'. Children's.

TOOTH BRUSH

WITH THREE ROWS OF BRISTLES.

Designed by Mr. John Wessler, Director of the Stockholm Dental Clinic.

Mr. Wessler claims that this brush can be used "with equal success on both the interior and exterior sides of the teeth."

Supplied with Hard, Medium, or Soft Bristles.

		s.	d.
Adults'	per doz.	10	0
"	per gross	114	0
Children's	per doz.	8	0
"	per gross	90	0

Adults' full size.

TOOTH PICK.

(Mr. PALMER'S.)

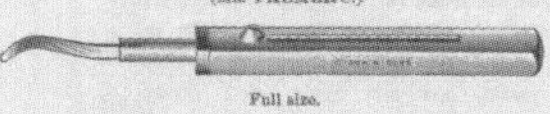

Full size.

In Gold, set in Ivory, fitted in square ivory handle, inside which it slides.

Price . . . . each 5s.

Other Tooth Picks supplied to order.

MOUTH WASHES.

		s.	d.
Euthymol, in 4-oz. bottles	per bot.	1	0
" 8-oz. "	"	1	10
" 16-oz. "	"	3	6
Klenso, in 4-oz. bottles	"	1	6
" 8-oz. "	"	2	6
Listerine, in 14-oz. bottles	"	4	0
Maglactis (Hydrate of Magnesia)	"	0	10
Myrrh (Fluid Extract), in 8-oz. bottles	"	5	0
Myrrh Gum	per lb.	5	9

Other Mouth Washes supplied to order.

SOLID TOOTH PASTE.

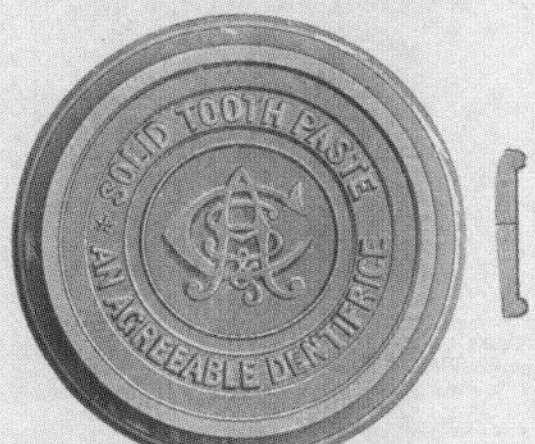

This Tooth Paste is composed of the best and purest materials obtainable; it is a most agreeable and refreshing dentifrice, and we can strongly recommend it as an elegant toilet requisite.

Supplied in Glass Boxes, also in Tin Boxes with glass lids, flavoured with **Rose, Cherry,** or **Peppermint.**

		s.	d.
In Glass Boxes, any flavour	per box	0	10
" " "	" doz.	9	0
" " "	" gross	100	0
In Metal Boxes with Glass Lids, any flavour	" box	0	9
" " " " "	" doz.	8	0
" " " " "	" gross	84	0

Solid Tooth Paste can be had stamped with the Dentist's own name and address on the following condition:—

Not less than one gross to be ordered at a time.

No charge is made for stamping beyond the first cost of the die, which is twenty shillings. The die will serve for a long time.

BEN | Ashs Katalog präsentierte ein umfassendes ahnbürstensortiment inklusive Erklärungen ihrer unktion, darunter Dr. Horseys orientalische Faserzahn-ürste und Dr. Hahns Hygiene-Zahnbürste.

UNTEN | Der Katalog enthielt nicht nur Zahnbürsten (darunter eine mit drei Borstenreihen), sondern auch Zahnstocher, Mundspülungen und Zahnpasten.

EXTRACTING FORCEPS.

17. 18. 19. 20.

21. 22. 23. 24.

EXTRACTING FORCEPS.

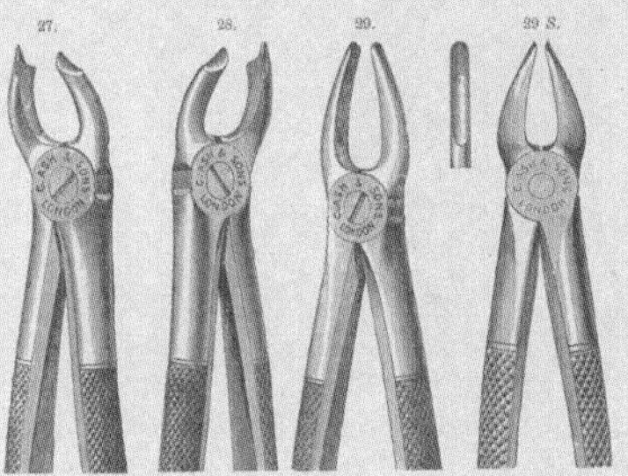

Fig. 17 for right Upper Molars.
„ 18 for left „ „
„ 19 for Upper Wisdom.
„ 20 for Lower „
„ 21 „ Molars.
„ 22 „ „ (Hawk's bill).
„ 23 for right Lower Molars „
„ 24 for left „ „ „
„ 27 for right Upper „
„ 28 for left „ „
„ 29 for Upper Roots.
„ 29 *S* „ „

Each, Nickel-plated . . . . *s.* 10 *d.* 0

EXTRACTING FORCEPS.

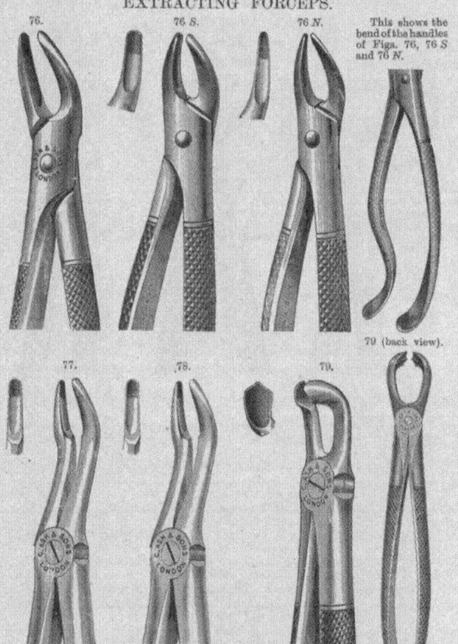

EXTRACTING FORCEPS.

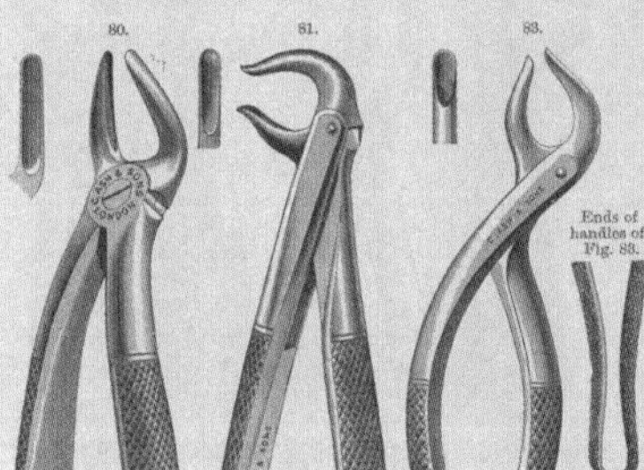

Fig. 76 (Mr. Lawrence Read's) for Upper Roots.
„ 76 *S* „ „ „ „ with short beaks, as used at the Royal Dental Hospital of London.
„ 76 *N* (Mr. Lawrence Read's) for small Upper Roots.
„ 77 and 78 (Dr. Redman's) for Upper Roots.
„ 79 for Lower Wisdom.
„ 80 (Mr. Coleman's) for Upper Molar and Wisdom Roots.
„ 81 (Mr. G. Walker's) with Pin joint, for Lower Bicuspids and Roots.
„ 83 „ „ for Upper „ „
Figs. 76, 76 *S* and 76 *N* are made with simple joint.

Each, Nickel-plated . . . . *s.* 10 *d.* 0

OBEN | Ash verkaufte ein breites Sortiment an Dentalzangen für die Extraktion von Zähnen. Im Katalog wurde ganz genau erklärt, welcher Zangentyp bei welcher

GUNTHORPE'S TORTOISE-SHELL PLASTIC INSTRUMENTS—*continued.*

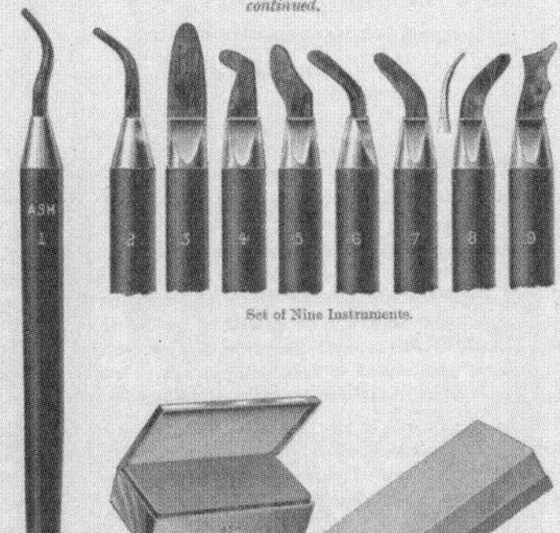

Set of Nine Instruments.

Box of Polishing Paste.
Hand Buff.
Felt Wheel with Wooden Centre, mounted on Engine Mandrel.

GUNTHORPE'S TORTOISE-SHELL PLASTIC INSTRUMENTS—*continued.*

Any cement which adheres to the Tortoise-shell can be removed by placing the instruments in water immediately after use and wiping with a dry cloth.

Since these instruments were designed we have come across the following extract from *The Dominion Dental Journal*, relating to the most suitable instruments for inserting silicate cement fillings, which will be read with interest:—

"After Dr. D. C. Smith had read a paper on Plastic Fillings, he introduced Dr. McCoy to the meeting as a Specialist in Silicate Cement Fillings, and asked him to state his experience. After doing so, and in replying to the questions put by various speakers, Dr. McCoy stated that 'the first question is: What instruments should be used for the insertion? I use one made with a Tortoise-shell point; that is what I am using now. In the first place I used steel . . . but recently, since I obtained these Tortoise-shell points, I have used them exclusively. I like them very much.'"

PRICES:

		s.	d.
Gunthorpe's Tortoise-shell Plastic Instruments (Figs. 1–9)	each	1	8
" " "	per set	14	0
Polishing Paste in Metal Boxes	per box	0	6
Felt Wheel with Wooden Centre	each	0	6
Parting-nut Mandrel for carrying same . . .	"	0	9
Buff Stick	"	0	9

WILLIAMS' DIRIGO PLASTIC INSTRUMENTS.

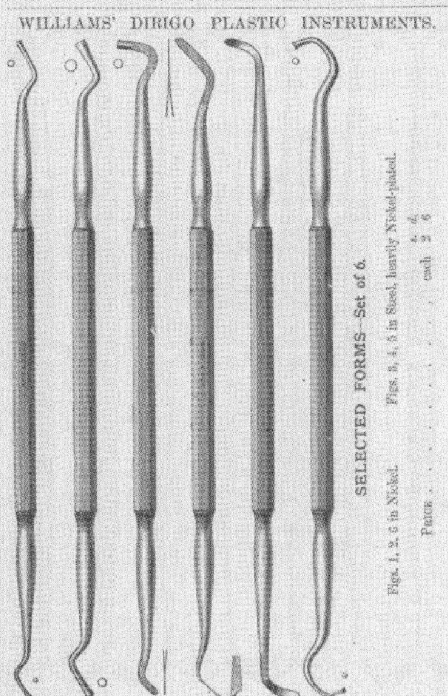

SELECTED FORMS—Set of 6.

Figs. 1, 2, 6 in Nickel. Figs. 3, 4, 5 in Steel, heavily Nickel-plated.

		s.	d.
Price	each	2	6

WUNSCHHEIM'S PLASTIC INSTRUMENTS.

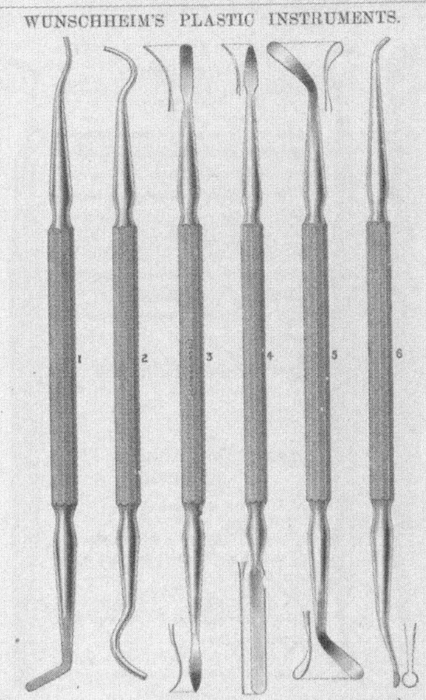

		s.	d.
In file-cut handles, Nickel-plated	each	2	3

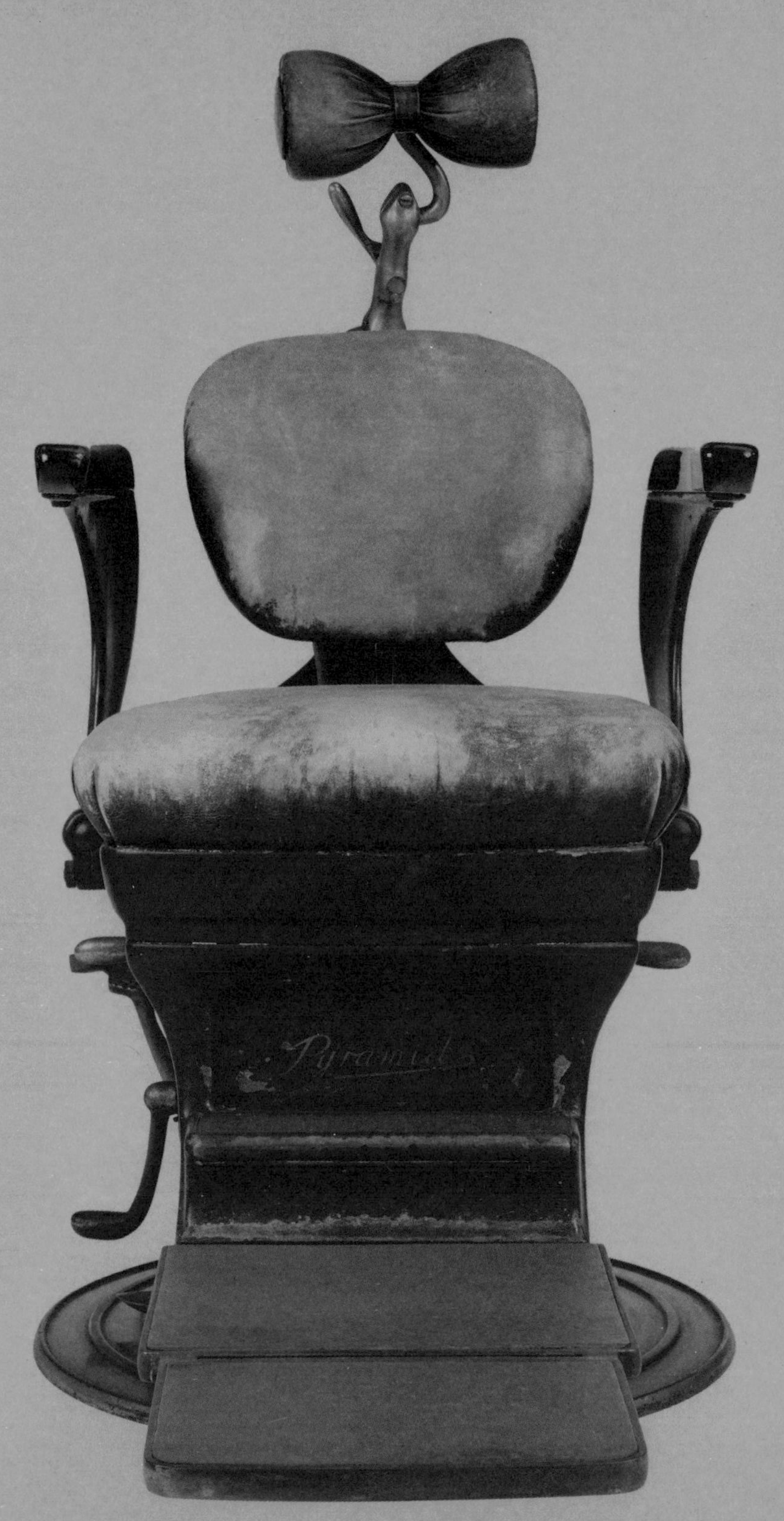
Pyramid

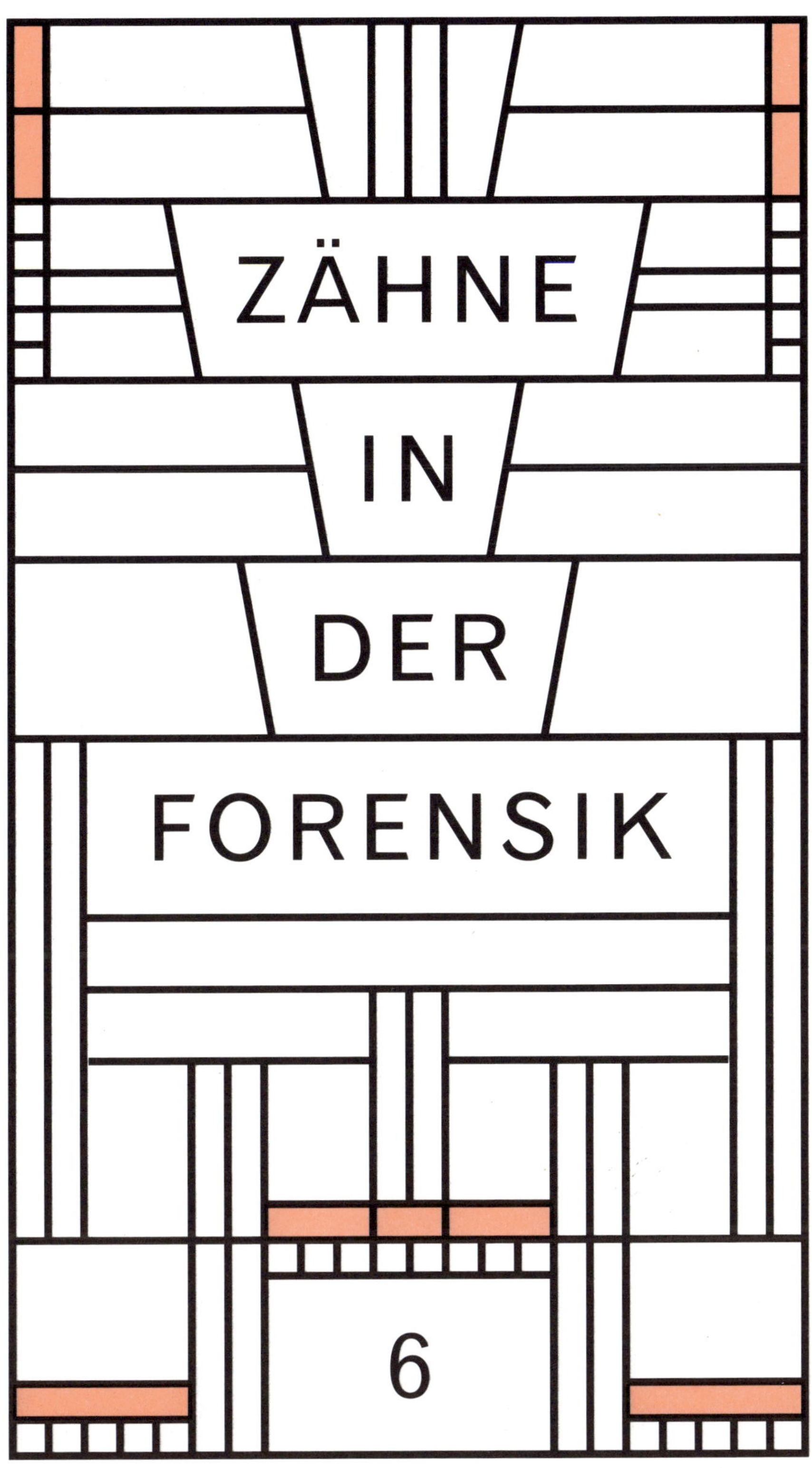
ZÄHNE
IN
DER
FORENSIK
6

Als am 30. August 1850 die Sonne aufging, stand im Bostoner Leverett-Street-Gefängnis ein sehr untypischer Mörder unter dem Galgen. John White Webster war klein, rundlich, freundlich und nervös – ein respektierter Chemieprofessor in Harvard, gleichermaßen beliebt bei Studenten und Kollegen. In einem der aufsehenerregendsten Prozesse der US-amerikanischen Geschichte war er des Mordes an George Parkman für schuldig befunden worden, einem wohlhabenden Mäzen der Universität, den er seit einem Vierteljahrhundert kannte. Vor allem ein Indiz, eine Zahnprothese aus Porzellan, war ausschlaggebend dafür, dass die Schlinge um Websters Hals sich zuzog. Nathan Cooley Keep, Parkmans Zahnarzt, hatte das Gebiss wiedererkannt.

Dies war nicht der erste Einsatz einer Methode, die wir heute forensische Odontologie nennen würden und mit der man Tote durch ihre Zähne identifiziert und die Umstände ihres Todes näher bestimmt. So wurde etwa im März 1776 der Bostoner Silberschmied Paul Revere gebeten, die bereits stark verweste Leiche von Joseph Warren zu identifizieren, der ein Jahr zuvor in der Schlacht am Bunker Hill getötet worden war. Revere stellte gelegentlich auf Bestellung künstlichen Zahnersatz her und konnte Warrens Leiche anhand einer Brücke aus Silber und Elfenbein, die er für ihn gemacht hatte, unter den anderen Leichen eines Massengrabs identifizieren. Doch der Parkman-Webster-Mordfall markiert den Anfang eines weit gruseligeren Einsatzgebiets der modernen Zahnkunde in der Kriminalistik.

Parkman – groß, bestimmend und gelegentlich aggressiv – war von Physis und Charakter her das genaue Gegenteil seines Mörders. Er hatte zwar Medizin studiert, aber mit Immobilien sein Vermögen gemacht und war zum Zeitpunkt seines Todes einer der reichsten Männer Bostons. Webster und er hatten sich schon als Studenten kennengelernt. Später lieh sich Webster von ihm mehrere Tausend Dollar und bot eine wertvolle Sammlung geologischer Artefakte als Sicherheit an. Als Webster diese Sammlung im Sommer 1849 veräußern wollte, kam es zum Streit, und Parkman pochte auf die Begleichung der Schulden. Er wurde zum letzten Mal am Morgen des 23. November 1849 gesehen, als er in Richtung des Harvard Medical College ging, in dem Webster arbeitete.

Nach Websters Schilderung betrat Parkman sein Labor etwa um 13.30 Uhr. Webster bezahlte einen Teil

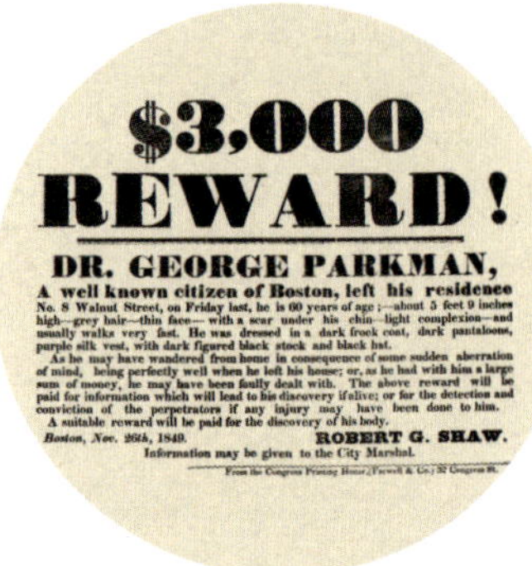

$3,000 REWARD!

DR. GEORGE PARKMAN,

A well known citizen of Boston, left his residence No. 8 Walnut Street, on Friday last, he is 60 years of age;—about 5 feet 9 inches high—grey hair—thin face—with a scar under his chin—light complexion—and usually walks very fast. He was dressed in a dark frock coat, dark pantaloons, purple silk vest, with dark figured black stock and black hat.

As he may have wandered from home in consequence of some sudden aberration of mind, being perfectly well when he left his house; or, as he had with him a large sum of money, he may have been foully dealt with. The above reward will be paid for information which will lead to his discovery if alive; or for the detection and conviction of the perpetrators if any injury may have been done to him.

A suitable reward will be paid for the discovery of his body.

Boston, Nov. 26th, 1849. **ROBERT G. SHAW.**

Information may be given to the City Marshal.

①

SEITE 200 | Der japanische Behandlungsstuhl (1930–1938) ähnelt dem von Ritter (S. 22). ① Für Informationen über den Verbleib von Dr. Parkman oder Hinweise auf ein Verbrechen wurde eine hohe Belohnung ausgesetzt. ② und ③ Zeichnungen aus dem Prozess gegen John White Webster im Mordfall George Parkman. Der *New York Daily Globe* (1850) berichtete exklusiv darüber.

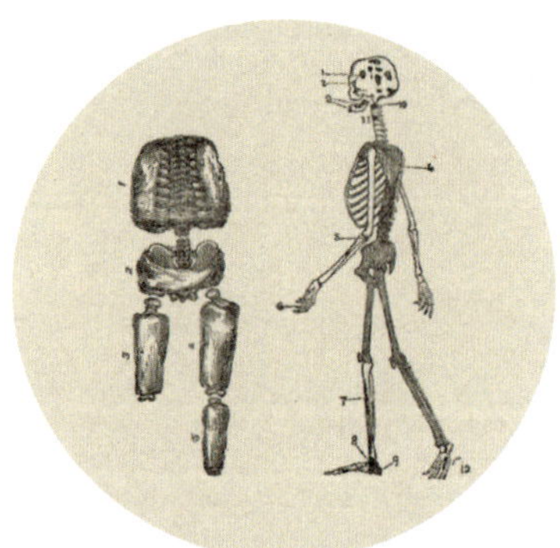

②

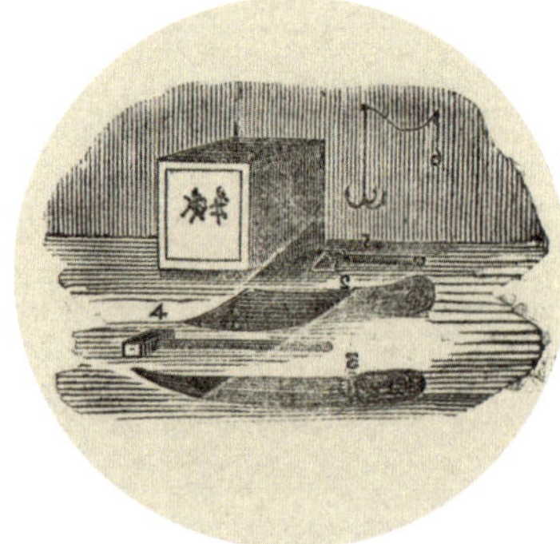

③

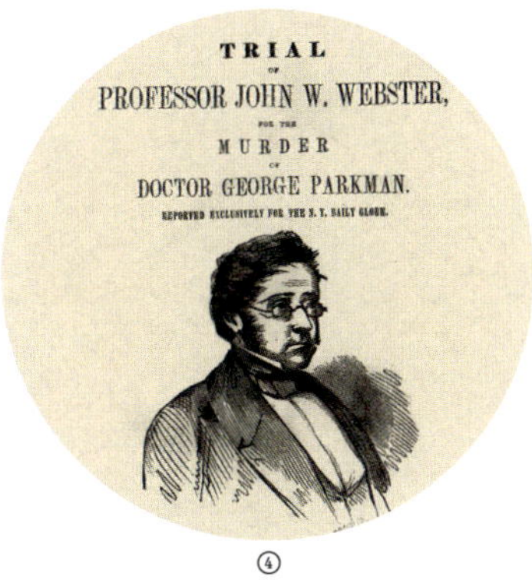

④

④ John White Websters Porträt ist auf dem Titelblatt des Prozessberichts abgedruckt (1950). ⑤ In einem Grundriss von Websters Labor wurde skizziert, wo Littlefield und die Polizei Leichenteile fanden. ⑥ Nathan Cooley Keeps Zeichnungen von Parkmans Zähnen und Kiefer aus *The Report of the Case of John W. Webster* (1850).

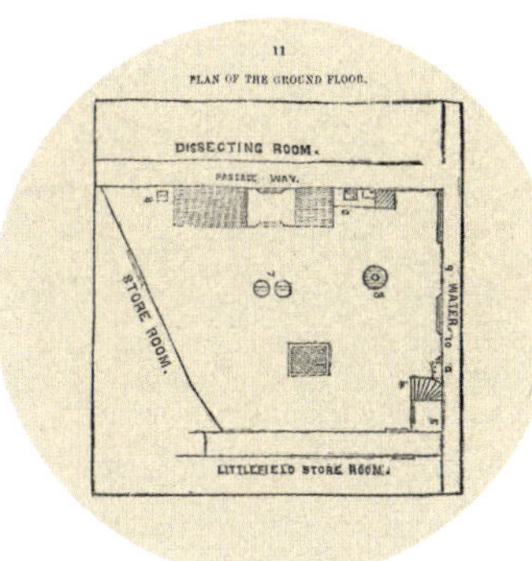

⑤

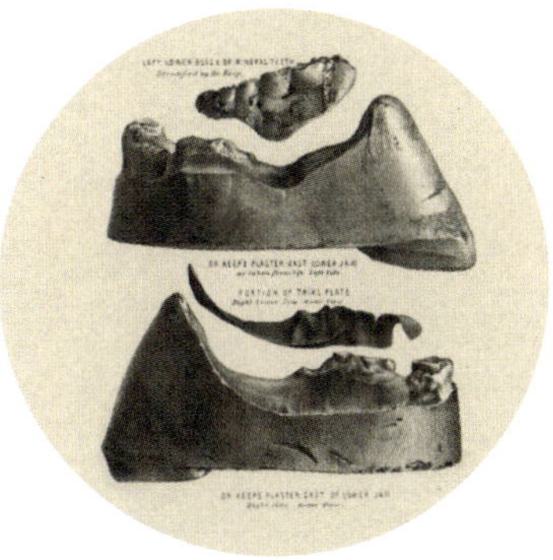

⑥

seiner Schulden – genug, um seine Mineraliensammlung verkaufen zu dürfen –, woraufhin Parkman davonhastete, ohne das Geld zu zählen. Den Nachmittag verbrachte Webster angeblich damit, Sauerstoff für ein Experiment vorzubereiten. Anschließend ging er nach Hause und genoss das Wochenende mit seiner Familie, spielte Whist und las John Milton. Doch eine Woche nach Parkmans Verschwinden öffnete Ephraim Littlefield, der Hausmeister des Colleges, die Grube unter der Toilette neben Websters Räumlichkeiten und entdeckte dort einen zerstückelten Leichnam. Die Polizei fand weitere Leichenteile sowie einen Satz dritter Zähne im Heizofen von Websters Labor. Obwohl der Kopf der Leiche nie gefunden wurde, stellte die Gerichtsmedizin fest, dass es sich um die sterblichen Überreste von Parkman handelte, und Webster wurde für dessen Tod „durch einen Schlag oder Schläge und eine Wunde oder Wunden" verurteilt.

Während der Verhandlung war der Gerichtssaal jeden Tag bis auf den letzten Platz gefüllt, der Prozess wurde in Zeitungen und Pamphleten hemmungslos ausgeschlachtet. Obwohl das Fehlen des Kopfes eine zweifelsfreie Identifikation der Leiche erschwerte, argumentierte die Anklage, dass die starke Körperbehaarung und die „seltsame Form" der Leiche den Schluss nahelege, dass es sich um Parkman handele. Und wer die Leiche zerlegt hatte, besaß offensichtlich anatomische Kenntnisse. Jabez Pratt, der städtische Leichenbeschauer, beschrieb, was er in Websters Heizofen fand, wie folgt:

> [ICH BARG] ETWAS, DAS WIE EIN STÜCK KIEFER AUSSAH, MIT KÜNSTLICHEN ZÄHNEN DARIN UND WEITEREN EINZELNEN ZÄHNEN DANEBEN. ICH FAND DARÜBER HINAUS MIT KOHLENSCHLACKE VERSCHMOLZENE KNOCHEN, DIE AN DER SEITE DES OFENS AN DEN ZIEGELSTEINEN KLEBTEN, UND LÖSTE SIE MIT EINER KRUMMEN EISENSTANGE AB. ZWEI ODER DREI KÜNSTLICHE ZÄHNE WURDEN SPÄTER GEFUNDEN. DIE KNOCHENSPLITTER WURDEN AUS DER ASCHE HERAUSGEPICKT UND SEPARAT IN PAPIER GEWICKELT.

Keep bezeugte, dass er für Parkman im Dezember 1846 eine Zahnprothese angefertigt hatte und immer noch die Kupferplatte besaß, die er benutzt hatte, um die Prothese anzupassen. Als er diese mit den Überresten aus dem Ofen verglich, stellte er fest, dass sie perfekt zueinander passten:

> ICH IDENTIFIZIERTE [DIE ÜBERRESTE] ALS DIESELBEN ZÄHNE, DIE ICH DREI JAHRE ZUVOR FÜR DR. PARKMAN GEMACHT HATTE. DAS GRÖSSTE ERHALTENE STÜCK, DAS ICH HIER IN MEINER HAND HALTE, GEHÖRTE ZUM LINKEN UNTERKIEFER. ICH ERKANNTE DIE FORM UND DIE UMRISSE ALS ÜBEREINSTIMMEND MIT MEINER ERINNERUNG AN JENE, AN DENEN ICH SO LANG GEARBEITET HATTE. ALS ICH DAS GRÖSSTE FRAGMENT MIT DEM MODELL VERGLICH, WAR DIE ÄHNLICHKEIT SO VERBLÜFFEND, DASS ICH NICHT LÄNGER DARAN ZWEIFELN KONNTE, DASS SIE IHM GEHÖRTEN.

Seine Aussage gab auch einen Hinweis auf das mysteriöse Fehlen des Kopfes. Littlefield erinnerte sich, dass sich Webster am Nachmittag von Parkmans Verschwinden in sein Labor eingeschlossen hatte und die Wand hinter dem Heizofen so heiß geworden war, dass er seine Hand nicht darauflegen konnte. Aus dem Zustand der gefundenen Zähne schloss Keep, dass sie „im Kopf oder mit einem Teil davon ins Feuer gerieten oder dass sie in irgendeiner Weise geschützt waren, da sie sonst explodiert wären“. Die Verteidigung rief Zeugen auf, die angaben, Parkman noch lange nach seinem Verschwinden lebend gesehen zu haben, und bestellte William Thomas Green Morton (den Pionier der Ätheranästhesie) ein, um Keeps Aussage zu widerlegen:

> ES GIBT AN DEN ZUVOR VON DR. KEEP IDENTIFIZIERTEN ZÄHNEN KEINE MARKIERUNGEN, ANHAND DERER ER … SIE IDENTIFIZIEREN KÖNNTE. VIELLEICHT HÄTTEN DIE ZÄHNE IDENTIFIZIERT WERDEN KÖNNEN, WENN SIE NICHT DEM FEUER AUSGESETZT GEWESEN WÄREN. ICH KÖNNTE UNTER MEINEN PATIENTEN EINIGE NENNEN, DIE EINEN GENAUSO VORSTEHENDEN UNTERKIEFER HABEN WIE DR. PARKMAN, ZIEHE ES ABER VOR, DIES AUS GRÜNDEN DER BERUFLICHEN DISKRETION NICHT ZU TUN.

Es nützte alles nichts: Keeps Auftritt im Zeugenstand und eine Welle der öffentlichen Empörung brachten Webster das Todesurteil ein – in den Worten des Rechts-

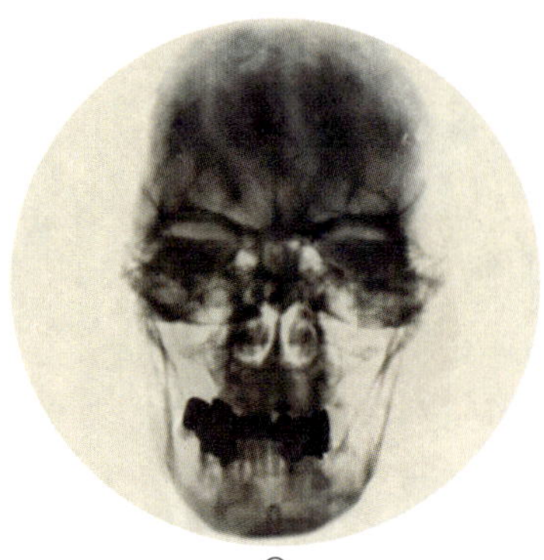

①

① und ② Eine Röntgenaufnahme von Hitlers Kopf und eine handgezeichnete Skizze seiner Zähne halfen, seine Leiche zu identifizieren und seinen Tod zu bestätigen.
③ Der Serienmörder Karl Denke beging Selbstmord, als seine kannibalischen Verbrechen aufflogen.

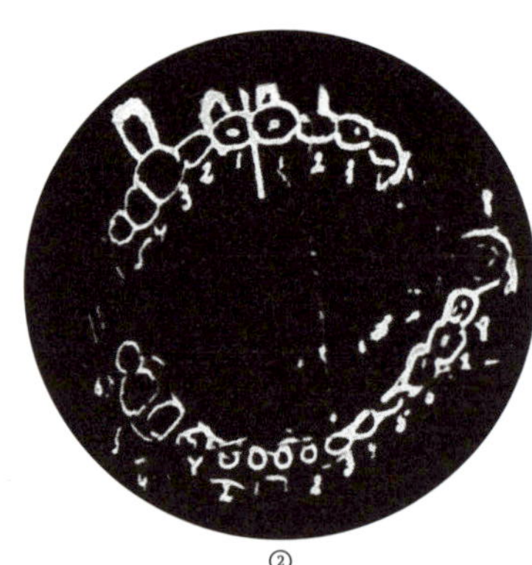

②

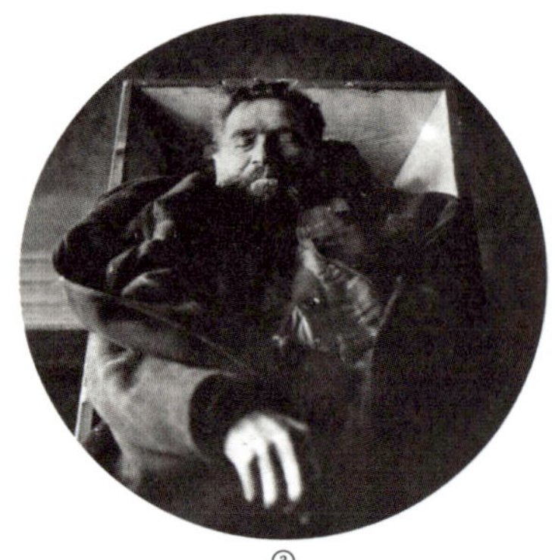

③

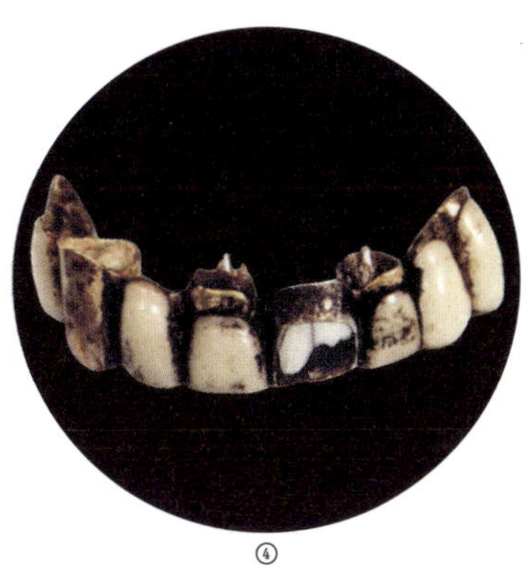

④

④ Auf Hitlers Zähnen sind zahlreiche Goldbrücken zu sehen. ⑤ Die Zeichnung von Hitlers Gebiss zeigt, welche Zähne fehlten und welche repariert worden waren. ⑥ Ein Teil von Denkes Sammlung von Zähnen, die von seinen Opfern stammen.

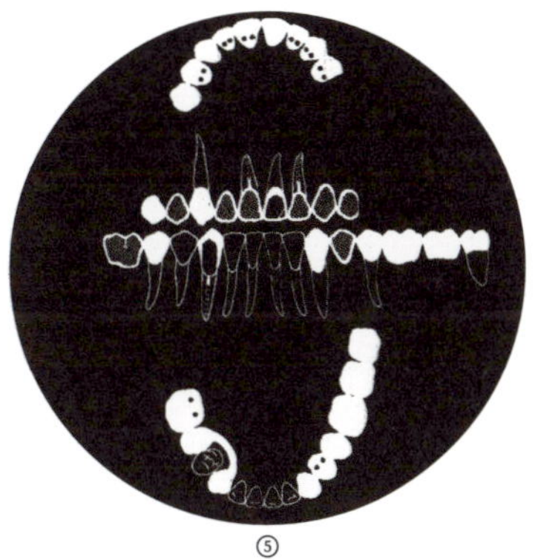

⑤

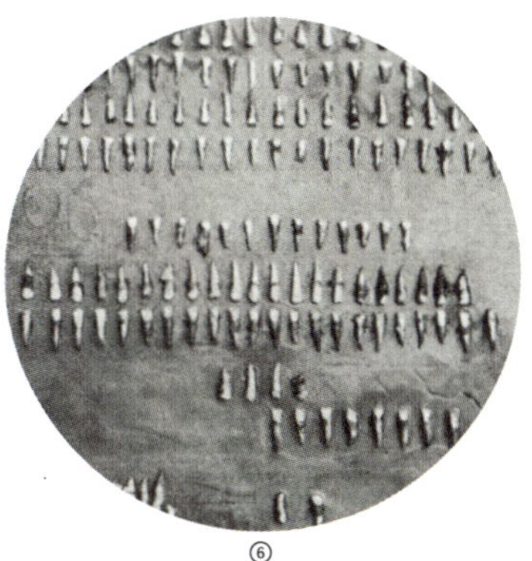

⑥

historikers Richard B. Morris „ein klassisches Beispiel dafür, wie eine Jury trotz eines unfairen Prozesses zu einem richtigen Urteil kommen kann".[1] In der Todeszelle legte Webster schließlich auch ein Schuldgeständnis ab.

Fast ein Jahrhundert später stand ein Team von russischen Militärermittlern vor ähnlichen Fragen. Nach der Eroberung Berlins im Mai 1945 berichteten Nazifunktionäre den Russen, dass Adolf Hitler und Eva Braun in den letzten Kriegstagen Selbstmord begangen hätten und ihre Leichen im Garten der Reichskanzlei verbrannt worden wären. Auf Druck von Stalin sollten die sowjetischen Agenten jedoch konkrete Beweise für den Tod Hitlers vorlegen. Hugo Blaschke, Hitlers Zahnarzt, war nach Österreich geflohen, aber sein Techniker Fritz Echtmann und seine Assistentin Käthe Heusermann wurden eingehend zu Hitlers dentaler Befindlichkeit befragt. Als ihnen ein verbrannter Kieferknochen samt Brücke mit Goldelementen gezeigt wurde, konnten sie die Prothese ihrem ehemaligen Patienten zuordnen.

Blaschke wurde vom amerikanischen Militärgeheimdienst befragt und erstellte Zeichnungen von Hitlers Gebiss sowie von den Zähnen anderer hochrangiger Nazis, die er behandelt hatte. Als 1972 im Zuge der Reparatur einer Hauptwasserleitung in Berlin ein Skelett gefunden wurde, konnten Blaschkes Zeichnungen zur Identifizierung von Hitlers Privatsekretär Martin Bormann beitragen. Glasfragmente zwischen den Zähnen deuteten darauf hin, dass Bormann Selbstmord begangen hatte, indem er eine mit Zyankali gefüllte Glaskapsel zerbissen hatte. Die dentale Beweisführung trug auch maßgeblich zur Identifizierung eines weiteren berüchtigten Naziverbrechers bei: Josef Mengele, der „Todesengel" von Auschwitz. Nach dem Krieg floh Mengele nach Brasilien, wo er unter falschem Namen lebte und 1979 an einem Herzinfarkt starb. Sechs Jahre später exhumierte ein internationales Ermittlerteam die Leiche. Ein Abgleich des Schädels mit Fotos aus Mengeles Zeit in der SS sowie die auffällige Lücke zwischen seinen Schneidezähnen lieferten den Beweis, dass es sich um das Skelett von Mengele handelte.

Im 20. Jahrhundert gelang es mittels forensischer Odontologie immer effektiver, menschliche Überreste – aus Massengräbern oder Flugzeugabstürzen – zu analysieren. Zähne sind widerstandsfähig und behalten ihre Eigenschaften auch nach Jahrzehnten unter der Erde oder im Freien bei Wind und Wetter, wenn sie nicht gerade heftigen Bränden ausgesetzt sind. Heutige Dentalaufzeichnungen und Röntgenaufnahmen liefern genug Informationen, um eine Person zu identifizieren, wenn das Gebiss vollständig erhalten ist. Als man in Argentinien unter menschlichen Überresten nach *desaparecidos* (Argentinier, die Ende der 1970er-Jahre unter der Militärjunta spurlos „verschwunden" waren) suchte, stützte man sich verstärkt auf dentale Aufzeichnungen, ebenso wie bei der Identifizierung von Skeletten US-amerikanischer Soldaten, die erst lange nach dem Vietnamkrieg gefunden worden waren. Zähne können als Beweismittel auch dazu beitragen, die Zahl der Opfer eines Verbrechens zu bestimmen, wie der grausige Fall des schlesischen Serienmörders Karl Denke demonstriert.

Anfang des 20. Jahrhunderts ermordete Denke Dutzende von Menschen, pökelte ihr Fleisch ein, verspeiste es und verkaufte es sogar als Schweinefleisch. Als es einem seiner Opfer gelang zu entkommen, wurde Denke verhaftet, erhängte sich jedoch in seiner Zelle, bevor er verhört werden konnte. Die Polizei fand in seiner Wohnung über 300 menschliche Zähne und konnte ermitteln, dass diese von mindestens 20 verschiedenen Personen stammten (letztlich betrug die Opferzahl 42).

Ob auch Bissspuren als forensische Beweise tauglich sind, hängt stark von dem Medium ab, in dem der Biss konserviert wurde. Schwellungen und Wunden können Bissspuren in Gewebe verändern, während Bissabdrücke in Lebensmitteln von Dehydratation und Verwesung bedroht sind. Diese Schwierigkeiten wurden zu entscheidenden Streitpunkten im Chamberlain-Fall in Australien. Azaria Chamberlain, die zwei Monate alte Tochter von Lindy und Michael Chamberlain, war im August 1980 in der Nähe von Ayers Rock aus dem Zelt ihrer Eltern verschwunden. Ihre Leiche wurde nie gefunden, und ihre Eltern glaubten, dass ein Dingo sie verschleppt hatte. Doch Experten kamen zu dem Schluss, dass die zerrissene Kleidung des Kindes, die man vor dem Zelt fand, eher mit einer Schere zerschnitten als von Hundezähnen zerfetzt worden sei. Die Mutter wurde des Mordes schuldig gesprochen und wanderte für mehrere Jahre hinter Gitter, bis 1988 das Urteil revidiert wurde, nachdem man weitere Kleidungsfetzen des Kindes vor einem Dingo-Bau entdeckte.

Wie der Chamberlain-Fall zeigt, geht es bei der forensischen Odontologie nicht immer um menschliche Zähne. Mikroskopisch feine Feilspuren auf den Zähnen des sogenannten Piltdown-Menschen, dessen Schädel 1912 im südenglischen Sussex gefunden worden war,

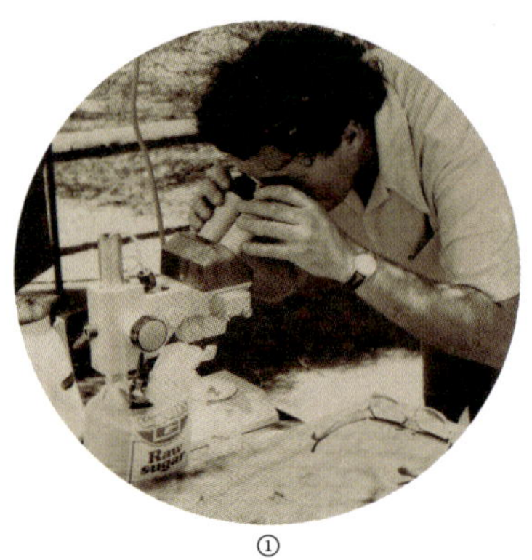

①

① Pathologen und Techniker der staatlichen Forschungsbehörde Australiens untersuchten im November 1982 Fundstücke, die in der Nähe von Ayers Rock entdeckt worden waren. Dort war das Baby Azaria Chamberlain zwei Jahre zuvor verschwunden. ② Die Kratzer auf der Backenzahnoberfläche des Piltdown-Menschen wurden absichtlich angebracht, um den Eindruck zu erwecken, es handele sich um menschliche Zähne. ③ Porträt von Zar Nikolaus II. und seiner Familie.

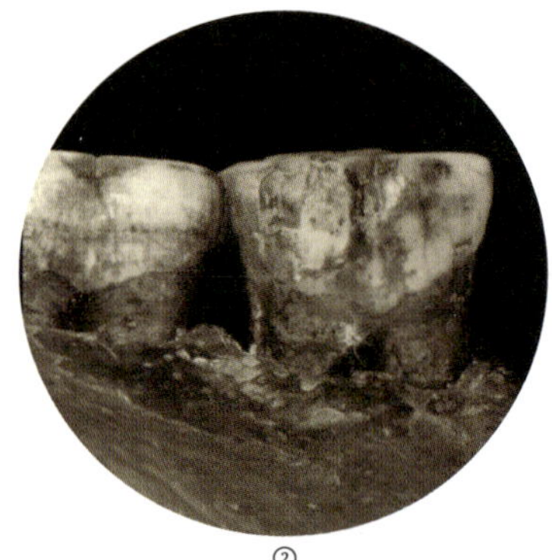

②

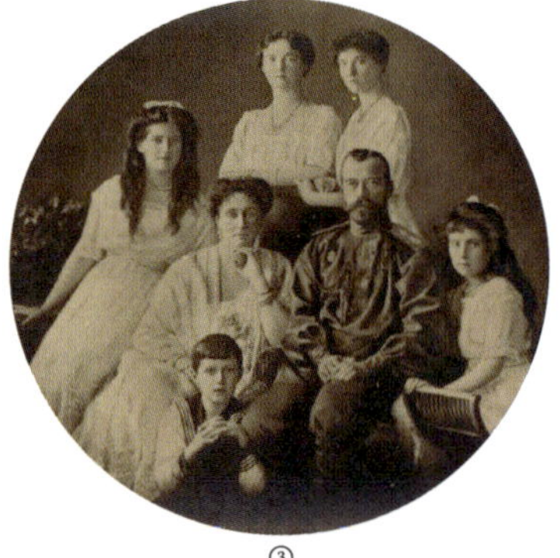

③

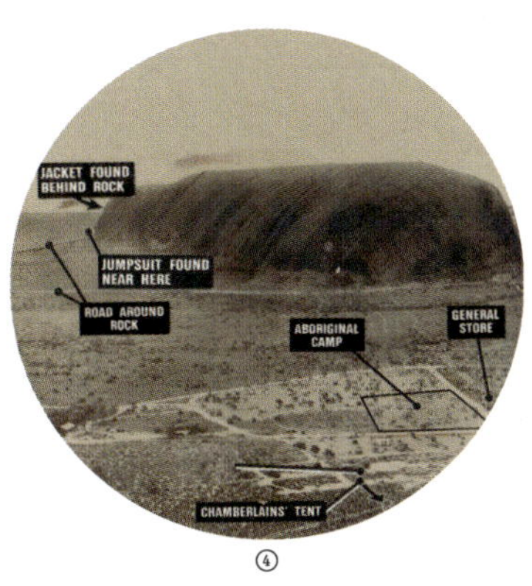

④

④ Bild von Ayers Rock und Umgebung vom Oktober 1982, inklusive des Zeltplatzes, von wo Azaria im August 1980 verschwand. ⑤ Rekonstruktion des Schädels von „Eoanthropus Dawsoni" (Piltdown-Mensch), ein vermeintlich vor 500 000 Jahren lebender Vorfahre des Menschen. ⑥ Die Schädel der Zarenfamilie wurden 1991 in der Porosenkow-Schlucht nahe Jekaterinburg gefunden.

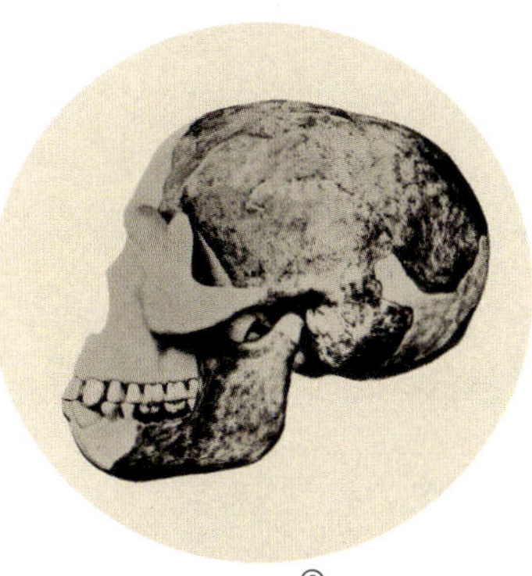

⑤

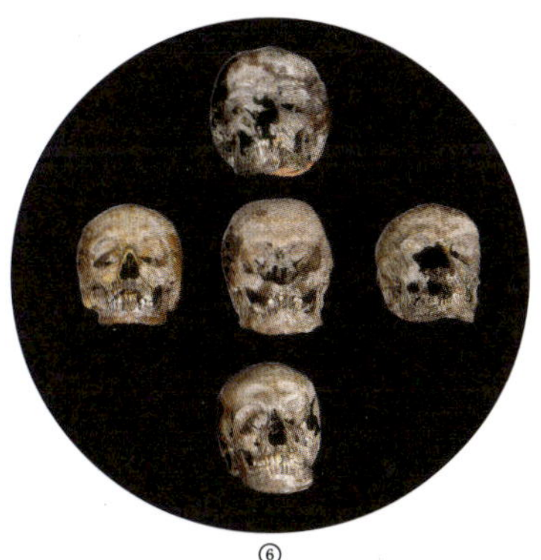

⑥

erbrachten den Beweis, dass es sich bei dem Ausgrabungsfund nicht um ein uraltes hominides Fossil, sondern um eine dreiste Fälschung handelte. In einem anderen Fall in den späten 1940ern wurde gegen John George Haigh ermittelt, der mindestens sechs Menschen in London und Umgebung ermordet und ihre Leichen in Schwefelsäure aufgelöst hatte. Sogar nachdem er seine Taten gestanden hatte, glaubte Haigh, dass er nicht angeklagt werden könne: „Wie kann man einen Mord nachweisen, wenn es keine Leiche gibt?"[2] Der Gerichtsmediziner Keith Simpson war anderer Meinung. Von Haighs letztem Opfer Olive Durand-Deacon schien nur etwas säurehaltiger Schleim übrig geblieben zu sein, der auf dem Boden vor Haighs Werkstatt verschmiert war. Nach einer akribischen Durchsuchung spürte Simpson jedoch auch Gallensteine, Knochenfragmente und – am wichtigsten – ein vollständiges Kunststoffgebiss auf. Durand-Deacons Zahnarzt bestätigte, dass er die Prothese für seine Patientin angefertigt hatte, und Haigh endete am Galgen.

Die forensische Odontologie ist in Gerichtsverfahren inzwischen alltägliche Praxis, und bei einigen der berühmtesten Fällen wurden mit dentalen Beweismitteln historische Rätsel gelöst. So wurde zum Beispiel im 20. Jahrhundert lange über das genaue Schicksal der Zarenfamilie spekuliert, die im Juli 1918 in Jekaterinburg von Revolutionären ermordet wurde. 1979 entdeckte man vor der Stadt ein Massengrab, das allerdings erst 1991 geöffnet wurde. Ein Team von amerikanischen Forensikern gab eine vorläufige Einschätzung der vorgefundenen Überreste ab, bei der dentale Beweise eine zentrale Rolle spielten. Der Schädel der Zarin enthielt immer noch eine kostbare Ansammlung von Gold- und Platinkronen, während ihre Zofe Anna eine billige Goldbrücke trug. Zar Nikolaus selbst jedoch besaß sehr schlechte Zähne. Der letzte russische Zar hatte, wie es scheint, einen wahren Horror vor Zahnärzten.

① Richard B. Morris, *Fair Trial: Fourteen Who Stood Accused*, Alfred A. Knopf, 1952, S. 156.
② Keith Simpson, *Forty years of Murder*, Harrap, 1980, S. 196.

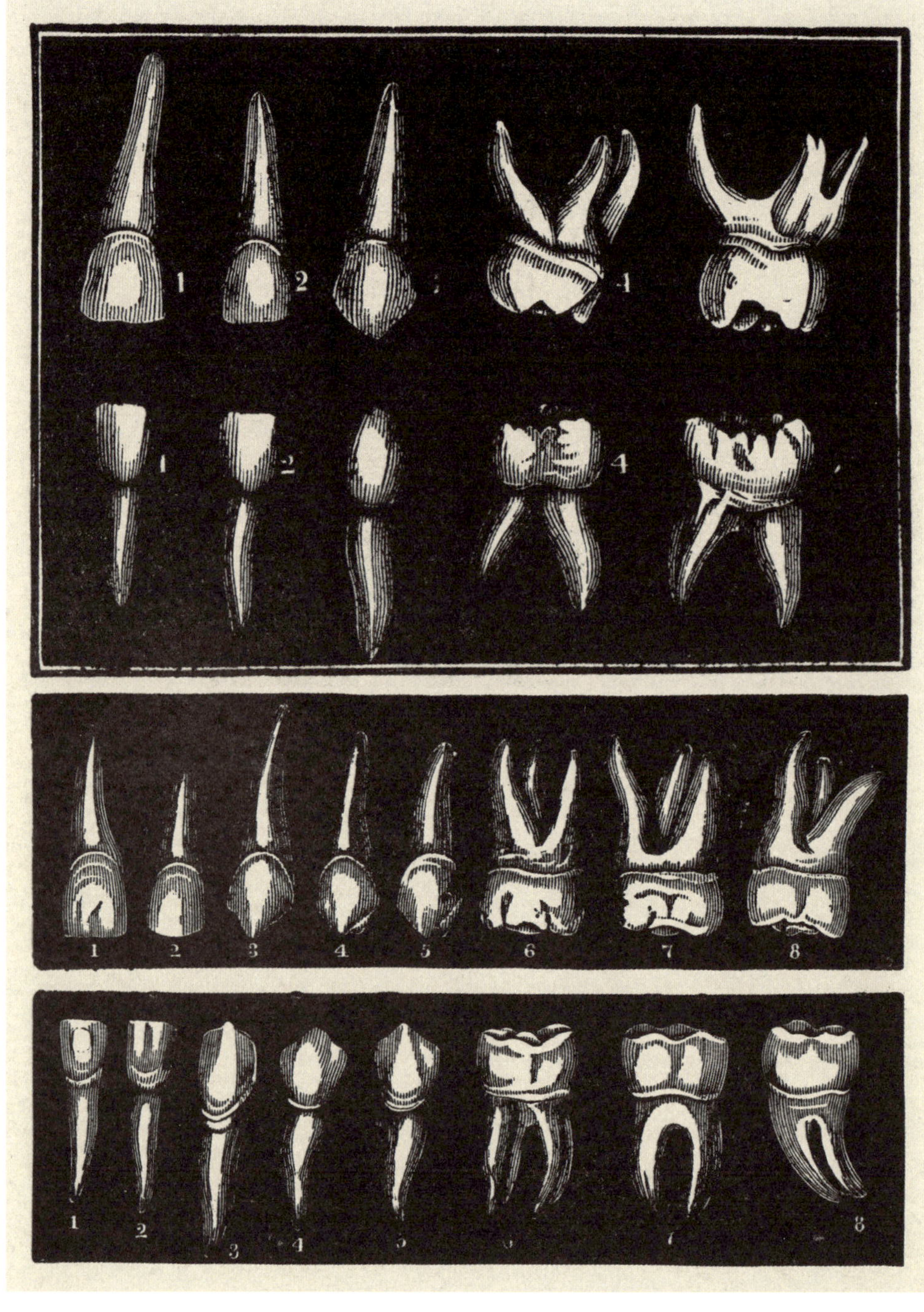

Seiten aus *The Teeth in Health and Disease* (1902) von George Read Matland.
OBEN | Illustrationen der Milchzähne des linken Ober- und Unterkiefers (oben) und der zweiten Zähne des linken Ober- und Unterkiefers (Mitte und unten).

GEGENÜBER | Progression des Verfalls der Zähne im Oberkiefer im Alter von fünf bis 19 Jahren (oben); Zahnstein und Abnutzung des Zahnschmelzes (Mitte); schiefe Zähne vor und nach der Behandlung (unten).

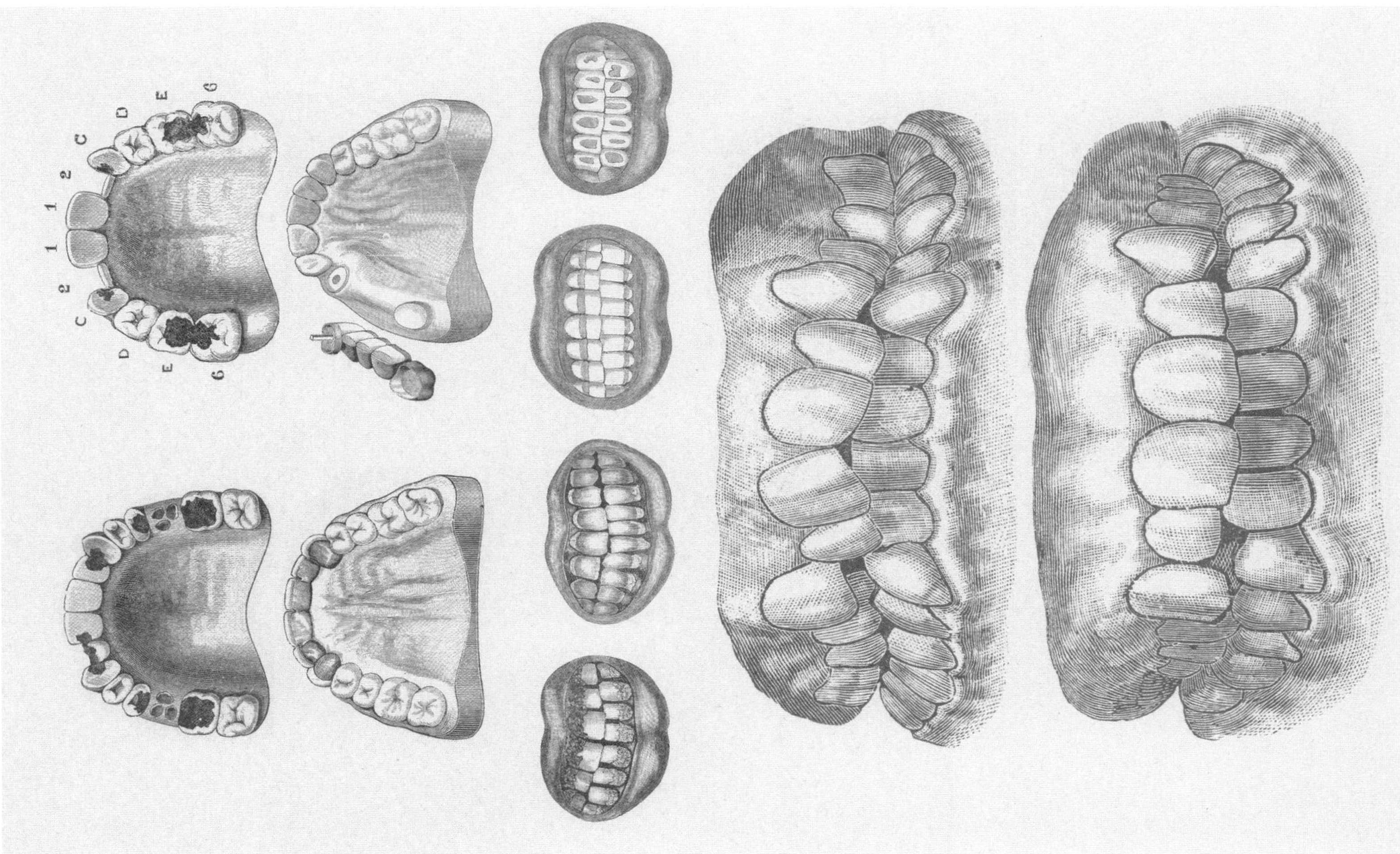
2 1 1 2
C C
D D
E E
6 6

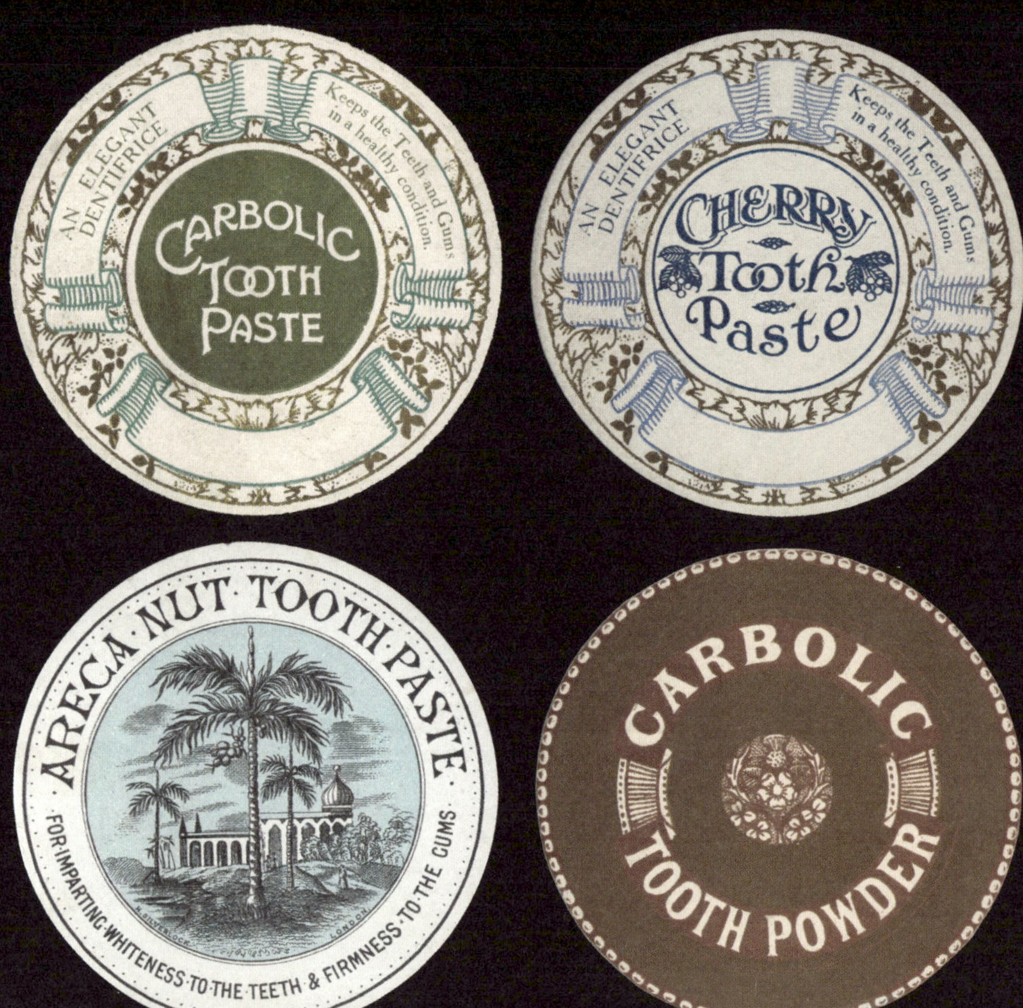

OBEN | Diese Zahnpasten mit Zusatz von Karbolsäure, Kirschen und Betelnüssen versprachen einen gesunden Mund mit weißen Zähnen und festem Zahnfleisch. Viele Apotheker stellten ihre eigenen Pasten her. Diese Etiketten stammen aus den Jahren 1895 bis 1915.

GEGENÜBER | Zwei Etiketten von J. B. L. (um 1890–1910). Eines zierte eine antiseptische Mundspülung (oben), das andere eine „Perfekt Pearl"-Zahnpasta, die verspricht, die Zähne zu reinigen sowie Zähne und Zahnfleisch zu erhalten. The Floral Dentifrice (um 1890–1910) von D. R. Harris & Co. hat denselben Anspruch. Eine gummierte Reklamemarke (1890–1910) behauptet, dass durch die Hygiodont-Zahnpasta von Calerara & Bankmann die Zähne weiß wie Perlen werden.

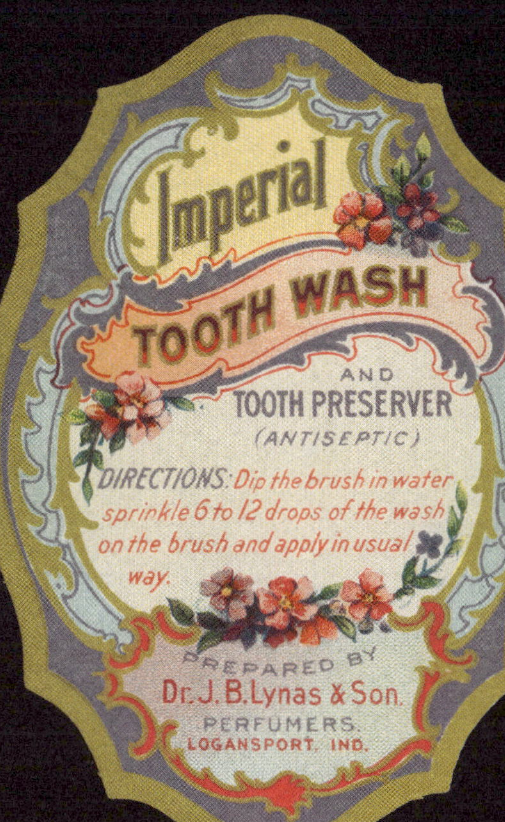

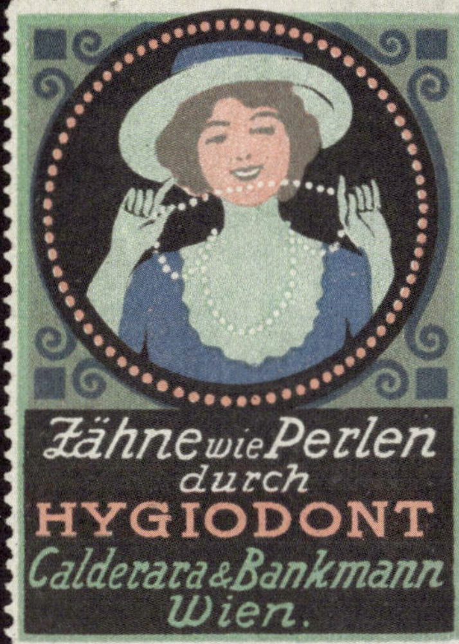

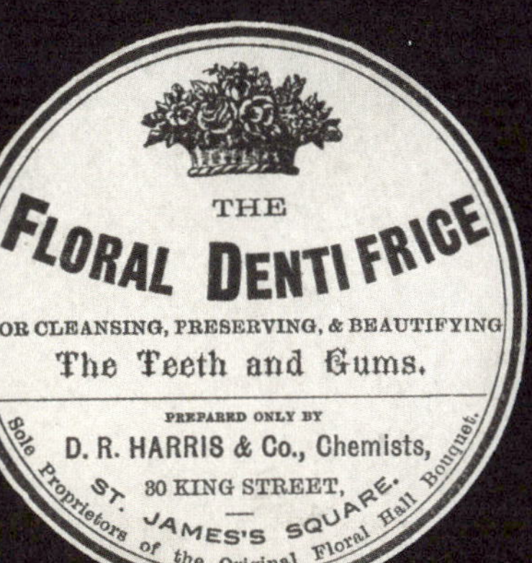

J.B.L.
PERFECT
PEARL
TOOTH
PASTE

A DELIGHTFUL ANTISEPTIC TOOTH PASTE FOR CLEANING AND PRESERVING THE TEETH AND GUMS.
CONTENTS 2 OUNCES
DR. J. B. LYNAS & SON
PERFUMERS
Logansport, Ind.

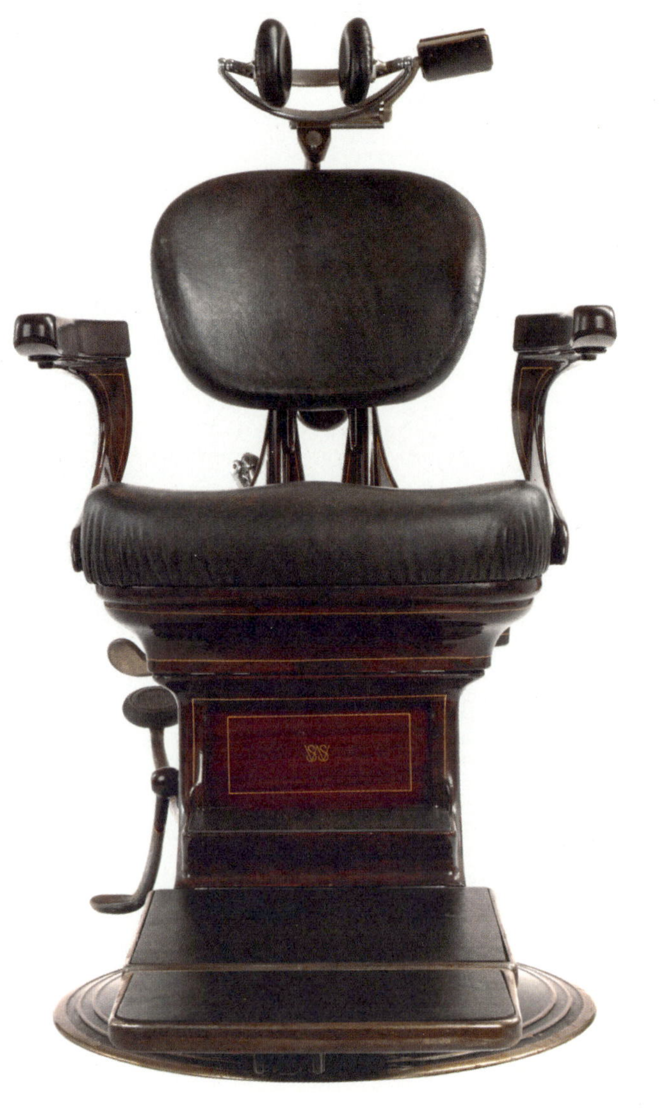

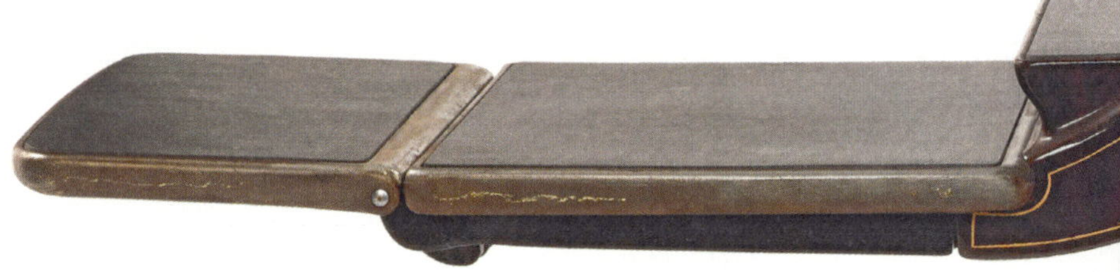

OBEN UND GEGENÜBER | Dieser als „Diamond 2" bekannte hydraulische Behandlungsstuhl (1925–1935) war der erste mit ergonomisch geformtem Sitz. Er wurde von der S. S. White Dental Manufacturing Company in Philadelphia produziert und konnte leichter eingestellt werden als die alten Stühle aus Holz, die noch mit einer mechanischen Kurbel verstellt wurden.

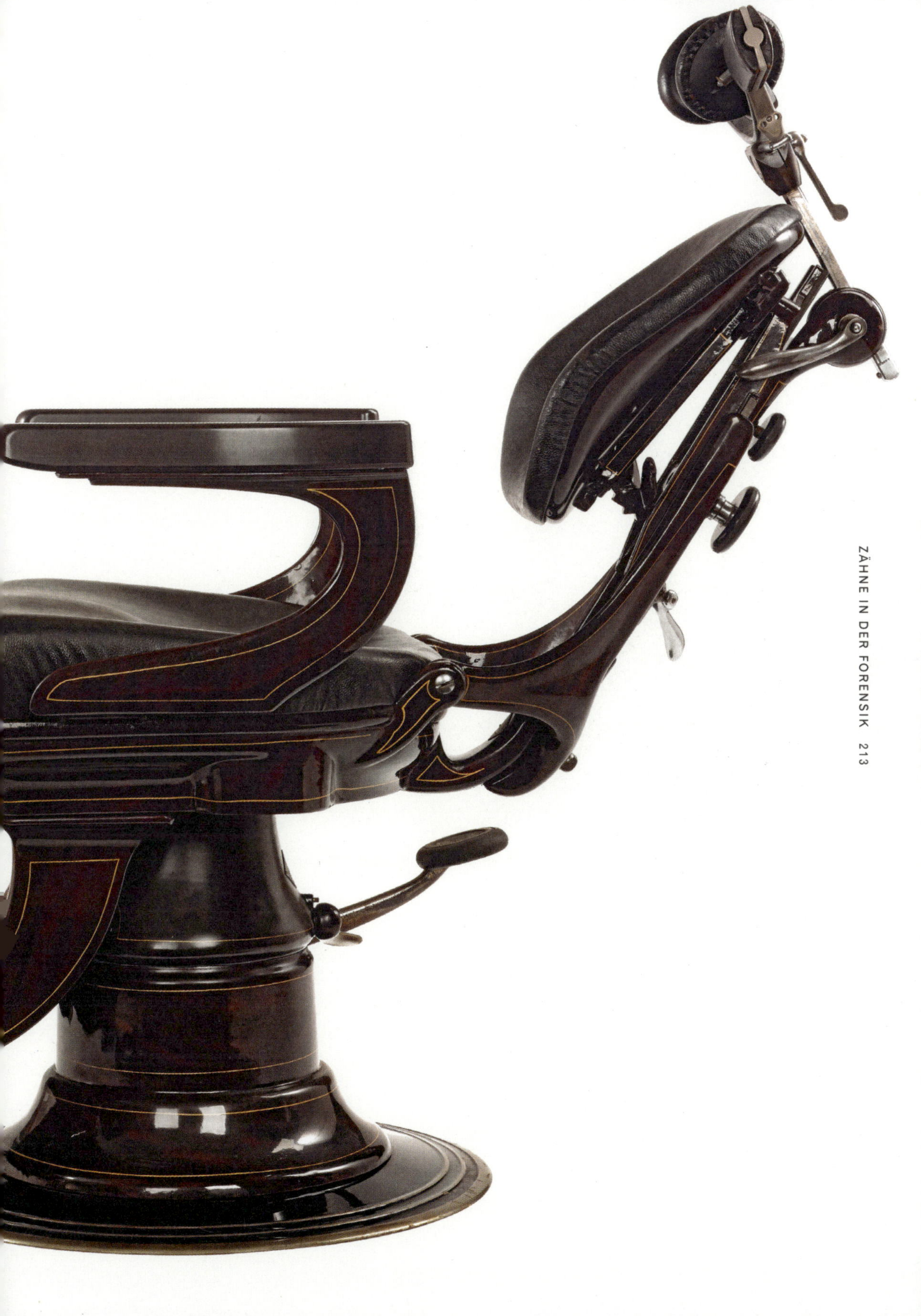

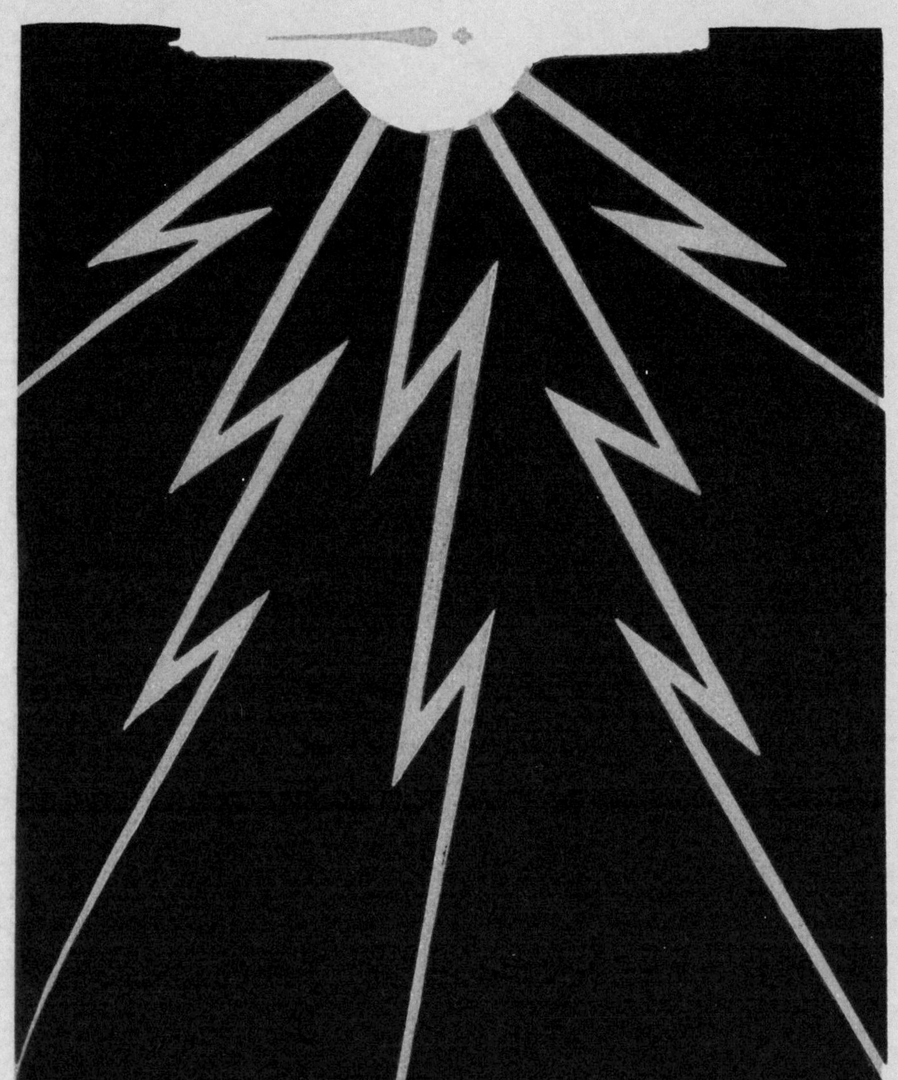
RADIOL
CHEMICALS FOR
X-RAY WORK
Folder 70.

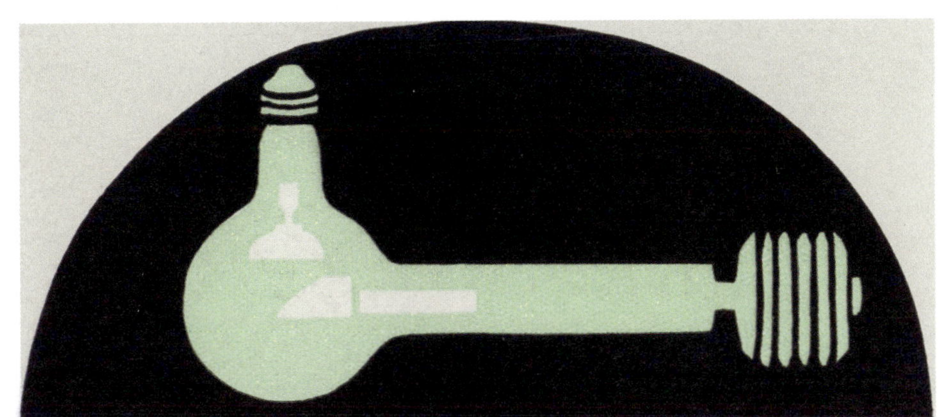

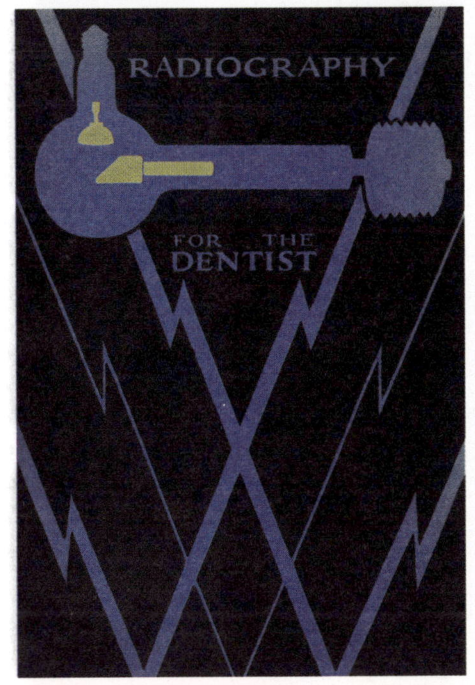
RADIOGRAPHY
FOR THE
DENTIST

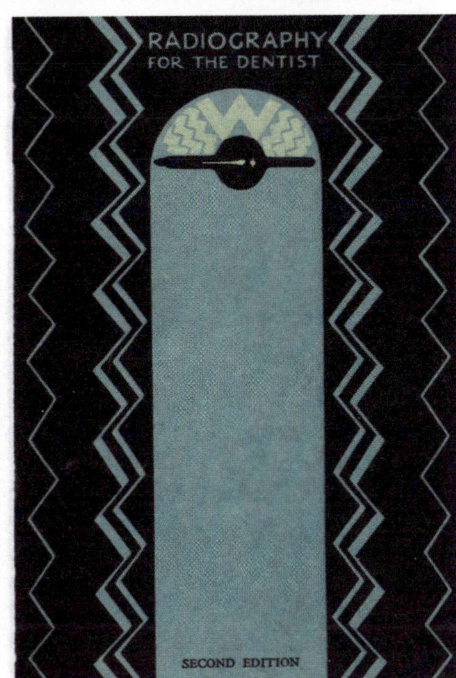
RADIOGRAPHY
FOR THE DENTIST
SECOND EDITION

SAFETY
FIRST

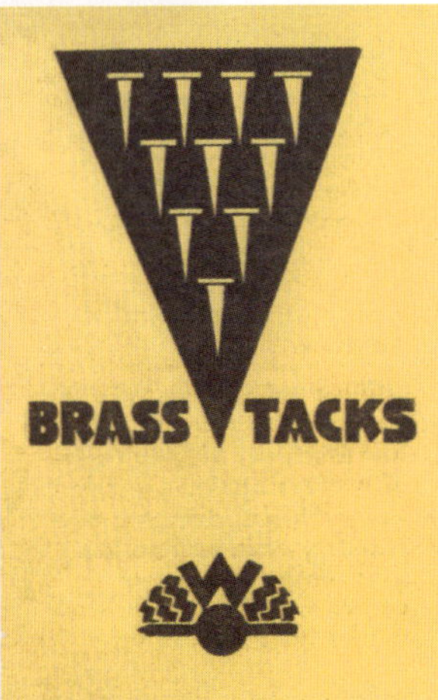
BRASS TACKS

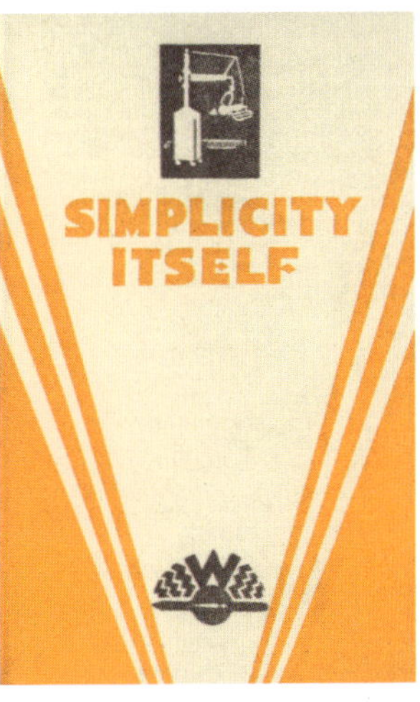
SIMPLICITY
ITSELF

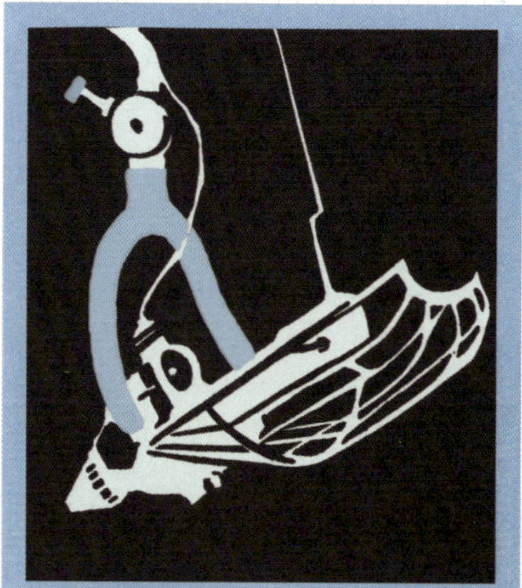

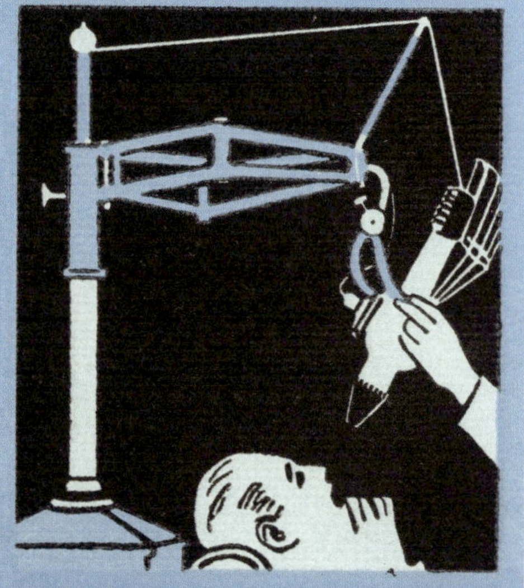

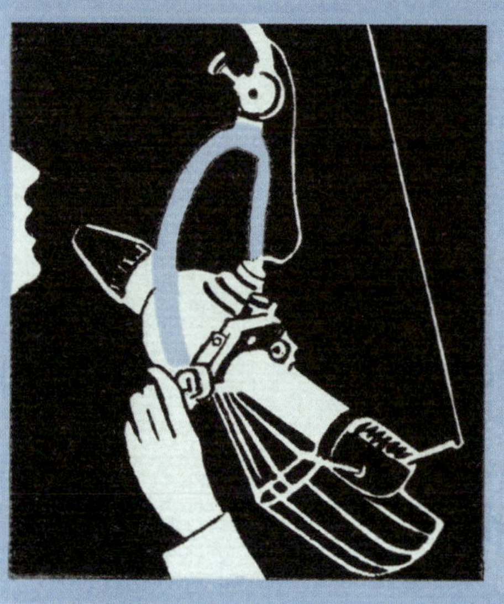

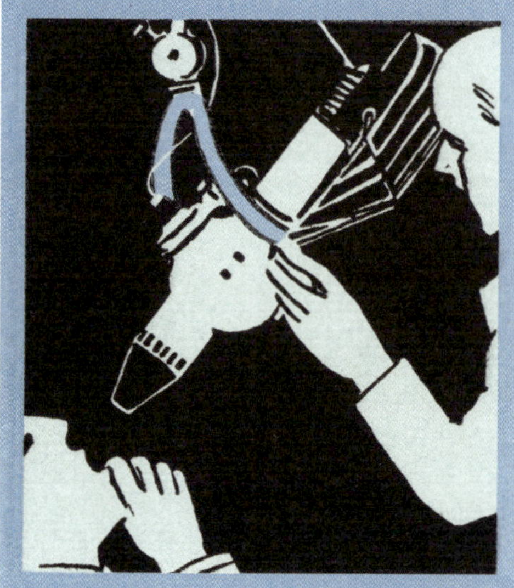

SEITE 214–215 UND OBEN | Vom Art déco inspirierte Katalogumschläge, Werbetafeln und Illustrationen des britischen Herstellers für Dentalzubehör Watson & Sons (1924–1929). Die Firma war auf Röntgenapparate und Chemikalien spezialisiert. Die Illustrationen ergänzen Beschreibungen für die Anwendung von Röntgenstrahlen in der Zahnmedizin.

GEGENÜBER | Das Model A von Ritter – eine innovative dentale Röntgenapparatur mit ausfahrbarem und voll schwenkbarem Arm – wurde 1920 eingeführt. Das optimierte Design machte es zum effizientesten diagnostischen Gerät der damaligen Zeit.

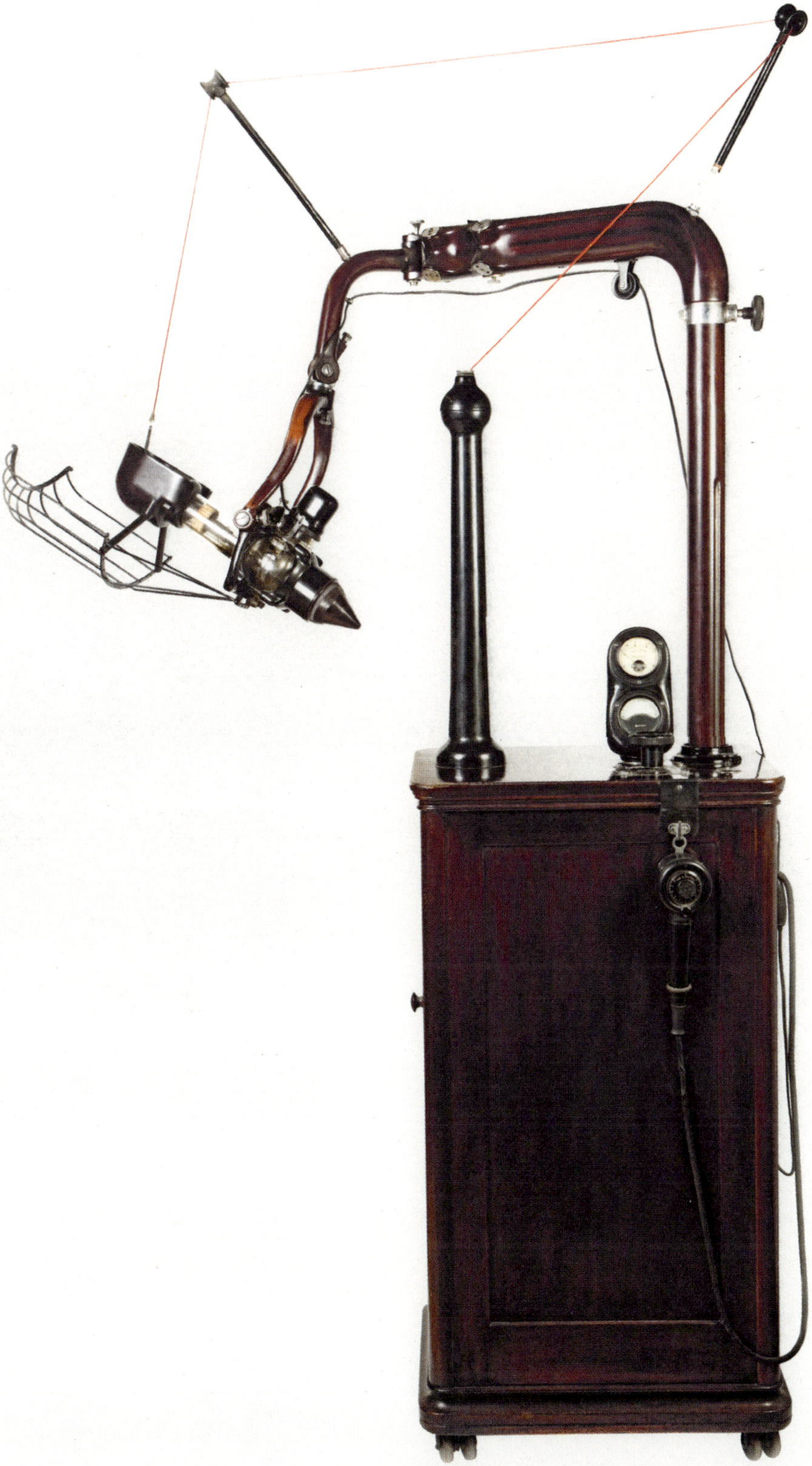

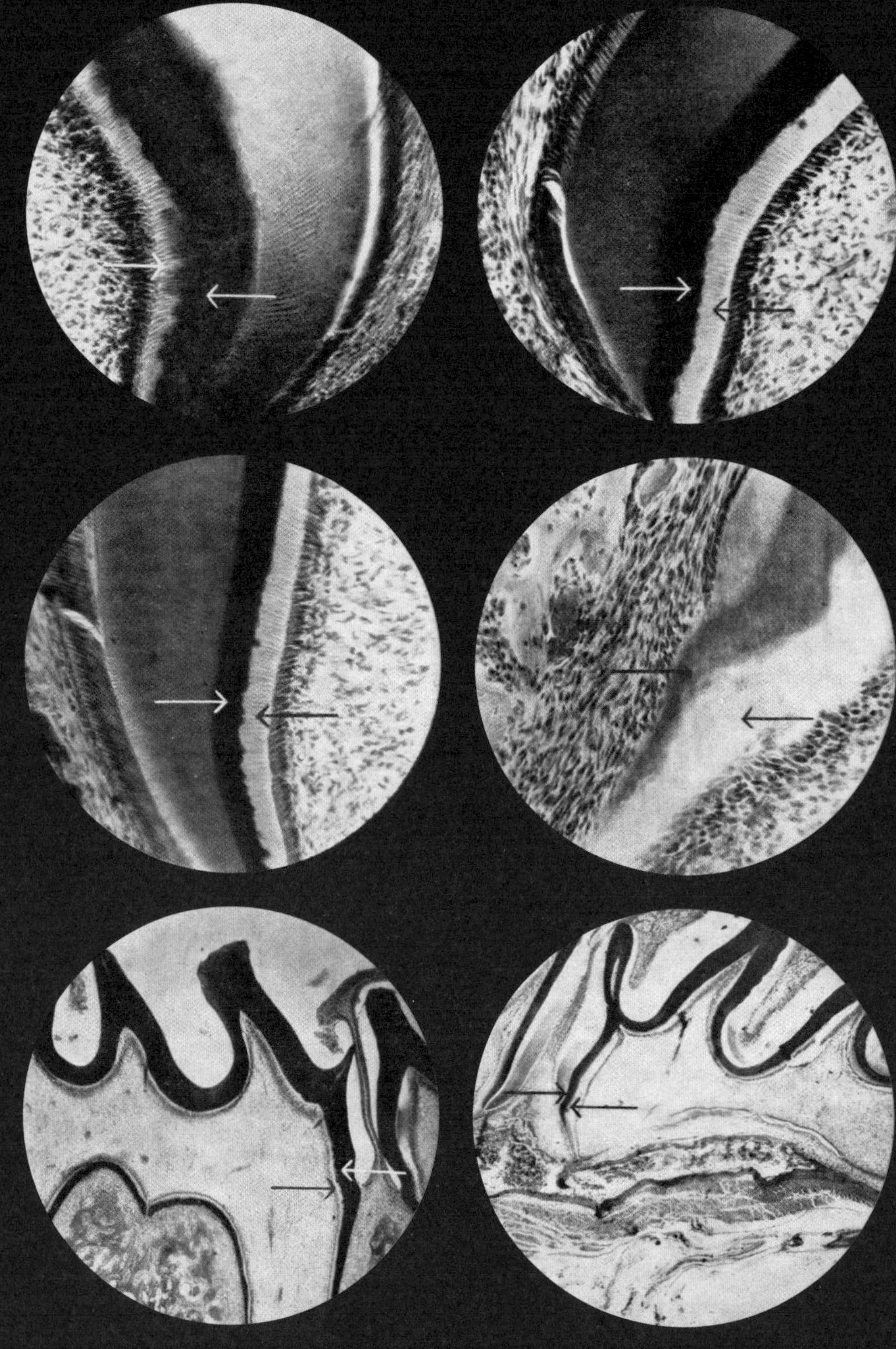

OBEN | Mikrofotografie der Backenzähne einer Ratte. Aus *Experimental Studies on the Physiological and the Pathological Chemistry of the Teeth* (1926) von Guttorm Toverud.

GEGENÜBER | Röntgenaufnahmen zeigen die Extraktion eines Weisheitszahns und eines Backenzahns. Aus *Petite chirurgie de la bouche* (1974) von Marcel Parant.

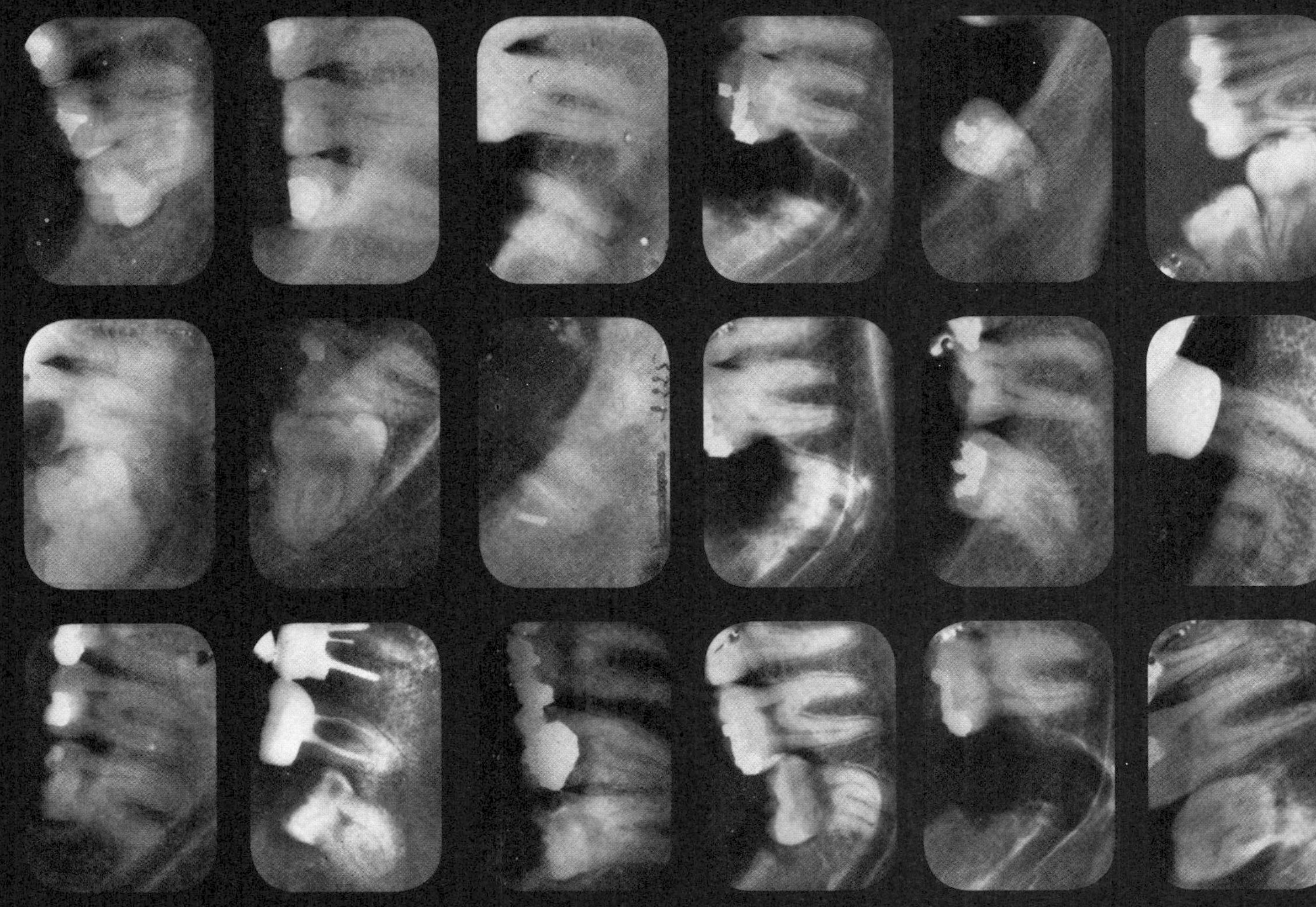

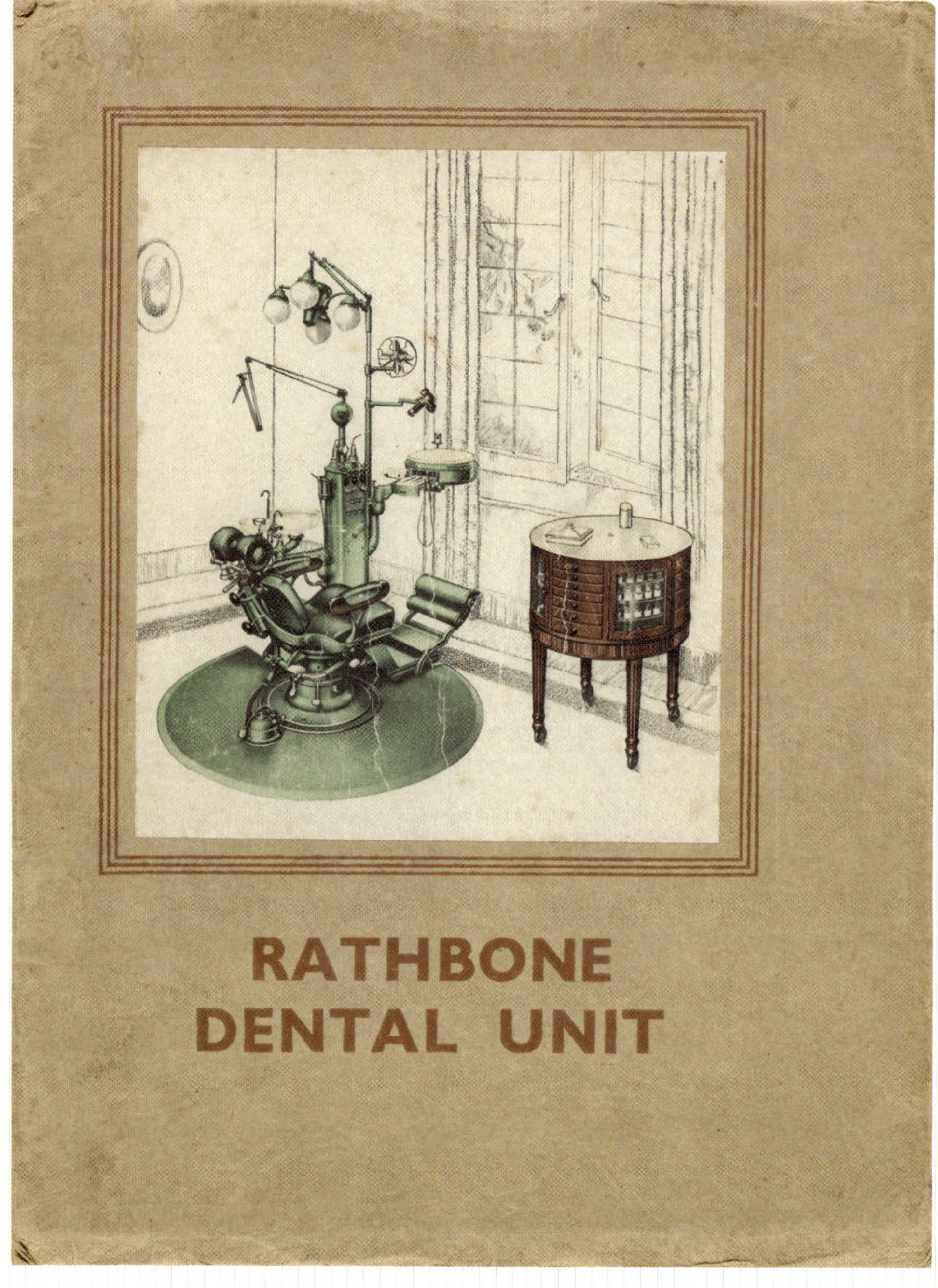

OBEN UND GEGENÜBER | Titelblatt des Katalogs und Illustrationen von vier Modellen der Rathbone-Behandlungseinheit (1933). Zu diesem Set gehörte ein (elektrisch angetriebener) Bohrer, ein Spuckbecken mit Wasserspülung, ein Instrumentenfach, Besteckablagen und schwenkbare Beleuchtung.

In der Anleitung heißt es: „Die Rathbone-Einheit erzeugt eine Atmosphäre wissenschaftlicher Effizienz und Modernität gepaart mit Würde. Sie erweckt das Interesse des Patienten, flößt ihm neuen Respekt für die Zahnmedizin ein und lässt ihn die Behandlung, der er sich gerade unterzieht, verstärkt würdigen."

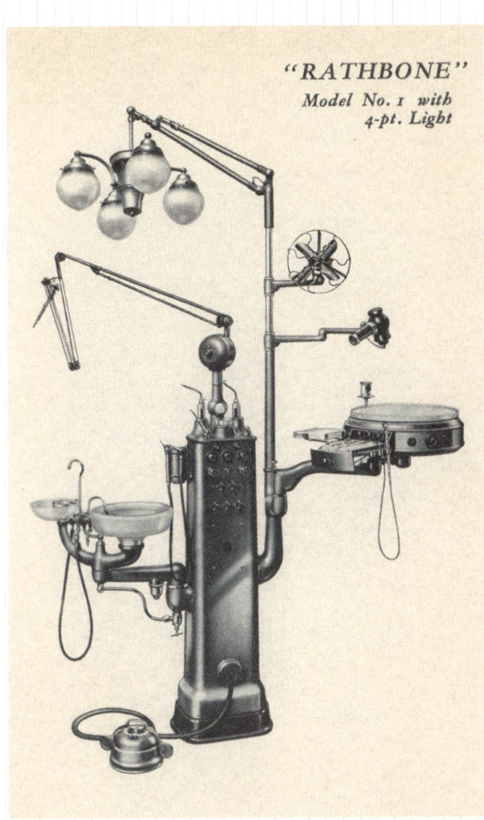
"RATHBONE"
Model No. 1 with
4-pt. Light

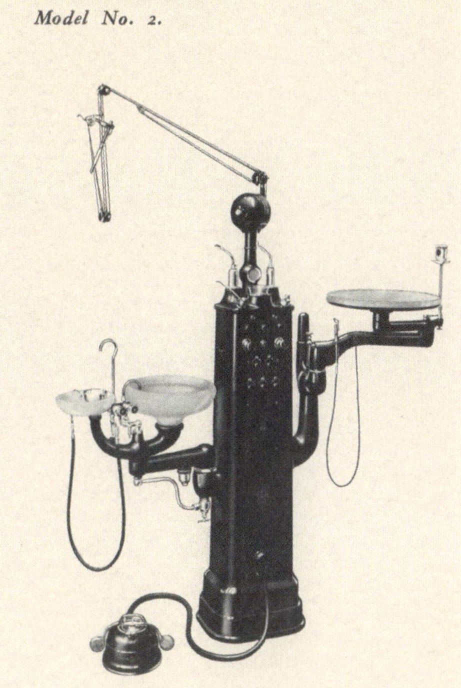
"RATHBONE"
Model No. 2.

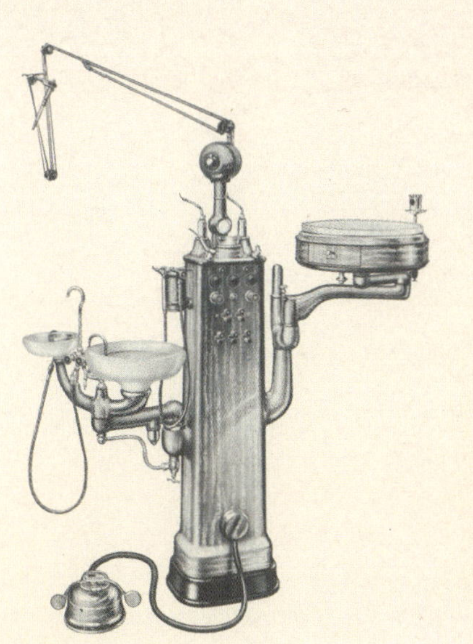
"RATHBONE"
Model No. 3.

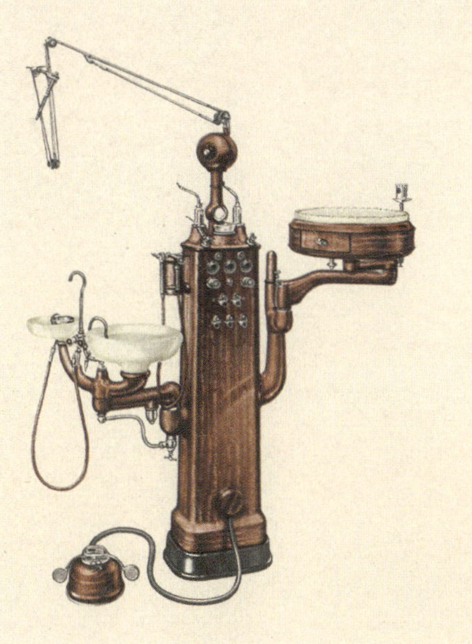
"RATHBONE"
Model No. 3 in Mahogany

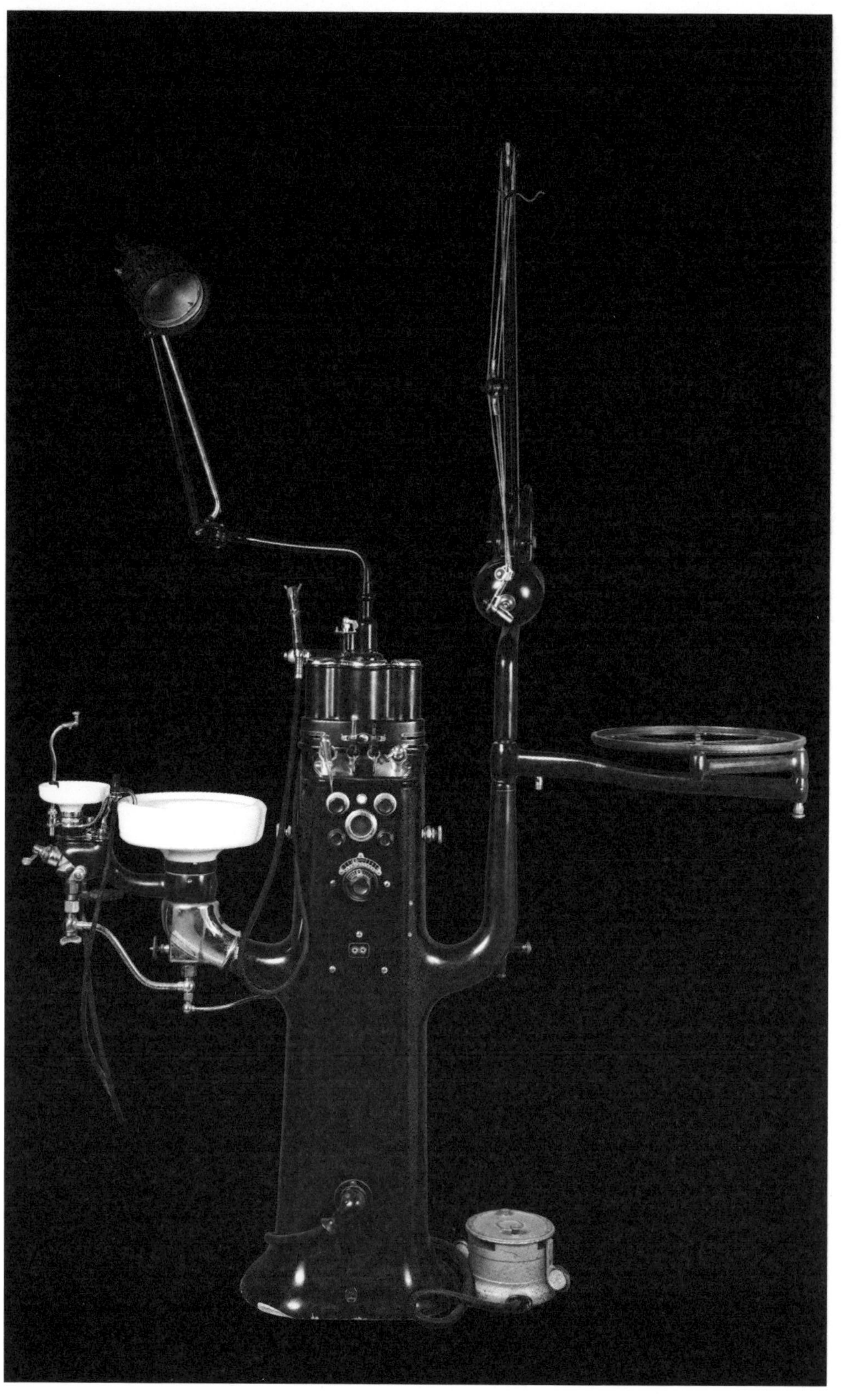

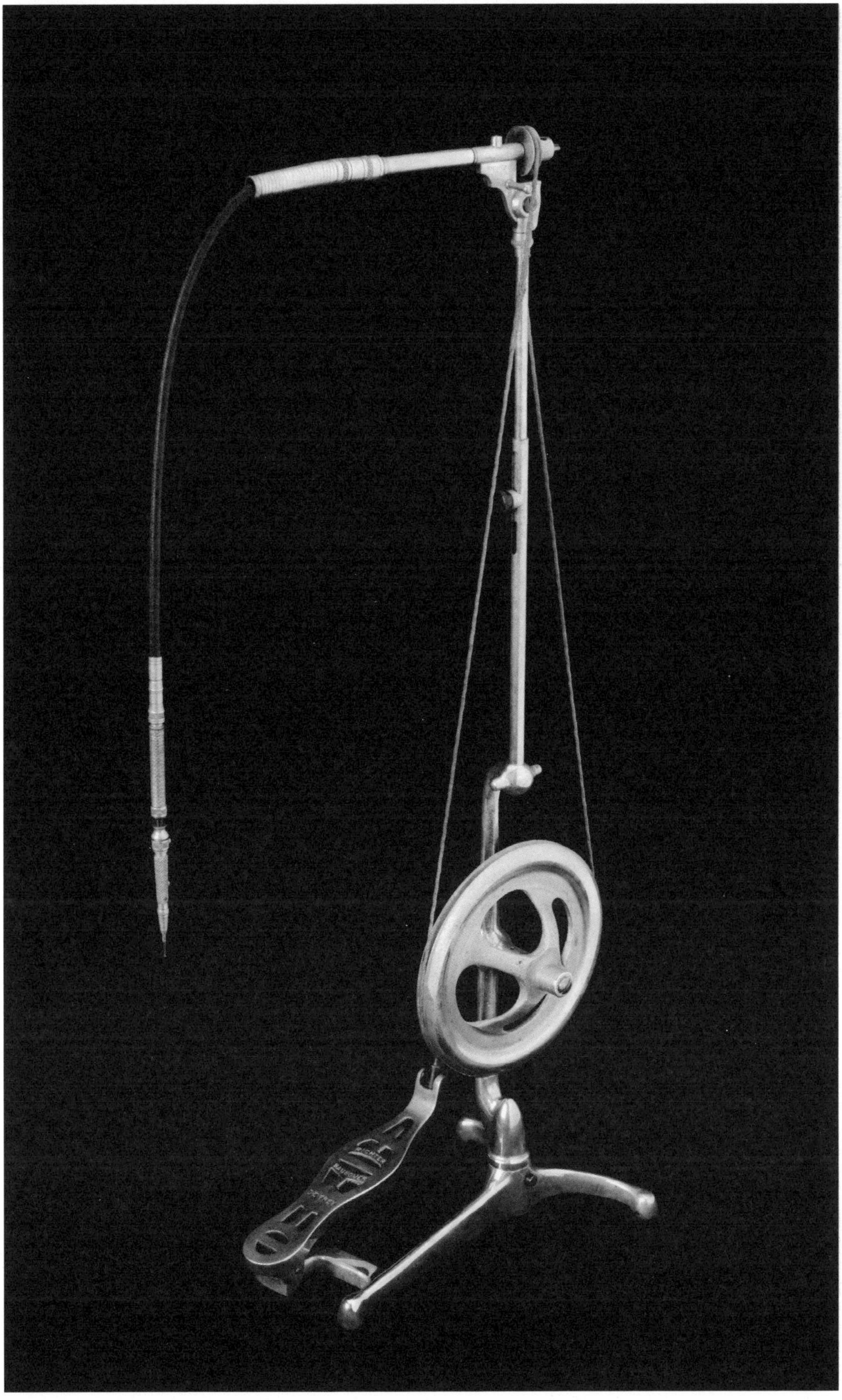

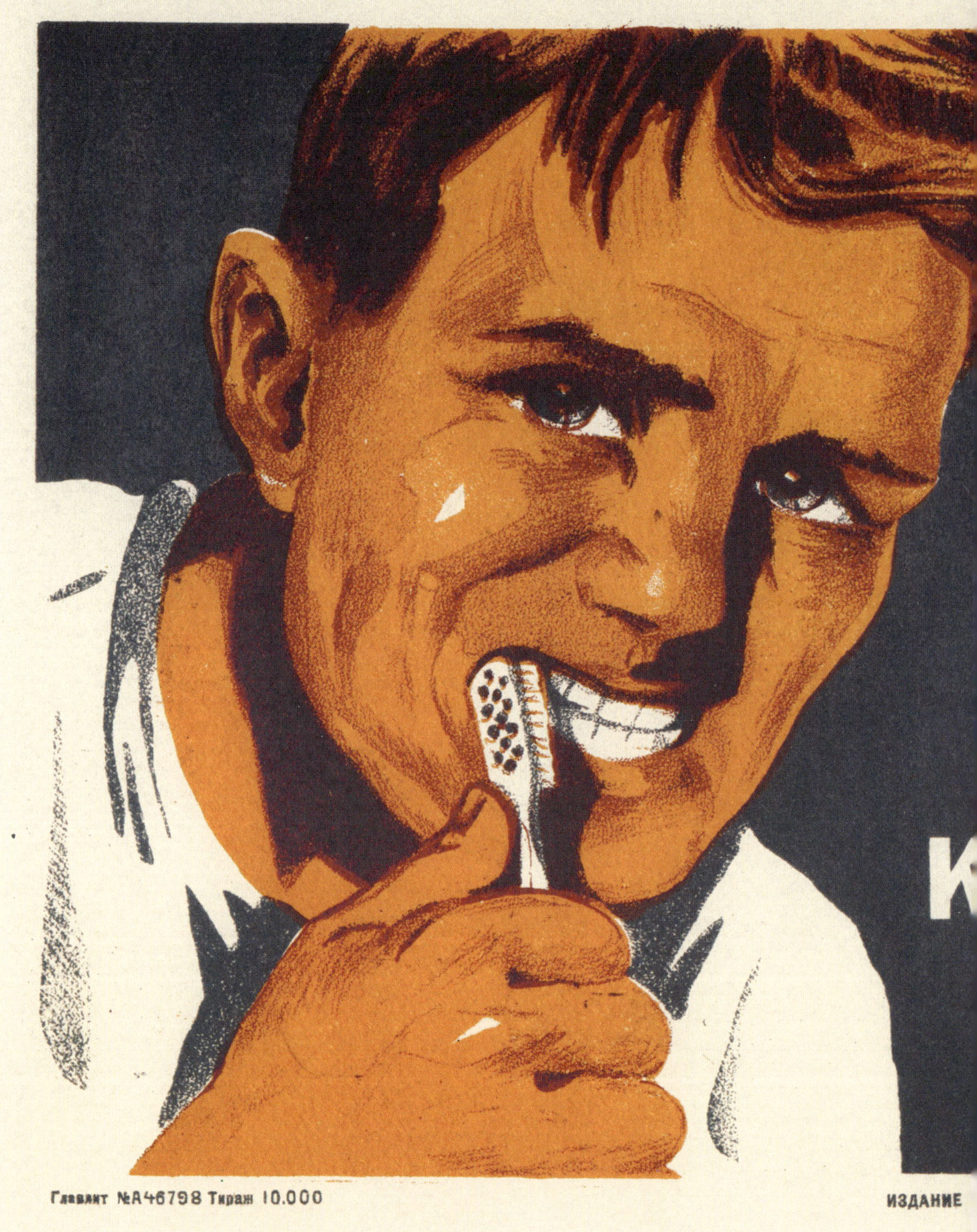

SEITE 222 | Die Behandlungseinheit von Ritter mit einem Kabelbohrer, einer Lampe und einem Spuckbecken (um 1930).
SEITE 223 | Mit Fußpedal zu bedienender Bohrer aus Deutschland.

OBEN | Dieses sowjetische Propagandaplakat (Moskau 1926–1929) forderte Arbeiter dazu auf, sich die Zähne mit Sorgfalt und Kraft zu putzen. Der Text lautet: „Sei gründlich. Sei nicht faul. Reinige deine Zähne – täglich.“

БУДЬ АККУРАТЕН,
ЗАБУДЬ ЛЕНЬ,
ЧИСТЬ ЗУБЫ
АЖДЫЙ ДЕНЬ

ИЗДАТ. 12 лит. „Раб. Дело“. Мосполиграф. Москва.

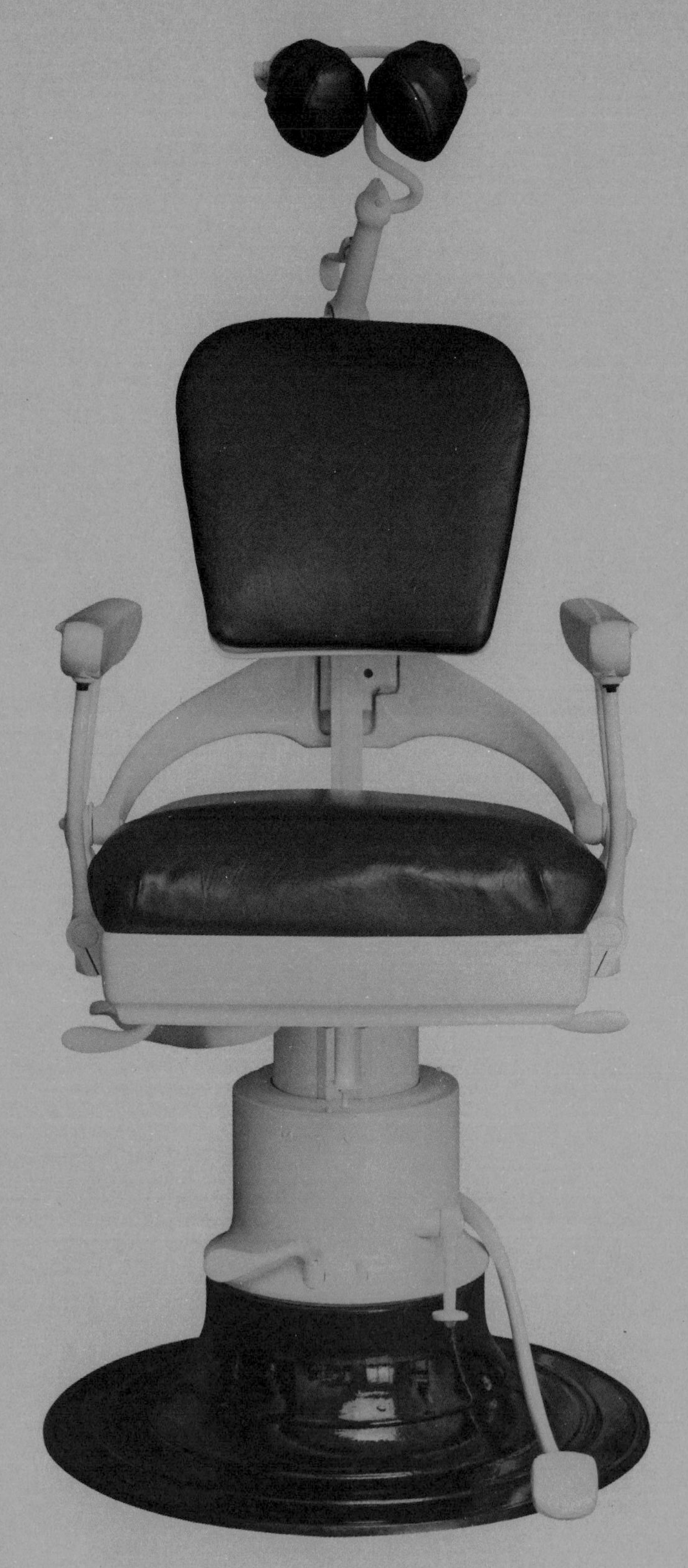

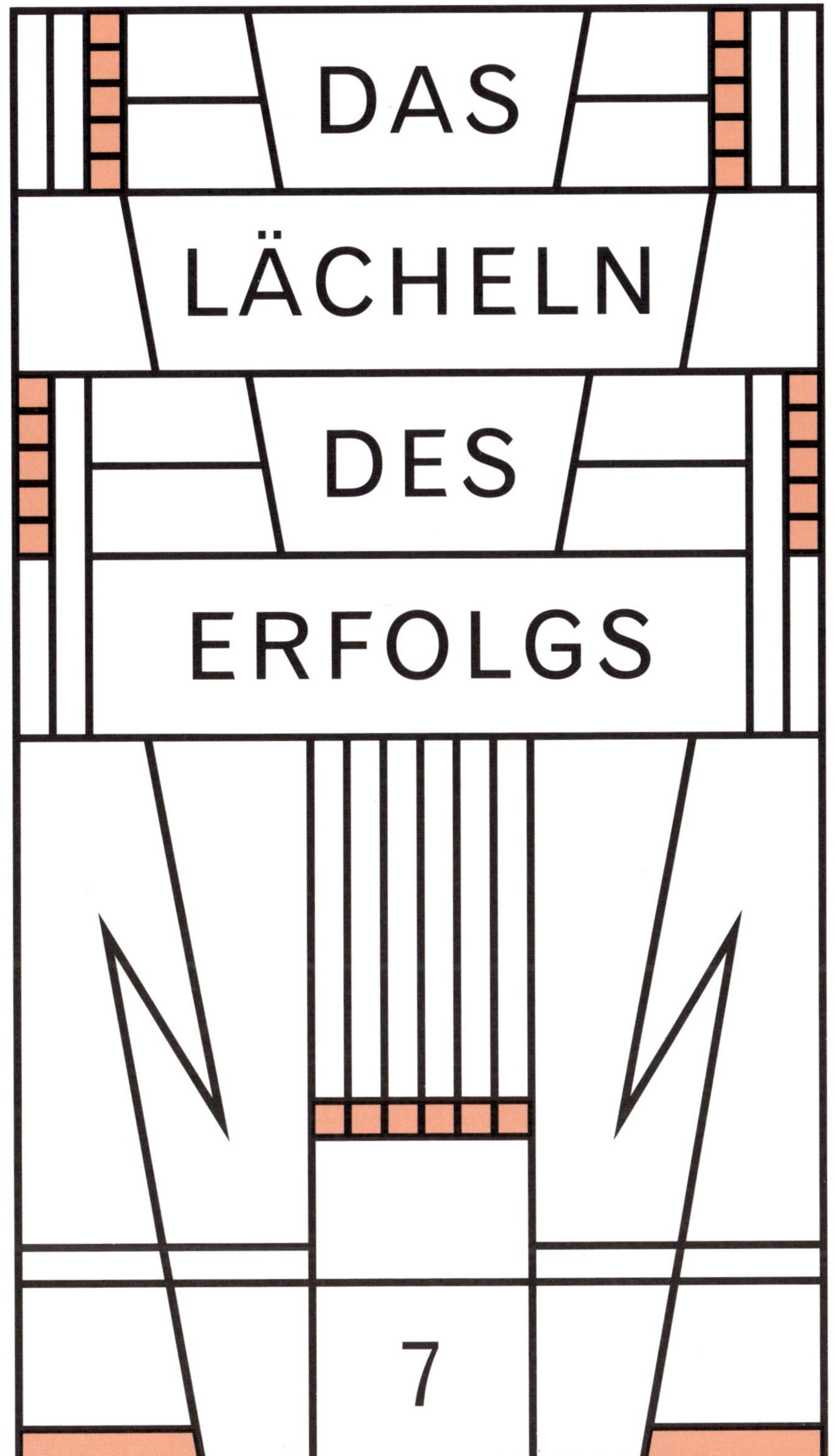
DAS
LÄCHELN
DES
ERFOLGS
7

MANCH EIN WIDERSPENSTIGES KIND WIRD ZULASSEN, DASS IHM EIN LOCKERER ZAHN ENTFERNT WIRD, WENN ES VON DER ZAHNFEE WEISS. WENN DAS KIND DEN KLEINEN ZAHN BEIM SCHLAFENGEHEN UNTER SEIN KISSEN LEGT, WIRD DIE ZAHNFEE NACHTS KOMMEN UND IHN WEGNEHMEN UND STATTDESSEN EIN KLEINES GESCHENK HINTERLEGEN.

Eltern fanden wohl immer schon Mittel und Wege, um ihre Kinder beim Verlust der Milchzähne zu trösten, doch diese Kolumne mit „Haushaltstipps" aus der *Chicago Daily Tribune* vom 27. September 1908 scheint der erste gedruckte Verweis auf die Zahnfee zu sein. Weitere Verbreitung erfuhr die erfreuliche Figur durch ein von Esther Watkins Arnold 1927 geschriebenes Theaterstück für Kinder in drei Akten. Seitdem wird die Zahnfee, ähnlich wie Tinkerbell aus *Peter Pan*, als winzige Frau mit Schmetterlingsflügeln dargestellt und im 21. Jahrhundert auf Websites, in Social Media und Gesundheitskampagnen als Sprachrohr eingesetzt.

Die potenteste Erfindung der Zahnmedizin im 20. Jahrhundert war allerdings keine freundliche Märchenfigur, sondern das Lächeln des Erfolgs – perfektioniert, teuer, vorgeblich natürlich und in Wahrheit zutiefst unnatürlich. Es wurzelte zwar in der Arbeit der *dentistes*, doch diese moderne Version des *bouche orneé* entwickelte sich erst in der von Bildern überfluteten, von den USA dominierten zweiten Hälfte des 20. Jahrhunderts zum wahrhaft globalen Mythos. So wie die *dentistes* propagiert hatten, dass man sie kontraintuitiv auch dann aufsuchen solle, wenn man keine akuten Schmerzen hatte, so postulierten die Zahnärzte im 20. Jahrhundert, dass regelmäßige Besuche beim Zahnarzt der individuellen sowie der Volksgesundheit dienten. Ganze Teams aus Assistenten, Hygienespezialisten, Technikern und Therapeuten arbeiteten mit den Zahnärzten zusammen und fingen an, die Versprechungen zu erfüllen, die die Zahnheilkunde bereits seit über drei Jahrhunderten machte. Der imperiale Aufstieg des Erfolgslächelns war nicht nur die Folge staatlicher Gesundheitsfürsorge und neuer Technologien, sondern spiegelte auch den wachsenden Einfluss der visuellen Medien und den Kampf um politische Dominanz im Kalten Krieg.

Anfang des 20. Jahrhunderts widmeten sich europäische und amerikanische Wohlfahrtsprogramme verstärkt der Gesundheit von Kindern, um die nächste

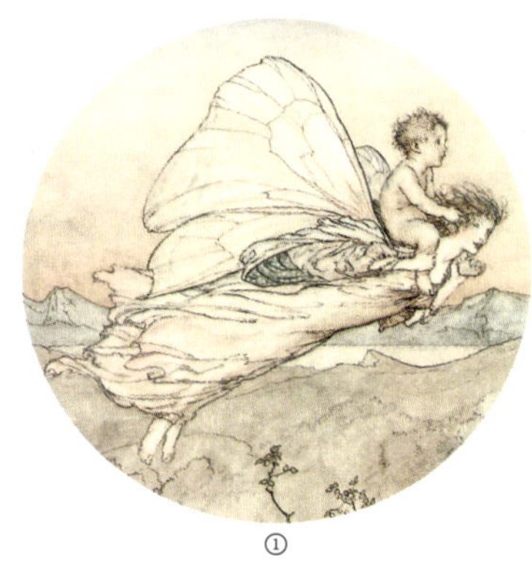
①

SEITE 226 | Verstellbarer hydraulischer Behandlungsstuhl, 1950er-Jahre. ① Illustration aus *A Midsummer Night's Dream* (1908) von Arthur Rackham. ② Marilyn Monroe zeigt der Welt ihr perfektes Lächeln (1953), nachdem sie ihre Vorderzähne von einem Kieferorthopäden hat richten lassen. ③ Amerikanische Kinder putzen sich vor der Schule die Zähne (um 1910).

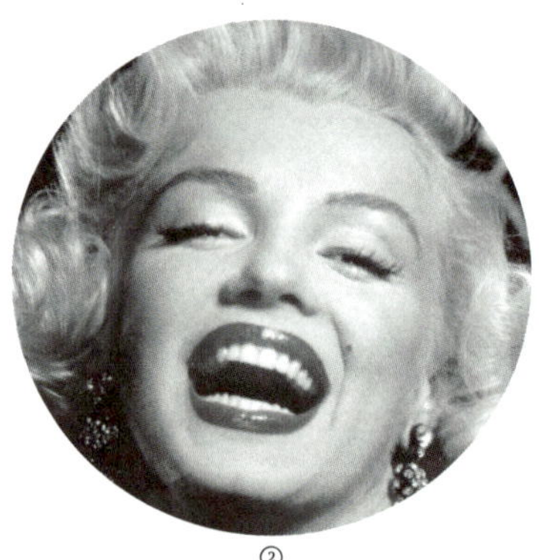
②

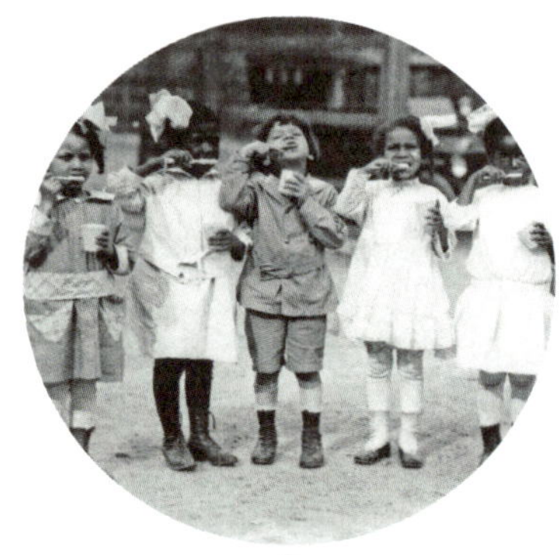
③

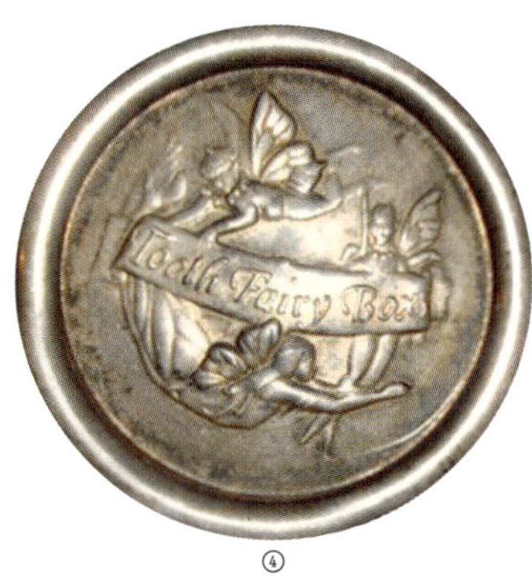

④

④ Diese versilberte Zahnfeedose wurde von der Firma Reed and Barton hergestellt. Innen befindet sich ein rotes „Kissen" für den Zahn. ⑤ Cary Grant war ein großer Charmeur, aber sein Lächeln war alles andere als perfekt: Ihm fehlte ein oberer Schneidezahn. ⑥ Britische Kinder posieren im Rahmen der Zahnpflege-Erziehung mit Zahnbürsten vor der Schule (um 1920).

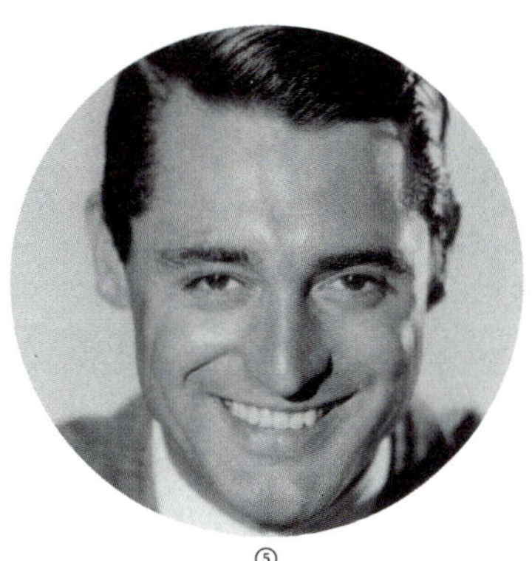

⑤

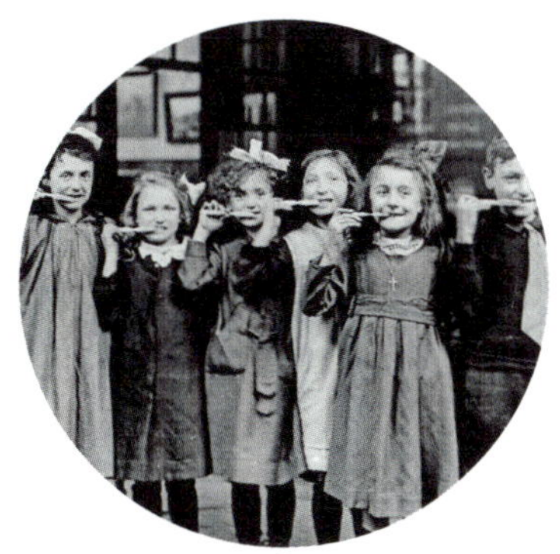

⑥

Generation an Arbeitern, Soldaten und zukünftigen Säulen der Nation zu stärken und die gefühlte Bedrohung durch den internationalen Wettbewerb abzuwenden. Wenn man die Zähne der Kinder pflegte, so das Argument, würden sie als Erwachsene weniger teure, zeitaufwendige und schmerzhafte Eingriffe benötigen. Ab 1880 machte die British Dental Association auf den schlechten Zustand der Zähne britischer Schulkinder aufmerksam, und einige Mitglieder gründeten in den 1890ern die School Dentists' Society. George Cunningham, ein Zahnarzt aus Cambridge, eröffnete 1907 die erste Zahnklinik, die ausdrücklich für Kinder bestimmt war, und „Zahnputz-Klubs" in britischen Schulen regten die Kinder dazu an, ihre Zähne morgens und abends zu putzen. Der Historikerin Alyssa Picard zufolge basierten in den USA die dentalen Schulprogramme auf öffentlichen und privaten Einrichtungen. Staatliche Schulen und Stellen kooperierten mit Wohltätigkeitsvereinen und einzelnen Zahnärzten.[1] Sich an solchen Programmen zu beteiligen, brachte Zahnärzten viele Vorteile. Sie vermittelten der Nation, wie wichtig Zahnpflege war, und impften Kindern die lebenslange und lukrative Gewohnheit ein, regelmäßig zum Zahnarzt zu gehen.

Der Erste Weltkrieg führte auch bei der allgemeinen Ärzteschaft zu einem Gesinnungswandel gegenüber den Zahnmedizinern. In den Feldlazaretten und Operationsräumen der Westfront gewannen Ärzte und Chirurgen neuen Respekt für die Leistungen der Dentisten. Das schreckliche Kriegswüten in Flandern stellte Chirurgen vor die Aufgabe von Gesichtsrekonstruktionen. Beim Stellungskrieg in den Schützengräben wurden Kopf und Gesicht der Soldaten von Scharfschützen und Granatsplittern getroffen, und bei den frühen Kampfflugzeugen befand sich der Treibstofftank direkt vor dem Piloten und verursachte bei einer Explosion fürchterliche Verbrennungen. Etwa 15 Prozent der Soldaten, die so schwer verwundet waren, dass sie kampfunfähig wurden, hatten Gesichtsverletzungen. Diejenigen, die die gefahr- und schmerzvolle Reise von der Front zum Lazarett oder Krankenhaus überlebten, brauchten über Monate und Jahre hinweg eine qualifizierte Behandlung. Dass viele von ihnen zumindest einen Teil ihrer Gesichtsfunktionen und ihres früheren Aussehens wiedererlangten, ist der Arbeit eines dandyhaften frankoamerikanischen Zahnarztes zu verdanken: Auguste Charles Valadier.

Der aus einer wohlhabenden Pariser Familie stammende Valadier hatte an der Columbia University und am Philadelphia Dental College studiert, bevor er in Paris eine Praxis eröffnete. Bei Kriegsausbruch meldete er sich freiwillig beim Roten Kreuz und ließ sich von seinem Chauffeur in einem Rolls-Royce Silver Ghost zum britischen Armeehospital Nr. 13 außerhalb von Boulogne-sur-Mer kutschieren. Harold Gillies, Valadiers Assistenzarzt und später selbst eine führende Figur in der britischen Chirurgie, erinnert sich an ihn wie folgt:

> EIN GROSSER, DICKER MANN MIT SANDFARBENEM HAAR UND ROTEM ANTLITZ, DER SEINEN ROLLS-ROYCE MIT EINEM BEHANDLUNGSSTUHL, BOHRERN UND DEN NOTWENDIGEN SCHWERMETALLEN AUSGESTATTET HATTE … ER FUHR HERUM, BIS ER ALLE ZÄHNE IM BRITISCHEN HAUPTQUARTIER MIT GOLD GEFÜLLT HATTE. WÄHREND DIE GENERÄLE AUF SEINEM STUHL SASSEN, ÜBERZEUGTE ER SIE VON DER NOTWENDIGKEIT EINER BEHANDLUNGSSTATION FÜR KIEFEROPERATIONEN UND PLASTISCHE CHIRURGIE.

Seine Zeit beim Militär sensibilisierte Valadier für die Komplexität der Gesichtsanatomie, und er schöpfte aus seiner Erfahrung als Zahnarzt, um neue Techniken für die Behandlung von Gesichtsverletzungen zu entwickeln. Von Valadier inspiriert, kehrte Gillies nach England zurück und wurde 1917 Chefchirurg des Queen's Hospital in Sidcup, der führenden britischen Klinik für rekonstruktive Gesichtschirurgie. In Sidcup arbeitete Gillies mit William Kelsey Fry zusammen, einem Dentalchirurgen, der innovative Prothesen für Patienten mit geschädigten Kiefern und Zähnen entwarf.

Nach dem Krieg erlangten die britischen Zahnärzte etwas mehr Unabhängigkeit durch den Dentists Act von 1921. Dieser konstituierte die Bildung einer separaten Kammer aus Zahnärzten und Laien, die ein Zahnärzteregister erstellten und verwalteten. Aufgenommen wurden nur Ärzte und einige Apotheker, denen noch bis in die 1980er-Jahre hinein das Recht gewährt wurde, dentale Behandlungen durchzuführen. Wie schon beim Dentists Act von 1878 durften aber unqualifizierte Dentisten, die bereits eine Praxis etabliert hatten – etwa 7000 und damit über die Hälfte der britischen Zahnärzte insgesamt – weiterhin im Dental Register verzeichnet bleiben; ein Faktor, der die britische Zahnheilkunde für eine weitere Generation prägen würde. Der Zugang der Bevölkerung zur zahnärztlichen Versorgung war immer

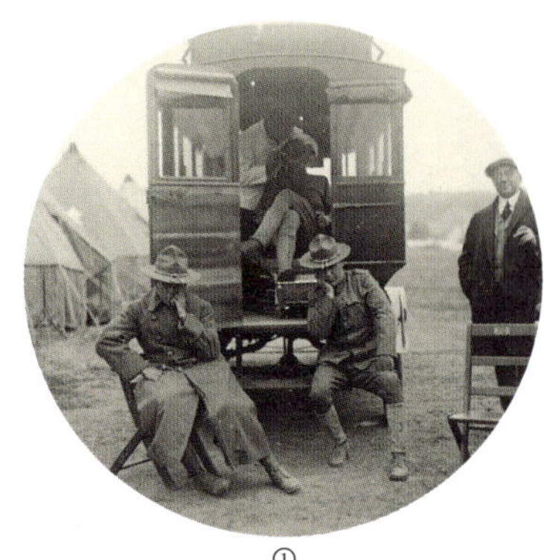

①

① Die neue fahrbare Dentalambulanz der US-Army wird 1917 im Gardisten-Camp im New Yorker Van Cortland Park ausprobiert und später nach Hancock, Georgia, geschickt. ② Soldaten werden während des Ersten Weltkriegs im polnischen Giedlarowa in einer mobilen Dentalklinik behandelt. ③ Fotografien von Fällen der plastischen Chirurgie im King George Military Hospital in London (1916–1918).

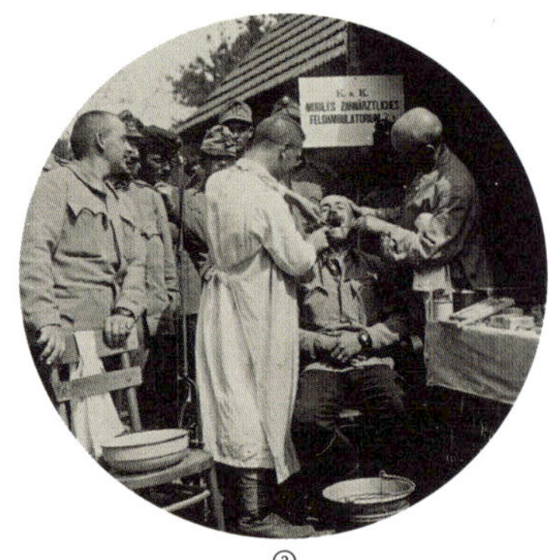

②

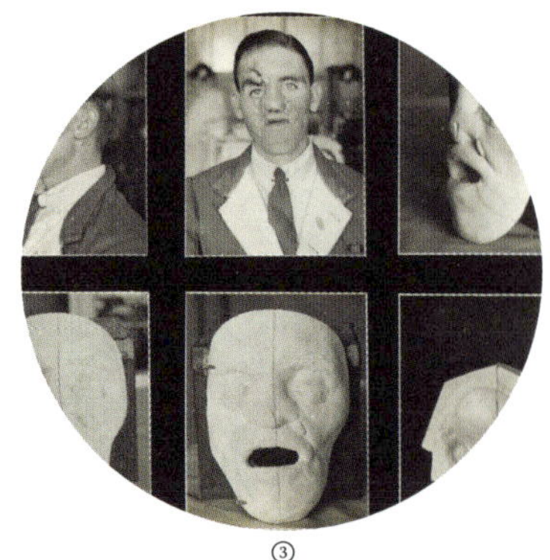

③

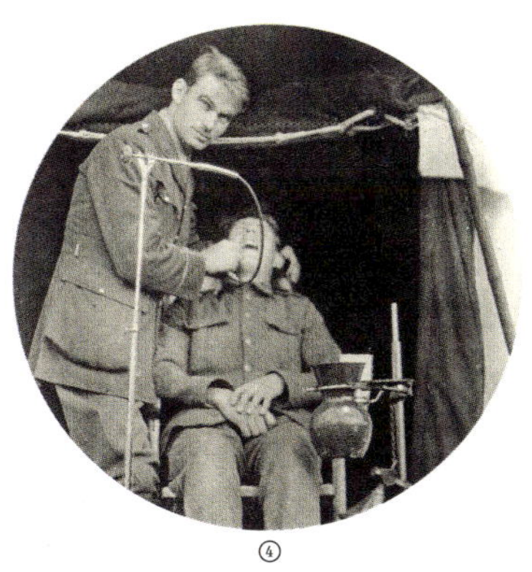

④

④ Der Feldzahnarzt arbeitet auf einem Verbandplatz bei Poperinge in Flandern (1915). Zu seiner Ausrüstung gehören ein Klappstuhl, ein fußbetriebener Motor und ein Spuckbecken auf einem Ständer, aber kein Gas- oder Sauerstoffapparat. ⑤ Eine britische Zahnärztin behandelt einen Soldaten in Frankreich (1915). ⑥ Fotografien von Fällen der plastischen Chirurgie im King George Military Hospital in London (1916–1918).

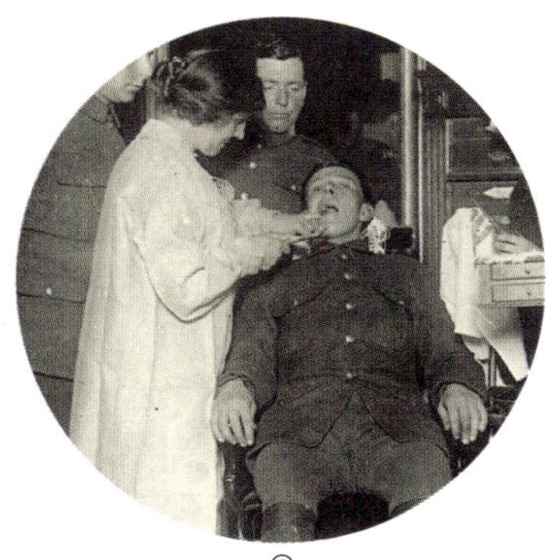

⑤

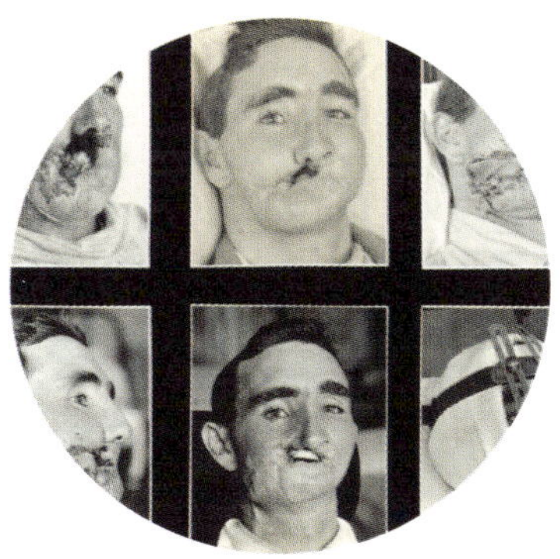

⑥

noch nicht flächendeckend und hing vom Einkommen und dem Wohnort ab. Bis in die 1930er erhielten manche britischen Frauen der Arbeiterklasse zu ihrem 21. Geburtstag oder ihrer Hochzeit ein komplettes künstliches Gebiss – kein besonders romantisches Geschenk, aber billiger und weniger schmerzhaft als eine Reihe von Extraktionen über zwei oder drei Dekaden verteilt.

Amerikanischen Zahnärzten boten politische Debatten über nationale Gesundheitsthemen die Gelegenheit, sich öffentlich zu profilieren. Im späten 19. und frühen 20. Jahrhundert kamen zum ersten Mal industriell verarbeitete Lebensmittel auf den Markt, und die Ernährung der Amerikaner – vor allem der armen Stadtbewohner – änderte sich radikal. Eine schlechte Zahngesundheit war in den Augen von eugenisch ausgerichteten Zahnärzten wie Eugene Solomon Talbot Symptom einer Volkskrankheit, die mit Alkoholismus, Geisteskrankheit, Verbrechen und anderen Merkmalen physischer und mentaler Entartung in Verbindung stand. Während Wissenschaftler anfingen, eine „ausgewogene" Ernährung zu propagieren und Mütter bei der Ernährung ihrer Babys berieten, behaupteten Zahnärzte, die Nation in eine strahlende dentale Zukunft führen zu können. Ab den 1920er-Jahren befürwortete eine Minderheit der amerikanischen Zahnärzte ein „sozialistisches" Modell nationaler Zahnfürsorge, bei dem der Staat sich um Aufklärung und Vorbeugung kümmern und Zahnärzte anstellen sollte, die die Patienten kostenlos behandelten. Die Mehrheit der Zahnärzte wollte zwar durchaus zum Wohlbefinden ihrer Mitbürger beitragen, wünschte sich aber im Geiste unternehmerischer Freiheit, lieber als Geschäftsleute denn als Staatsbedienstete tätig zu sein. Einige argumentierten sogar, dass Sozialismus und Zahnerkrankungen Hand in Hand gingen: 1923 bemerkte ein amerikanischer Zahnarzt gegenüber der Zeitschrift *Oral Hygiene*, dass er noch nie einen Bolschewiken mit guten Zähnen gesehen habe. „Richtige Zahnpflege verhindert die vom Bolschewismus verursachten mentalen Explosionen."[2]

In Großbritannien steckte die Zahnheilkunde derweil in der Krise. Im Burenkrieg und im Ersten Weltkrieg galt ein großer Prozentsatz der Rekruten wegen des Zustands ihrer Zähne als untauglich, und unter dem Dentists Act von 1921 stagnierte der Berufsstand. Der Wendepunkt kam mit dem Ausbruch des Zweiten Weltkriegs: 1941 beauftragte die Regierung den Ökonomen William Beveridge, die bestehenden Sozialhilfemaßnahmen zu untersuchen und Verbesserungsvorschläge zu machen. Sein 1942 veröffentlichter Bericht plädierte für die Gründung eines nationalen Gesundheitssystems, das kostenlose Behandlungen anbot. Im darauffolgenden Jahr wurde das Teviot Committee damit beauftragt, die Details für den Bereich der Zahnheilkunde auszuarbeiten.

Am 5. Juli 1948 rief die Labour-Regierung unter Clement Attlee den National Health Service (NHS) ins Leben. Man hatte zu Anfang mit einer starken Nachfrage gerechnet, doch die Zahl der Patienten überstieg alle Erwartungen. Menschen, die jahre- oder jahrzehntelang Schmerzen ertragen hatten, konnten sich nun Abszesse aufschneiden und verfaulte Zähne ziehen lassen. Und wer es sich nicht leisten konnte, für ein Gebiss ein Monatsgehalt auf den Tisch zu legen, der bekam ein kostenloses. Im ersten Jahr gaben NHS-Zahnärzte fast zwei Millionen Zahnprothesen in Auftrag. Ende 1948 verdienten einige britische Zahnärzte 4000 Pfund: doppelt so viel wie das Durchschnittsgehalt eines Allgemeinmediziners der NHS und dreimal so viel wie das Durchschnittsgehalt eines Arztes vor dem Krieg.[3]

Einige amerikanische Zahnärzte mögen die soziale Gesundheitspolitik der Briten als bolschewistischen Ausbruch bewertet haben, doch wie sah es in Sachen Zahngesundheit eigentlich in der Sowjetunion selbst aus, nachdem der Eiserne Vorhang sich gesenkt hatte? Das vielleicht charakteristischste Merkmal des sowjetischen Gesundheitssystems war die Integration in die Industrie. In den Städten der UdSSR arbeiteten Ärzte, Zahnärzte und Apotheker innerhalb von Betrieben in Polykliniken. Für Veteranen des Großen Vaterländischen Krieges und alle Menschen, die eine „persönliche" Rente bezogen (meist lang gediente Mitglieder der Kommunistischen Partei) waren zahnärztliche Behandlungen und Prothesen umsonst, aber die meisten Russen mussten dafür bezahlen – ein Punkt, über den die sowjetische Propaganda den Mantel des Schweigens breitete. Staatliche Gesundheitskampagnen richteten sich an Kinder, denen in der Schule beigebracht wurde, ihre Zähne zu putzen, und die ihre Eltern ebenfalls dazu überreden sollten. Plakate und Werbetafeln zeigten muskelbepackte Helden des Sozialismus mit Zahnbürsten so groß wie Gewehre, die Slogans wie „Sei gründlich. Sei nicht faul. Reinige deine Zähne – täglich" vermittelten.[4]

Als der Kalte Krieg heißer wurde, eröffneten einige amerikanische Streiter für Zahngesundheit eine neue

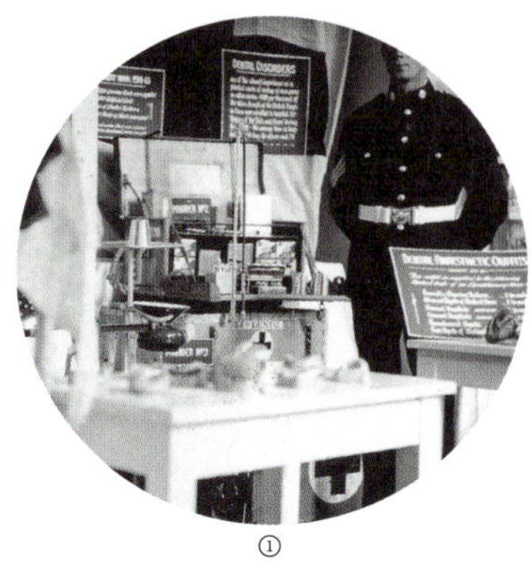
①

① Die Ausstellungsobjekte aus der Royal Army Medical Corps Muniments Collection (1932) umfassen diverse Bestandteile eines Feldlazaretts sowie einen Anästhesieapparat. ② Das 1929 nach John Onwy entworfene belgische Plakat behauptet, dass Glycodont-Zahnpasta die Zähne weiß mache. ③ Eine „Zahnputzbrigade" propagiert in Long Beach, Kalifornien, mit übergroßen Zahnbürsten Zahnhygiene (um 1950).

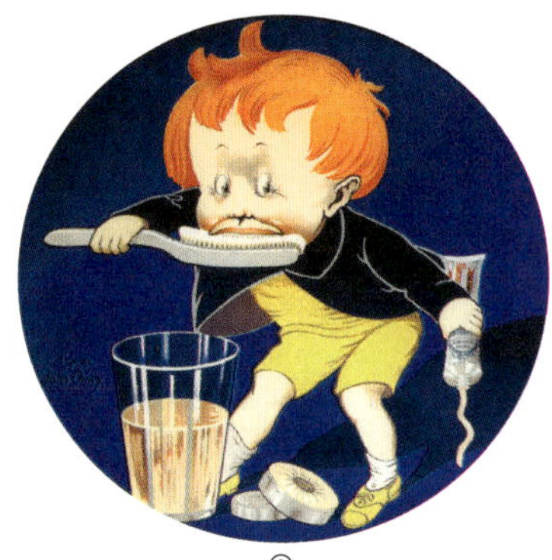
②

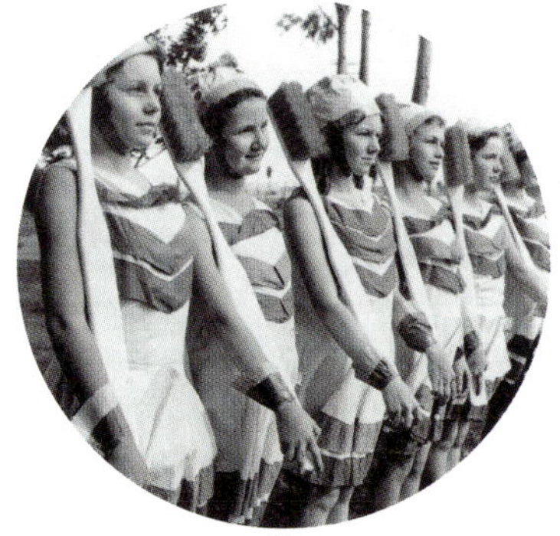
③

Front gegen den Kommunismus. So heißt es in einem 1953 erschienenen Artikel:

> „KARIES“ IST NUR EIN VORWAND, UM DIE TEUFLISCHEN PLÄNE EINER HANDVOLL VERDORBENER VERSCHWÖRER ZU VERBERGEN ... FLUORIDIERUNG WURDE IN DIKTATUREN EINGESETZT, UM DEN WILLEN DER MENSCHEN ZU BRECHEN UND SELBSTSTÄNDIGES DENKEN ZU VERHINDERN.

Diese hysterische Verschwörungstheorie fängt die nervöse Stimmung des frühen Nuklearzeitalters ein, suggeriert aber fälschlicherweise auch, dass Debatten über die Anreicherung des Trinkwassers mit Fluoriden zu einem klar polarisierten Kampf zwischen wissenschaftlicher Vernunft und politischer Panik geführt hatten.[5] Tatsächlich verlief die Kontroverse differenzierter. Wissenschaftler und Zahnärzte hatten nach dem Ersten Weltkrieg angefangen sich für Fluoride zu interessieren, als sie feststellten, dass die Bewohner einiger Bergbaustädte im Mittleren Westen Zähne besaßen, die zwar fleckig und deformiert, aber vor Karies gefeit waren. Untersuchungen des US-Gesundheitsministeriums ergaben, dass Fluoride im Trinkwasser in einer Konzentration von eins zu einer Million Zahnverfall verhindern würden, ohne die Zähne zu verfärben, woraufhin in den späten 1940er-Jahren einige Städte das Wasser mit Fluoriden anreicherten. Diese Entscheidung löste eine landesweite Kontroverse quer durch diverse politische Lager aus. War Fluoridierung das Werk einer kryptokommunistischen Geheimregierung, eine vernünftige Form verantwortlicher nationaler Gesundheitspolitik oder für die Hersteller von Aluminium eine praktische Methode, um das Nebenprodukt Natriumfluorid loszuwerden? Würde sie schmerzhaften Zahnverfall verhindern oder hässliche Verfärbungen verursachen?

In dieser Ära der Kommunistenjagd konnte der Vorwurf, mit dem Kommunismus zu sympathisieren, eine Karriere über Nacht ruinieren, und so brachten aufgeheizte öffentliche Debatten über Fluoridierung viele amerikanische Zahnärzte dazu, jegliche Form von staatlicher Einmischung in die Zahnpflege abzulehnen. Die Amerikaner sahen durchaus die Vorteile staatlicher Krankenversicherungen, doch Vorschläge in diese Richtung wurden stets von medizinischen und zahnmedizinischen Organisationen abgeschmettert.

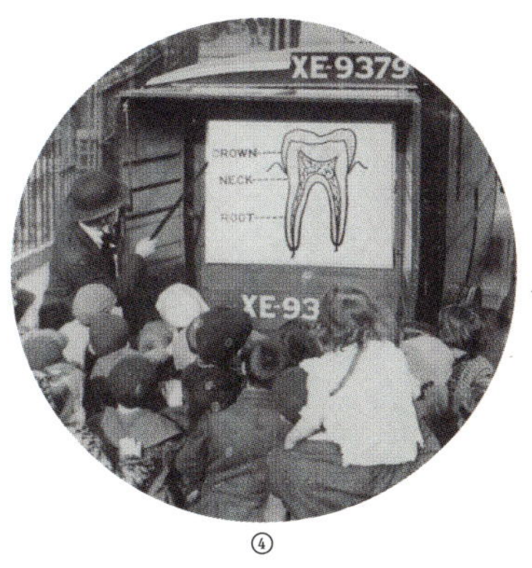

④

④ Kinder lauschen einer Vorführung im Rahmen einer Zahngesundheitskampagne im Londoner Stadtteil Bermondsey.
⑤ Der Text zu diesem vom britischen Gesundheitsministerium in den 1960ern herausgegebenen Plakat lautet: „Milchzähne sind wichtig. Wenn sie zu früh ausfallen, gibt es nicht genug Platz für die zweiten Zähne.“ ⑥ Patienten in einer Zahnarztpraxis warten auf den Zahnhygieniker (um 1950).

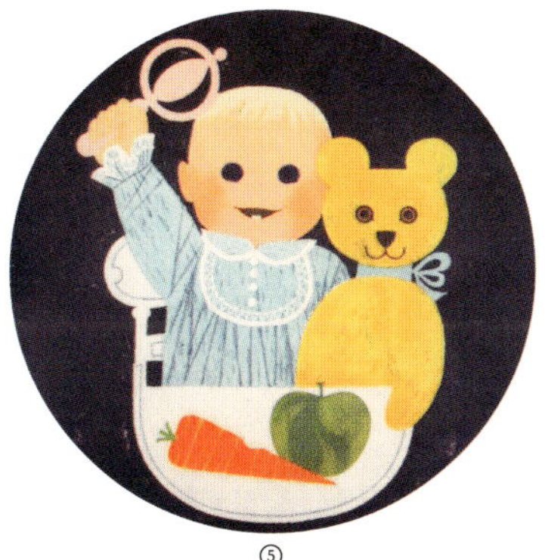

⑤

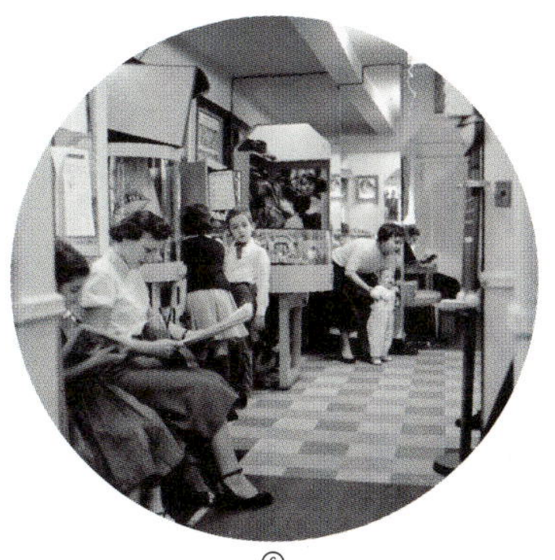

⑥

In Großbritannien wurde dagegen die Finanzierung in den frühen Jahren des NHS die größte Herausforderung. Die Zahnmedizin nahm zehn Prozent des Gesamtbudgets für sich in Anspruch, dabei waren die Honorare für Zahnbehandlungen 1949 bereits halbiert worden, um die Ausgaben zu drosseln. Die 1951 gewählte Regierung unter Premierminister Winston Churchill führte eine Pauschalabgabe für zahnärztliche Behandlungen ein, doch die NHS-Kosten für die Zahnbehandlungen stiegen in der gesamten Nachkriegszeit kontinuierlich weiter an. 1987 wurden die kostenlosen Kontrolluntersuchungen abgeschafft, und aktuell tragen Patienten rund 80 Prozent der Kosten der NHS-Behandlungen selbst.

Eine große Veränderung in der Zahnheilkunde der Nachkriegszeit gab es beim Personal: In der ersten Dekade des 20. Jahrhunderts tauchten in amerikanischen Zahnarztpraxen die ersten Zahnarztassistentinnen auf, die nicht nur bei den Behandlungen assistierten, sondern auch als Sekretärinnen und Empfangsdamen fungierten. Diese nicht ausgebildeten und oft schlecht bezahlten Assistenten – meistens junge Frauen – unterstützten ihre Chefs, ohne deren Status zu gefährden. Weibliche Zahnärzte, in Europa und den USA immer noch eine Minderheit, kritisierten das Konzept der weiblichen Assistenten und forderten, dass diese eine offizielle fachliche Ausbildung erhalten sollten, anstatt niedrige Löhne zu akzeptieren. Im Zweiten Weltkrieg führte die britische Royal Air Force aus Sorge um den schlechten Zahnzustand ihrer Piloten ein kurzes Trainingsprogramm für weibliche Dentalhygieniker ein.

Gemäß dem Dentists Act von 1921 durften Dentalhygieniker nicht offiziell praktizieren. Nach der Verabschiedung eines dritten Dentists Act im Jahr 1956 gründete der neue und völlig autonome General Dental Council am Londoner New Cross Hospital eine experimentelle Schule für Dentalhygieniker. Basierend auf einem in Neuseeland entwickelten Programm, bildete das New Cross Dentalassistenten aus, die in Schulen gingen, dort Basisbehandlungen durchführten und Präventionsarbeit leisteten. Diese qualifizierten „Gehilfen" krempelten nach dem Krieg die Zahnmedizin um. Dentalhygieniker spezialisierten sich auf die Behandlung von Kindern und überließen Zahnärzten die komplexeren und lukrativeren Anforderungen erwachsener Patienten. Die sogenannte „Vier-Hand-Technik", die in den 1970ern und 1980ern aufkam und inzwischen weltweiter Standard ist, ermöglichte es Zahnärzten, sehr effizient mit ihren Assistenten zusammenzuarbeiten.

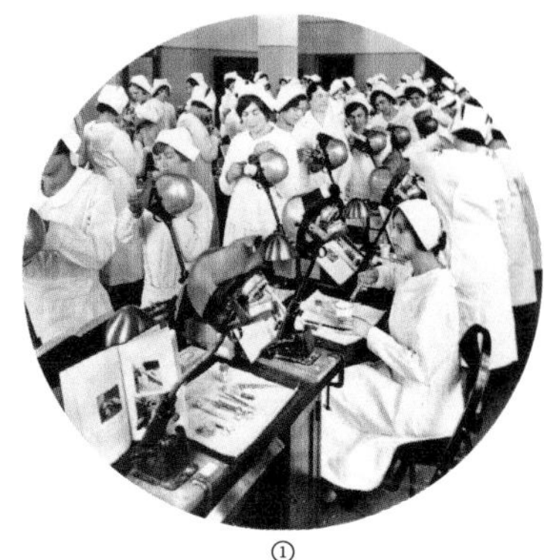
①

① Nach dem Krieg profitierte die Zahnmedizin von der Entwicklung neuer Instrumente und Techniken sowie von einem Studentenansturm. ② Zwei Dentalhygienikerinnen in der Ausbildung probieren ihre Behandlungstechniken an einer Puppe aus. ③ Eine junge Patientin im Zahnarztstuhl hält ein riesiges Gebissmodell, das Dentalhygieniker benutzen, um die richtige Zahnputztechnik zu demonstrieren (um 1950).

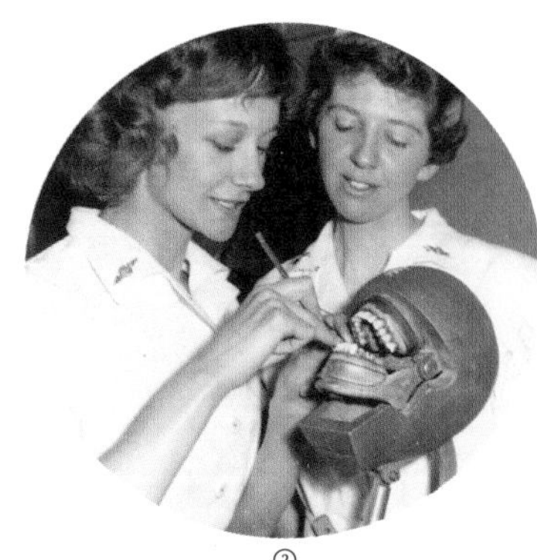
②

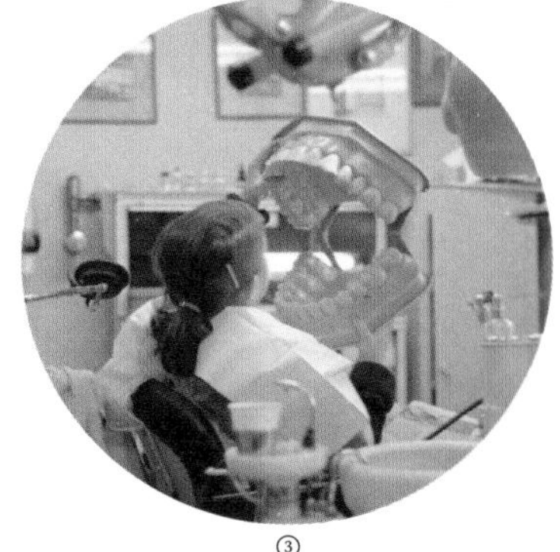
③

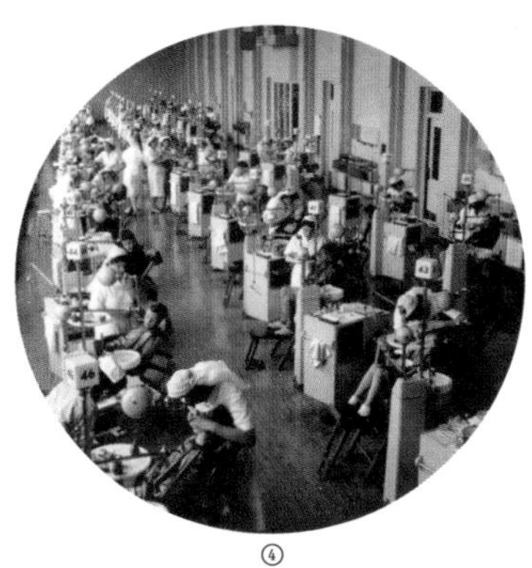

④

④ Behandlungssaal einer Dentalklinik in Neuseeland, in dem bis zu 50 Kinder gleichzeitig behandelt werden konnten (1948).
⑤ Militärfliegerin Maureen O'Leary wird zur Dentalhygienikerin ausgebildet (1960).
⑥ Junge Patienten untersuchen in einer Zahnarztpraxis riesige Modelle von Backenzähnen, mit denen Dentalhygieniker die Bedeutung der Zahnpflege erläutern (um 1950).

⑤

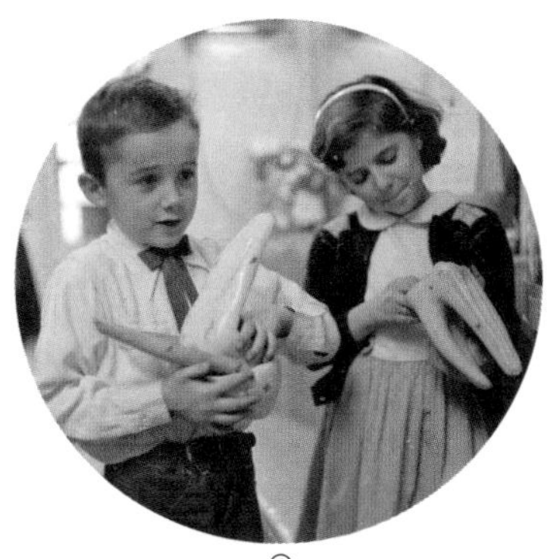

⑥

Effizienz und Prävention wurden nach dem Zweiten Weltkrieg zum Maßstab der technischen Entwicklung. In den späten 1940ern ging es in britischen Zahnarztpraxen noch recht einfach zu: Meistens wurden mit in kochendem Wasser sterilisierten Instrumenten Zähne gezogen, Löcher mit Amalgam gefüllt und Prothesen angepasst. Unter der Ägide des NHS verlagerte sich der Schwerpunkt hin zu einem konservativeren Ansatz, der eher auf Prävention, Erhalt und Reparatur als auf Entfernung und Ersatz baute. Luftturbinen, die eine halbe Million Mal pro Minute rotierten, ersetzten die älteren elektrischen Bohrer und beschleunigten das Bohren und Füllen enorm. Zunehmende Besorgnis über die gesundheits- und umweltschädliche Wirkung von quecksilberhaltigem Amalgam befeuerte die Entwicklung neuer Verbundstoffe als Füllmaterial. Durch computergestütztes Scannen und Fräsen ließen sich Zahnprothesen schneller und präziser herstellen, und Implantate – Keramikzähne, die in eine in den Kiefer implantierte Titaniumbasis eingeschraubt werden – boten einen permanenten Ersatz für fehlende Zähne.

Doch die auffälligste Veränderung in der Zahnheilkunde der Nachkriegszeit basiert auf dem, was der britische Historiker Colin Jones als „die zweite Smile-Revolution“ bezeichnet: der rasante Aufstieg der Kieferorthopädie, verbunden mit einer neuen kulturellen und ästhetischen Einstellung zu Mund und Zähnen.[6] Die ersten Spezialisten für Kieferorthopädie kamen in der zweiten Hälfte des 19. Jahrhunderts in den USA auf. 1900 gründete Edward H. Angle – der Erfinder der Zahnspange – in St. Louis die American Society of Orthodontists. Zur selben Zeit veränderten Kameras – vor allem Filmkameras – die Art, wie Menschen ihr äußeres Erscheinungsbild beurteilten. Mit billigen Fotoapparaten konnte man nun Schnappschüsse von Gesichtern und Mündern in Bewegung machen, flüchtige emotionale Augenblicke einfangen. In Stummfilmen drückten Gesichter und Münder Gefühle und Stimmungen aus, und weiße Zähne stachen in den Schwarz-Weiß-Filmen besonders hervor.

Ein früher Beweis dieser veränderten Haltung ist eine Werbekampagne von 1920 für die Mundspülung Listerine. Jordan Wheat Lamberg, der Eigentümer der Firma, die Listerine herstellte, hatte den Begriff „Halitosis“ erfunden, einen wissenschaftlich klingenden Namen für Mundgeruch, und die Leser seiner Anzeigen wurden vor der sozialen Ächtung und persönlichen Abweisung gewarnt, die sie erfahren würden, wenn es ihnen an strahlend weißen Zähnen und frischem Atem mangelte. In seinem Millionen-Bestseller *Wie man Freunde gewinnt: Die Kunst, beliebt und einflussreich zu werden* (1936) verlieh Dale Carnegie derselben Idee einen positiveren Dreh und behauptete, ein breites Lächeln, das weiße Zähne aufblitzen lässt, sei die Grundvoraussetzung für Erfolg in jeder Freundschaft, Liebes- oder Geschäftsbeziehung. Während Carnegies Ratgeber nach dem Zweiten Weltkrieg die Bestsellerlisten stürmte, entstand mit dem Babyboom eine Generation von Kindern, deren Zähne – gestärkt durch Fluoridierung – weniger Füllungen und Extraktionen benötigen würden und deren Eltern, von Carnegie und dem zunehmenden Kult der Selbstoptimierung geprägt, willig und wohlhabend genug waren, für kieferorthopädische Behandlungen zu bezahlen. In den späten 1970ern zwang die US Federal Trade Commission (eine Handel-Aufsichtsbehörde) die American Dental Association, ihr seit Langem bestehendes Werbeverbot aufzuheben. Zahnärzte und Kieferorthopäden richteten sich daraufhin kommerzieller aus, bildeten Franchise-Unternehmen und mieteten sich neben Imbissbuden und Spirituosenläden in Shoppingmalls ein.

Diese zweite Smile-Revolution war das Produkt eines ganzen Netzes aus kulturellen, technischen und politischen Einflüssen. Amerikaner lächelten; Sowjets zogen sauertöpfische Mienen. Amerikaner drückten sich durch Konsum aus und glaubten, dass Kleidung, Statur, Frisur und Zähne für Status, Geschmack und Werte standen. Wenn man den amerikanischen Körper als eine Art Besitztum verstand, so konnten gerade, weiße Zähne seinen Wert maximieren, eine Investition, die die hohen Kosten und langen, ungemütlichen Sitzungen beim Zahnarzt rechtfertigten. Amerikaner zu sein, schön zu sein, bedeutete, eine Mainstream-Vorstellung von gesundem, gutem Aussehen zu haben.[7] Kieferorthopäden boten Männern eckige maskuline und Frauen abgerundete weibliche Zähne an und ermutigten ihre afroamerikanischen Patienten, sich den Schönheitsnormen der weißen, protestantischen Mittelstandskultur anzupassen – ein Angriffsziel für die Pioniere des Hip-Hop in den frühen 1980ern, die sich mit Gold- oder Diamanten-Inlays über den Materialismus und die Rassenungleichheit der Reagan-Jahre mockierten.

Im Laufe von über vier Jahrhunderten hat sich unser Verhältnis zu unseren Zähnen radikal verändert. Wir erwarten, dass sie unser ganzes Leben lang stark, schön und funktional bleiben, solange wir unseren Beitrag

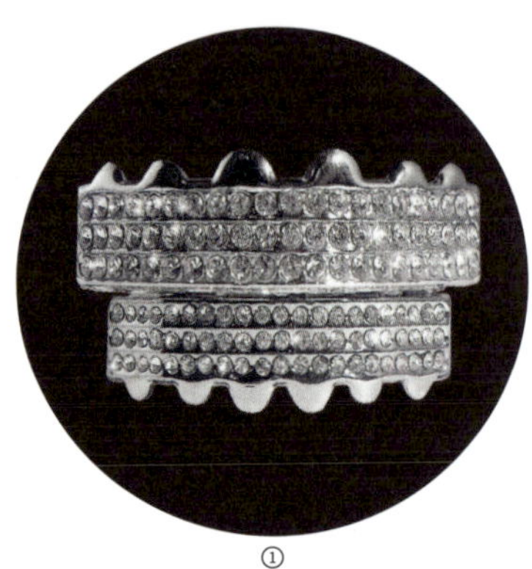

①

① Diese Hip-Hop-Grillz wurden mit Diamanten besetzt. Grillz lassen sich abnehmen und reinigen, dennoch stellen Bakterien, die sich darin einnisten und die zu Karies und Zahnfleischerkrankungen führen, das größte Problem bei diesem Schmuck dar. ② Die Lücke zwischen Brigitte Bardots Schneidezähnen steigerte ihren Sex-Appeal. ③ Ein Mädchen zeigt stolz ihren Yaeba vor – ein oberer Eckzahn, der so überkront wird, dass er wie ein Fangzahn aussieht.

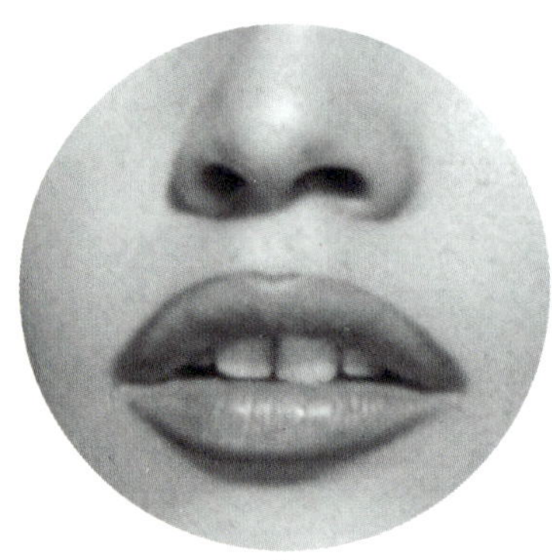

②

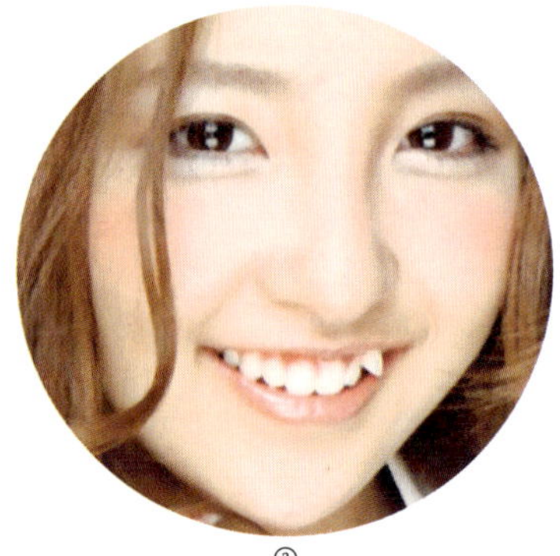

③

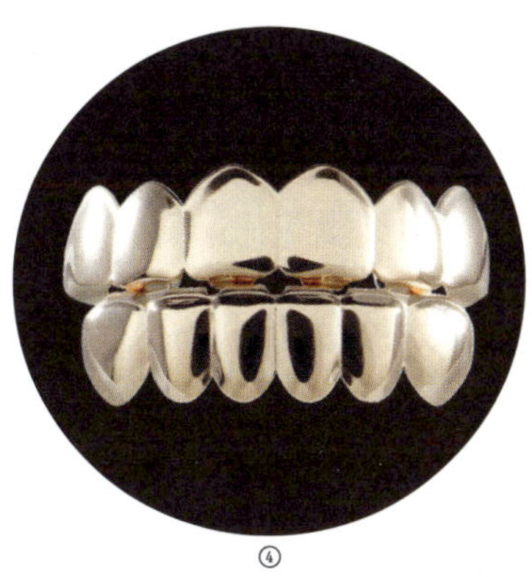

④

④ Grillz gelten bei manchen Hip-Hoppern als unverzichtbares Accessoire. Dieses goldene Set besteht aus Edelstahl, das mit 18-karätigem Gold überzogen ist. ⑤ Das unverwechselbare Zahnlückenlächeln von Supermodel Georgia May kommt so gut an, dass von Kieferorthopäden zunehmend eine Nachbildung verlangt wird. ⑥ Yaebas sind in Japan extrem beliebt. Dort gilt das Lächeln mit Yaebas als Zeichen von Unschuld und Jugend.

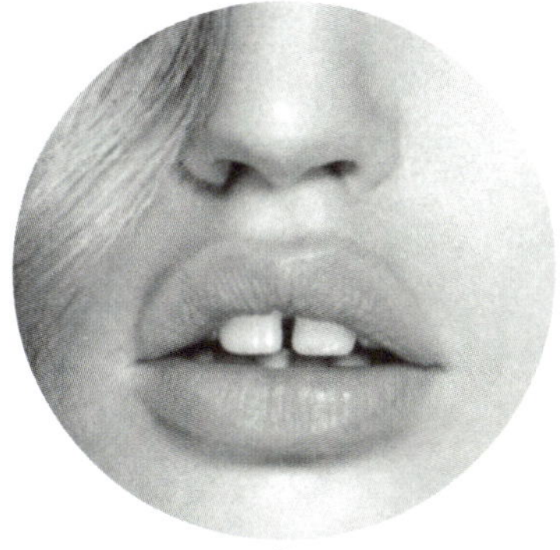

⑤

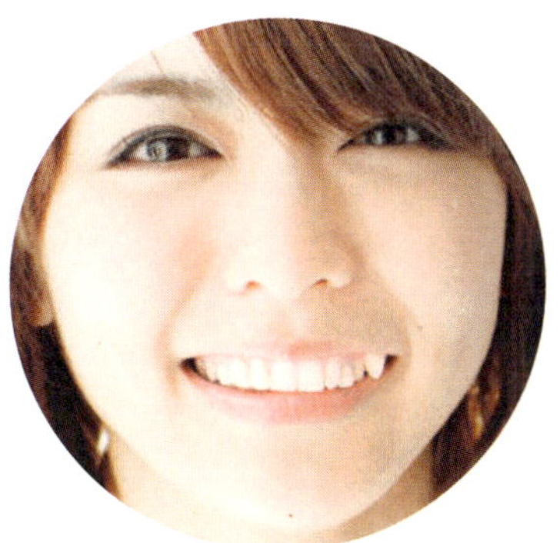

⑥

leisten und sie gut pflegen. Wenn sie uns Schmerzen oder Schwierigkeiten bereiten, suchen wir ein Mitglied des respektierten und regulierten Berufsstandes der Zahnärzte auf, die genauso angesehen sind wie die übrigen Ärzte und Chirurgen. Viele Kinder und Jugendliche werden ein Jahrzehnt lang oder länger Zahnspangen tragen, damit ihr Lächeln als Erwachsene die kulturellen Erwartungen perlweißer Perfektion erfüllt. Wie vorangegangene Generationen kaufen wir Zahnbürsten, Zahnpasten und Mundspülungen und machen uns Sorgen über Mundgeruch und schiefe Zähne. Im Gegensatz zu unseren Vorfahren erwarten wir jedoch, dass zahnärztliche Behandlungen schmerzfrei und effektiv sind. Im Hinblick auf die technischen Möglichkeiten ist die Zahnheilkunde des 21. Jahrhunderts besser als je zuvor – doch die Zahngesundheit der armen Bevölkerung wird sogar in den reichsten Ländern der Welt immer schlechter. In einer Zeit nie dagewesenen Wohlstands bei gleichzeitig anhaltenden Krisen, in einer Zeit, in der die medizinische Forschung erstaunliche Errungenschaften gemacht hat, aber weltweit die Ungleichheit in Gesundheitsfragen wächst, nimmt auch die Zahnmedizin eine ambivalente Position ein: Sie steht für Heilung und Gesundheit, zugleich aber auch für Konsum und Kommerz.

① Alyssa Picard, *Making the American Mouth: Dentists and Public Health in the Twentieth Century*, Rutgers University Press, 2009, S. 18.

② Siehe Picard, 2009, S. 108.

③ Zitiert in Nairn Wilson und Stanley Gelbier (Hrsg.), *The Regulation of the Dental Profession by the General Dental Council*, John McLean Archive, Witness Seminar 1, British Dental Association, 2014, S. 21.

④ Zitiert in Tricia Starks, *The Body Soviet: Propaganda, Hygiene and the Revolutionary State*, University of Wisconsin Press, 2008, S. 173.

⑤ Siehe Picard, 2009, S. 117.

⑥ Colin Jones, *The Smile Revolution in Eighteenth-Century Paris*, Oxford University Press, 2014, S. 15.

⑦ Siehe Picard, 2009, S. 161.

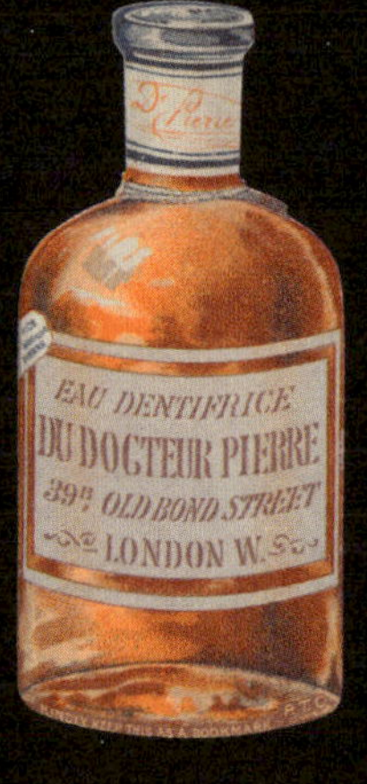

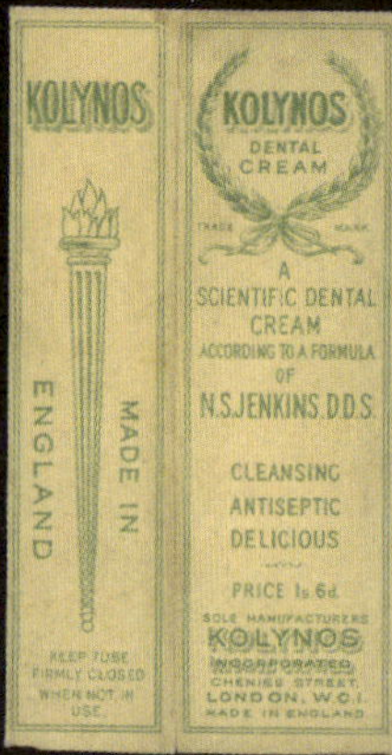

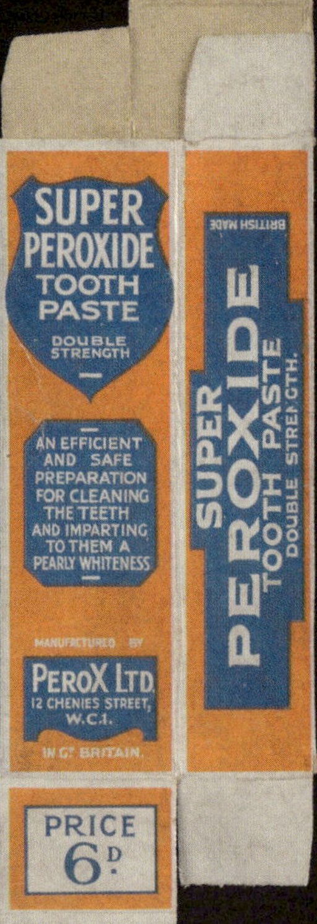

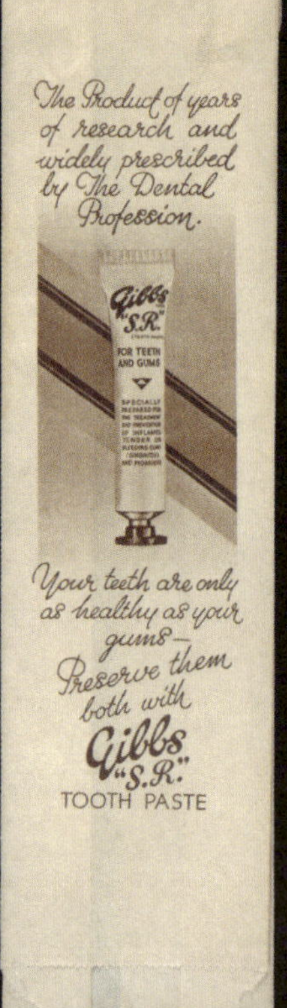

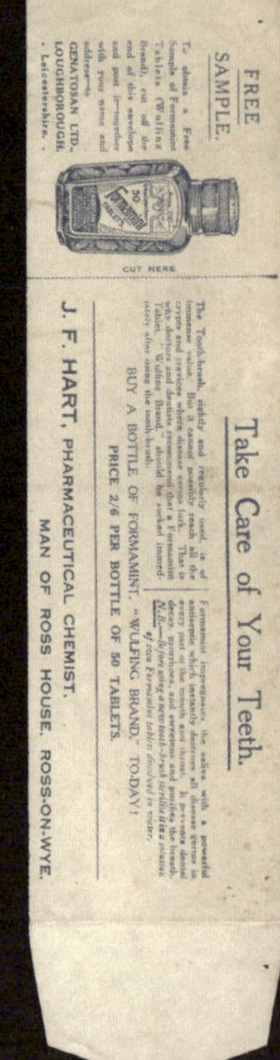

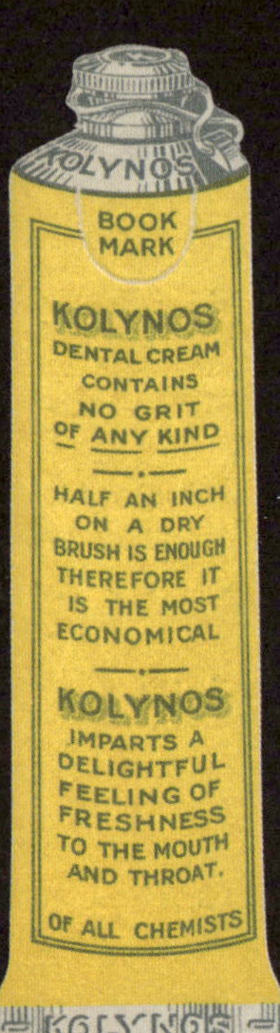

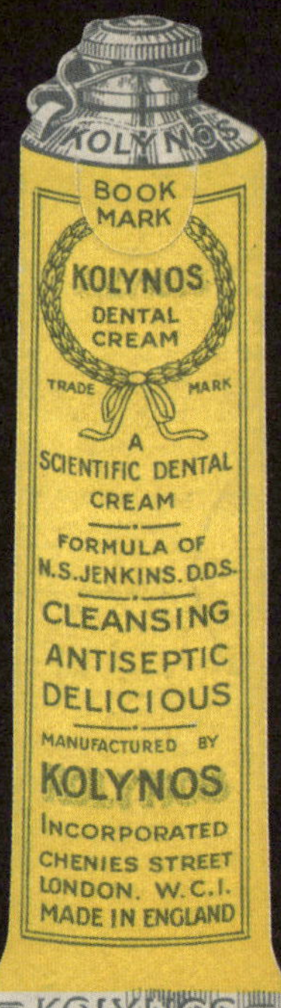

Eine Auswahl an Werbematerial und Verpackungen aus dem späten 19. und frühen 20. Jahrhundert. Die Firma Kolynos betont die wissenschaftlichen und ökonomischen Vorteile ihrer Produkte, Gibbs und J. F. Hart verweisen darauf, wie wichtig es ist, Zähne und Kiefer zu pflegen. Dr. W. Ziemer bewirbt sein Zahnputzmittel um 1890 mit einem Porträt von Prinzessin Alexandra, und sowohl Dentyl als auch Doctor Smoker's Tooth Paste setzen stark auf den Duft und die antiseptischen Qualitäten ihrer Produkte. Der Flyer für Doctor Pierres Mundwasser, Zahnpasta und Zahnpulver wurde vom französischen Künstler Bernard Boutet de Monvel illustriert – inspiriert von seiner Zeit in Marokko (1920–1930).

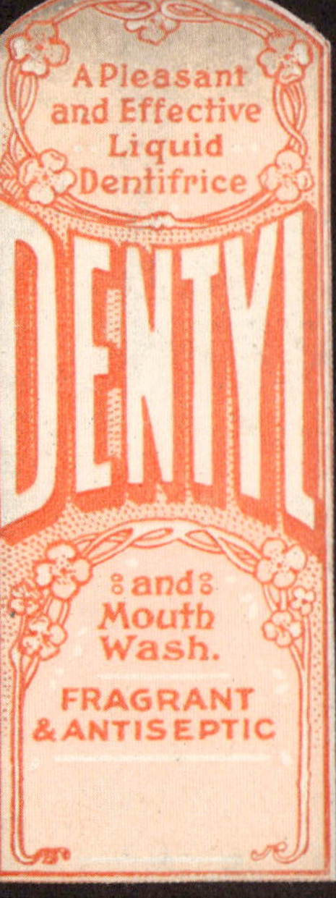

DR. PIERRE'S
DENTIFRICES
HYGIENICAL PREPARATIONS
FOR THE TEETH, BREATH & GUMS

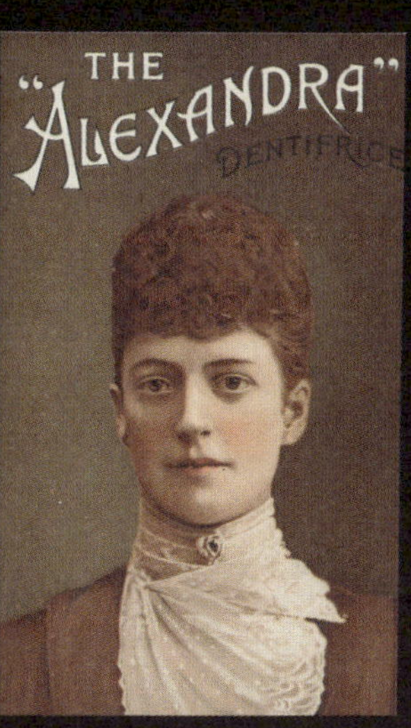

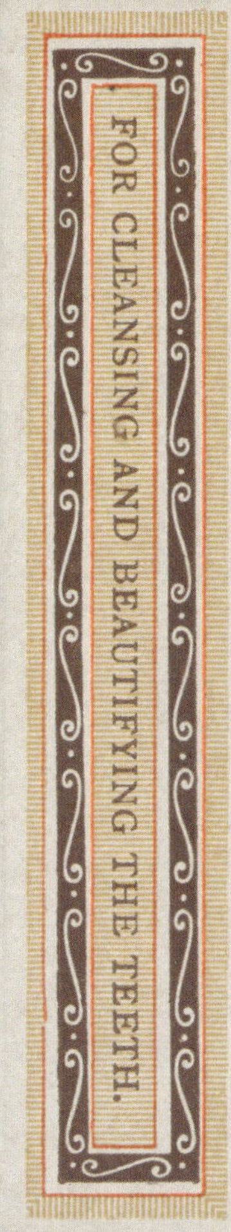

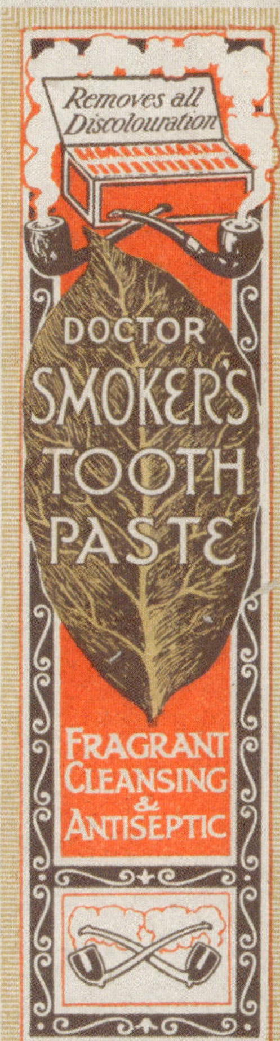

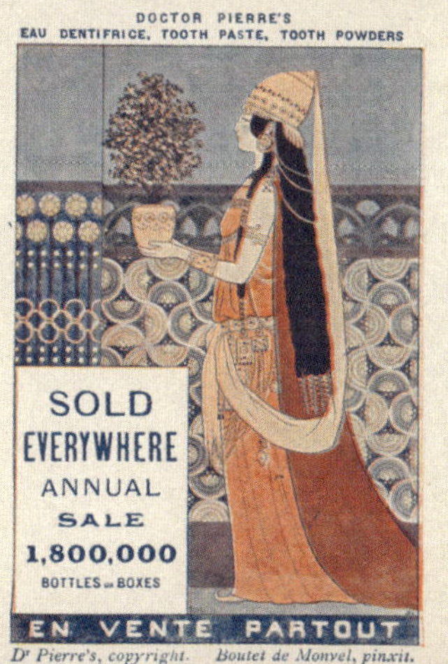

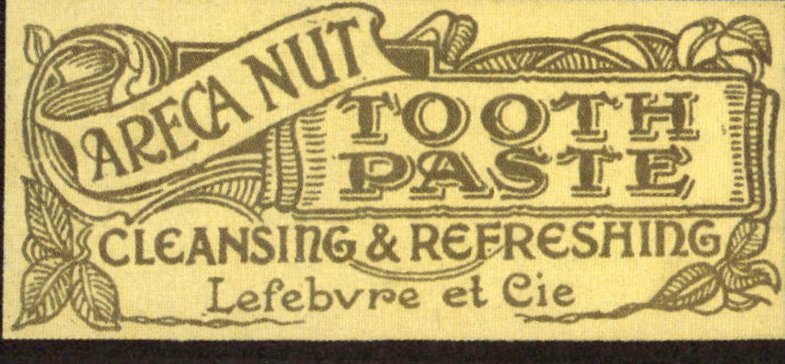

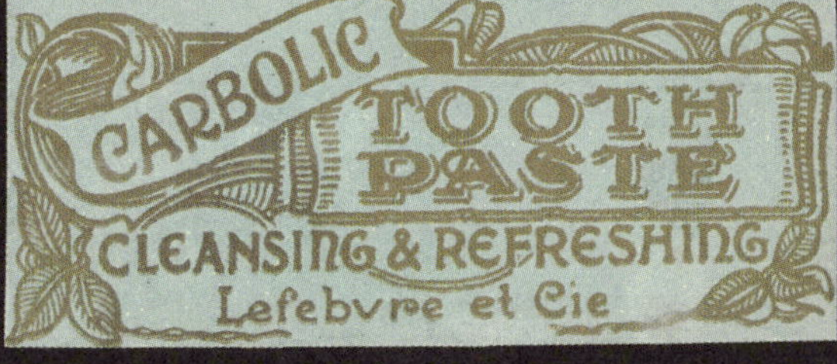

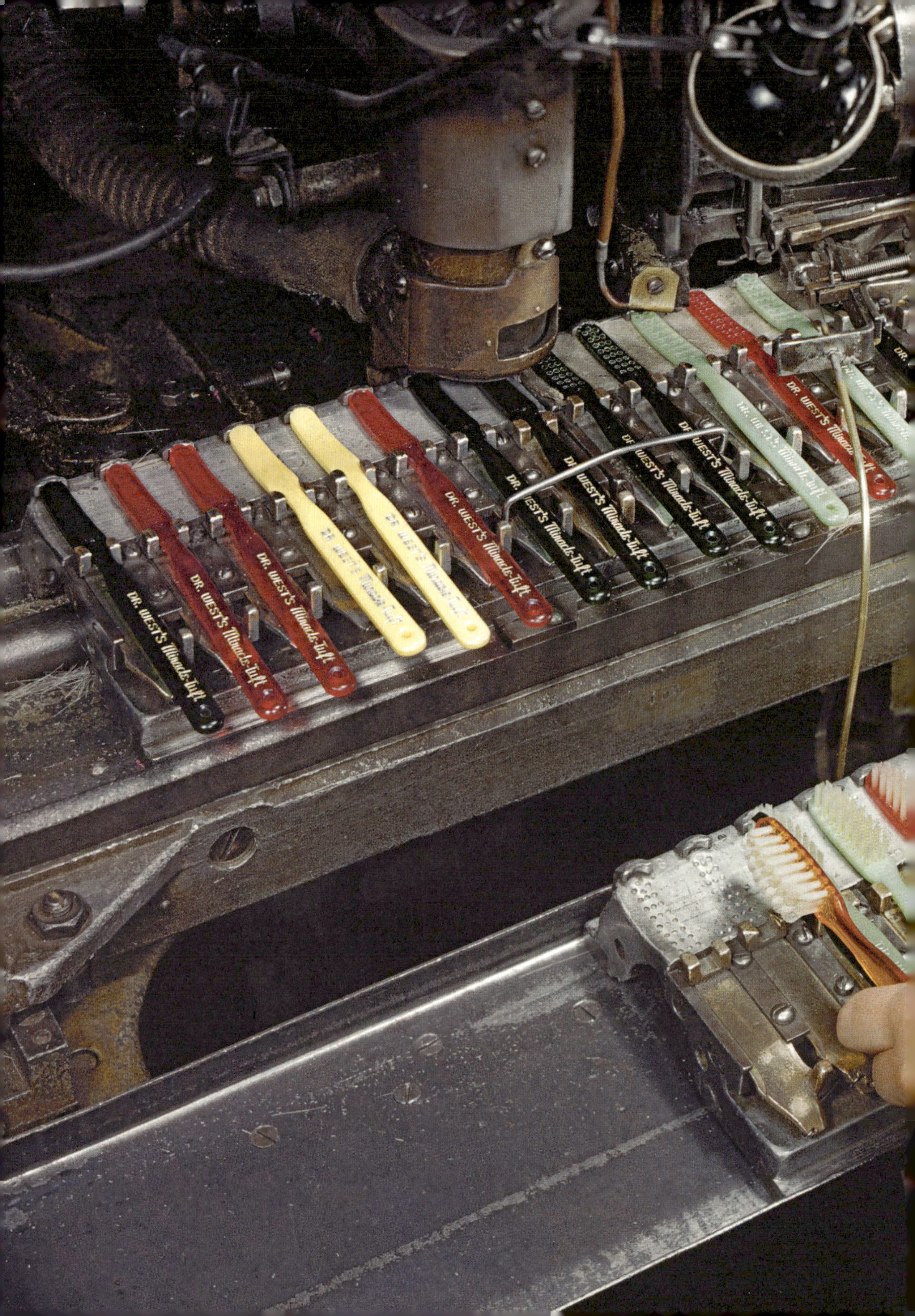
DR. WEST'S Miracle-Tuft

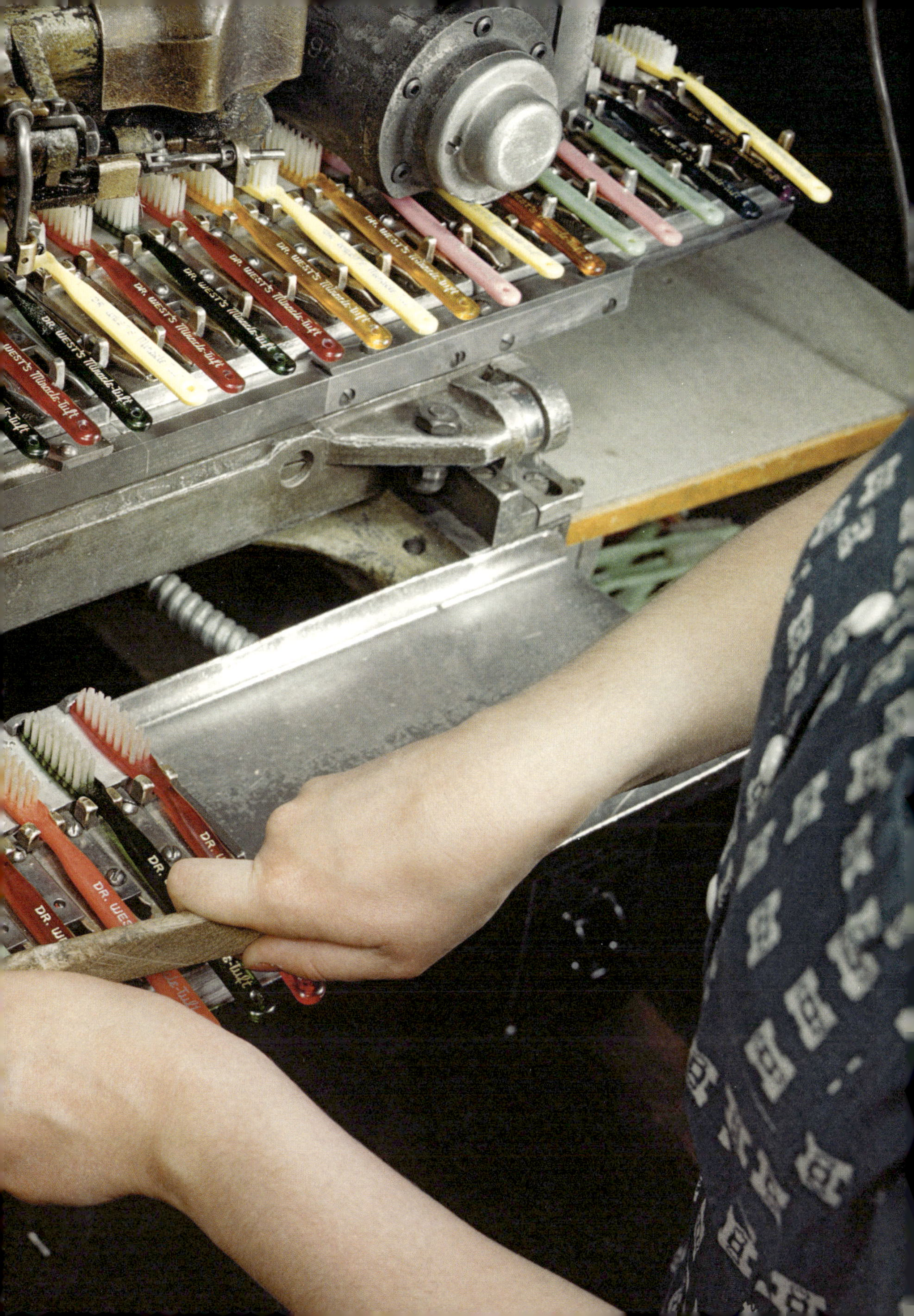
DR. WEST'S Miracle-tuft

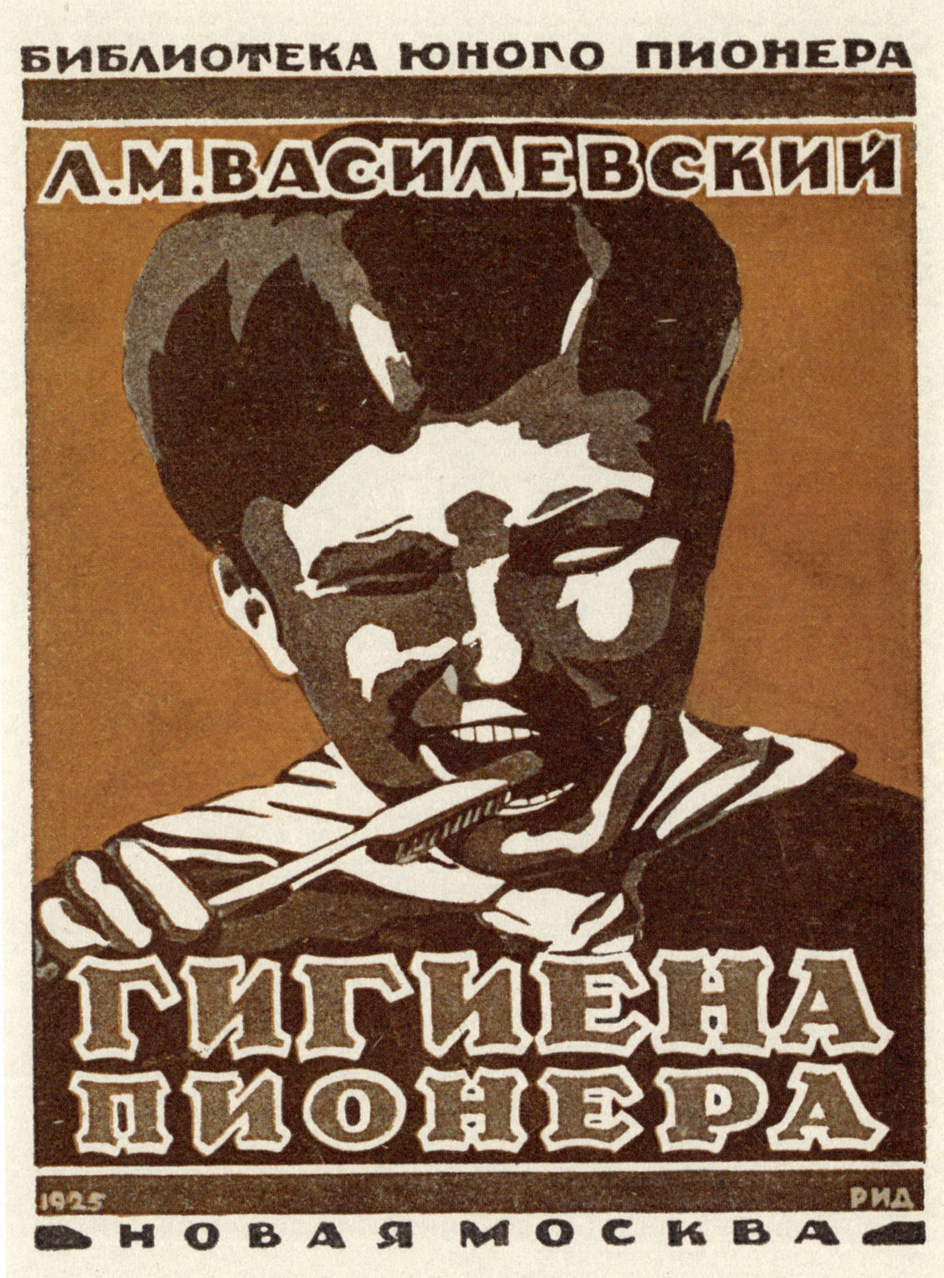

SEITE 240–241 | Die Borsten der Zahnbürsten von DuPont in Leominister, Massachusetts, werden aus Nylon hergestellt (1939). Die Maschine bohrt Löcher in die Griffe, fügt die Borsten ein und fixiert sie.

OBEN | Der Umschlag von L. M. Wasilewskijs Buch *Pioneer Hygiene* (1925).

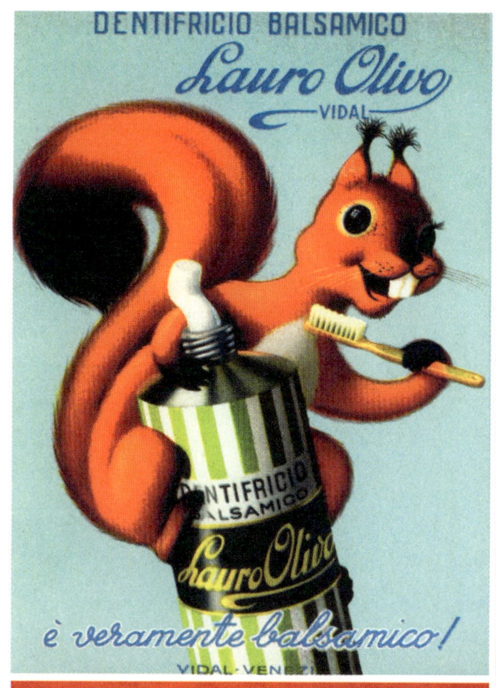

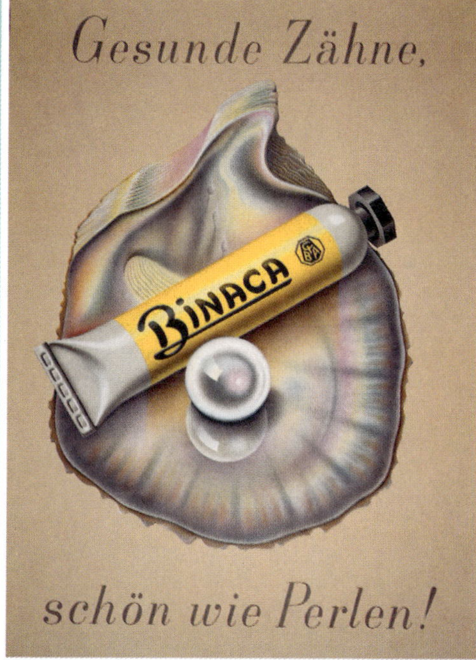

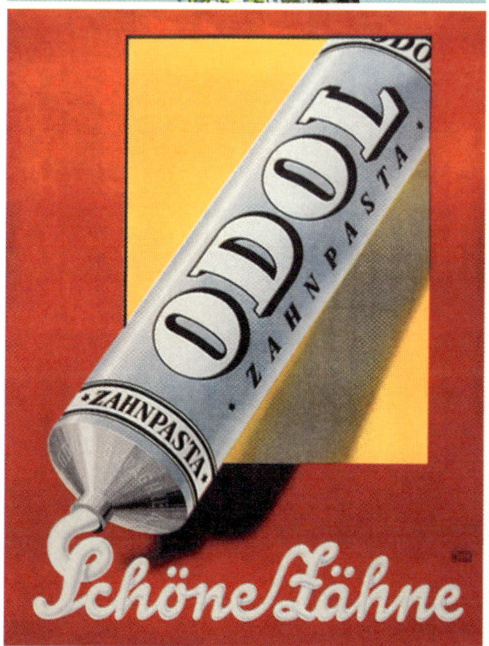

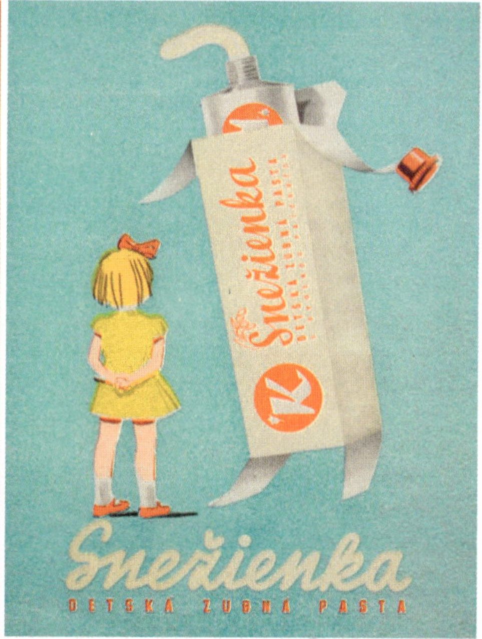

OBEN LINKS | Eine italienische Reklame (um 1930) preist die heilsamen Eigenschaften von Lauro Olivos „balsamischer“ Zahnpasta an.

OBEN RECHTS | Das Plakat von 1945 für Binaca-Zahnpasta wurde vom Schweizer Künstler Niklaus Stöcklin entworfen.

UNTEN LINKS | Die österreichische Firma Odol verspricht in der Anzeige von 1925 „Schöne Zähne“.

UNTEN RECHTS | Eine tschechische Reklame für Kinderzahnpasta aus der Mitte des 20. Jahrhunderts.

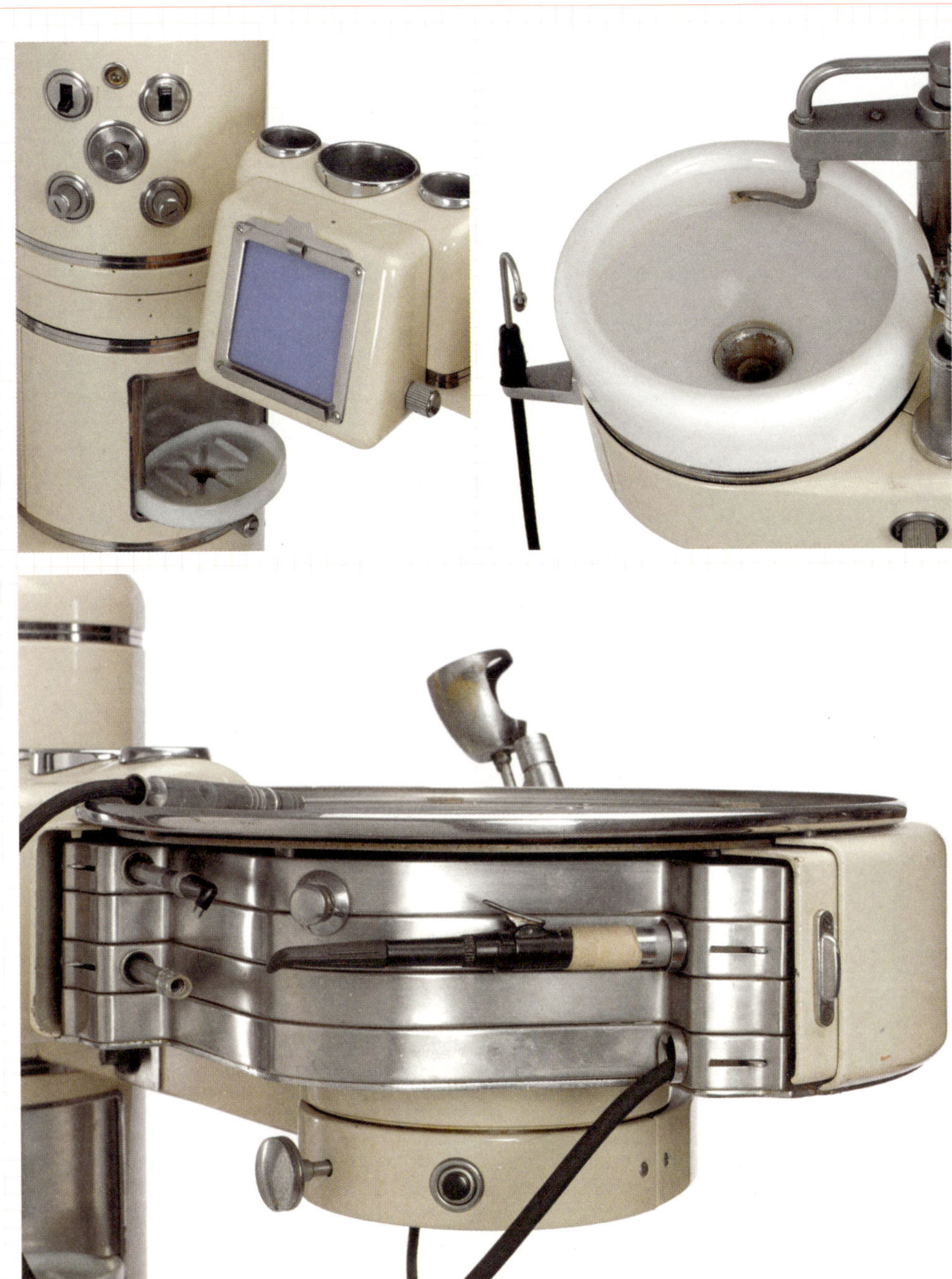

OBEN | Details einer dentalen Behandlungseinheit der S. S. White Dental Manufacturing Company (1938–1950), die als S. S. White Master Unite „A“ beworben wurde.

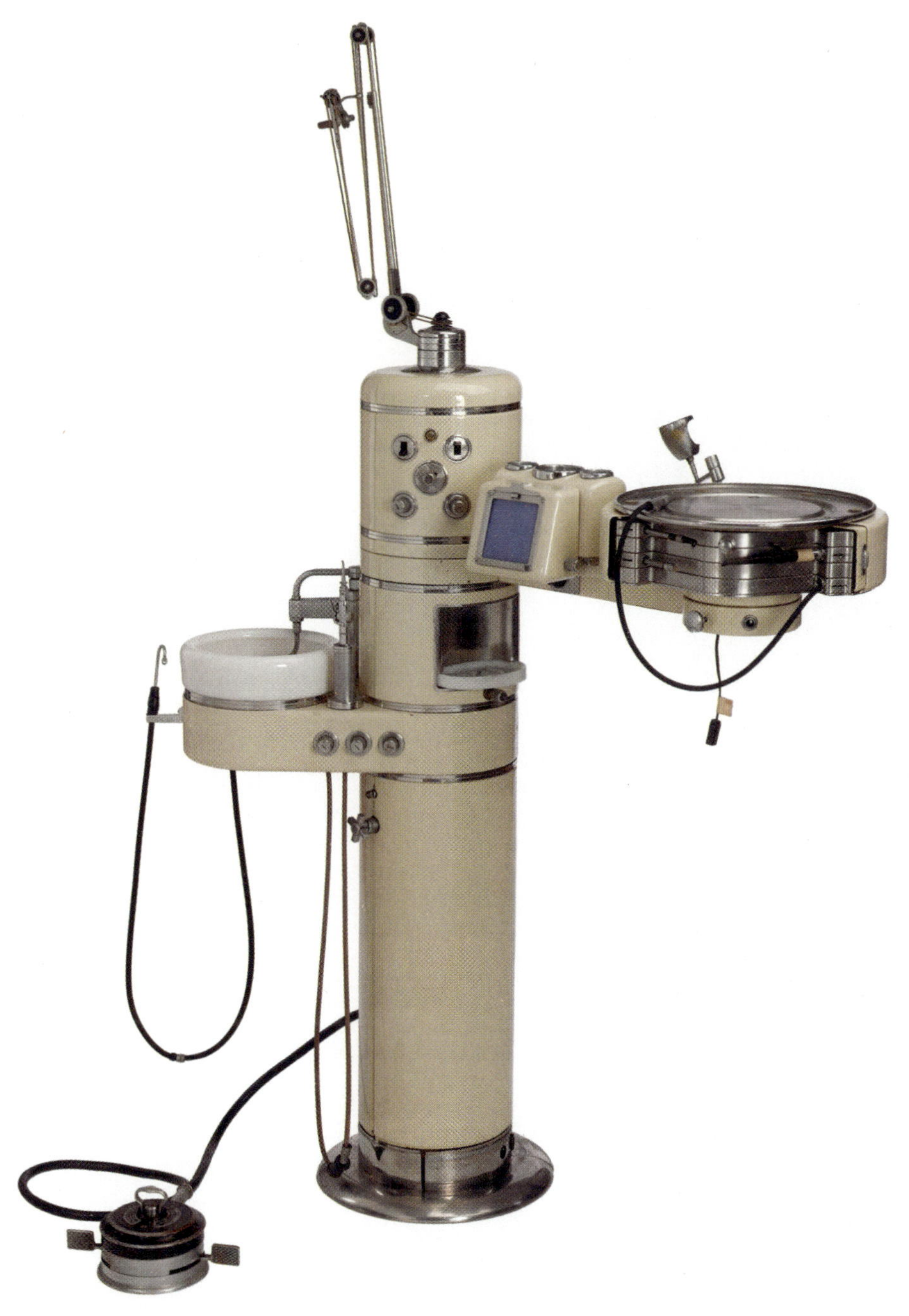

OBEN | Die S. S. White Master Unite „A“ der S. S. White Dental Manufacturing Company (1938–1950) besaß einen Bohrer mit Fußpedalantrieb.

SEITE 246–247 | Reklame-Aufsteller, der die Magnesium-Zahnpasta von Phillips anpreist (um 1969). Die Zahnpasta enthielt Magnesiumhydroxid, das die Säure im Mund neutralisieren sollte.

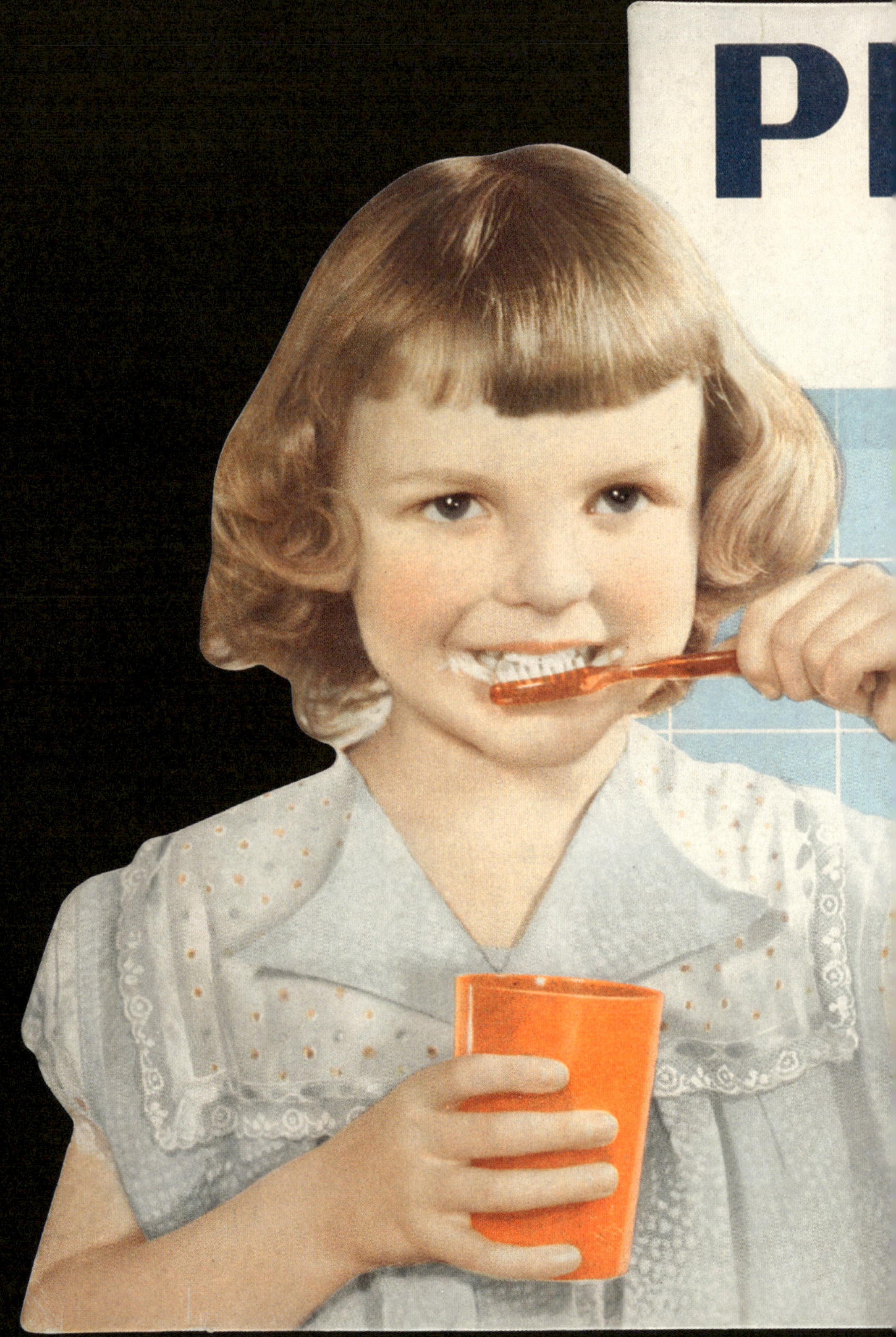

hillips'

DENTAL MAGNESIA

REGD.

Toothpaste

Fresh Mint Flavour

and

Protects Young Teeth

DM. 50

ADRESSEN UND LITERATUR

MUSEEN

Berliner Medizinhistorisches Museum der Charité · Charitéplatz 1, 10117 Berlin, Deutschland · bmm-charite.de

British Dental Association Museum 64 Wimpole Street, London W1G 8YS, UK · bda.org/museum

Dema Foundation Dental Museum Ilesa Road, Ile-Ifa, Osun State 220005, Nigeria · demafoundation.org/home

Deutsches Hygiene-Museum · Lingnerplatz 1, 01069 Dresden, Deutschland dhmd.de

Dentalhistorisches Museum Colditz Im Park 9b, 04680 Colditz-Zschadraß, Deutschland · dentalmuseum.eu

Dittrick Medical History Center, Allen Memorial Medical Library 11000 Euclid Avenue, Cleveland, OH 44106-1714, USA case.edu/artsci/dittrick/museum

Historical Dental Museum, Temple University · 3223 North Broad Street, Philadelphia, PA 19140, USA temple.pastperfect-online.com

Hunterian Museum at the Royal College of Surgeons · 35–43 Lincoln's Inn Fields, London WC2A 3PE, UK rcseng.ac.uk/museums/hunterian

Museo de Odontología, University of Madrid · Ciudad Universitaria, 28040 Madrid, Spanien · ucm.es/m.odontologia/

Museum of Medicine & Dentistry, Nippon Dental University · 1–8 Hamaura-cho Chuo-ku, Niigata 951-1500, Japan www2.ndu.ac.jp/museum/

Muzeum w Raciborzu · ul. Rzeznicza 15, 47-400 Racibórz, Polen muzeum.raciborz.pl/

National Museum of Civil War Medicine 48 East Patrick Street, Frederick, MD 21705, USA · civilwarmed.org

National Museum of Dentistry, University of Maryland · 31 South Greene Street, Baltimore, MD 21201, USA · dentalmuseum.org

Old Operating Theatre and Herb Garret 9A St Thomas's Street, London SE1 9RY, UK · thegarret.org.uk

Science Museum · Exhibition Road, London SW7 2DD, UK sciencemuseum.org.uk

Sindecuse Museum of Dentistry, University of Michigan · 1011 North University Avenue G565, Ann Arbor, MI 48109, USA · dent.umich.edu/about-school/sindecuse-museum/sindecuse-museum-dentistry

Sirindhorn Dental Museum · First floor, HRH Princess Maha Chakri Sirindhorn 50th Birthday Anniversary Celebration Building, No. 6, Yothi Road, Rajthawee District, Bangkok 10400, Thailand dt.mahidol.ac.th/division/en_Museum_and_Archive_Unit/

Surgeon's Hall Museums · Nicolson Street, Edinburgh EH8 9DW, UK museum.rcsed.ac.uk/dental-collection

Thackray Medical Museum Beckett Street, Leeds LS9 7LN, UK thackraymedicalmuseum.co.uk

Wellcome Collection · 183 Euston Road, London NW1 2BE, UK wellcomecollection.org

Wellcome Library · 183 Euston Road, London NW1 2BE, UK wellcomelibrary.org

Zahnmedizinische und zahntechnische Sammlung · Gartenstraße 2, 96450 Coburg · coburg.bayern-online.de/die-stadt/kultur/museen-ausstellungen/zahnmuseum/

Zahnmedizinische Sammlung (Gustav-Korkhaus-Sammlung) · Welschnonnenstraße 17, 53111 Bonn, Deutschland universitaetssammlungen.de/sammlung/614

Zahnmedizinische Sammlung, Zentrum für Zahn-, Mund- und Kieferheilkunde Osianderstraße 2–8, 72076 Tübingen unimuseum.uni-tuebingen.de

Zahnmuseum Linz · Hauptplatz 1, 4020 Linz, Österreich · zahnmuseum-linz.at

Zahnmuseum Wien · Währinger Straße 25a, A-1090 Wien, Österreich zahnmuseum.at

ORGANISATIONEN

Arbeitskreis Geschichte der Zahnheilkunde, Deutsche Gesellschaft für Zahn-, Mund- und Kieferheilkunde · dgzmk.de

BZÖG Bundesverband der Zahnärzte des öffentlichen Gesundheitsdienstes bzoeg.de

Kassenzahnärztliche Bundesvereinigung Universitätsstr. 73, 50931 Köln · kzbv.de

Österreichische Zahnärztekammer Kohlmarkt 11/6, 1010 Wien zahnaerztekammer.at

Schweizerische Zahnärzte-Gesellschaft Münzgraben 2, 3001 Bern · sso.ch

British Dental Association bda.org

Virtual Dental Museum, University of the Pacific · dentalmuseum.pacific.edu/

Wellcome Images wellcomeimages.org

FACHZEITSCHRIFTEN

Dental Historian · bda.org/museum/dental-links/lindsay-society

Journal of the History of Dentistry histden.org/drupal/journal

GESCHICHTE ALLGEMEIN

Max Baldinger, „Aberglaube und Volksmedizin in der Zahnheilkunde", in: *Schweizer Archiv für Volkskunde,* 35, 1936, S. 23–52 und 65–104.

André Besombes, „Die Zahnheilkunde vom Mittelalter bis zum achtzehnten Jahrhundert", in: *Illustrierte Geschichte der Medizin*, 1986, Band IV, S. 1986–2015.

Robert Gregory Boddice (Hg.), *Pain and Emotion in Modern History*, 2014.

Hartmut Böhme und Beate Slominski, *Das Orale. Die Mundhöhle in Kulturgeschichte und Zahnmedizin,* 2013.

Georg Carabelli, *Systematisches Handbuch der Zahnheilkunde 1: Geschichtliche Übersicht der Zahnheilkunde*, 1985.

Constance Boquist und Jeannette V. Haase, *An Historical Review of Women in Dentistry: An Annotated Bibliography*, 1977.

Joanna Bourke, *The Story of Pain: From Prayer to Painkillers*, 2014.

Ann Dally, „The lancet and the gumlancet: 400 years of teething babies", in: *The Lancet*, 348, 1996, S. 1710–1711.

Thomas Dann, *Von Zahnkünstlern, Hofdentisten und Wanderzahnärzten*, 2014.

Peter Davis, *The Social Context of Dentistry*, 1980.

Umberto Eco (Hg.), *Die Geschichte der Häßlichkeit*, 2007.

Hartmut Gähler, *Die Geschichte der Lokalanästhesie in der Zahnheilkunde,* 1991.

George Pierce Geist-Jacobi, *Geschichte der Zahnheilkunde*, 2017.

Dominik Groß und Werner E. Gerabek, „Zahnarzt, Zahnbrecher, Zahnextraktion, Zahnkaries und Zahnwurm", in: Werner E. Gerabek u. a. (Hg.): *Enzyklopädie Medizingeschichte*, 2005, S. 1515–1524.

Dominik Groß, *Beiträge zur Geschichte und Ethik der Zahnheilkunde*, 2006.

Gretchen E. Henderson, *Ugliness: A Cultural History*, 2015.

Christine Hillam (Hg.), *The Roots of Dentistry*, 1990.

Walter Hoffmann-Axthelm, *Die Geschichte der Zahnheilkunde*, 1985.

Heinz E. Lässig und Rainer A. Müller, *Die Zahnheilkunde in Kunst- und Kulturgeschichte*, 1983.

Roger King, *History of Dentistry: Technique and Demand*, 1997.

Uta Lötzsch, *Sachzeugen und bildliche Quellen zur Geschichte der Zahnmedizin in Dresdner Museen, Sammlungen und weiteren kulturellen Institutionen*, 1998.

Mirjam Neumeister, *Gaukler, Quacksalber, Scharlatane: Darstellung von Zahnbrechern und ihrer Schutzpatronin aus fünf Jahrhunderten aus der Sammlung BonaDent*, 1999.

Malvin E. Ring, *Geschichte der Zahnmedizin*, 2000.

Till Ropers, *Analyse der Werbung und Reklame der Ausübenden der Zahnheilkunde in Geschichte und Gegenwart*, 1973.

Gerald Shklar und David Chernin, *A Sourcebook of Dental Medicine: Being a Documentary History of Dentistry and Stomatology from the Earliest Times to the Middle of the Twentieth Century*, 2002.

Wolfgang Strübig, *Geschichte der Zahnheilkunde: eine Einführung für Studenten und Zahnärzte*, 1989.

Wolfgang Regal und Michael Nanut, *Medizin im historischen Wien: Von Anatomen bis zu Zahnbrechern*, 2004.

Peter Schröck-Schmidt, *Leuchtende Sterne der Medizin: Zur verdrängten Geschichte jüdischer Zahnoperateure, Zahnärzte und Professoren*, 1996.

Hans H. Schulz, *Geschichte der Prothetik und Kieferorthopädie*, 1992.

Ben Z. Swanson, *Methods and Media of Dental Advertising, ca. 1700–1921, with a catalogue of the dental advertising ephemera in the Wellcome Institute Library including a scrapbook entitled „Dental Memoranda" collected by T. Purland, 1844*, Dissertation University College, London, 1987.

Judit Weinbeck, *Pierre Fauchard: Sein Werk „Französischer Zahn-Arzt oder Tractat von den Zähnen" und dessen Bedeutung für die moderne Zahnmedizin*, 2011.

James Wynbrandt, *The Excruciating History of Dentistry: Toothsome Tales & Oral Oddities from Babylon to Braces*, 1998.

FRÜHGESCHICHTE UND ANTIKE

Tammy R. Greene, *Diet and Dental Health in Predynastic Egypt: A Comparison of Dental Pathology, Macrowear, and Microwear at Hierakonpolis and Naqada*, Dissertation University of Alaska, 2006.

Gustav Haber, *Beitrag zur Geschichte der Zahnheilkunde bei den Ägyptern, Babyloniern und Juden*, 1925.

Simon Hillson, *Teeth*, 2005.

Fred Rosner, *Dentistry in the Bible, Talmud and Writings of Moses Maimonides*, 1994.

Hedwig Strömgren, „Einige antike und mittelalterliche Kuren gegen Zahnschmerzen", in: *Janus*, 31, 1927, S. 359–367, und *Janus* 33, 1929, S. 14–17.

FRÜHE EUROPÄISCHE ZAHNHEILKUNDE

Charles Allen, *The Operator for the Teeth* [1685] (Hg. Ronald A. Cohen), 1969.

Bartholomäus Eustachius, *Des Bartholomäus Eustachius Libellus de Dentibus*, hg., übersetzt und erläutert von Fritz Driak, 1951.

Arnauld Gilles, *La Fleur des remèdes contre le mal des dents*, 1622.

A. S. Hargreaves, *White as Whale Bone: Dental Services in Early Modern England*, 1998.

Roger King, *The Making of the Dentiste, c. 1650–1760*, 1998.

Konrad Schubring, „Zur Zahnanatomie und -physiologie der Spätantike und des Mittelalters", in: *Medizinhistorisches Journal*, 1, 1966, S. 144–148.

18. JAHRHUNDERT

Mark Blackwell, „Extraneous Bodies: The Contagion of Live-Tooth Transplantation in Late Eighteenth-Century England", in: *Eighteenth-Century Life*, 28, 2004, S. 21–68.

Robert Darnton, *George Washington's False Teeth: An Unconventional Guide to the Eighteenth Century*, 2003.

Christine Hillam (Hg.), *Dental Practice in Europe at the End of the Eighteenth Century*, 2003.

John Hunter, *The Natural History of the Human Teeth*, 1778.

Colin Jones, *The Smile Revolution in Eighteenth-Century Paris*, 2014.

Stephanie Pain, „The Great Tooth Robbery", in: *New Scientist*, 16. Juni 2001.

Ruth Richardson, „Transplanting Teeth: Reflections on Thomas Rowlandson's ‚Transplanting Teeth'", in: *The Lancet*, 354, 1999, S. 1740.

Ralf Vollmuth: „‚Von geschwür, stinckung vnd faulung des zanfleisches'. Betrachtungen zur Geschichte der Parodontalprophylaxe vom Spätmittelalter bis um 1900", in: *Würzburger medizinhistorische Mitteilungen*, Band 16, 1997, S. 261–271.

19. JAHRHUNDERT

Arden G. Christen und Peter M. Pronych, *Painless Parker: A Dental Renegade's Fight to Make Advertising „Ethical"*, 1995.

Toralf Doyé, *Der Zahnarzt George Pierce Geist-Jacobi (1867–1930) und sein Beitrag zur Zahnmedizingeschichtsschreibung im 19. Jahrhundert*, 1997.

Uwe Fischer, *Die geschichtliche Entwicklung der Zahnheilkunde und der zahnärztlichen Versorgung im bayerischen Regierungsbezirk Oberfranken bis 1930*, 1990.

Joseph Fox, *The Natural History and Diseases of the Human Teeth*, 1814.

Helen Scott Marlborough, *The Emergence of a Graduate Dental Profession, 1858–1957*, Dissertation University of Glasgow, 1995.

Richard Skinner, *A Treatise on the Human Teeth* [1801] (hg. von Max Geschwind), 1967.

20. JAHRHUNDERT

Manfred Fischer, *Zur Geschichte der Implantologie in der Zahnheilkunde zwischen 1930 und 1960*, 1994.

Walter Künzel, *Geschichte der zahnärztlichen Gesellschaften Ostdeutschlands*, 2010.

Alyssa Picard, *Making the American Mouth: Dentists and Public Health in the Twentieth Century*, 2009.

Michael Ryan, *The Organization of Soviet Medical Care*, 1978.

David Charles Sloane und Beverlie Conant Sloane, *Medicine Moves to the Mall*, 2003.

Tricia Starks, *The Body Soviet: Propaganda, Hygiene and the Revolutionary State*, 2008.

Nairn Wilson und Stanley Gelbier (Hg.), *The Changes in Dentistry Since 1948*, 2014.

ZAHNMEDIZIN IM KRIEG

Leslie J. Godden, *History of the Royal Army Dental Corps*, 1971.

John M. Hyson, jr., u. a., *A History of Dentistry in the US Army to World War II*, US GPO, 2008.

Emily Mayhew, *Wounded: From Battlefield to Blighty, 1914–1918*, 2013.

FORENSISCHE ZAHNMEDIZIN

Christopher Joyce und Eric Stover, *Witnesses from the Grave: The Stories Bones Tell*, 1991.

Søren Keiser-Nielsen, *Teeth That Told: A Selection of Cases in which Teeth Played a Part*, 1992.

William R. Maples und Michael Browning, *Dead Men Do Tell Tales: The Strange and Fascinating Cases of a Forensic Anthropologist*, 1994.

Robert Sullivan, *The Disappearance of Dr Parkman*, 1971.

INSTRUMENTE UND MATERIALIEN

William J. Carter und Jean Graham-Carter, *Dental Collectibles and Antiques*, 1992.

Janine E. Meads, *The History and Development of Denture Materials*, 1993.

Hans Sachs, *Der Zahnstocher und seine Geschichte*, 1967.

Barbara Schirmbeck, *Das zahnärztliche Extraktionsinstrumentarium aus der medizinhistorischen Sammlung des Karl-Sudhoff-Instituts*, 2005.

Nairn Wilson und Stanley Gelbier (Hg.), *The History and Impact of Development in Dental Biomaterials over the Last 60 Years*, 2014.

John Woodforde, *The Strange Story of False Teeth*, 1968.

BILD-NACHWEIS

Alle Abbildungen Courtesy Wellcome Library, London, wenn nicht anders vermerkt.

l = links
M = Mitte
o = oben
r = rechts
u = unten

25l AF archive/Alamy Stock Photo; **25M**, **25r** Warner Bros./The Kobal Collection; **26l** Museum of Fine Arts, Budapest; **27l** Galleria Borghese, Rom; **27M** Uffizien, Florenz; **27r** Museo Nazionale di San Martino, Neapel. Foto akg-images/De Agostini Picture Lib./A. Dagli Orti; **28** British Museum, London (EA2479); **32o** Chronicle/Alamy Stock Photo; **32M** Museum of Egyptian Antiquities, Kairo; **32u** Osmanische Miniatur, Reproduktion; **33o** The Print Collector/Alamy Stock Photo; **33M** Museo Egizio, Turin. Foto akg-images/De Agostini Picture Lib./G. Dagli Orti; **33u** „Der Zahnwurm als Höllendämon", Elfenbein, 18. Jh., unbekannter Künstler, Südfrankreich; **34u**, **35u** Stichting Vrienden Tandheelkundig Erfgoed, University Museum, Utrecht; **38**, **39** Kyoto National Museum (A甲679); **40Ml**, **40M**, **40Mr**, **40ul**, **40uM**, **40ur**, **41** (alle Abbildungen) Stichting Vrienden Tandheelkundig Erfgoed, University Museum, Utrecht; **42** Foto Steve Gordon/Dorling Kindersley/Getty Images; **44M** Musée du Louvre, Paris. Foto Masterpics/Alamy Stock Photo; **44u** Zeichnungen von Gustave Doré, Prolog aus dem Buch *The Works of Rabelais*, 1894, François Rabelais, übersetzt von Sir Thomas Urquhart of Cromarty und Peter Antony Motteux; **45M** Elizabethan Gardens of North Carolina; **45u** Zeichnung von Gustave Doré, *Pantagruel's Meal, from Gargantua and Pantagruel, François Rabelais*, veröffentlicht in *The Works of Rabelais*, 1894, übersetzt von Sir Thomas Urquhart of Cromarty und Peter Antony Motteux; **46M** Bibliothèque nationale de France, Paris; **47o** Bibliothèque nationale de France, Paris/akg-images; **47M** Prado Museum, Madrid; **48o**, **49o**, **49M**, **60o**, **61o**, **61ul**, **61ur**, **66o**, **66u**, **67o** Stichting Vrienden Tandheelkundig Erfgoed, University Museum, Utrecht; **67u** Schenkung von Dr. G. J. Schade, Stichting Vrienden Tandheelkundig Erfgoed, University Museum, Utrecht; **72o** Stichting Vrienden Tandheelkundig Erfgoed, University Museum, Utrecht; **72M** Foto De Agostini Picture Library/M. Carreri/Getty Images; **73M** Galleria dell'Accademia/Leemage/Getty Images; **74o**, **75o** Stichting Vrienden Tandheelkundig Erfgoed, University Museum, Utrecht; **82–83** Anthropologie-Museum, St. Petersburg (4336). Foto akg-images; **90o**, **91o** Collection of George Washington's Mount Vernon, VA; **92o** Kirche Santa Maria della Vittoria, Rom; **92M** National Gallery of Art, Washington, D.C., Andrew W. Mellon Collection (1942.8.5); **93o** Spanische Botschaft, Rom; **93M** Staatliche Eremitage, St. Petersburg; **94o** Foto phisick.com; **95o** Frühes Elfenbeingebiss; **95M** Foto phisick.com; **98M** Shipley Art Gallery, Gateshead, Tyne & Wear, UK; **98u** Viktorianische Flasche mit Nelkenöl; **99M** Privatbesitz/Mondadori Portfolio/Getty Images; **102o**, **103u** Stichting Vrienden Tandheelkundig Erfgoed, University Museum, Utrecht; **164o** Foto Mark Jay Goebel/Getty Images; **164M** Library of Congress, Prints and Photographs Division, Washington, D.C. (LC-DIG-det-4a11783); **164u** Library of Congress, Prints and Photographs Division, Washington, D.C. (LC-DIG-nclc-05174); **165o** Library of Congress, Prints and Photographs Division, Washington, D.C. (LC-USZ62-35751); **165M** Foto dentalposterart.com; **165u** New York Public Library, The Miriam and Ira D. Wallach Division of Art, Prints and Photographs: Photography Collection, 1956; **166o**, **167o** Foto phisick.com; **167M** Foto acuriouscollector.com; **167u** Kokainhaltige Medizin, Werbung, 1885; **168o** Foto einer Zahnärztin, 1909; **168u** Foto von Painless Parker, um 1900; **169o** New York Public Library. Schomburg Center for Research in Black Culture, Jean Blackwell Hutson Research and Reference Division; **169M** Collections of Strong Historical Society/Courtesy vintagemaineimages.com; **169u** Foto Museum of the City of New York/Byron Collection/Getty Images; **202o** Massachusetts Historical Society; **202M**, **202u**, **203o**, **203M** US National Library of Medicine, Bethesda, MD; **203u** Harvard School of Dental Medicine, Boston, MA. Sammlung der Boston Medical Library Museum, Rare Books Collection (Ref. KF224.W38B4 1850); **204o** U.S. National Library of Medicine, Bethesda, MD; **204M** Moscow Special Archive; **204u** Einzig bekanntes Foto von Karl Denke, 1924, nach seinem Selbstmord; **205o**, **205M** Moscow Special Archive; **205u** Foto von den Zähnen der Opfern Karl Denkes, 1920er-Jahre; **206o** Foto Russell McPhedran/Fairfax Media via Getty Images; **206M** Natural History Museum/Alamy Stock Photo; **206u** Library of Congress, Prints and Photographs Division, Washington, D.C. (LC-B2-2868-2); **207o** Foto Fairfax Media via Getty Images; **207u** Schädel der Zarenfamilie, gefunden 1991, heute in der Kathedrale von St. Petersburg beigesetzt; **217**, **222** British Dental Association Museum/Science Photo Library; **224–225** Russische Staatsbibliothek, Moskau; **226** © jondpatton/istockphoto.com; **228o** Zeichnung von Arthur Rackham aus *A Midsummer Night's Dream* von William Shakespeare. William Heinemann Ltd, London, 1908; **228M** akg-images/Album/Frank Powolny; **228u** Foto dentalposterart.com; **229o** Privatbesitz; **229M** Bettmann; **230o** Bettmann/Getty Images; **230M** Foto K.K. Kriegspressequartier, Lichtbildstelle, Wien/ÖNB-Bildarchiv/picturedesk.com/TopFoto; **230u** Army Medical Services Museum, Keogh Barracks, Aldershot, UK. Wellcome Images; **231M** Roger-Viollet/TopFoto; **231u** Army Medical Services Museum, Keogh Barracks, Aldershot, UK. Wellcome Images; **232o** RAMC Muniment Collection in der Wellcome Library; **232M**, **232u** Foto dentalposterart.com; **233o** Southwark Local History Library and Archive, London. Wellcome Images; **233M** Poster herausgegeben vom Gesundheitsministerium, UK, 1960er-Jahre; **233u** Foto Orlando/Three Lions/Getty Images; **234o** Foto dentalposterart.com; **234M** Foto Fox Photos/Getty Images; **234u** Foto Orlando/Getty Images; **235o** Foto Popperfoto/Getty Images; **235M** TopFoto; **235u** Foto Orlando/Three Lions/Getty Images; **236o** Grillz-Set, Edelsteine; **236M** Foto Du Film/Del/REX/Shutterstock; **236u** Tomomi Itano; **237o** Grillz-Set, Gold; **237M** Georgia May Jagger; **237u** Aki Toyosaki; **240–241** The Art Archive/Willard Cukver/NGS Collection; **242** Russische Staatsbibliothek, Moskau; **243ol** Reklame für die Zahnpasta Lauro Olivo, Italien, um 1930; **243or** Binaca-Zahnpasta, Werbung, Deutschland, 1945; **243ul** Odol-Zahnpasta, Werbung, Österreich, 1925; **243ur** Snežienka-Zahnpasta, Werbung, Tschechoslowakei.

REGISTER

Kursivierte Seitenzahlen verweisen auf Abbildungen

ÜBER DEN AUTOR

Richard Barnett lehrt Kulturgeschichte der Naturwissenschaften und Medizin und schreibt Bücher sowie Beiträge für Fernsehen und Radio. Bevor er Historiker wurde, studierte er Medizin in London. Er unterrichtet im Rahmen des Pembroke-King's Programme in Cambridge und erhielt eines der ersten „Wellcome Trust Engagement"-Forschungsstipendien. Barnett absolvierte zahlreiche Auftritte im britischen und US-amerikanischen Fernsehen und Radio. Mehr Informationen auf richardbarnettwriter.com.

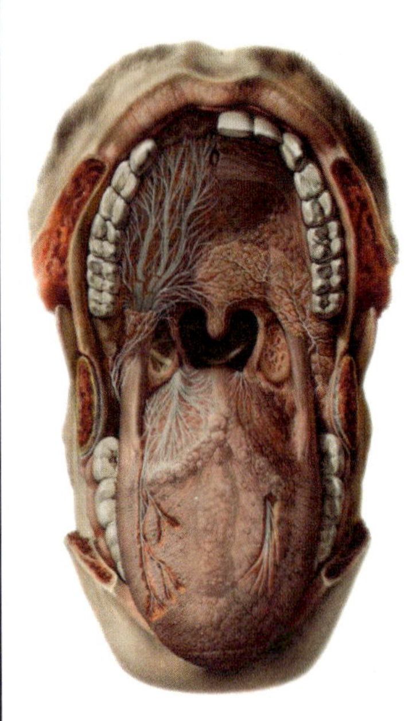

DANKSAGUNG

Dank gebührt wie immer Tristan de Lancey, Jane Laing und Rose Blackett-Ord bei Thames & Hudson; Peter Robinson und Federica Leonardis von Rogers, Coleridge & White; Simon Chaplin, Phoebe Harkins, Ross MacFarlane und Danny Rees von der Wellcome Library; Catherine Draycott, Kathleen Arundell und Crestina Forcina von Wellcome Images sowie Francesca Barrie und Kirty Topiwala von der Wellcome Collection. Mein besonderer Dank gilt Rachel Bairsto, Elma Brenner, Stanley Gelbier, Kristin Hussey, Colin Jones, Ross Macfarlane und Emily Mayhew für zahlreiche Unterhaltungen und Erkenntnisse. Meinen Zahnarzt Robert Durling bitte ich im Voraus um Entschuldigung für die Unmengen an starkem Tee und Zigaretten, die ich beim Schreiben dieses Buches konsumiert habe.

Für James Barnett

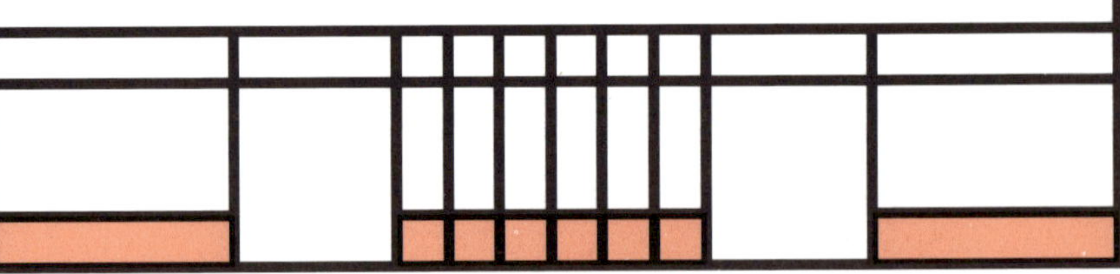

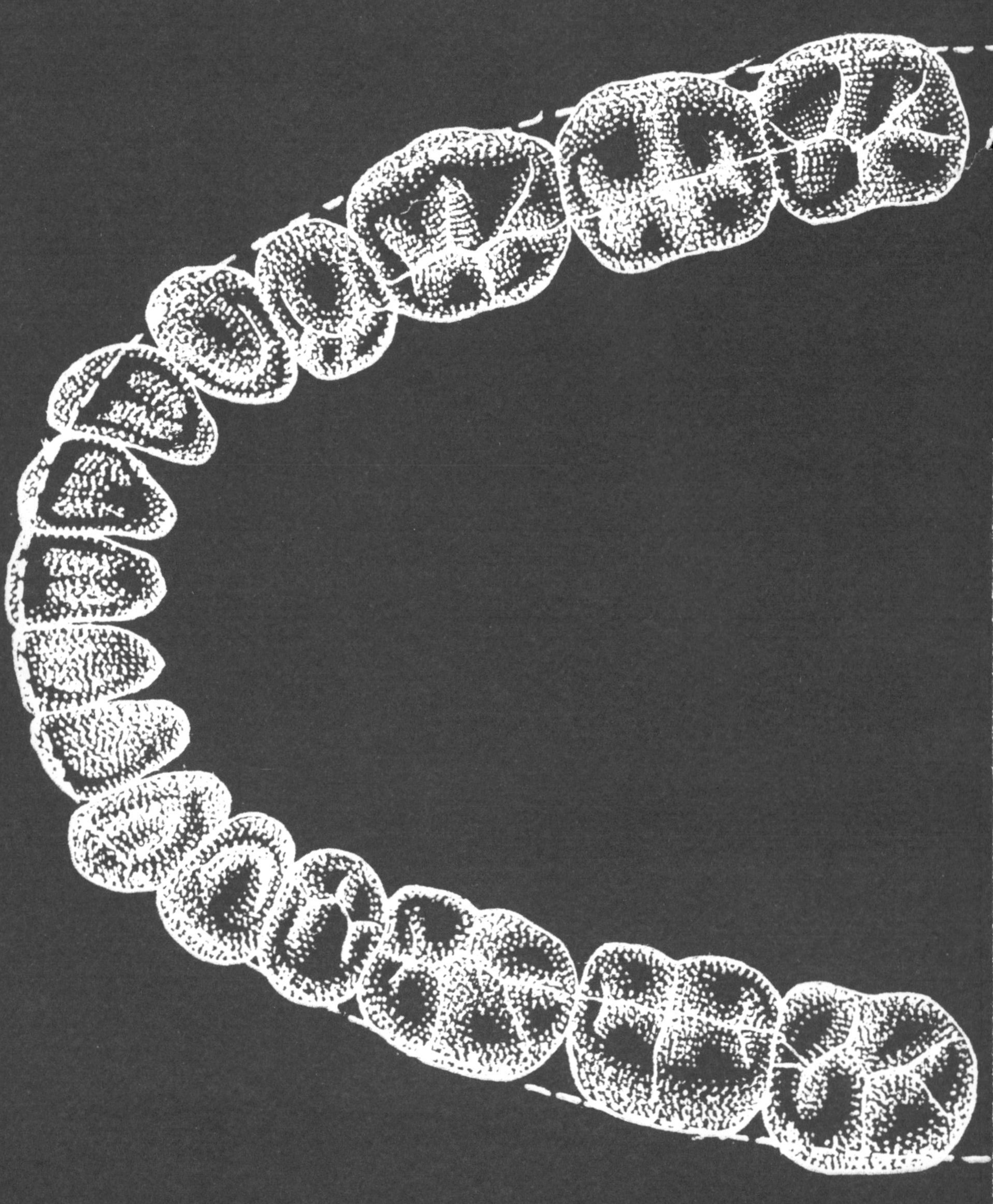